急诊放射诊断指南

Accident & Emergency Radiology：A Survival Guide

急诊放射诊断指南

Accident & Emergency Radiology：A Survival Guide

（第 3 版）

原　著　Nigel Raby
　　　　Laurence Berman
　　　　Simon Morley
　　　　Gerald de Lacey

主　译　王　滨

副主译　王锡臻　董　鹏　孙业全

北京大学医学出版社

JIZHEN FANGSHE ZHENDUAN ZHINAN（DI 3 BAN）

图书在版编目（CIP）数据

急诊放射诊断指南：第 3 版 /（美）雷比（N. Raby）等原著；王滨主译．—北京：北京大学医学出版社，2016. 1

书名原文：Accident & Emergency Radiology：A Survival Guide

ISBN 978-7-5659-1289-4

Ⅰ．①急…　Ⅱ．①雷…②王…　Ⅲ．①急诊 -X 射线诊断 - 指南　Ⅳ．① R814-62

中国版本图书馆 CIP 数据核字（2015）第 285864 号

急诊放射诊断指南（第 3 版）

主　　译：王　滨
出版发行：北京大学医学出版社
地　　址：（100191）北京市海淀区学院路 38 号　北京大学医学部院内
电　　话：发行部 010-82802230；图书邮购 010-82802495
网　　址：http：//www.pumpress.com.cn
E-mail：booksale@bjmu.edu.cn
印　　刷：北京佳信达欣艺术印刷有限公司
经　　销：新华书店
责任编辑：刘　燕　　**责任校对**：金彤文　　**责任印制**：李　啸
开　　本：889mm × 1194mm　1/32　　**印张**：12.125　　**字数**：452 千字
版　　次：2016 年 1 月第 1 版　2016 年 1 月第 1 次印刷
书　　号：ISBN 978-7-5659-1289-4
定　　价：58.00 元

译者名单

（按姓氏笔画排序）

王　滨　王锡臻　王雪芹　牛庆亮

刘　强　刘典美　刘金刚　孙业全

孙西河　张　强　张仕状　陈常胜

周茂义　高珊珊　董　鹏

北京市版权著作权合同记号：图字：01-2015-1178
ELSEVIER
Elsevier（Singapore）Pte Ltd.
3 Killiney Road
#08-01 Winsland House I
Singapore 239519
Tel：（65）6349-0200
Fax：（65）6733-1817

Accident and Emergency Radiology：A Survival Guide，3/E

First edition 1995 WB Saunders Ltd
Second edition 2005 Elsevier Ltd
Third edition 2015

ISBN-13：9780702042324

This translation of Accident and Emergency Radiology：A Survival Guide，3/E by Nigel Raby，Laurence Berman，Simon Morley and Gerald de Lacey was undertaken by Peking University Medical Press and is published by arrangement with Elsevier（Singapore）Pte Ltd.

Accident and Emergency Radiology：A Survival Guide，3/E by Nigel Raby, Laurence Berman，Simon Morley and Gerald de Lacey 由北京大学医学出版社进行翻译，并根据北京大学医学出版社与爱思唯尔（新加坡）私人有限公司的协议约定出版。

《急诊放射诊断指南》(第 3 版)(王滨 译)

ISBN：978-7-5659-1289-4

译者前言

2006 年我们顺利地完成了第 2 版《急诊放射诊断指南》的翻译工作。本书内容涵盖常见的外伤、急腹症以及其他常见的内科、外科和儿科急诊的临床特点和影像学诊断要点。本书含有大量清晰的图片，每一章都有难点和要点小结，具有较大的临床实用价值。第 2 版出版后获得了良好的反响，对于从事急诊工作的放射科医生、内外科医生、儿科医生以及实习医生的临床技能训练和提高具有较大的帮助。

第 3 版《急诊放射诊断指南》在内容上有所优化，增加了正常 X 线平片解剖的讲解，根据发病率的高低调整了急诊外科影像学的讲解顺序。新版保留了原有的精华，并且在临床实用性上有了显著的提升。我们有幸接到了翻译新版的邀请，也非常迫切地希望能把新版的亮点与读者一起分享。新版中线条图和正常 X 线图像涵盖了临床急诊涉及的常见部位，并用精练的语言准确地表达最有诊断价值的影像学征象。这也为我们的翻译工作带来了较高难度的挑战——如何用简练的中文准确地表达原著。这不仅要求编者有较高的语言理解能力，还要对 X 线平片影像学诊断有深厚的功底。我们也多次组织编委会反复分析、讨论和校对，最终顺利地完成了本书的翻译工作，期待为读者提供一本实用、精练的急诊放射学诊断参考书。在此，我对编译团队的辛苦工作表示感谢，同时也衷心地感谢北京大学医学出版社对我们的信任和肯定。

王　滨

2016 年 1 月 1 日

原著前言

本书是一本针对性强而且实用的放射学专著，目的是为了辅助急诊科医生准确分析 X 线平片。第 2 版出版以后，我们听取了众多临床医生在教学和临床应用中的反馈意见和建议。同时，我们认识到需要对放射科医生进行 X 线平片分析方面的培训。因此，在本书中，我们利用能突出重点的线条图来强化对正常放射学解剖的学习。本书的另一个特点是将常见损伤与少见损伤分开。指导医生如何系统、合乎逻辑地进行急诊科 X 线分析是本书一直以来坚持的宗旨。

新版在内容和版面设计上都有所调整，对于急诊科医生、放射科医生以及全科医生非常有帮助。

Nigel Raby，Laurence Berman，Simon Morley，Gerald de Lacey

致 谢

感谢作者在本书的编写和出版中付出的努力。感谢 Claire Wanless 精美的设计，他在版式设计方面非常巧妙且无与伦比。Philip Wilson 为每一章制作了精美的绘图。Northwick Park 医院的顾问技师 Jeremy Weldon 提供了关于穿透性异物及异物吞入的典型病例并进行了解析。Northwick Park 医院的放射科顾问 Dr Denis Remedios 提供了许多新颖的建议。爱思唯尔公司的高级编辑 Michael Houston 为本书的顺利出版提供了帮助和支持。

最后，还要感谢一些为本书默默奉献的人，包括医生、放射科技师、培训医师（见 www.radiology-courses.com 和 www.xraysurvivalguide.org），通过吸收他们建设性的反馈意见，激发我们不断改进，在每一章中增加了一些新的内容。

"科学的本质是：问一个不恰当的问题，于是走上了通往恰当答案的路。"

J. Bronowski，《人之上升》（*The Ascent of Man*），1973

目 录

1 基本原理

引言

可将外伤患者分为以下三种情况，每种情况的成像方法是不同的。

多发伤（其中一处危及生命）

■ 成像

严格按急诊流程，首选超声和（或）CT，通常不推荐选择放射拍片[1-4]。

多处损伤（不危及生命）

■ 成像

在急诊科常选择放射拍片检查。

单发伤（不危及生命）

■ 成像

原则上推荐放射拍片检查。

本书描述了无生命危险外伤患者的 X 线平片的评估及解析。

放射基础知识

X 线成像

当 X 线透过人体不同的组织结构时被吸收的程度不同，这种差别是成像的基础。

X 线衰减		
组织的吸收		图像上的效果
最少	空气或气体	黑影
↓	脂肪	深灰影
↓	软组织	灰影
最多	骨骼或钙化	白影

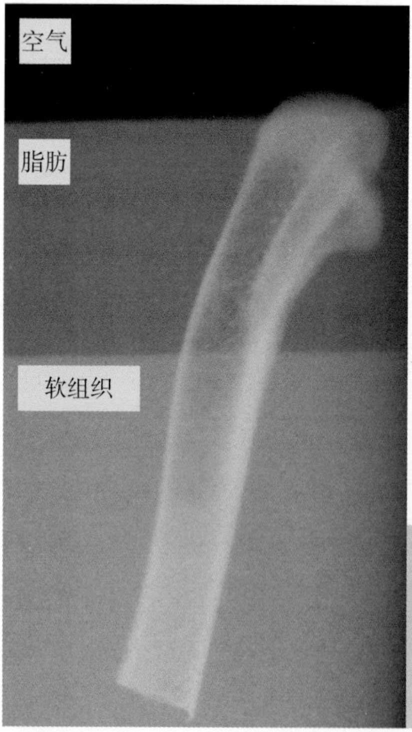

组织吸收 X 线的程度不同。将一根鸡腿骨浸在表面漂浮着一层植物油的水中，并对其进行 X 线摄影。从图中我们可以看出，由于 X 线吸收系数不同，X 线片上的灰度也不同。

骨折线：通常呈黑影，但有时也呈白影

骨折导致骨质不连续，透过骨折线的 X 线未被骨骼吸收，导致在 X 线片上呈现黑色（即透明线）。另外，骨折的断端可以相互重叠或相互嵌入，从而引起骨折断端厚度增加而吸收更多的 X 线，所以在 X 线片上呈现白影（硬化或致密）。

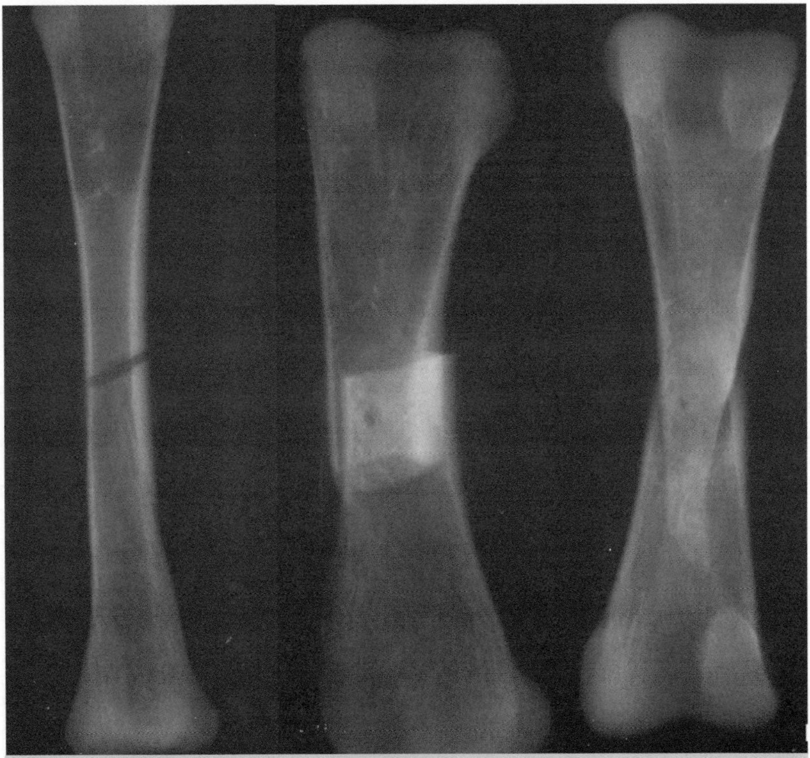

三种类型的骨折。左图显示骨折断端分离，X 线片上骨折线呈一条黑线。中间图片显示骨折断端重叠，X 线片上骨折断端呈一片白色致密影。右图显示骨折断端相互嵌入，X 线片上呈致密影。

脂肪垫及液平

X 线片上软组织的征象可以间接提示存在骨折。这些征象包括肘关节周围脂肪垫的移位（见 97、102 页）或者膝关节发现脂 - 液平面（见 248-249 页）。

两种体位图像观察的基本原理

"如果只用一种体位片观察，则提供的信息太少了。"

许多骨折和关节脱位仅靠一种体位观察往往难以发现，因此，采用两种标准体位是常规的检查手段，常需要相互垂直的两个投照体位像。

在骨折特别难以检出时（如怀疑舟骨骨折），应该采用两种以上的体位进行观察。

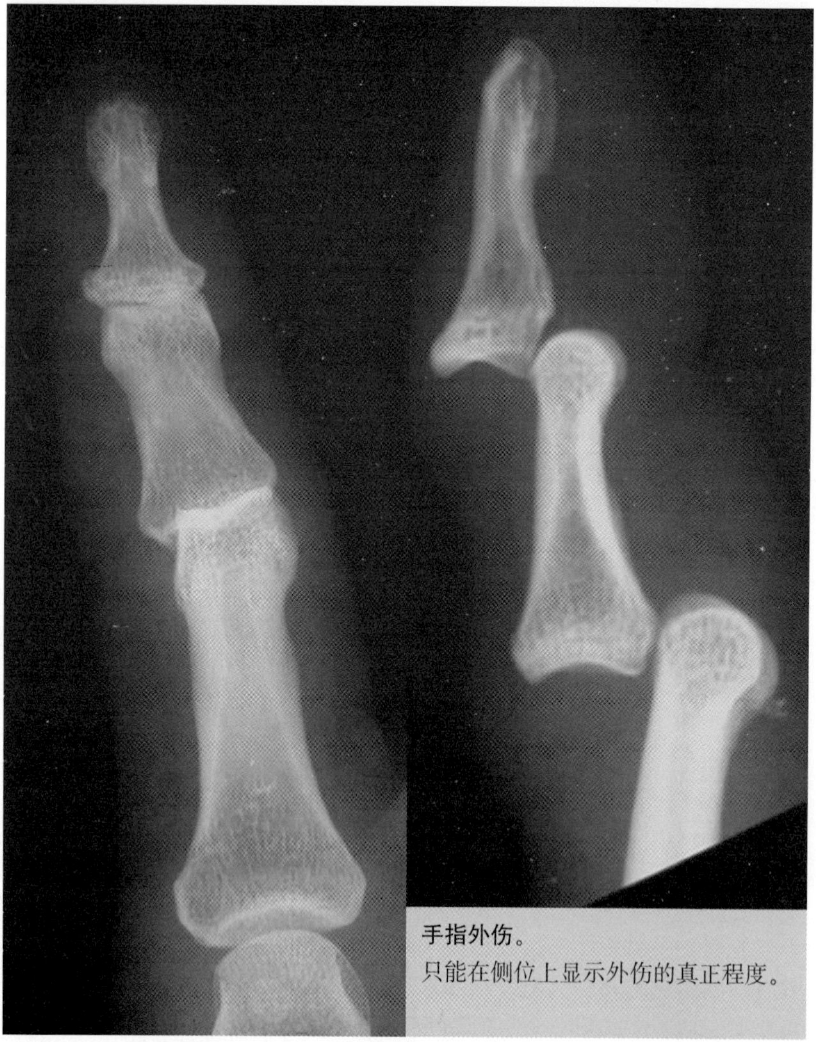

手指外伤。
只能在侧位上显示外伤的真正程度。

重要信息：患者体位

了解患者摄片过程中的体位是非常重要的。X线摄影过程中患者采取仰卧或站立位时呈现出的图像是不同的。

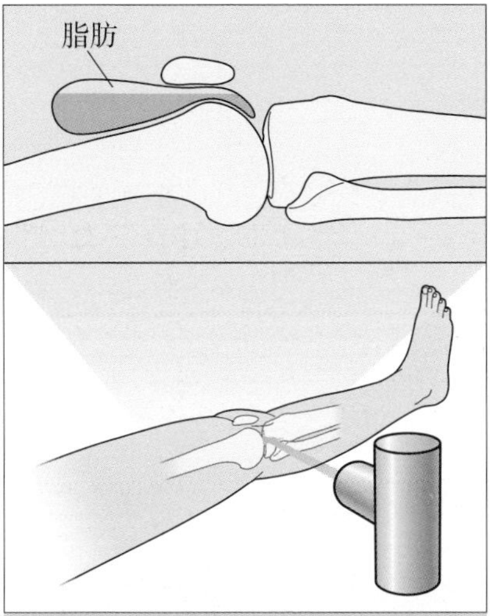

例 1。
膝关节外伤。只有用水平投照才能发现髌上囊的脂-液平面（见249页），垂直投照未见异常。

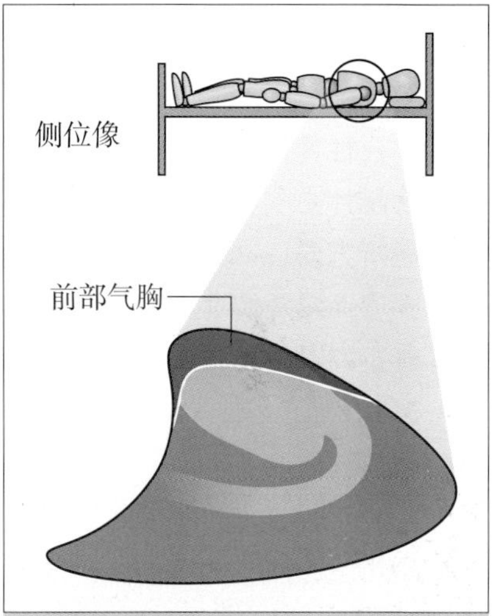

例 2。
对于少量气胸，只有在垂直投照时在肺尖部位显示，水平投照时需要仔细观察心脏、膈肌周围及后纵隔角区域[5]。

阅片时必须要遵循一定的原则

放射阅片时经常会遗漏一些外伤后的损伤[6-9]，对骨折及其并发症的诊断需要遵循以下原则：

- **原则 1**：采用两种体位观察。
- **原则 2**：阅片时切忌只注意醒目病变而进行无序的观察，一定要养成按一定顺序系统观察的习惯。X线片上经常同时出现两种异常，切勿养成发现异常后（“很好，我发现了异常!”）就不再观察而导致遗漏其他重要异常的坏习惯。
- **原则 3**：阅片时应进行前后对比，征象的变化经常会帮助你发现异常。同样，不变的征象会防止你将其误诊为新外伤或骨折[10]。

骨折的描述

长骨骨折

骨折的影像学表现需要用统一的格式、公认的术语来描述。设想您正在通过电话向外科医生描述一个长骨骨折[11-12]，以下是标准的外科医生希望得到的描述——简洁而精确。

- 部位。
- 闭合性骨折还是开放性骨折。
- 骨折片。
- 骨折方向。
- 关节面累及情况。
- 骨折的对位关系。
- 成角。
- 旋转移位。

部位。

说明是哪个骨和骨的哪个部分。长骨骨干可分为三个部分：

- 近端。
- 中端。
- 远端。

左图：远端 1/3 骨折。

右图：近端 1/3 和中 1/3 交界处骨折。

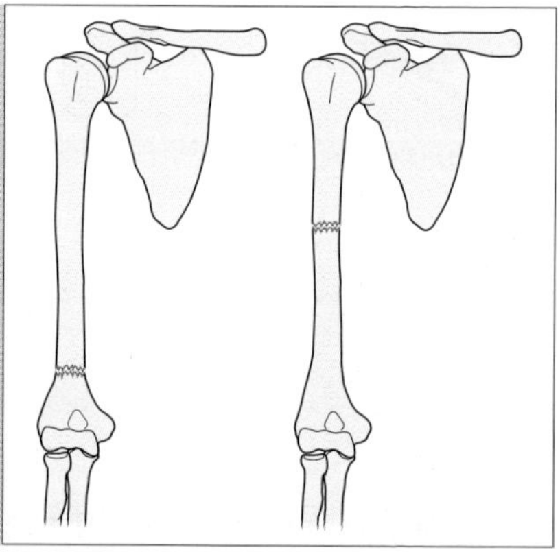

闭合性骨折或开放性骨折。

- 闭合性骨折：不穿破皮肤，没有伤口（左图）。
- 开放性骨折：骨折穿破皮肤（右图），也称为复合骨折。

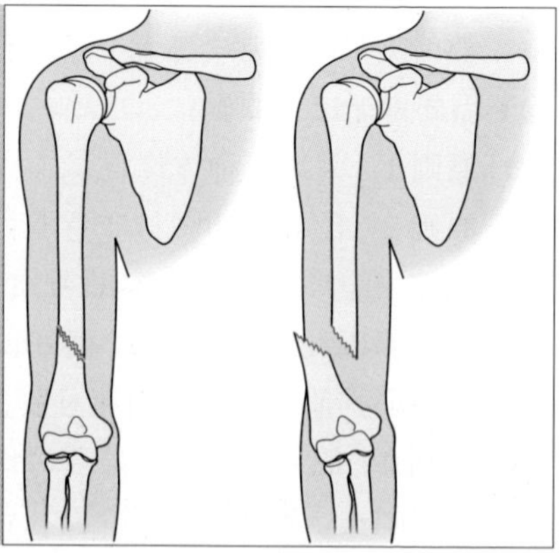

骨折片。

■ 粉碎性骨折：有两个以上骨折片（左图）。

■ 嵌入性骨折：骨折的一个断端嵌入另一个断端内（右图）。

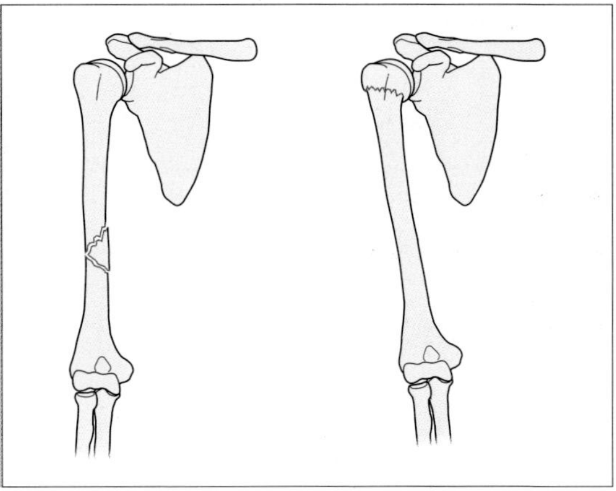

骨折线。

■ 横行骨折：与骨干长轴垂直（左图）。

■ 斜行骨折：与骨干长轴夹角小于90°(中图)。

■ 螺旋形骨折：沿骨干螺旋状扭曲（右图）。

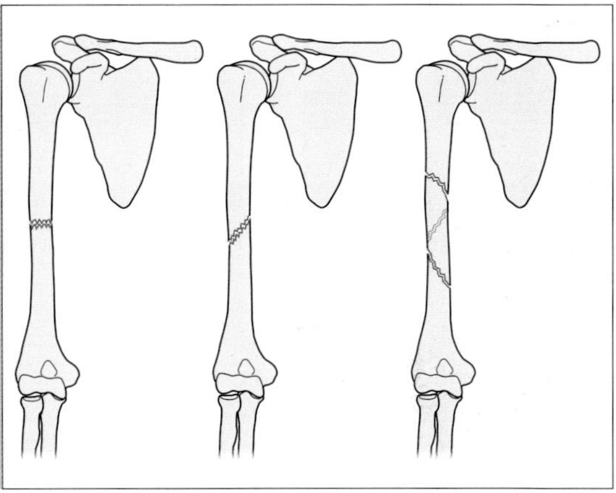

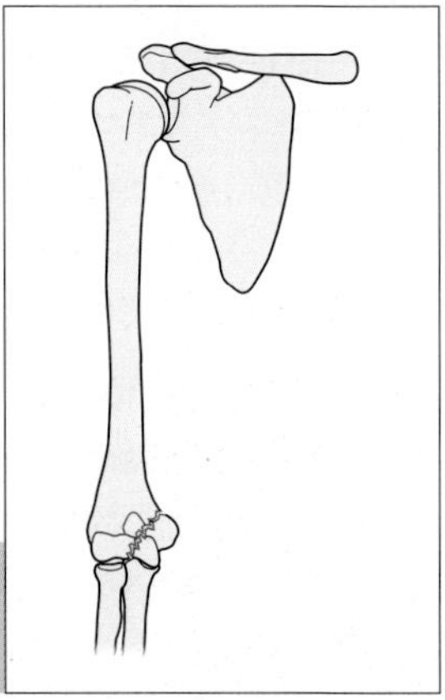

骨折累及关节面。

如果骨折线累及关节面，称为关节内骨折。

骨折的对位关系。

移位或无移位。

骨折移位的描述常常以近端为标准。

- 侧方移位（左图）。
- 无移位（中间两幅图）。
- 后移位（右图）。

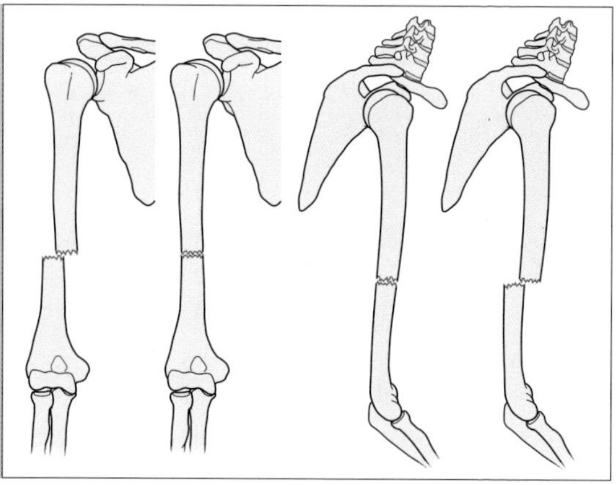

成角。

成角[11,14]的描述既可以骨折的顶点指向为准，也可以骨折远端倾斜的方向为准。描述骨折远端的倾斜更容易。

- 骨折远端向外侧倾斜（左图）。
- 骨折远端向内侧倾斜（中图）。
- 骨折远端向前方倾斜（右图）。

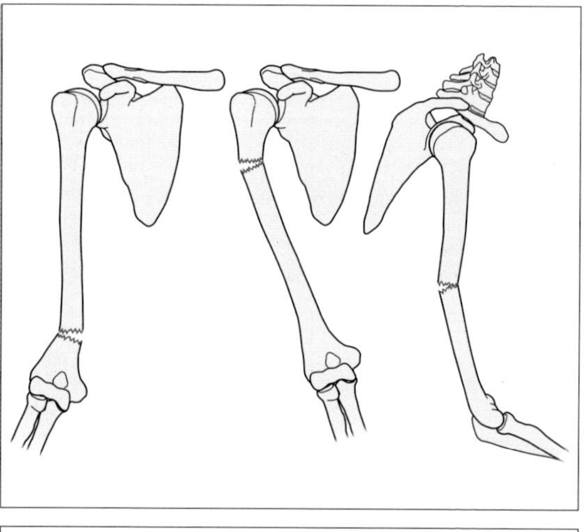

旋转。

远侧骨折端沿骨的纵轴旋转，分为外侧旋转（左图）和内侧旋转（右图）。自我纠正很少见，通常需要采取手术。

注意：通过临床检查诊断骨折沿长轴的旋转通常是很可靠的，然而，通过X线片观察旋转更为清楚。

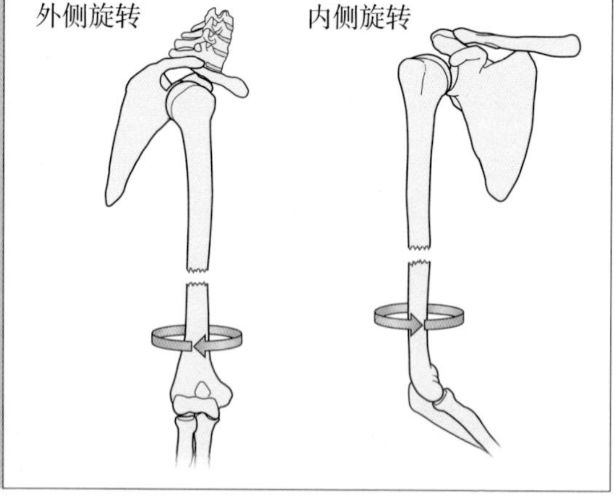

关节脱位

描述关节半脱位和脱位时使用准确的语言很重要。

半脱位。
相邻的骨关节面不对称但是尚有部分接触。
例子：肱骨头向下半脱位。

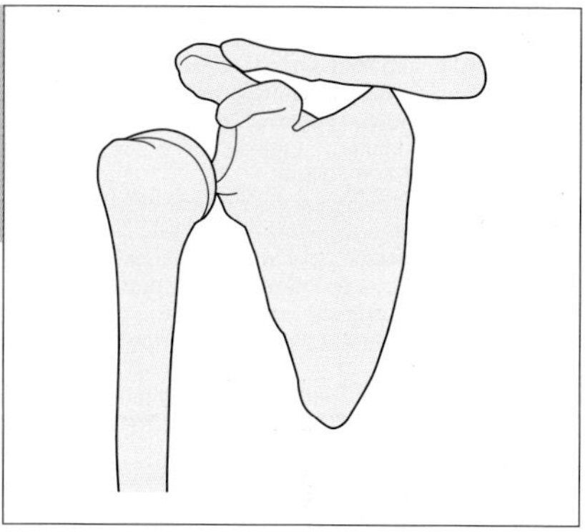

脱位。
原相邻的关节面彼此不接触。
例子：肱骨头向下脱位。

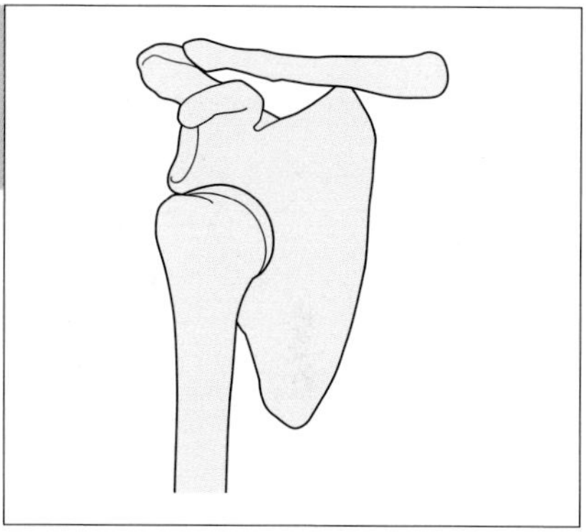

正常关节。
作为参考。

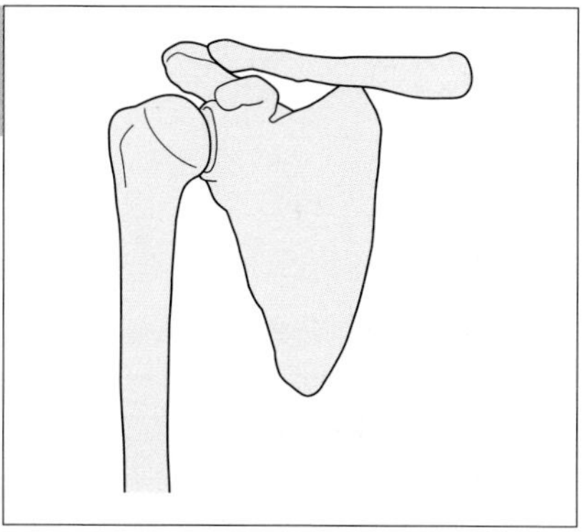

参考文献

1. Pohlenz O, Bode PJ. The trauma emergency room: a concept for handling and imaging the polytrauma patient. Eur J Radiol 1996; 22: 2–6.
2. Hessmann MH, Hofmann A, Kreitner KF et al. The benefit of multislice CT in the Emergency Room management of polytraumatized patients. Acta Chir Belg 2006; 106: 500–507.
3. Kam CW, Lai CH, Lam SK et al. What are the ten new commandments in severe polytrauma management? World J Emerg Med 2010; 1: 85–92.
4. The Royal College of Radiologists. Standards of practice and guidance for trauma radiology in severely injured patients. London. The Royal College of Radiologists. 2011.
5. de Lacey G, Morley S, Berman L. The Chest X-Ray: A Survival Guide. Philadelphia, Saunders Elsevier, 2008. ISBN 978-0-7020-3046-8
6. Roberts CS. The missed injury in our big, flat, spiky world. Editorial. Injury 2008; 39: 1093–1094.
7. Guly HR. Diagnostic errors in an accident and emergency department. Emerg Med J 2001; 18: 263–269.
8. Pinto A, Brunese L. Spectrum of diagnostic errors in radiology. World J Radiol 2010; 28: 377–383.
9. Gatt ME, Spectre G, Paltiel O et al. Chest radiographs in the emergency department: is the radiologist really necessary? Postgrad Med J 2003; 79: 214–217.
10. Keats TE, Anderson MW. Atlas of normal Roentgen variants that may simulate disease, 9th ed. Elsevier Health Sciences, 2012.
11. Pitt MJ, Speer DP. Radiologic reporting of skeletal trauma. Radiol Clin North Am 1990; 28: 247–256.
12. Renner RR, Mauler GG, Ambrose JL. The radiologist, the orthopedist, the lawyer, and the fracture. Semin Roentgenol 1978; 13: 7–19.
13. Adam A, Dixon AK, Grainger RG, Allison DJ (eds): Grainger & Allison's Diagnostic Radiology. 5th ed. Churchill Livingstone/Elsevier, 2008.
14. Gaskin JSH, Pimple MK, Wharton R et al. How accurate and reliable are doctors in estimating fracture angulation? Injury 2007; 38: 160–162.

2 儿科的特点

儿科其他章节的内容

第 3 章，35-46 页：颅骨——疑似 NAI。

第 6 章，92-93 页：肩关节。

第 7 章，95-114 页：肘关节。

第 13 章，214 -215 页，224-226 页：骨盆。

第 17 章，298 页，298-304 页：足。

第 21 章，350-351 页，358 -359 页：吞服异物。

儿童骨骼的不同之处[1-4]

“孩子不是小大人……”

在评估儿童骨骼损伤时这个道理尤其重要[1]。

儿童与成人的对比

与成人相比，儿童的骨骼主要有三个方面的差异[2-4]。

1．儿童有骨骺生长板：
- 在运动中骨骺生长板类似硬橡胶，能起到一定的减震器的作用。
- 保护关节表面，避免发生粉碎性骨折。
- 韧性比韧带弱，因此，在发生脱臼（如韧带断裂）时容易出现骨骺分离。

2．儿童有肥厚的骨膜：
- 儿童的骨膜不仅肥厚，而且很坚固。
- 在发生骨折时骨膜像铰链一样，可限制移位。

3．儿童的骨骼成分本质上不同于成人，特点是：
- 脆性低。
- 灵活、有弹性、可塑性强，骨骼发生损伤时容易弯曲或扣紧。

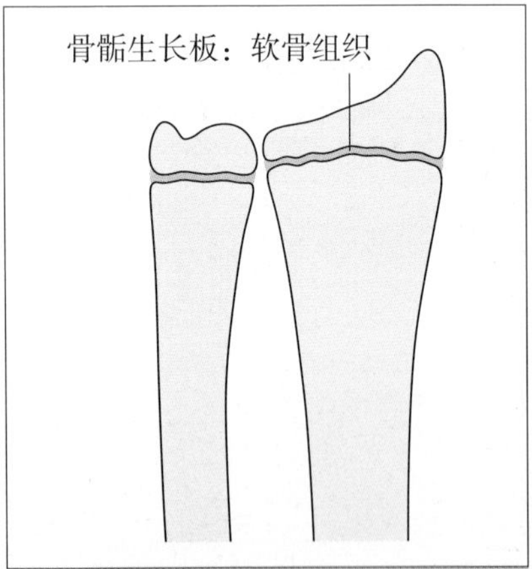

骨骺生长板是脆弱的区域。

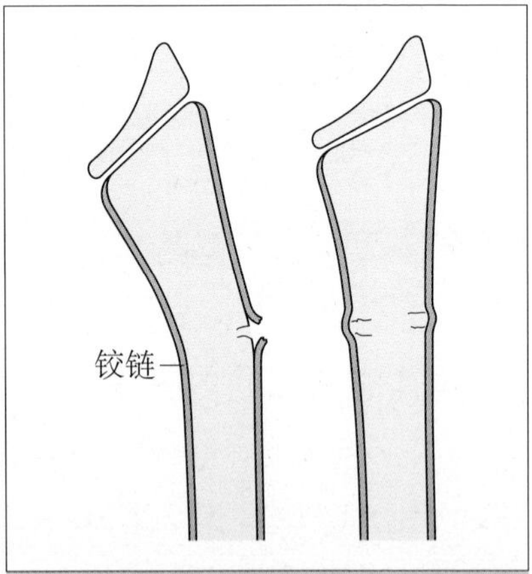

强壮的骨膜像铰链一样限制和阻碍骨折断端发生移位。

儿童长骨骨端的特点

医生应熟悉儿童长骨骨端正常的 X 线表现，这有助于发现重要的损伤，也可避免把正常的发育表现误诊为异常。

长期存在是透亮线是正常的

儿童长骨的生长是从软骨层开始的，逐渐完成软骨化骨。这种化骨的过程发生在骨端骨骺处（也称骨骺生长板）。骨骺生长板由软骨组成，位于骨干与骨骺之间。软骨在 X 线片上是透亮的。儿童骨骼在完全成熟、停止生长前软骨骨骺生长板在 X 线片上一直显示为透亮线。该透亮线位于干骺端与骨骺之间。当干骺端与骨骺完全融合时，线状透亮影才会消失。

部分骨骼没有缺失

骨骺是长骨末端继发的二次骨化中心，所有的骨骺最初都仅由软骨组成，因此，在 X 线片上看起来骨骺处什么也没有（如新生儿肘部）。当然，每一个骨骺都是存在的，只是以可穿透射线的斑点状软骨方式存在。这些不可见的斑点状软骨随着年龄的增长慢慢增大。而后，它们从中心区域开始骨化，成为 X 线上的可见骨。最后，斑点状骨化中心与长骨骨干融合，长骨发育成熟。

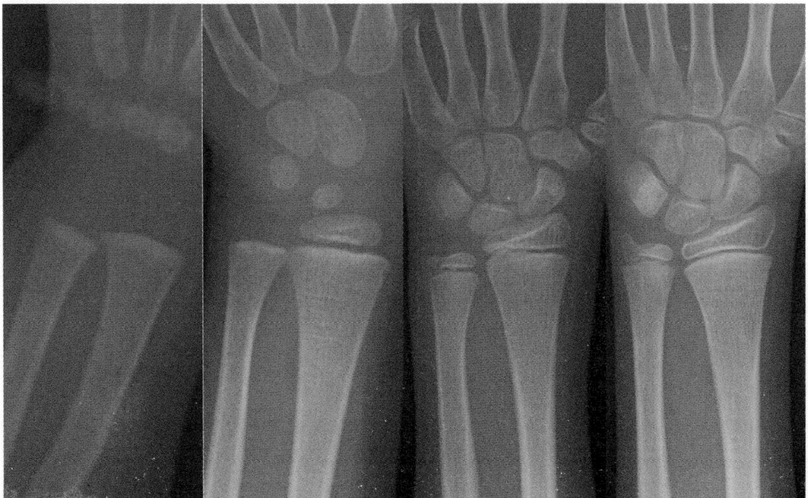

正常腕关节图像（从左到右）：7 个月、5 岁、10 岁和 14 岁。随着年龄增长，骨骺逐渐骨化成 X 线上的可见骨。

骨折部位[1-3]

"准确诊断的关键是对 X 线图像的精准评估。"[2]

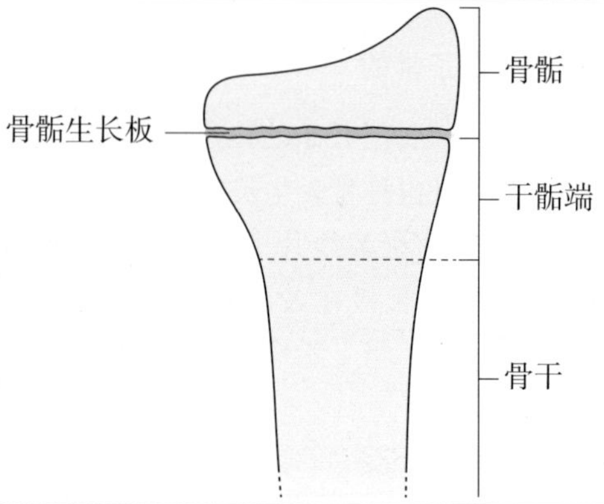

正常长骨解剖结构。

骨骺 - 干骺端（Salter-Harris 分型）骨折

骨骺 - 干骺端骨折又称骺离骨折。骨骺生长板是儿童骨骼中非常脆弱的结构。关节囊、周围韧带和肌腱都比骨骺生长板坚韧。

剪切力或撕裂暴力最有可能损伤这一最薄弱区，即骨折通过骨骺生长板。

大多数骨骺生长板损伤愈合良好，不会引起畸形。然而，有些骨骺生长板损伤漏诊的患者没有得到及时有效的治疗，而使骨骺生长板过早融合，可导致肢体变短。如果仅部分骨骺生长板损伤，骨骺生长板不对称生长也可导致畸形愈合甚至残疾。

在长骨中，软骨骨骺生长板比较脆弱，容易受到损伤。
骨骺生长板损伤很常见。

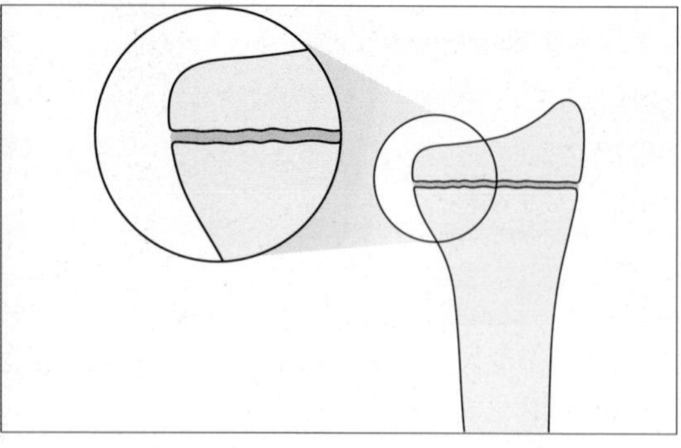

Salter-Harris 骨折分型

此分型法将骨折的 X 线表现与临床重要性相联系。Salter-Harris 1 型损伤预后良好，而 5 型预后较差。

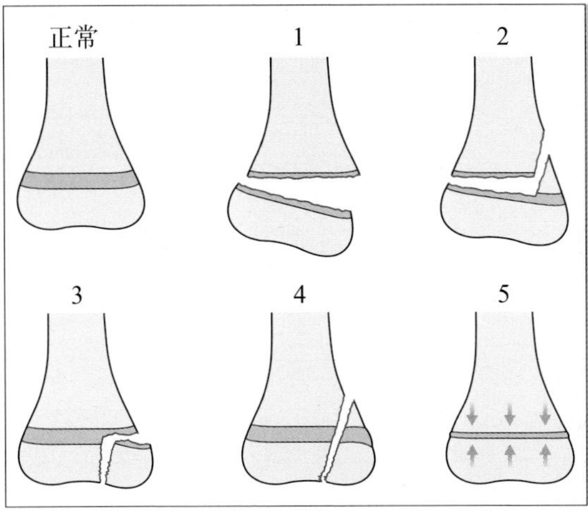

Salter-Harris 骨折

1 型：骨折局限于骨骺生长板。

2～4 型：代表了不同形式的骨折，包括骨折线累及骨骺生长板、邻近的干骺端和（或）骨骺。

5 型：指整个骨骺生长板的压缩性骨折。

Salter-Harris 骨折

类型	相对发生率	预后[4,5]	
		上肢	下肢
1	8%	满意	与上肢相比，下肢所有类型的 Salter-Harris 骨折发生并发症的可能性更高
2	73%	满意	
3	6%	满意	
4	12%	需警惕	
5	1%	差	

如何记住 Salter-Harris 骨折分型

SH 1	= S	**分离**（separated，骨骺生长板增宽）
SH 2	= A	骨折线**高于**（above）骨骺生长板
SH 3	= L	骨折线**低于**（below）骨骺生长板
SH 4	= T	骨折线**贯穿**（through）骨骺生长板
	= E	骨骺生长板、骨骺、干骺端全部累及，无一例外！
SH 5	= R	骨骺生长板**压缩**（rammed）损伤

Salter-Harris 骨折：五种类型

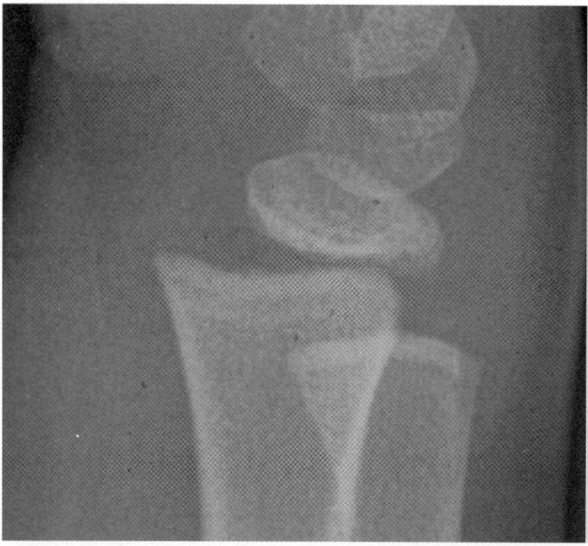

1 型。

骨折局限于骨骺生长板。该患者的骨骺向后移位。

注意：很多 1 型骨折无骨骺明显移位，因此，X 线片上难以发现骨骺生长板损伤，此类患者通常预后良好。

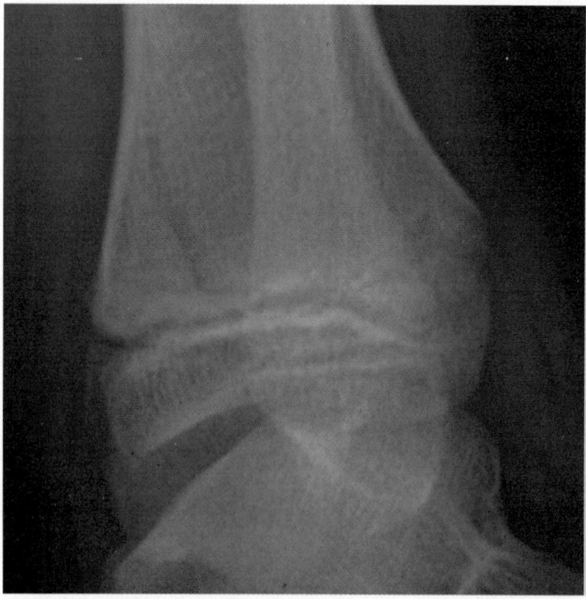

2 型。

骨折线穿过干骺端并延伸至骨骺生长板。

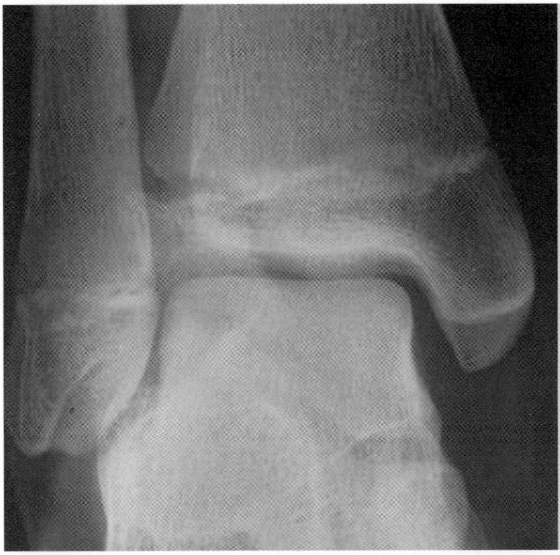

3 型。
骨折线穿过骨骺并延伸到骨骺生长板。

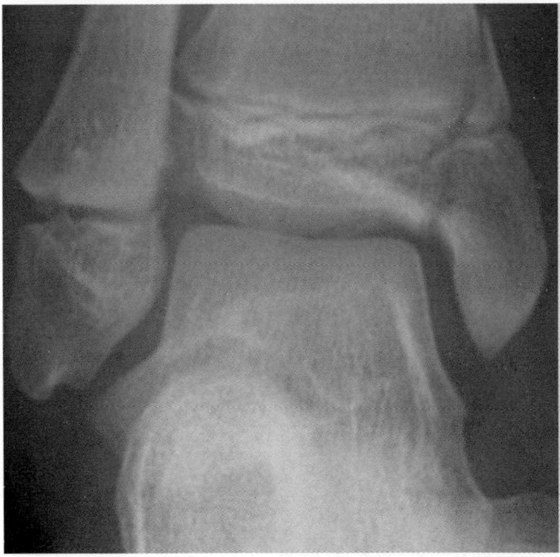

4 型。
骨折线累及骨骺生长板、骨骺和干骺端。
4 型有部分骨骺生长板过早融合的危险。

5 型。
整个骨骺生长板的压缩性骨折。此型骨折无或少有骨骺生长板的对位不良，因此，在初次 X 线片上极难诊断。5 型是 Salter-Harris 骨折分型中最严重的类型。骨骺生长板可过早融合而导致肢体短缩。对此型的诊断及其后的合理治疗依赖于临床检查时高度怀疑本病。

干骺端 - 骨干骨折

当儿童的长骨受到纵向挤压时（如手张开时扑倒），会在干骺端和骨干近端引起两种常见但不同类型的损伤。

- 隆起骨折。
- 青枝骨折。

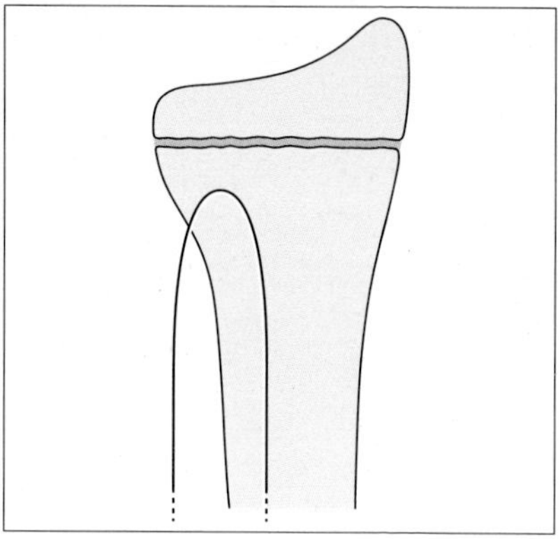

隆起骨折。

这类骨折一般由于受到成角较少或无成角的纵向挤压导致。外力均匀地作用于长骨末端（右图），表现为损伤处骨小梁的细微裂纹。

隆起骨折最常见的部位是桡骨和（或）尺骨远端。骨折经常是细微的，仅表现为局部骨皮质的皱褶、凹陷或轻微凸起。凸起可以发生在两侧皮质，也可以仅仅为一侧皮质。

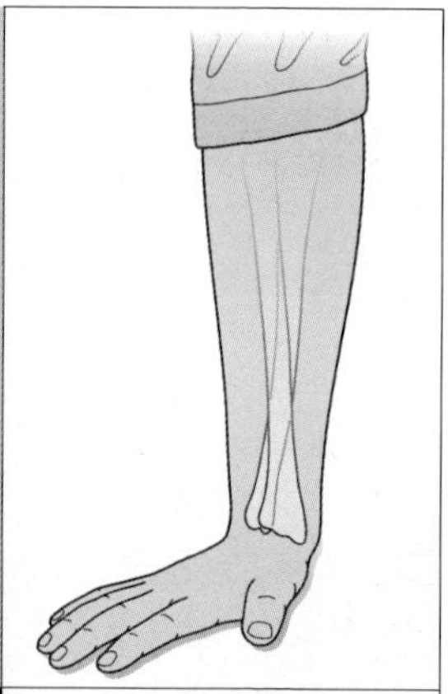

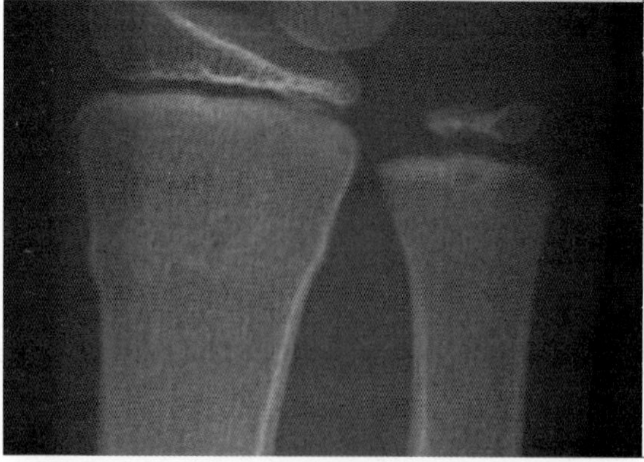

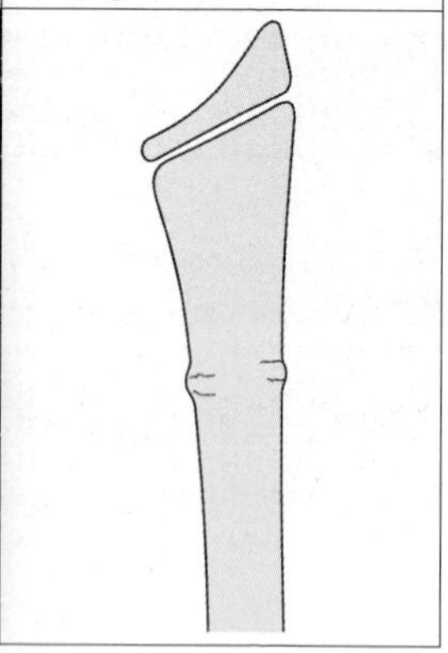

骨折：一些同义词[3]

- 隆起骨折 = 弯曲骨折
- 青枝骨折 = 成角弯曲骨折

"隆起"一词来源于拉丁词。

青枝骨折。

青枝骨折是由一个成角的外力引起的。

一侧骨皮质发生裂纹，而另一侧保持完整。这主要是因为儿童的骨膜非常厚且富有弹性。

骨折处常有成角，并且较为轻微。

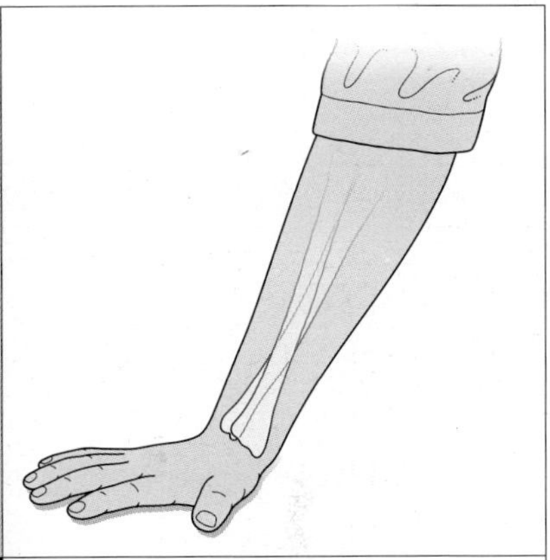

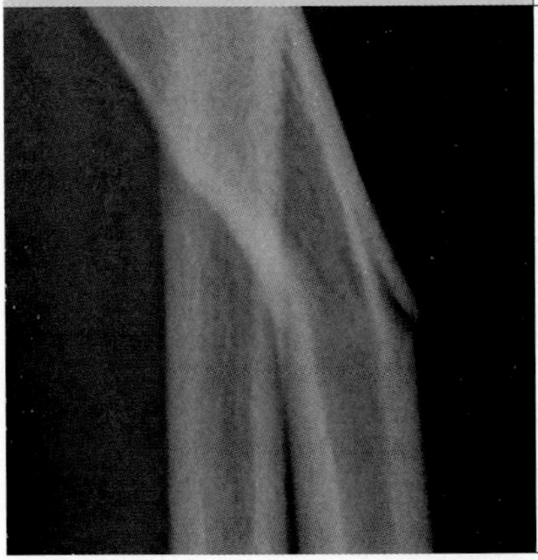

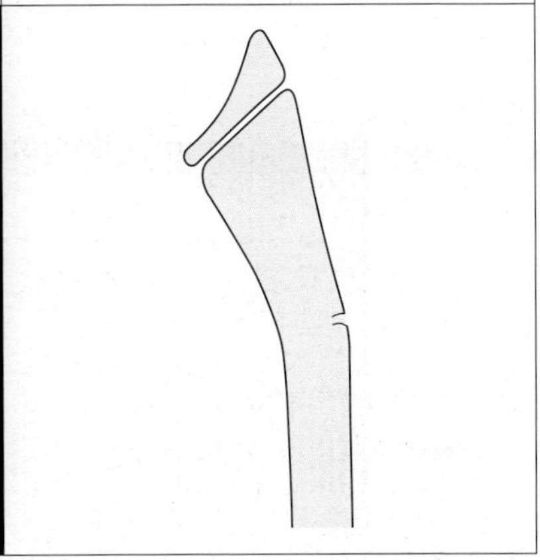

骨干骨折[6,7]

骨干骨折：远离骨骺的长骨骨干骨折。

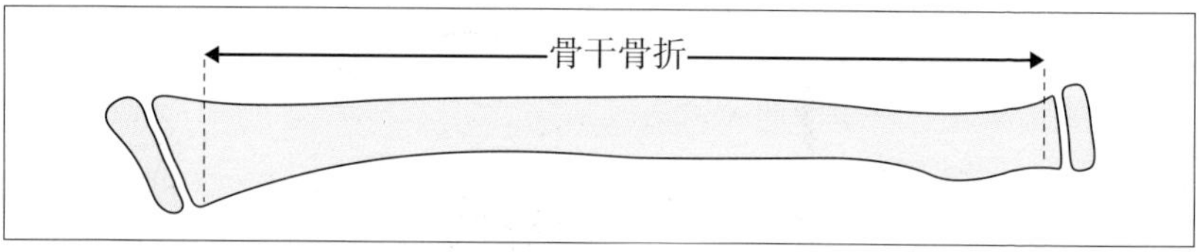

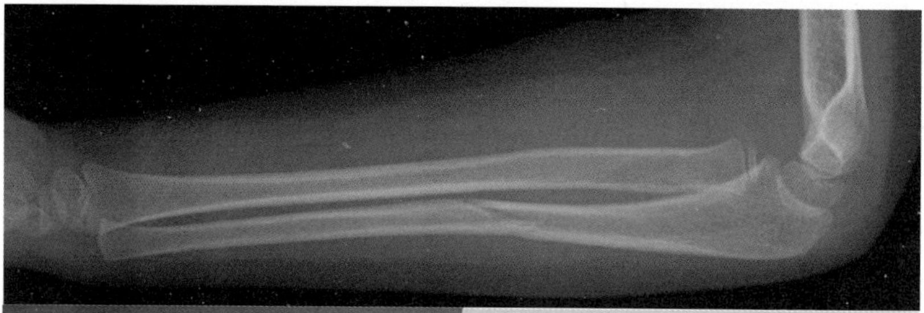

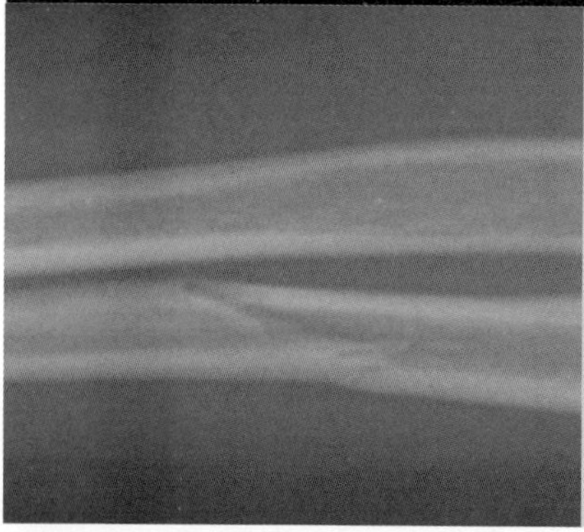

骨干骨折。

PS：也可能出现另一种损伤。（你能鉴别出其他异常吗？参照 104 页）

不完全性骨干骨折——可塑性弯曲骨折[1,7]。

儿童的骨骼可以表现为轻微的弯曲而没有明显的骨皮质断裂。

外伤性弯曲的发生机制为：压力是沿着骨的纵轴方向。凹面形成一系列的微小裂缝而引起骨骼弯曲，且压力不足以引起横行骨折。

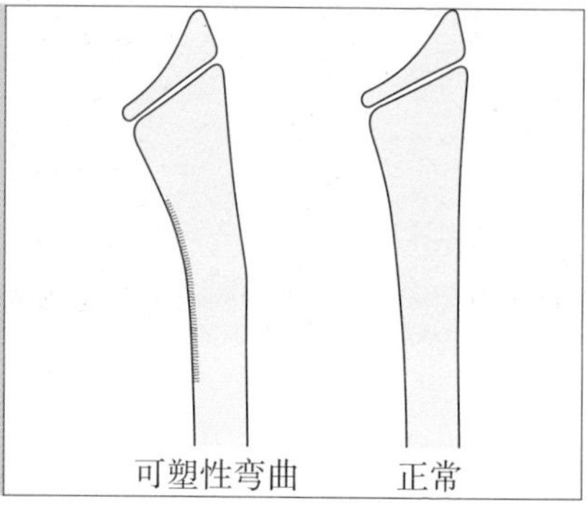

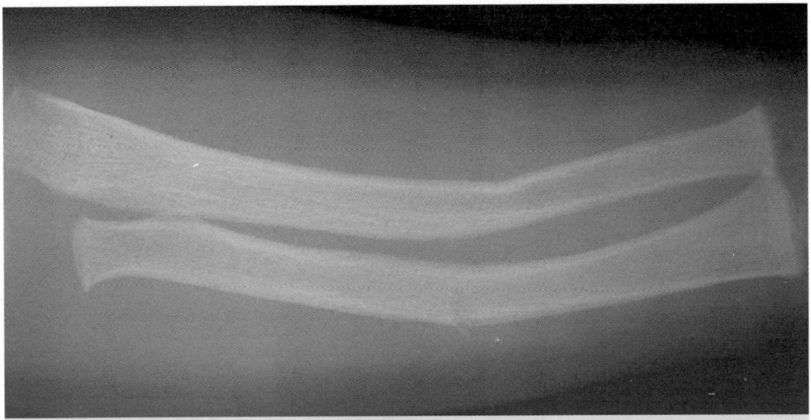

尺骨的可塑性弯曲骨折。
同时伴有桡骨的青枝骨折。

可塑性弯曲骨折常常发生于尺骨或桡骨，但也可发生于其他长骨，如股骨、胫骨和腓骨，偶尔发生于锁骨。

可塑性弯曲骨折又称为“骨的屈曲骨折”。

可塑性弯曲骨折的诊断

由于正常前臂骨骼在摄片时会因为位置的差异而表现为轻微的弯曲，所以有时弯曲损伤在一定程度上很难诊断。如果怀疑伤侧骨有轻微弯曲骨折，应该再拍摄对侧正常的图像，通过比较明确是否存在轻微弯曲骨折。

可塑性弯曲骨折可以仅仅在随访复查时被发现，其X线片表现为骨骼凹侧的重塑。

注意：在可塑性弯曲骨折的愈合过程中并不会看到大量的骨膜新生骨形成[6]，更常见的是仅有骨骼塑形。

Toddler 骨折[8-10]

典型的 Toddler 骨折常发生在胫骨骨干，9 个月至 3 岁的孩子多见。患儿跌倒时一条腿固定，另一条腿扭转，导致该侧胫骨发生螺旋骨折。

此类骨折常常无错位，因此，在初次就诊 X 线片上经常难以发现。有时仅仅通过加拍斜位片或放射性核素检查时才能显示。若在伤后 10 ~ 14 天复查 X 线片，则可见到骨膜新生骨形成。

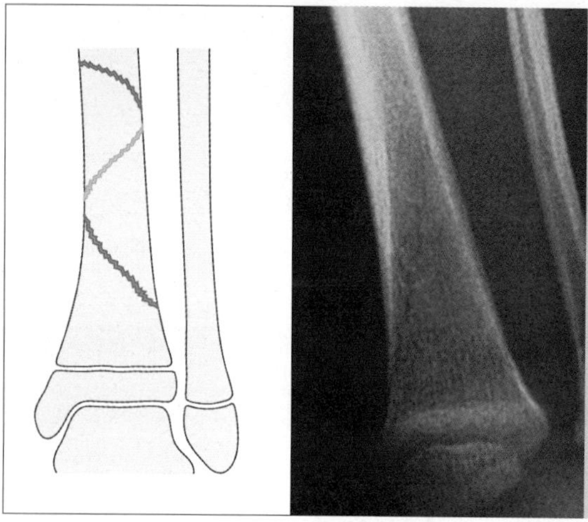

Toddler 骨折。
胫骨远端骨干无移位的螺旋骨折。

临床指南：跛行儿童的急性骨折

最常见的是胫骨干的螺旋骨折——Toddler 骨折。

其他部位骨折也可引起患儿跛行，如骨折发生于股骨、骰骨、跟骨和腓骨远端[8-13]。不同的坠落或跌倒方式会产生特殊的应力从而累及特殊的骨骼。

由于一般都有相似的轻微损伤病史，而且 X 线检查都很难诊断此类骨折，所以建议把这些损伤统称为“Toddler 骨折”[10]，但这个建议未得到一致认可。

目前，Toddler 骨折仍然是一个特殊术语，仅代表典型的胫骨螺旋骨折。

临床指南：跛行患儿——怎么办？

若小儿拒绝负重或虽能够负重但有跛行，那么要考虑到 Toddler 骨折的可能。若胫骨在数字摄影片上（包括加拍的斜位片）显示正常[8,13]，可以采取下面两种方法：

- 核素显像可以明确是否有骨折。

  或者：

- 采用一种预期的方法。Toddler 骨折无须任何特殊治疗亦可愈合。对于一个仅有跛行而无其他异常的小儿，可以 10 ~ 14 天后复查 X 线片，常会显示骨折愈合的征象（即骨膜新生骨形成）。

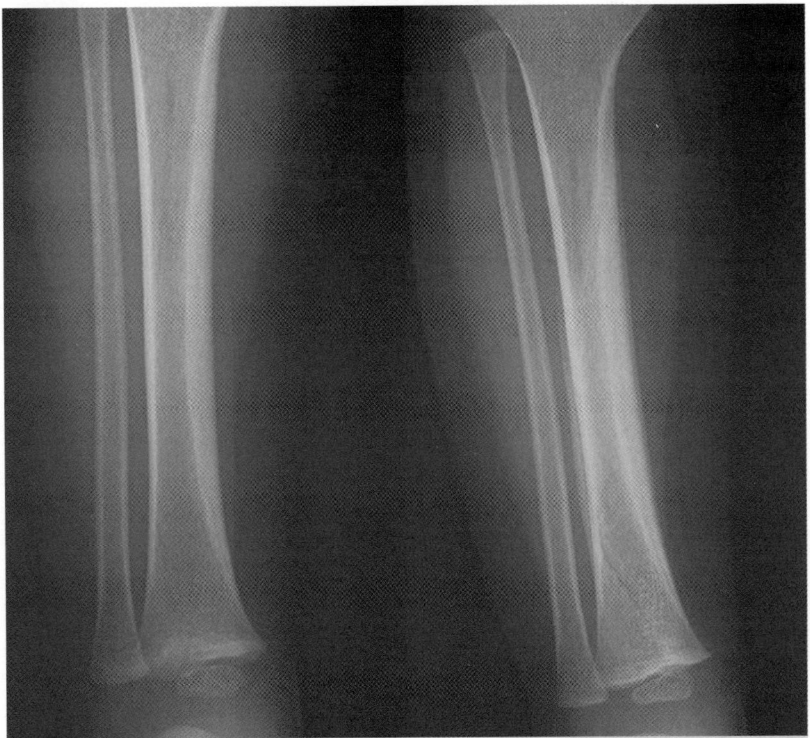

Toddler 骨折。

患儿开始跛行时最初的 X 线摄片（左图）诊断为正常，10 天后的 X 线片（右图）显示骨折线及沿着胫骨全长的广泛的骨膜新生骨。

运动损伤[14-17]

儿童和青少年的运动损伤很常见，有的患者会因急性或慢性疼痛来急诊科就诊。

急性损伤

急性骨折与发生在操场上或其他地方的意外创伤一样遵循着相同的模式。Salter-Harris 骨折分型中的骨骺生长板骨折、隆起骨折、青枝骨折及可塑性弯曲骨折在 14-21 页中已做介绍。

慢性损伤

粗心大意会导致在慢性运动损伤的诊断上存在困难。三种骨骼慢性损伤为：应力性骨折、撕脱性骨折和骨软骨损伤。

应力性骨折[15-20]

大部分应力性骨折发生在跑步者和足球运动员承受重负荷的下肢。其他运动也可以影响肋骨和上肢。应力性骨折在 X 线平片上的表现形式多种多样。

当 X 线平片显示正常时，核素显像可以检查出应力性骨折的存在。

MRI 是早期发现骨折最敏感的检查方法[19]，如果临床怀疑应力性骨折，而 X 线平片显示正常，可以行 MRI 检查。它可以最大限度地提供与骨折相关的细节。

应力性骨折[14,15,17,18]

骨骼	部位	运动项目
骨盆	耻骨支	长跑运动员和体操运动员
股骨	股骨干 / 颈	舞蹈演员
胫骨	上 1/3 或中下 1/3	跑步者、足球运动员和舞蹈演员
腓骨	下 1/3	跑步者、足球运动员
舟状骨	中央	跑步者、跳高运动员和足球运动员
跟骨	跳高运动员	
跖骨	轴部	舞蹈演员、跑步者和足球运动员
籽骨	跑步者	
腕关节	骨骺生长板	体操运动员
L4 或 L5 椎体	椎弓峡部	舞蹈演员、快速投球手、体操运动员、网球运动员和 USA 足球前锋

注意：应力性骨折不仅局限于这些部位和运动项目。

应力性骨折的 X 线表现	
早期	正常
2～4 周	各种征象： ■ 线样骨折 ■ 骨皮质透亮线模糊 ■ 骨膜新生骨形成
晚期	骨痂形成和骨膜反应

如果应力性骨折未被发现和治疗，有时可能进展为完全移位的骨折。

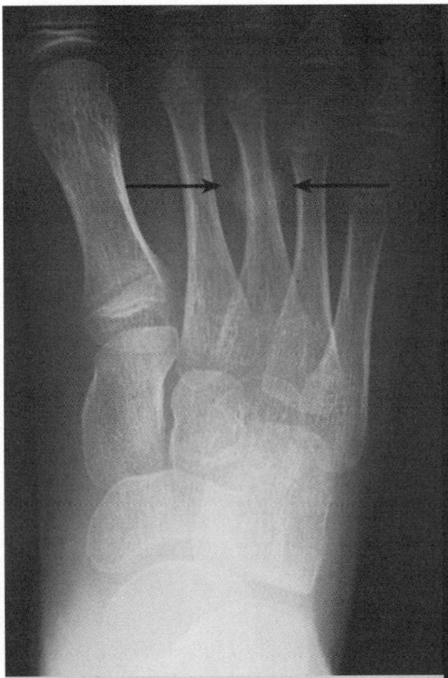

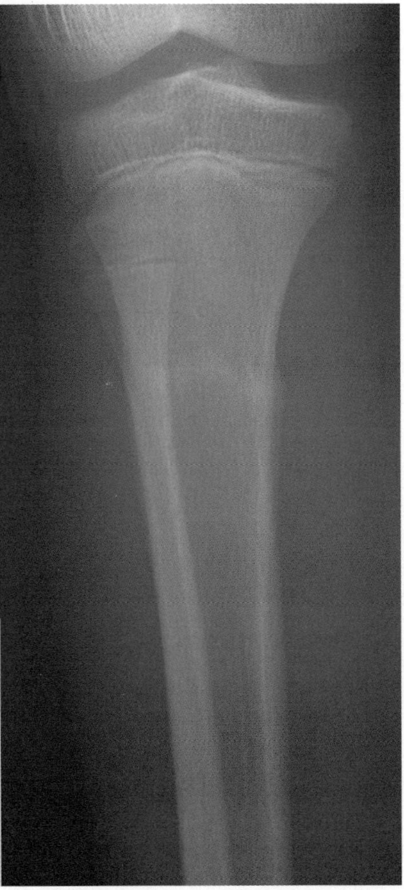

伴有足部疼痛的跑步者（上图）。
第三跖骨应力性骨折，周围松散的骨痂形成。

伴有腿部疼痛的运动员（右图）
胫骨干可见线状致密影，内侧缘骨膜新生骨形成，存在应力性骨折。

撕脱性骨折 [15-16,21,22]

大多数骨突骨折见于从事体育运动的儿童和青少年[21,22]。跨栏、短跑、足球和网球等是主要的具有危险因素的活动。

骨突是与关节面无关的二次骨化中心，因此，骨突骨折为骨骺生长板损伤，类似于 Salter-Harris 骨折分型 I 型骨折。骨突常常是肌腱附着处，其损伤多是由于暴力或反复的肌肉牵拉造成的。最常见的撕脱部位是：

- 坐骨结节。
- 髂前下棘。
- 髂前上棘。
- 肱骨：内上髁（它不是骨突而是骨骺）。肘关节的撕脱骨折很常见，即所谓的“小球队员肘”，多由于投掷运动导致肱骨内上髁损伤。这些运动包括棒球投掷。

特殊部位撕脱骨折的细节见：

- 骨盆——224 页。
- 肘关节——105 页。
- 足中段和足前部——298 页。

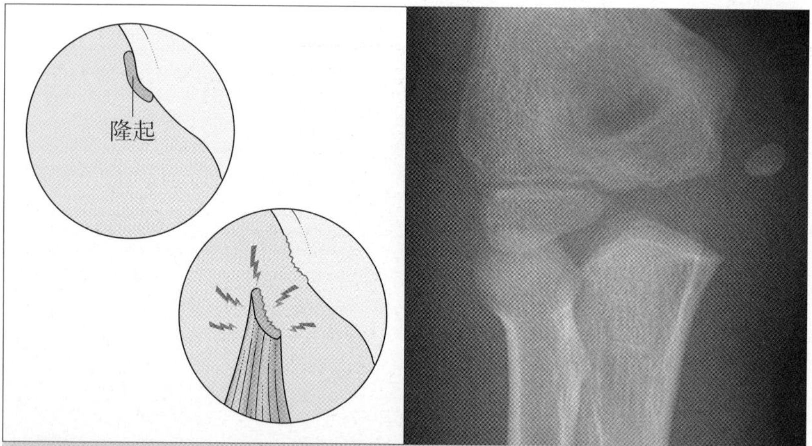

反复猛烈的肌肉收缩可以把骨突撕脱下来（左图）。同样，投掷运动也可以使肱骨内上髁二次骨化中心分离。当一个剧烈的外翻应力持续作用在扑倒在地的手上时，通常会引起撕脱骨折。

骨盆撕脱骨折很常见，X 线表现为：

急性损伤：

- 存在可见的撕脱的游离骨碎片。

慢性损伤：

- 不同的 X 线征象：
  - 骨突不规则。
  - 骨突的硬化和碎裂。
  - 大量骨痂。
  - 周围血肿的钙化。
- 黄金法则：
  - 将患侧与对侧进行比较分析。

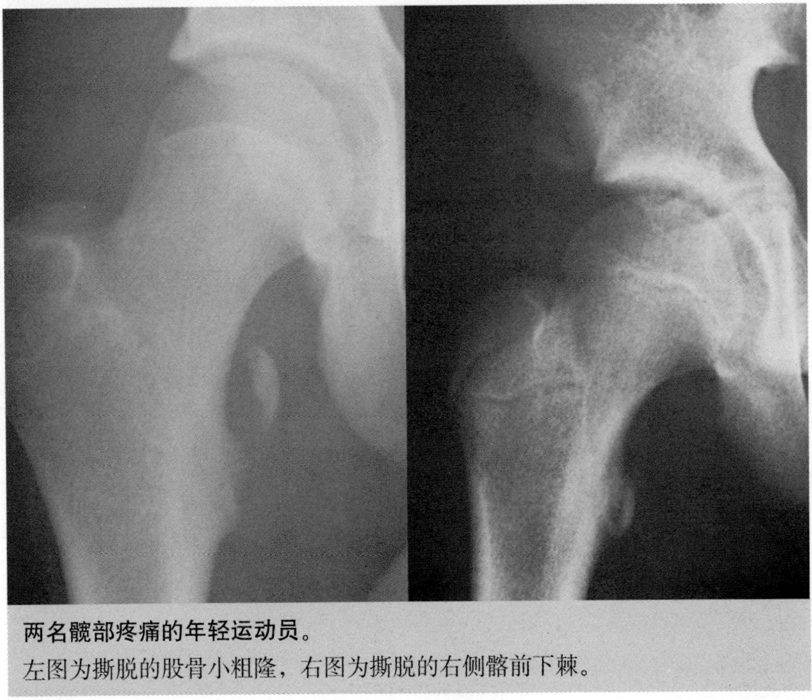

两名髋部疼痛的年轻运动员。

左图为撕脱的股骨小粗隆，右图为撕脱的右侧髂前下棘。

软骨及骨软骨损伤 [14,15]

一侧骨软骨与另一侧反复撞击磨损会导致软骨下裂隙样损伤。这些裂隙样损伤会形成 X 线片上可见的透亮影，这类损伤统称为骨软骨炎（osteochondritis dissecans，OCD）。有时骨折片会出现游离并在关节内见到，最常见的受累部位是：

- 股骨内侧髁关节面。
- 距骨圆顶内侧缘和外侧缘。
- 肱骨小头。

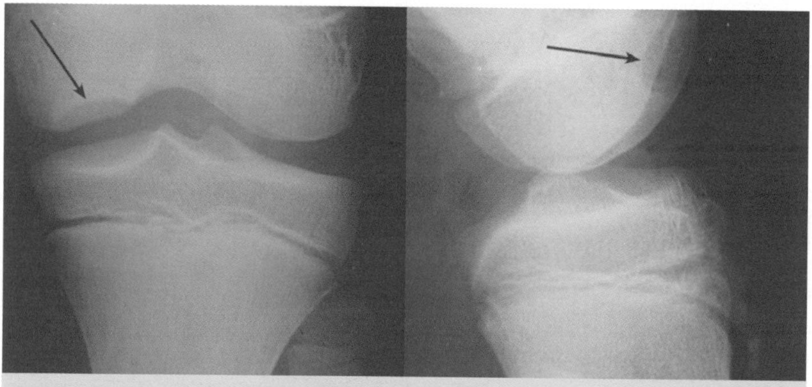

股骨内侧髁骨软骨炎，病变位置典型。

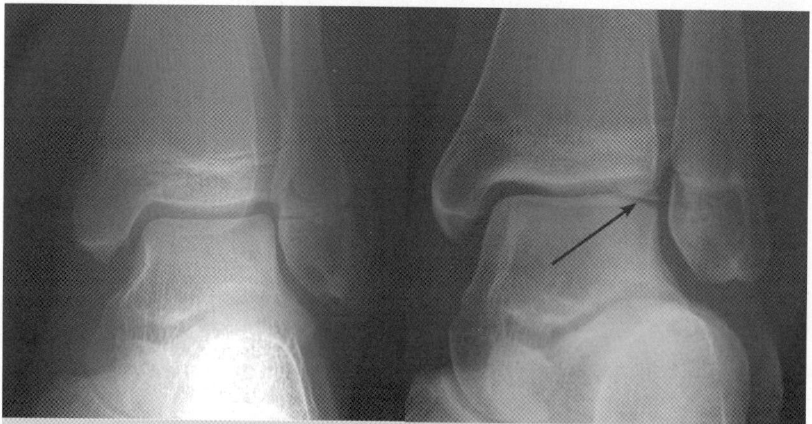

正常距骨圆顶光滑的骨皮质（左图）。
距骨圆顶外侧的骨软骨骨折（右图）。

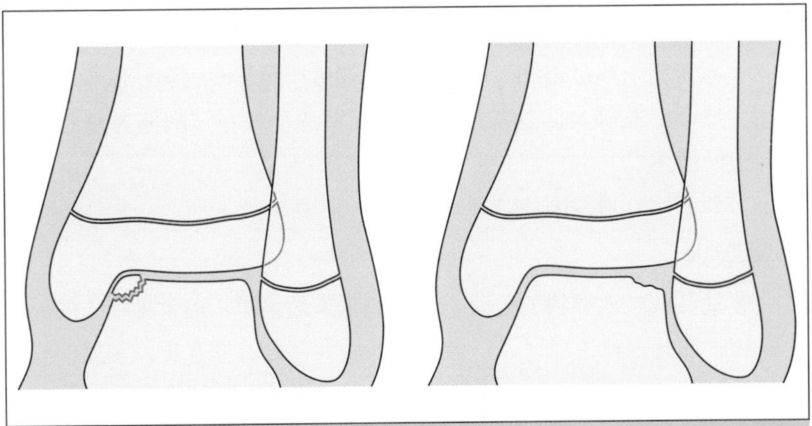

左图为急性或最近的剥脱性骨软骨炎。右图为陈旧性骨软骨炎，表现为距骨关节面不规则骨缺损。
距骨圆顶是易损伤部位。

总结：剥脱性骨软骨炎

概述：关节面小骨片从母骨分离。带有软骨帽的骨片变得疏松，表现为位于火山口内的碎骨片。碎片可以断裂并完全游离于关节腔。

病因：有一些不同的假说，并认为遗传倾向是主要原因。受累骨片的血运被破坏。无疑，骨骼间反复的撞击损伤是许多病例的主要原因[14,15]。

常见部位：股骨远端内侧髁、距骨圆顶的内侧缘及外侧缘、肱骨小头。

症状：关节疼痛。关节腔内的游离骨片有时会引起关节绞锁。

其他影像学表现：MRI 可以显示骨片表面的关节软骨是否完整。这个信息对准确选择特殊病变的治疗方法有重要影响。

胸部急诊[23-26]

儿童可因上呼吸道和下呼吸道疾病就诊于急诊科，包括咳嗽、胸部外伤、哮喘以及肺炎。这些疾病的X线平片征象在“胸部X线诊断指南”中已描述[24]。

吞服异物，请参阅349-362页。

异物吸入

婴幼儿有吸入异物的危险，并且经常未被察觉。最常见吸入的异物是食物，尤其是花生[23,25,27-30]。异物吸入后大都会有窒息史。常见的临床症状包括咳嗽、喘鸣、哮鸣和胸骨凹陷等。快速诊断和治疗至关重要。

X线片

若患儿能够配合，则应拍摄快速用力呼气后的正位X线胸片，从而使患侧肺内空气排出受阻（由于气道受阻）更加明显。

X线透视是观察一侧肺是否有空气潴留的好方法。

胸部X线片可能出现的征象有：

- 阻塞性肺不张——肺组织塌陷和实变。
- 阻塞性肺气肿——因气体潴留而出现单侧肺透亮度增加。与对侧正常的肺相比，患侧肺更黑，体积更大。
- 如X线表现正常，也并不能完全排除吸入异物。若临床仍怀疑有异物吸入，必须尽早行急诊MRI[28]或支气管镜检查。

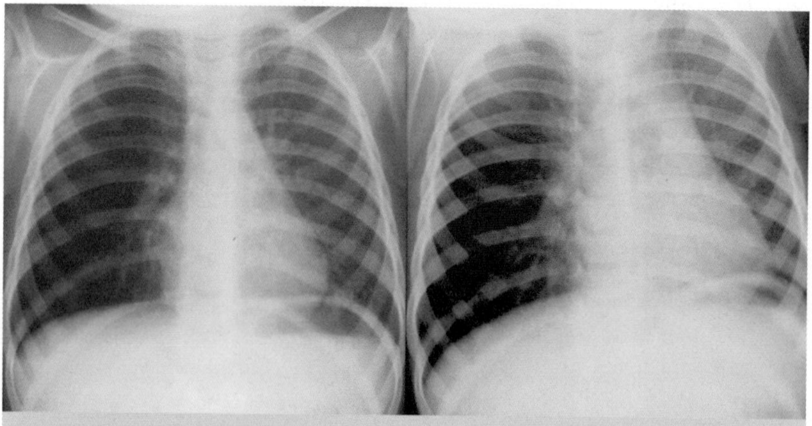

右主气管内吸入了花生米。吸气相X线片的特点为（左图）：右肺的透光度比左侧增强（即更黑）。快速呼气后摄片（右图），显示右侧的空气滞留更明显，纵隔明显向左侧移位。注意：食物（包括花生）在X线片上是不可见的。

症童损伤：骨骼损伤[31-34]

对于在急诊就诊的所有受伤的儿童，都必须想到非意外损伤（NAI）的可能，任何国家和种族都不例外。

- 50% 的 NAI 发生在 1 岁前的婴幼儿。
- 80% 发生在 2 岁前的儿童。

正常的 X 线表现并不能完全排除这类损伤。在已被证实的 NAI 的病例中有 50% X 线表现是正常的。尽管如此，在儿童暴力中骨折是仅次于皮肤淤青和擦伤，位居第二位的损伤。

临床或 X 线疑似存在 NAI 的病例

通常需要采取的措施有：

- 指派的儿科团队的早期参与。
- 儿科团队的责任是在必要时组织骨骼鉴定调查。
- 儿科放射专家出具所有的放射诊断报告。
- 所有的放像图像均由两名儿科放射专家共同阅片。

NAI 的漏诊和过度诊疗[31,34]

急诊科漏诊疑似虐待所致的 NAI 后果很严重。同样，过度诊断 NAI 对受伤的孩子和他们的看护人也会造成很大的伤害。婴幼儿骨骼结构的特异性使通过 X 线进行某些部位的骨损伤鉴定很困难（见 36-45 页）。

急诊中 NAI 放射诊断的误区：

1. 没有考虑到儿童暴力的可能性。
2. 忽略了可疑 NAI 的特殊 X 线征象（如表现和位置）。
3. 将正常的骨骼变异误诊为 NAI，包括颅缝及变异、生理性骨膜反应以及正常的干骺端变异等[35]。
4. 图像质量欠佳。
5. 其他病理过程，如成骨不全、骨髓炎、坏血病等可能出现与 NAI 类似的 X 线征象。

疑似 NAI 的影像学表现[31,32,34]

骨膜下新生骨形成（右图）。
骨膜反应可由刺伤、震荡伤或挤压伤导致的骨膜下出血引起。骨膜反应和骨痂的形成一般在外伤后数天出现，当天不会立即出现外伤。若见到新生骨，则说明外伤已有数天或数周。

多发性骨折（本图没显示）。
若X线显示骨折的演变阶段不同，则尤其值得怀疑，因为这表明损伤是在不同时间发生的。例如：某处骨折可能显示有轻微的骨膜反应，而另一处则表现为成熟骨痂的形成。

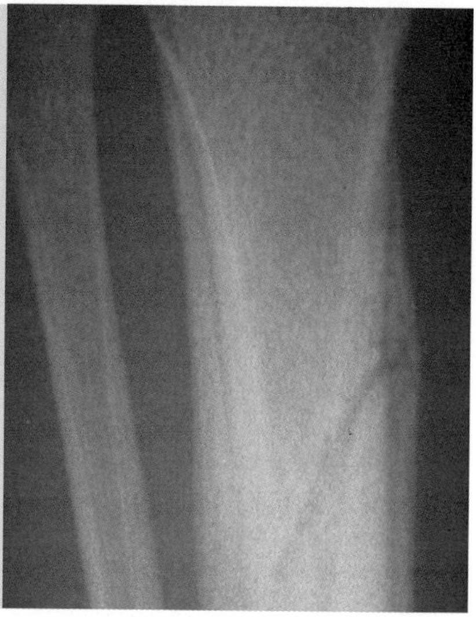

高度疑似 NAI 的影像学表现[31,32,34]

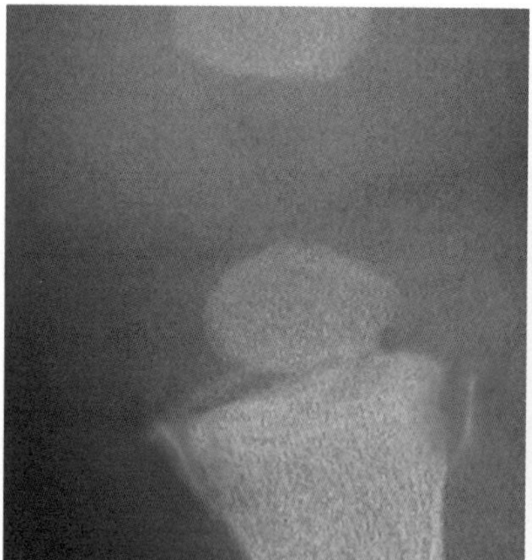

长骨干骺端一角的小骨折。
这被称为角落骨折。

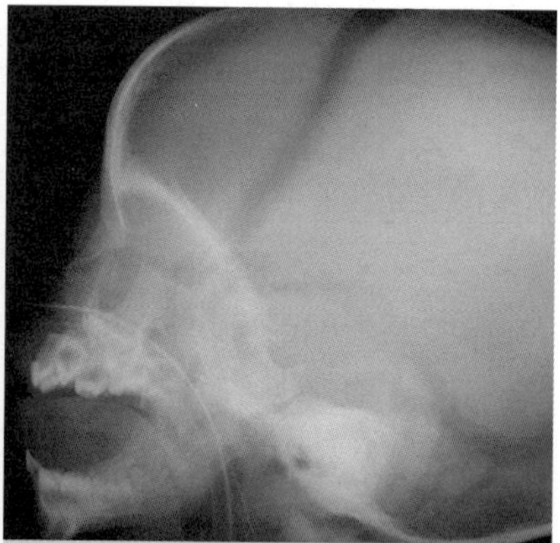

颅骨骨折，范围大、复杂，累及双侧颅骨，或同时累及枕骨和顶骨（如图所示的这个孩子）。

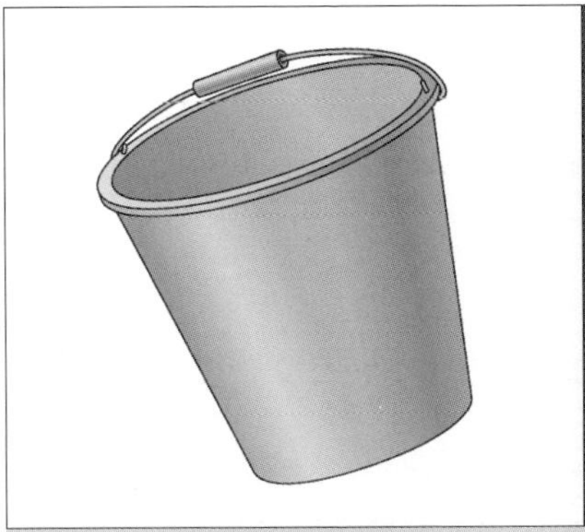

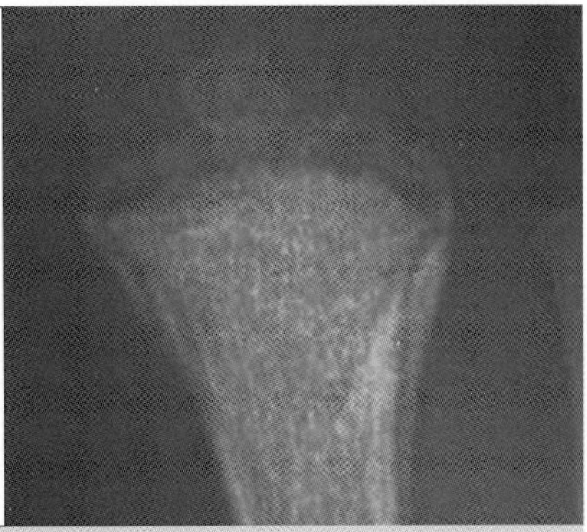

长骨远侧干骺端的横行骨折。

形状类似水桶柄样改变，因而称为“桶柄样”骨折。

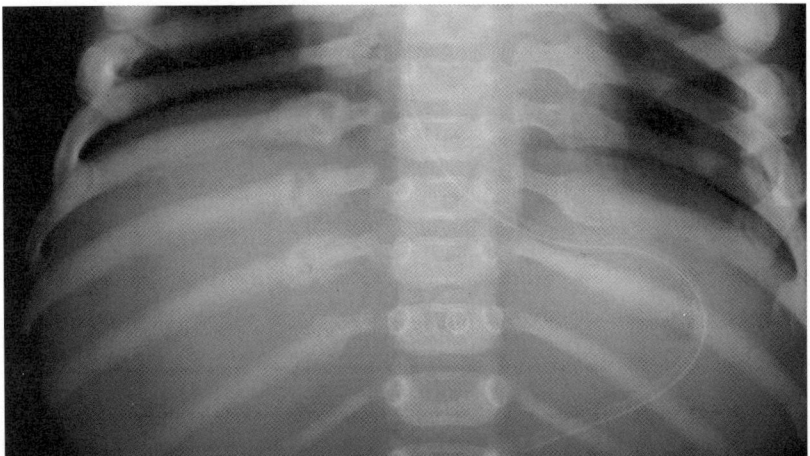

靠近脊柱的后肋骨折。

常由于小儿被抱住胸部受到震荡或挤压时发生。

- 小于 2 岁儿童的肋骨骨折常常为 NAI 所致。
- 肋骨骨折常起因于剧烈的震荡，并常合并颅脑损伤。

骨盆、胸骨和椎体横突的骨折。

它们在意外损伤中很罕见。

参考文献

1. Kirks DR, Griscom NT (eds). Practical pediatric imaging: diagnostic radiology of infants and children. 3rd ed. Lippincott Williams & Wilkins, 1998.
2. Conrad EU, Rang MC. Fractures and sprains. Ped Clin North Am 1986; 33: 1523–1540.
3. Swischuk LE. Subtle fractures in kids: how not to miss them. Applied Radiology 2002; 31: 15–19.
4. Kao SCS, Smith WL. Skeletal injuries in the pediatric patient. Radiol Clin North Am 1997; 35: 727–746.
5. Mizuta T, Benson WM, Foster BK et al. Statistical analysis of the incidence of physeal injuries. J Pediatr Orthop 1987; 7: 518–523.
6. Crowe JE, Swischuk LE. Acute bowing fractures of the forearm in children: a frequently missed injury. AJR 1977; 128: 981–984.
7. Attia MW, Glasstetter DS. Plastic bowing type fracture of the forearm in two children. Pediatr Emerg Care 1997; 13: 392–393.
8. Fahr MJ, James LP, Beck JR et al. Digital radiography in the diagnosis of Toddler's fracture. South Med J 2003; 96: 234–239.
9. Swischuk LE, John SD, Tschoepe EJ. Upper tibial hyperextension fractures in infants: another occult toddler's fracture. Pediat Radiol 1999; 29: 6–9.
10. John SD, Moorthy CS, Swischuk LE. Expanding the concept of the toddler's fracture. Radiographics 1997; 17: 367–376.
11. Blumberg K, Patterson RJ. The toddler's cuboid fracture. Radiology 1991; 179: 93–94.
12. Laliotis N, Pennie BH, Carty H et al. Toddler's fracture of the calcaneum. Injury 1993; 24: 169–170.
13. Donnelly LF. Toddler's fracture of the fibula. Am J Roentgenol 2000; 175: 922.
14. Long G. Imaging of paediatric sports injuries. RAD Magazine 1999; 26: 23–24.
15. Carty H. Sports injuries in children—a radiological viewpoint. Arch Dis Child 1994; 70: 457–460.
16. Anderson SJ. Lower extremity injuries in youth sports. Pediatr Clin North Am 2002; 49: 627–641.
17. Heyworth BE, Green DW. Lower extremity stress fractures in pediatric and adolescent athletes. Curr Opin Pediatr 2008; 20: 58–61.
18. Daffner RH, Pavlov H. Stress Fractures: Current Concepts. Am J Roentgenol 1992; 159: 245–252.
19. Daffner RH. MRI of occult and stress fractures. Applied Radiology 2003; 32: 40–49.
20. Connolly SA, Connolly LP, Jaramillo D. Imaging of sports injuries in children and adolescents. Radiol Clin North Am 2001; 39: 773–90.
21. Sundar M, Carty H. Avulsion fractures of the pelvis in children: a report of 32 fractures and their outcome. Skeletal Radiol 1994; 23: 85–90.
22. El-Khoury GY, Daniel WW, Kathol MH. Acute and chronic avulsive injuries. Radiol Clin North Am 1997; 35: 747–766.
23. Swischuk LE, John SD. Emergency pediatric chest radiology. Emerg Rad 1999; 6: 160–169.
24. de Lacey G, Morley S, Berman L. The Chest X-Ray: A Survival Guide. Philadelphia, Saunders Elsevier. 2008.
25. Chapman T, Sandstrom CK, Parnell SE. Pediatric emergencies of the upper and lower airway. Applied Radiology April 2012.
26. Carty H. Emergency Pediatric Radiology. Springer-Verlag, 2002.
27. Baharloo F, Veyckemans F, Francis C et al. Tracheobronchial foreign bodies: presentation and management in children and adults. Chest 1999; 115: 1357–1362.
28. Imaizumi H, Kaneko M, Nara S et al. Definitive diagnosis and location of peanuts in the airways using magnetic resonance imaging techniques. Ann Emerg Med 1994; 23: 1379–1382.
29. Sersar SI, Rizk WH, Bilal M et al. Inhaled Foreign Bodies: Presentation, Management and value of History and Plain Chest Radiography in Delayed Presentation. Otolaryngology—Head and Neck Surgery 2006; 134: 92–99.
30. Zaupa P, Saxena AK, Barounig A et al. Management Strategies in Foreign-Body Aspiration. Indian J Pediatr 2009; 76: 157–161.
31. Offiah A, van Rijn RR, Perez-Rossello JM et al. Skeletal Imaging of child abuse (non-accidental injury). Pediatr Radiol 2009; 39: 461–470.
32. Ebrahim N. Patterns and mechanisms of injury in non-accidental injury in children (NAI). SA Fam Pract 2008; 50: 5–13.
33. Kemp AM, Butler A, Morris S et al. Which radiological investigations should be performed to identify fractures in suspected child abuse? Clin Rad 2006; 61: 723–736.
34. Carty H, Pierce A. Non-accidental injury: a retrospective analysis of a large cohort. Eur Radiol 2002; 12: 2919–2925.
35. Kleinman PK. Diagnostic imaging in infant abuse. AJR 1990; 155: 703–712.

3 儿童颅骨——疑似非意外伤害

在婴幼儿疑似非意外损伤（NAI）中颅骨 X 线片仍然起重要作用[1-3]。目前对于需要拍摄 X 线片的指征仍有争议[3]。

注意：

- 颅缝很常见。
- 将颅缝误认为骨折将会误诊为 NAI。
- 将骨折误认为颅缝会产生严重的临床后果。
- 为了避免误诊，应注意以下几点：
  - 熟悉常见颅缝的位置。
  - 有系统、有步骤地观察和分析婴幼儿的颅骨 X 线片。

标准的摄片体位

- 侧位。
- 额骨前后位。
- Towne 位。

根据地方婴幼儿 NAI 评估协议制订出正规颅骨 X 线的摄片标准[3]。

正常解剖

婴幼儿的正常颅缝

婴幼儿颅骨 X 线片有其特殊性，对骨折和颅缝的误诊会导致严重的不良后果。熟悉颅缝的位置和变异有助于减少误诊的可能性[4-8]。

婴幼儿颅缝的基本分类		
分组	**特点**	**颅缝名称**
正常颅缝	在所有婴幼儿及成人颅骨 X 线片上均可见	矢状缝、冠状缝、鳞缝和乳突周围小骨缝
正常发育中的骨缝	在所有婴儿、多数幼儿颅骨 X 线片上均可见，在成人无	无名缝
最常见的副颅缝	一部分婴幼儿颅骨在 X 线片上可见，偶尔见于成人	额缝、顶骨缝和假缝

正常副颅缝及 X 线特点总结		
颅缝名称	**常见的投照体位**	**特点**
额缝	前后位√√ Towne 位√	是最常见的副颅缝，在大部分大孩子中常见，甚至在一些成人中仍可见
顶骨缝	Towne 位√√ 前后位√ 侧位√	可以完整，也可以不完整，有垂直走向、水平走向和倾斜走向三类，以垂直走向最多见
假缝	侧位√√ Towne 位√	在颅骨侧位片上从人字缝向后延伸，在 Towne 位上在中线上延伸
无名缝	侧位√√	有时被归类于副颅缝，但最好将其归类于正常发育颅缝，因为它总是存在于婴儿，到成人时无名缝即消失

颅骨侧位 X 线片

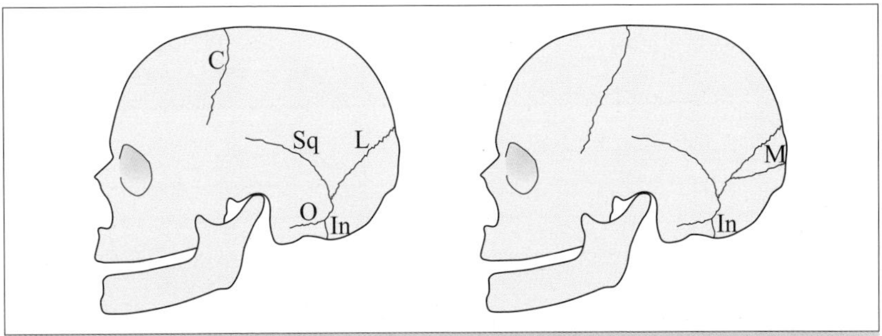

正常颅缝。L = 人字缝；C = 冠状缝；M = 假缝；O = 枕乳突缝；SQ = 鳞缝；In = 无名缝。

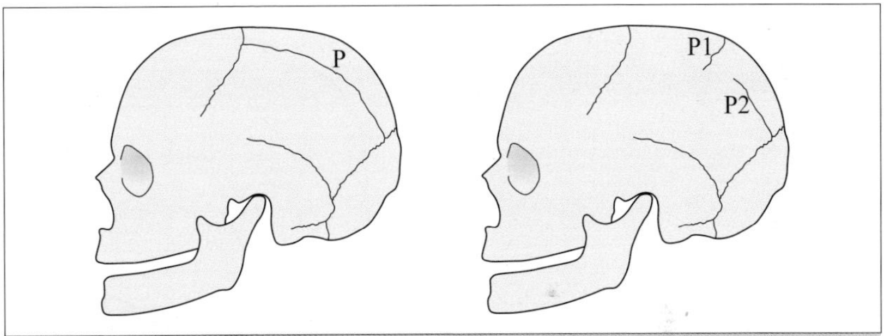

顶骨缝。可出现较大的位置变化（P）。

顶骨缝随位置而变化。这幅图并非任何正规 X 线投影，它显示的是从头顶往下看，可以观察常规位置不宜显示，但却是最常见的不完整的顶骨缝（P1 和 P2）。

L = 人字缝

C = 冠状缝

Sa = 矢状缝

P = 顶骨缝

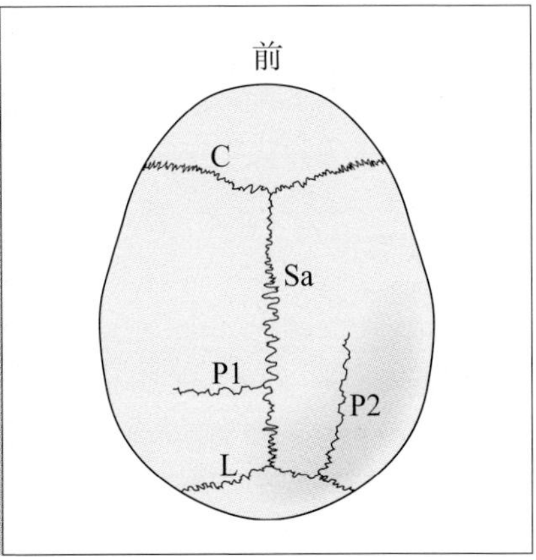

额骨前后位 X 线片

额骨前后位片正常颅缝。

L = 人字缝

C = 冠状缝

Sa = 矢状缝

Sq = 鳞缝

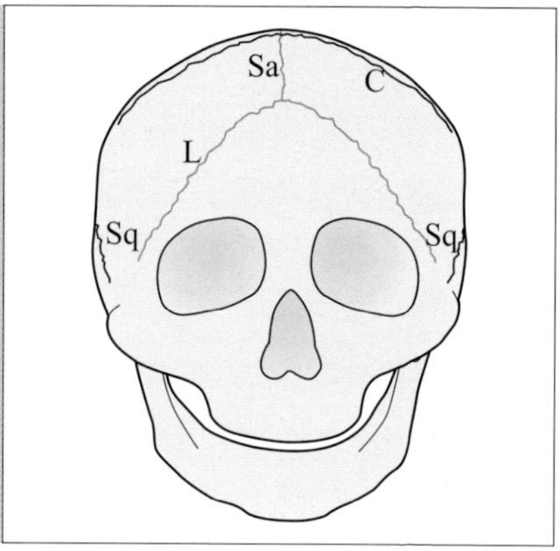

副颅缝——额缝。

额缝把额骨一分为二。

Met = 额缝

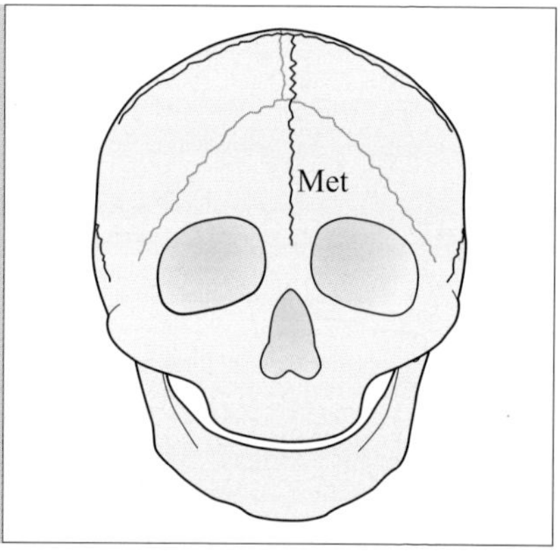

顶骨缝。

这幅图显示了顶骨缝可能出现的位置。

L = 人字缝

Sa = 矢状缝

Sq = 鳞缝

P = 顶骨缝

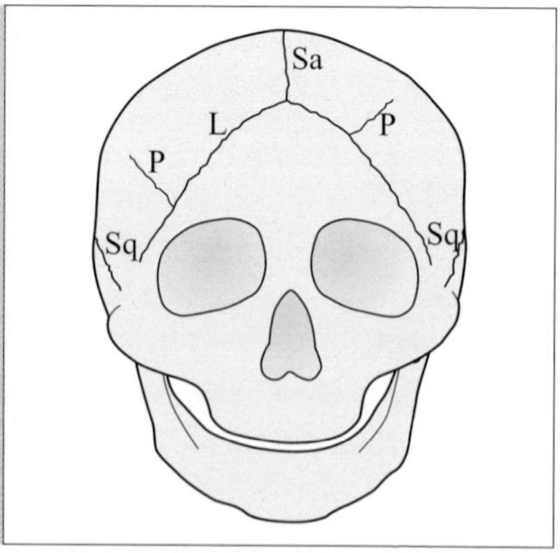

颅骨 Towne 位 X 线片

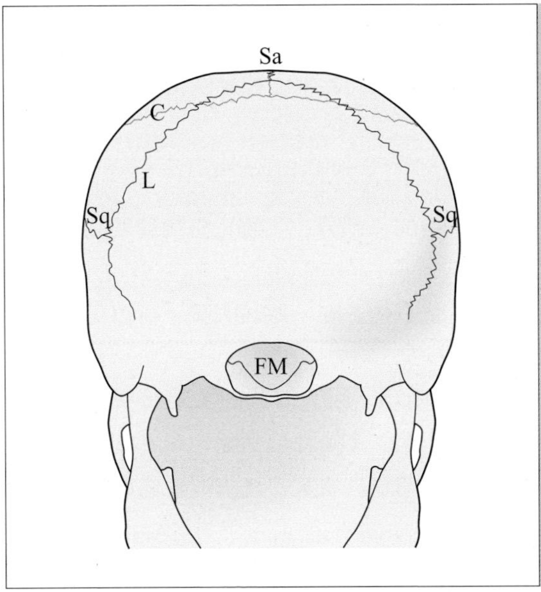

Towne 位图像的正常颅缝。

L = 人字缝
C = 冠状缝
Sa = 矢状缝
Sq = 鳞缝
FM = 枕骨大孔

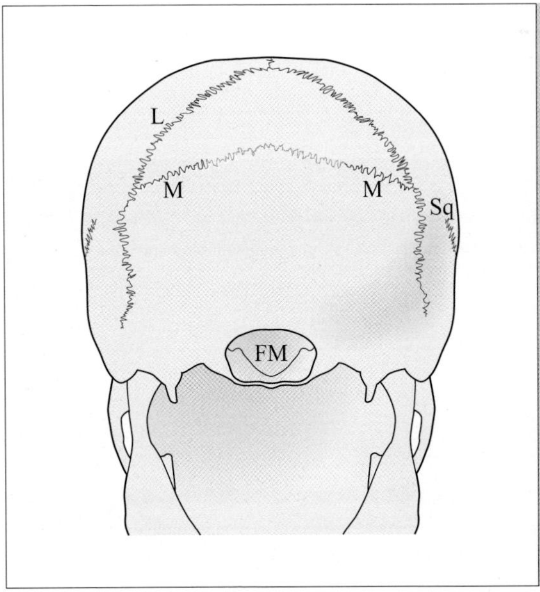

副颅缝——假缝。

假缝常见于枕骨，很少是完整的（即是不连续的）。大多在一侧枕骨见到不连续的假缝。

M = 假缝
L = 人字缝
Sq = 鳞缝
FM = 枕骨大孔

阅片：颅缝的识别

关键问题：是颅缝还是骨折？[4-8]

怀疑婴幼儿 NAI 时要非常谨慎小心，不要急于下结论。对异常的观察非常重要。最明智的方法是需要找到异常的特异性指征[9-12]。

注意：

- 新生儿期颅缝增宽是正常的。
- 副颅缝很常见，是正常发育中的一部分。了解正常颅缝及副颅缝的位置和形态可减少误诊。
- 正常副颅缝闭合的年龄有变化范围。在一些较大孩子可以见到副颅缝。副颅缝延续到成人非常少见。
- 拍摄婴儿的颅骨 X 线片非常困难。因为婴儿的头部常扭动，所以在行颅骨 Towne 位（枕部受伤）或额骨前后位（其他部位受伤）摄片时往往需要在技术上进行调整。通常要将头部轻微旋转。

X 线片分析

1. 要在两个不同体位的 X 线图像上认真观察颅骨上的每一条线状影，对每一条线都要反复考虑：是正常颅缝吗？
2. 如果发现透亮线，行两个不同体位摄片进行比较分析是至关重要的。它们可以提供互补的信息。
3. 总是要密切结合临床病史和体格检查。

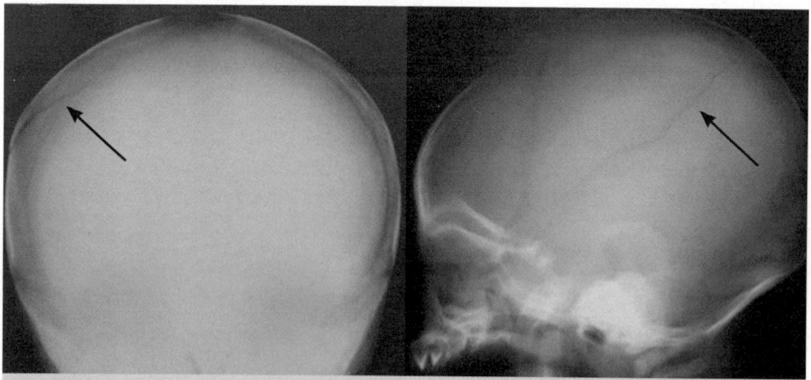

观察两个不同体位颅骨 X 线片的重要性。在额骨前后位片（左图）上可见一条透亮线（↑），可能将其认为顶骨缝。在侧位片（右图）上显示这条透亮线（↑）很长，一直延伸到颞骨，因此，诊断为骨折线。

Towne 位颅缝的识别

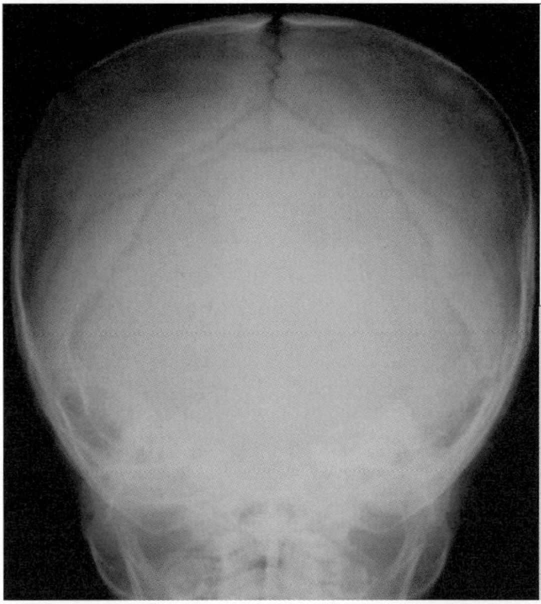

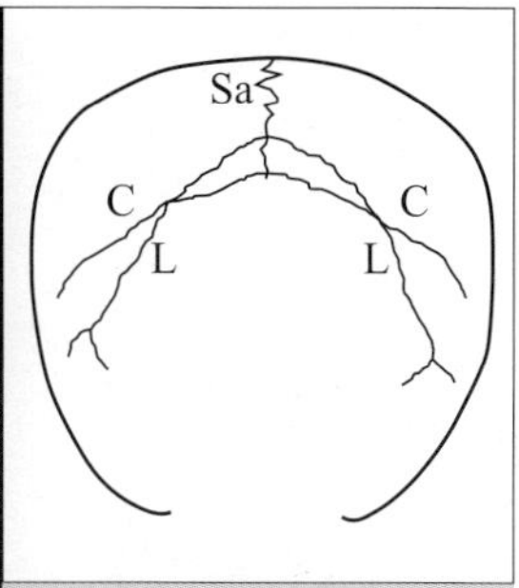

所有儿童中可见的颅缝。Town 位。L = 人字缝 C = 冠状缝 Sa = 矢状缝

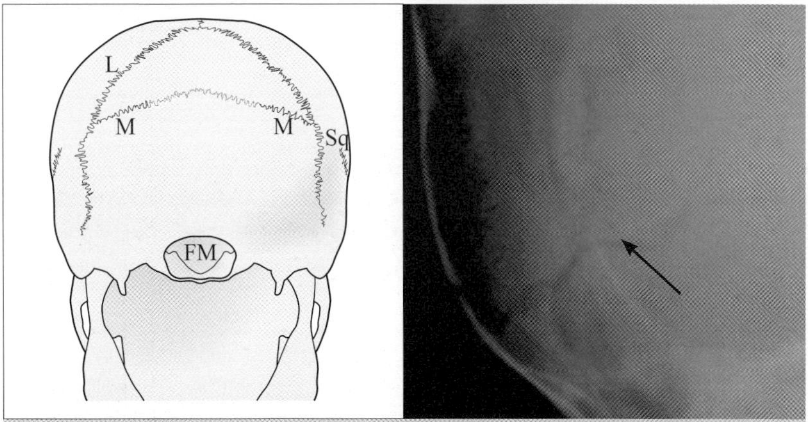

假缝。假缝在枕骨的左右两侧均可出现（↑），显示完整或不完整，大部分情况下不完整。M = 假缝；L = 人字缝；Sq = 鳞缝；FM = 枕骨大孔。

侧位片颅缝的识别

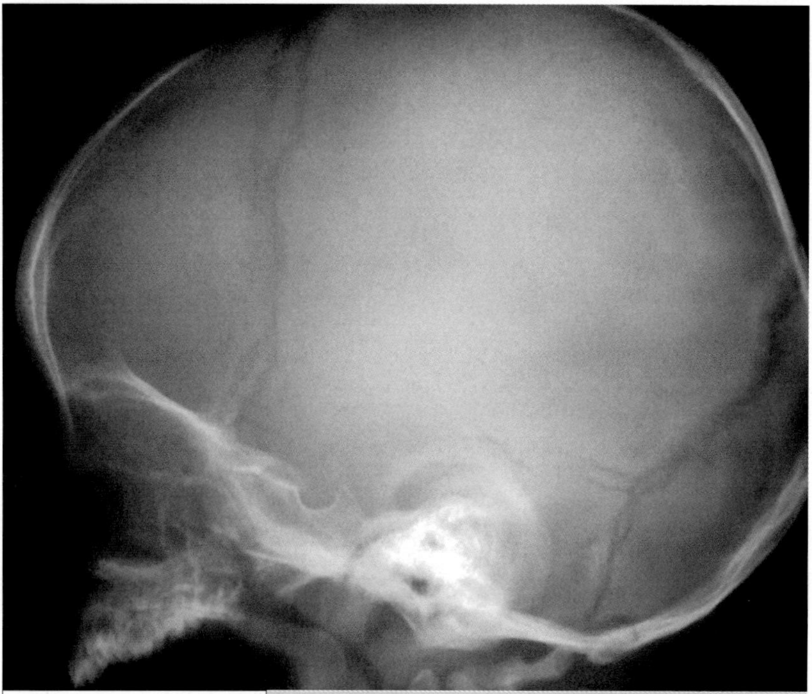

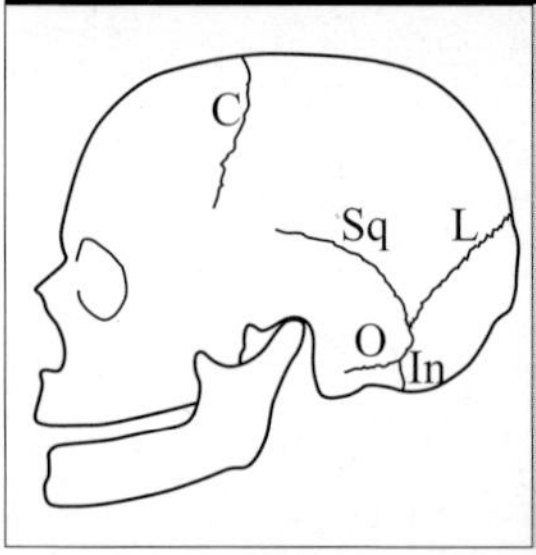

侧位观。
L = 人字缝
C = 冠状缝
O = 枕乳突缝
Sq = 鳞缝
In = 无名缝
矢状缝和额缝在颅骨侧位上不显示，因为它们位于颅骨中线，与X线投照方向平行。

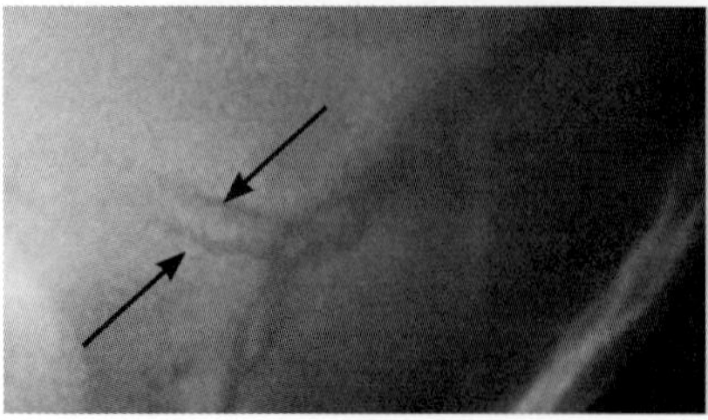

鳞缝。鳞缝向前延伸，是顶骨和颞骨的分界。它在侧位片上常表现为两侧对称的线状影（↑）（左侧鳞缝和右侧鳞缝）。鳞缝在向前延伸的过程中逐渐变细。

人字缝。由于人字缝位于近颅底的颞骨乳突区，所以结构复杂。人字缝主要是由于两侧枕骨乳突缝重叠所致。发自人字缝的颅缝有：

- 正常颅缝——鳞缝。
- 正常发育过程出现的颅缝——无名缝。
- 有时也会有一个副颅缝——假缝。

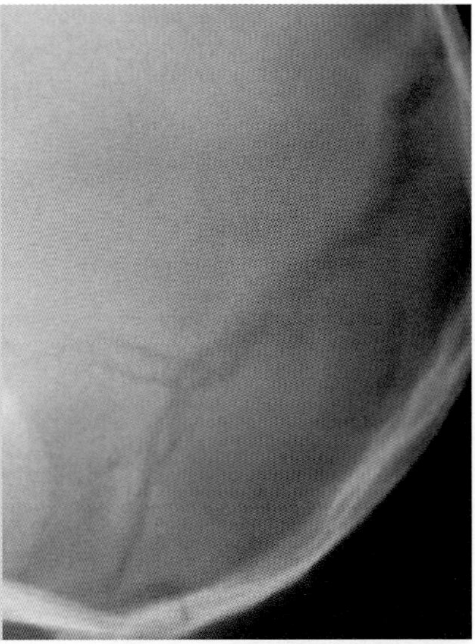

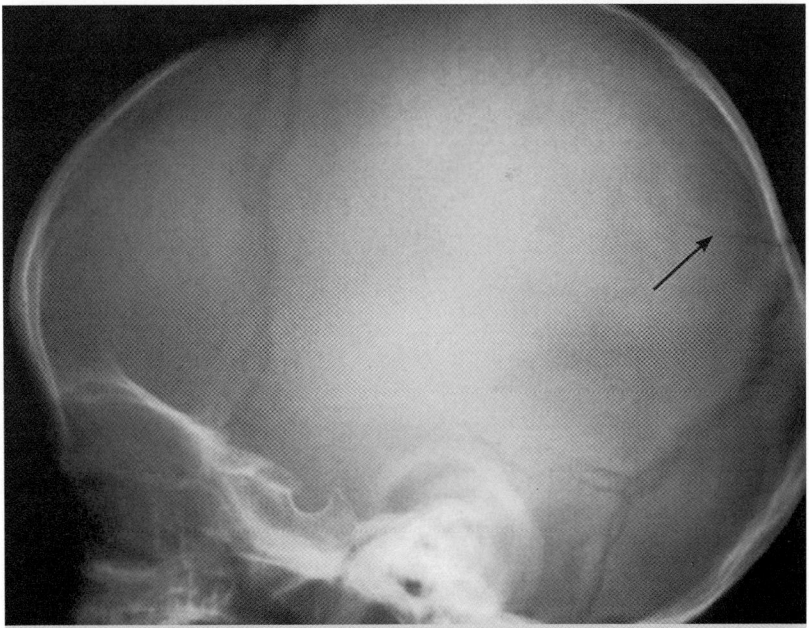

顶骨缝（也叫顶内缝）。在颅骨 X 线侧位片上很容易显示。

前后位片颅缝的识别

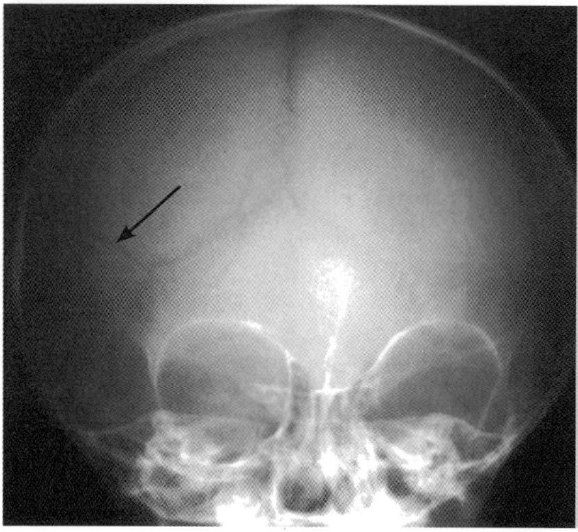

该图像清晰地显示了矢状缝和人字缝。顶骨缝也显影（↑）。

矢状缝与人字缝在中线交汇。在颅骨前后位片中矢状缝会变短。

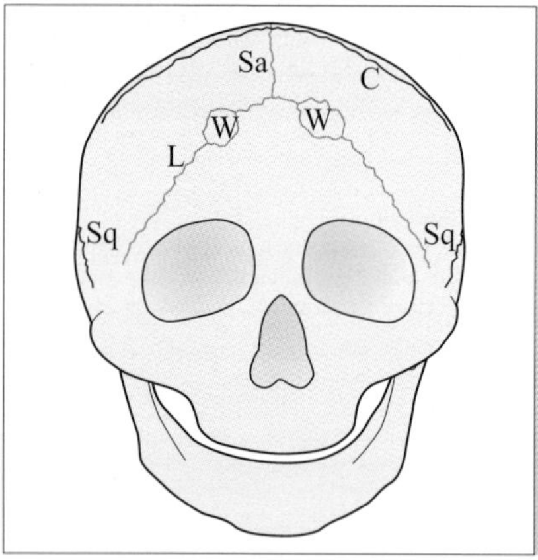

前后位图像中的正常颅缝。

该图显示了人字缝内多块缝间骨。

L = 人字缝

C = 冠状缝

Sa = 矢状缝

Sq = 鳞缝

W = 缝间骨

缝间骨。

在颅骨前后位片上经常可以见到一块（或几块）缝间骨，其他体位摄片有时也可发现。这些都是正常的。缝间骨是在颅缝内的小骨（有时其直径可达 1 ～ 2cm），完全被颅缝包围。

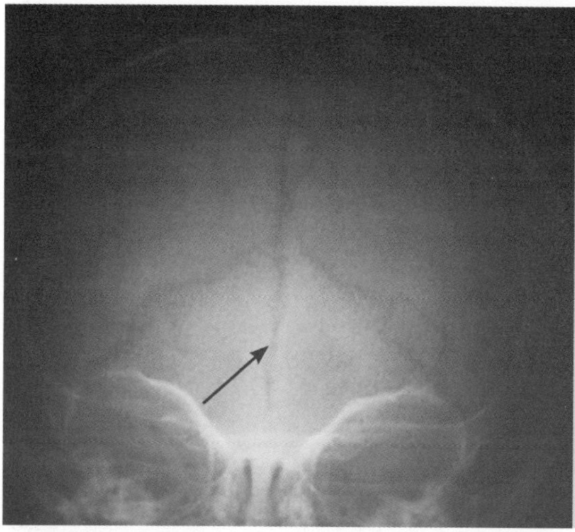

额缝。

矢状缝在与冠状缝交汇点以下应该中断。如果还继续存在，说明该患者存在额缝。额缝（↑）是儿童最常见的额外颅缝，它将额骨分为两半。有的额缝可持续存在，终生不闭合。请注意矢状缝和左人字缝上的两块缝间骨。

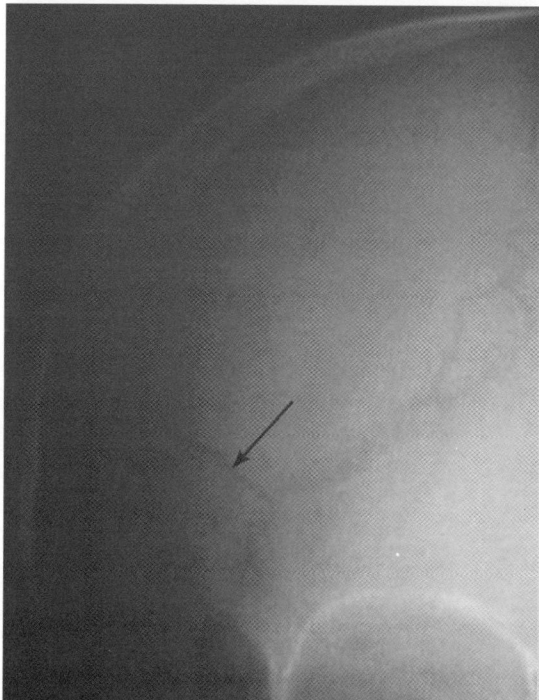

顶骨缝。

顶骨缝并不特别，但它们却是所有副颅缝中最容易引起争议的。

顶骨缝可以是完整的，也可以是不完整的。在颅骨前后位和（或）侧位摄片上可以显示（↑）。

参考文献

1. Head injury: Triage, assessment, investigation and early management of head injury in infants, children and adults. NICE Clinical guideline 56, 2007. http://www.nice.org.uk/nicemedia/pdf/CG56NICEGuideline.pdf
2. Reed MJ, Browning JG, Wilkinson AG, Beattie T. Can we abolish skull Xrays for head injury? Arch Dis Child 2005; 90: 859–864.
3. Jaspan T, Griffiths PD, McConachie NS, Punt JA. Neuroimaging for Non-Accidental Head Injury in Childhood: A Proposed Protocol. Clin Rad 2003; 58: 44–53.
4. Allen WE, Kier EL, Rothman SL. Pitfalls in the evaluation of skull trauma. A review. Radiol Clin North Am 1973; 11: 479–503.
5. Shapiro R. Anomalous parietal sutures and the bipartite parietal bone. AJR 1972; 115: 569–577.
6. Matsumura G, Uchiumi T, Kida K et al. Developmental studies on the interparietal part of the human occipital squama. J Anat 1993; 182: 197–204.
7. Billmire ME, Myers PA. Serious head injury in infants: accident or abuse? Pediatrics 1985; 75: 340–342.
8. Merten DF, Osborne DRS, Radkowski MA, Leonidas JC. Craniocerebral trauma in the child abuse syndrome: radiological observations. Pediatr Radiol 1984; 14: 272–277.
9. Lonergan GJ, Baker AM, Morey MK, Boos SC. Child abuse: Radiologic – pathologic correlation. Radiographics 2003; 23: 811–845.
10. Loder RT, Bookout C. Fracture patterns in battered children. J Orthop Trauma 1991; 5: 428–433.
11. King J, Diefendorf D, Apthorp J et al. Analysis of 429 fractures in 189 battered children. J Pediatr Orthop 1988; 8: 585–589.
12. Rao P, Carty H. Non-accidental injury: review of the radiology. Clin Radiol 1999; 54: 11–24.

4 成人颅骨

一般来说，颅骨损伤会选择 CT 检查[1-9]。

无论在儿童还是成人，颅脑损伤中颅骨 X 线片已经不是[6]首选或主要的检查方法[1-4]。

颅骨 X 线片目前的应用仅限于以下情况：

- 国家或地方医疗政策限定患者选择检查方法。
- 地方医疗资源有限，CT 没有普及。

如果颅脑损伤需要拍摄颅骨 X 线片，应注意观察以下三个方面的 X 线征象：线形骨折、凹陷性骨折和蝶窦内液平。

标准放射检查

放射检查包括一系列标准的颅骨 X 线片。

- **侧位**：水平 X 线投照，根据受伤的位置确定投照体位**加拍侧位**。
  - 枕骨外伤加拍 **Towne 位**。
  - 其他部位的外伤加拍**额骨前后位**。

轻微的头部外伤很少需要拍摄颅骨平片[1-9]。对 20 项关于颅骨外伤研究报告的 Meta 分析显示 CT 是诊断头颅损伤很好的选择[7]。仍有人选择颅骨 X 线片，最可能的原因就是在偏远落后地区 CT 资源有限。

解剖

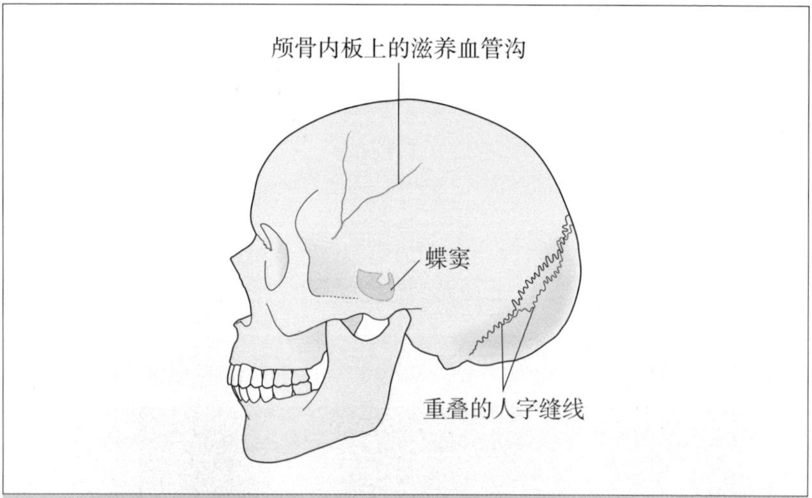

颅骨 X 线侧位 X 线片的正常表现。

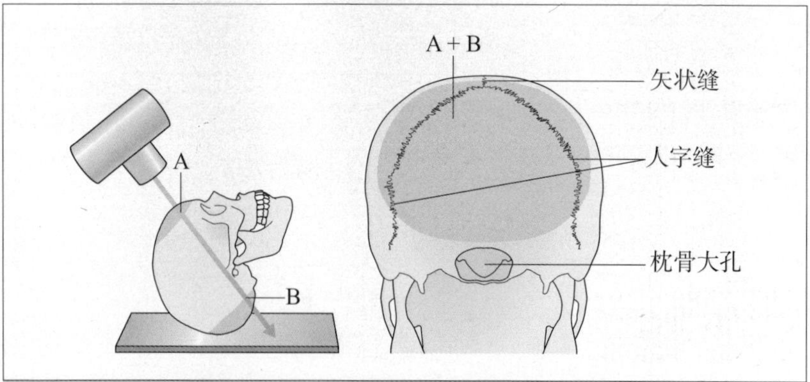

Towne 位。该体位主要显示枕骨。注意：在该体位片上额骨和枕骨重叠，因此，额骨骨折在 Towne 位也能显示。

阅片：假阳性诊断

多数误诊是由于误把正常表现当成异常而导致的。熟悉以下解剖结构会大大减少假阳性：

- 正常颅缝和副颅缝（见 36-39 页），特别是它们特定的位置和形态：
  - 三大骨缝：人字缝、冠状缝和矢状缝。
  - 其他乳突周围小颅缝。
- 额缝（见 38 页）。是成人最常见的可能存在的副颅缝。
- 血管压迹。具体如下：
  - 最常见的血管沟或压迹的位置。
  - 影像特征有助于区分骨折和血管压迹（见 52 页）。
- 正常蝶窦
  - 在儿童期蝶窦不充气。
  - 在成人，蝶窦内含有气体。气体量的不同使蝶窦的 X 线表现在不同个体间存在很大差异。

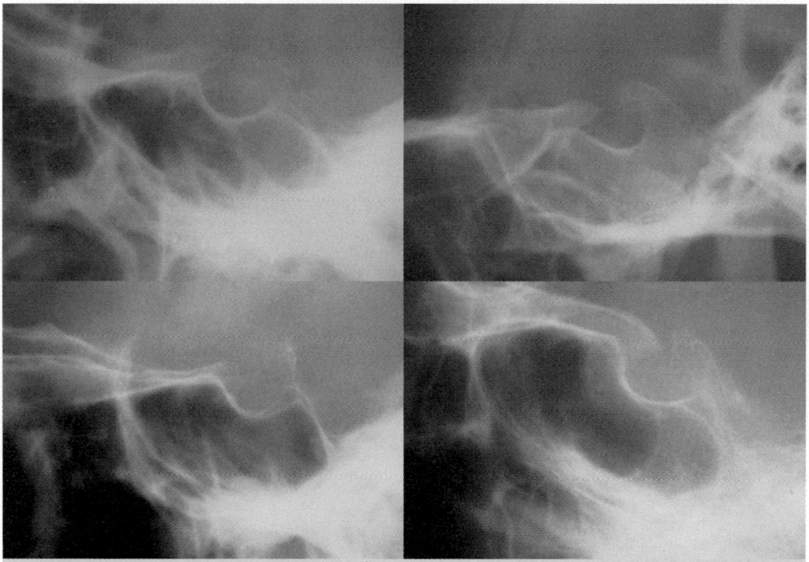

正常蝶窦的不同形态。因含气量的不同，在年龄较大的儿童和成人中蝶窦的 X 线表现不完全相同。

阅片：骨折的识别

在临床工作中，很容易发现颅骨X线片的异常征象，因为仅有三种提示可能存在颅骨骨折的X线征象，并且其中一个还很少见。对骨折的识别需要系统读片。

第一步

仔细观察受伤部位X线图像的面积，必要时可调节窗宽和窗位。

第二步

寻找三个重要的异常征象：

- 线形骨折。显示为一条透亮（黑色）线。
- 凹陷性骨折。由于颅骨小碎片重叠或旋转移位，骨折处可显示为白色致密影或平行白线。
- 蝶窦内液平。颅骨侧位X线片采用水平方向投照，所以可观察到液平。发现液平提示蝶窦内出血或脑脊液漏，提示存在颅底骨折。蝶窦内液平在X线片上很罕见，但它可能是X线片上唯一的异常。

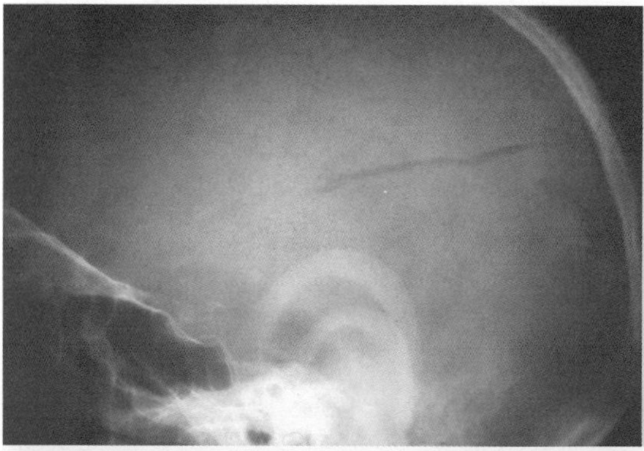

线形骨折。

骨折线位于顶骨。

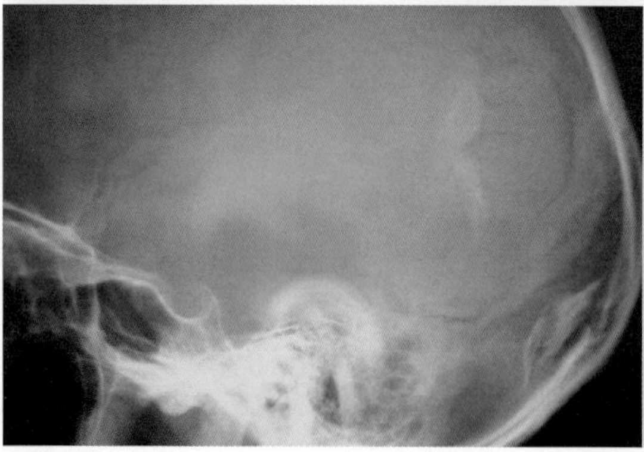

凹陷性骨折。

顶枕骨广泛骨折，同时可见线形骨折（黑色）和凹陷性骨折（白色致密区）。

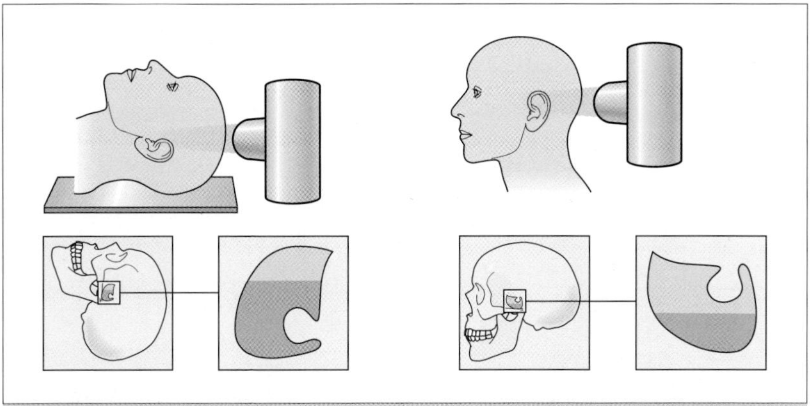

蝶窦内液平的表现特征与患者的位置有关，关键是掌握颅骨侧位片的拍摄方法。

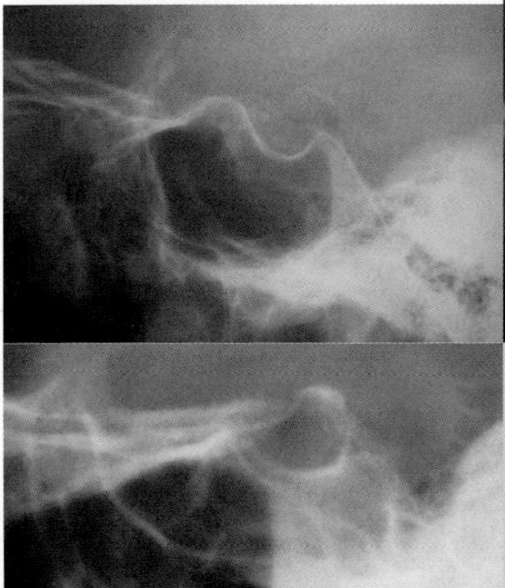

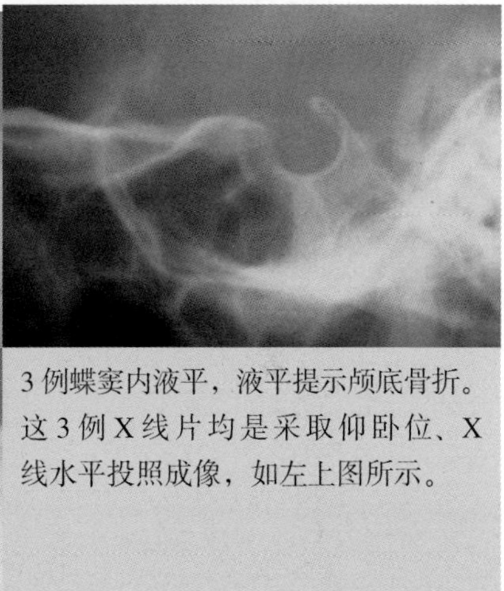

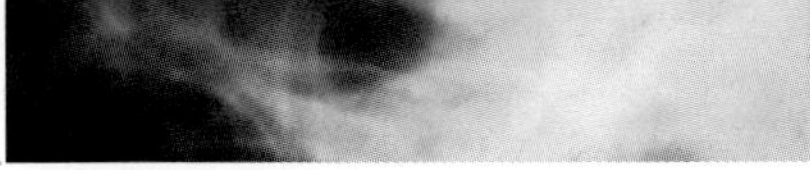

3 例蝶窦内液平，液平提示颅底骨折。这 3 例 X 线片均是采取仰卧位、X 线水平投照成像，如左上图所示。

诊断误区

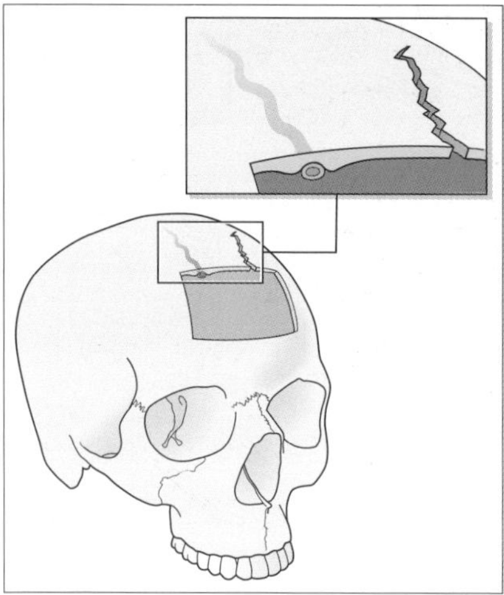

血管压迹和骨折。

由于滋养血管走行在血管沟内，颅骨内板变薄，故血管压迹在X线片上表现为灰影。血管压迹一般有分支，分支随着血管向周围的延伸逐渐变细。血管压迹边缘清晰，呈白色（骨质硬化）。

相反，骨折时由于颅骨内板和外板均受累，一般呈黑影，骨折线也可有分支（即辐射骨折线），但是这些分支形态不规则，边缘锐利。

参考文献

1. Head injury: Triage, assessment, investigation and early management of head injury in infants, children and adults. NICE Clinical guideline 56, 2007.
2. The Royal College of Radiologists. iRefer: Making the best use of clinical radiology. London. The Royal College of Radiologists, 2012.
3. Management of minor head injury in children. Letter from the Chief Medical Officer, Northern Ireland 2005. Ref: HSS(MD) 11/2005.
4. Reed MJ, Browning JG, Wilkinson AG, Beattie T. Can we abolish skull Xrays for head injury? Arch Dis Child 2005; 90: 859–864.
5. Stiell IG, Clement CM, Rowe BH et al. Comparison of the Canadian CT Head Rule and the New Orleans Criteria in Patients with Minor Head Injury. JAMA 2005; 294: 1511–1518.
6. Glauser J. Head Injury: Which patients need imaging? Which test is best? Cleveland Clin J Med 2004; 71: 353–357.
7. Moseley I. Skull fractures and mild head injury. J Neurol Neurosurg Psychiatry 2000; 68: 403–404.
8. Hofman PA, Nelemans P, Kemerink GJ, Wilmink JT. Value of radiological diagnosis of skull fracture in the management of mild head injury: meta-analysis. J Neurol Neurosurg Psychiatry 2000; 68: 416–422.
9. SIGN Guideline No. 110. Early management of adult patients with a head injury. Scottish Intercollegiate Guidelines Network. ISBN 978 1 905813 46 9 May 2009.

5 面部

正常解剖：面中部和眼眶

正常解剖：下颌骨

阅片：检查清单

常见的损伤

诊断误区

标准的 X 线片[1-9]

面中部和眼眶：一个或两个**枕颏位**，偶尔加一个**侧位**。

下颌骨：**曲面全颌断层**（**orthopantomogram**，**OPG**）**位**，加照**后前位**更好。

经常被忽略的创伤

- 三脚架骨折。
- 眶壁爆裂性骨折。
- 颞下颌关节脱位。
- 下颌骨髁状突骨折。

正常解剖：面中部和眼眶

面部骨解剖

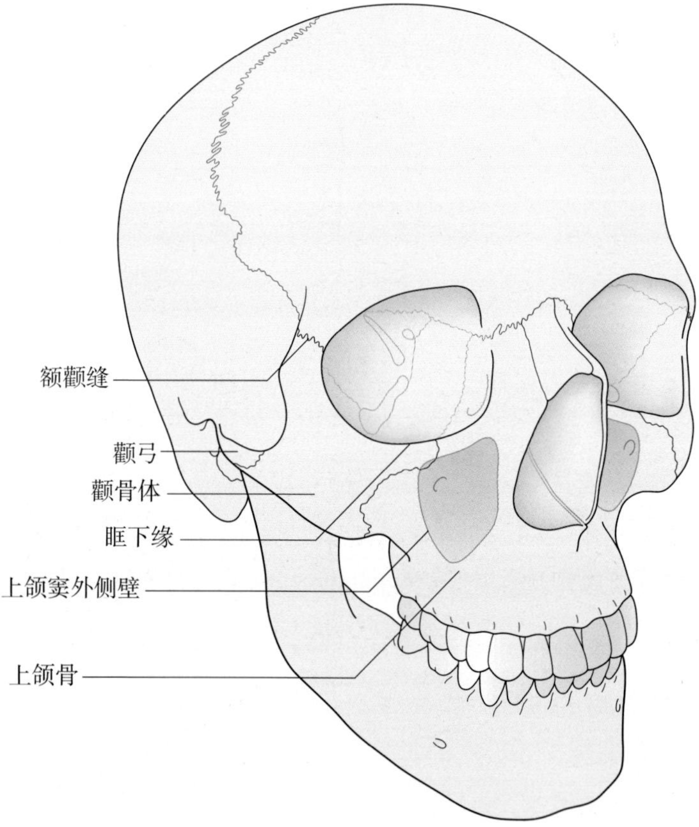

颏枕位

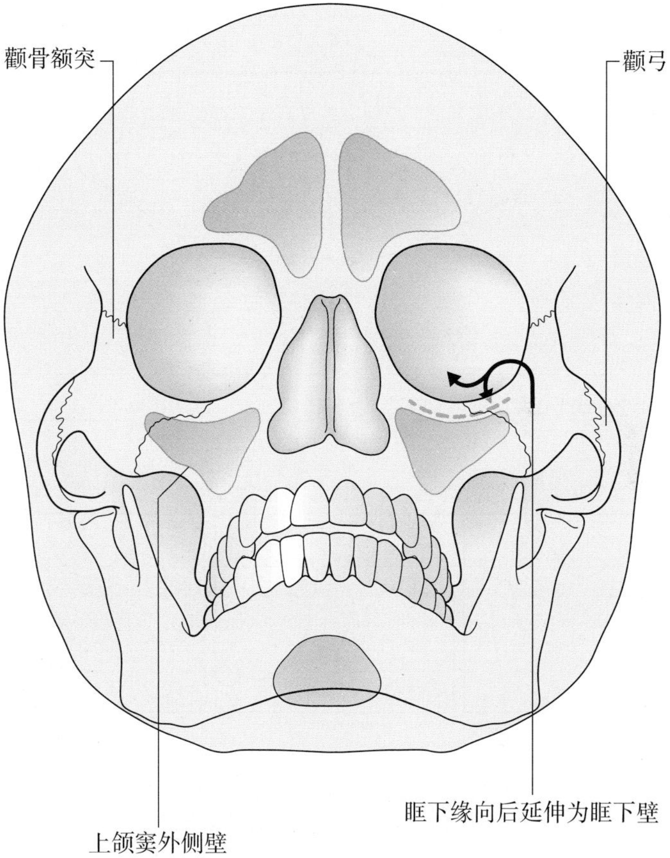

正常解剖：下颌骨

曲面全颌断层摄影

曲面全颌断层摄影是一种将下颌骨、颞下颌关节和牙齿显示在一个层面上的摄片技术。X 线球管和暗盒围绕患者旋转，曝光持续几秒钟，获得曲面断层 X 线片。

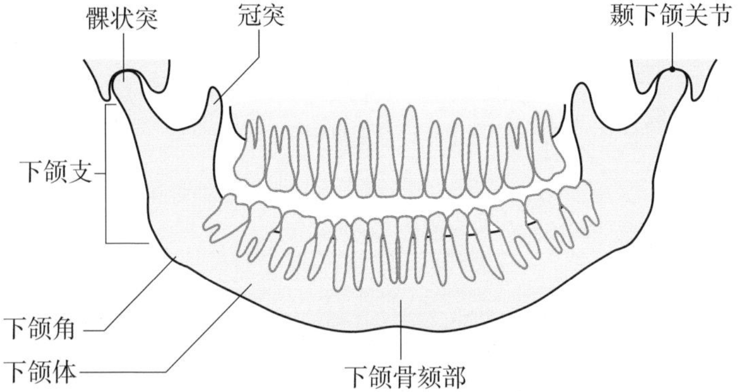

颞下颌关节

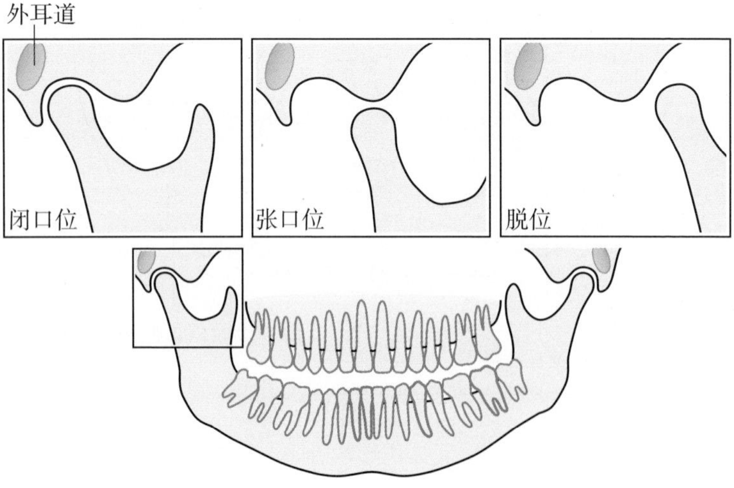

直接后前位片

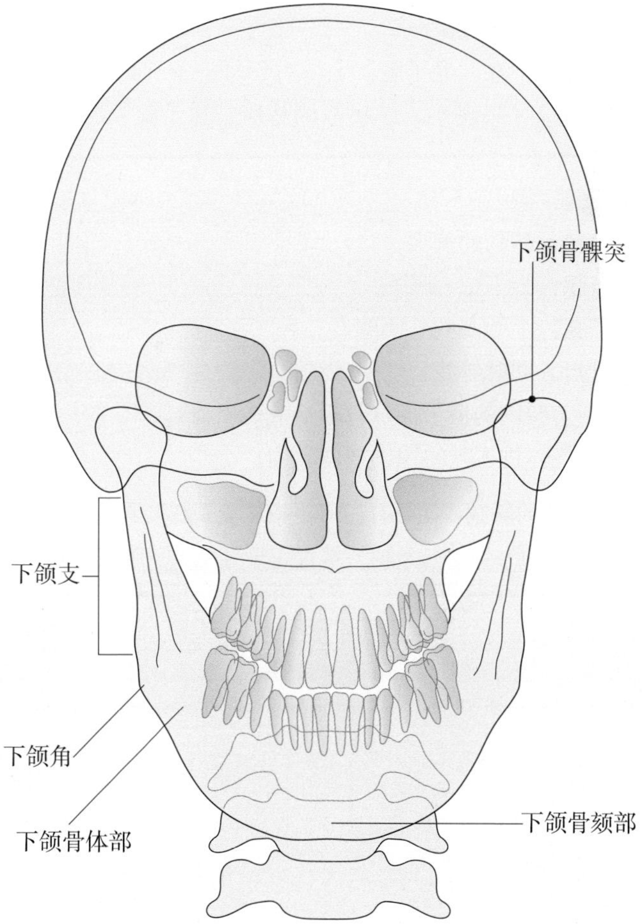

阅片：检查清单

面中部创伤

面中部的解剖非常复杂。试着想象一下，将颧骨的突起看作是面中部“凳子”的“四条腿”。“凳子”的底座非常坚固，“四条腿”相对要薄弱得多，所以需要仔细评估每条“凳子腿”。

五项检查列表

检查颏枕位如下内容：

将注意力集中在“凳子腿”上。对于每一条“凳子腿”，将伤侧与另一侧（健侧）对照观察。寻找两侧相应“凳子腿”的不对称性或差异。检查如下：

1. 第 1 条腿：颧弓。
2. 第 2 条腿：颧骨的额突。
3. 第 3 条腿：眶下壁 / 眶缘。
4. 第 4 条腿：上颌窦的外侧壁。
5. 寻找骨折，同时寻找：
   - ❑ 上颌窦腔内的液平面（骨折造成的出血）。
   - ❑ 窦腔气体进入软组织内或眼眶内。

牢记并遵循的原则：如果有任何一条“凳子腿”骨折，切记仔细检查面中部“凳子”的另外“三条腿”是否完整（见“三脚架骨折”，63 页。）

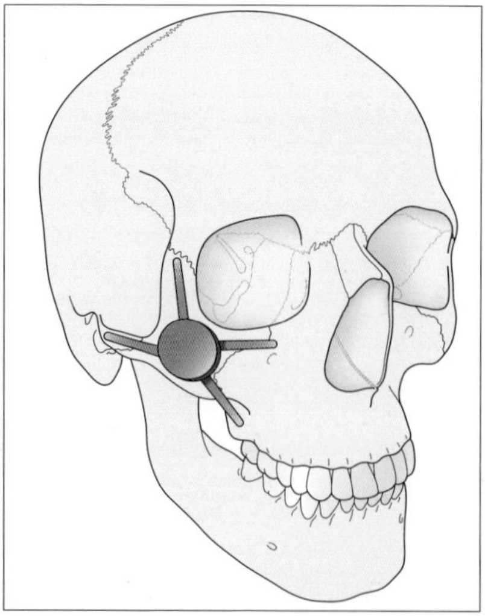

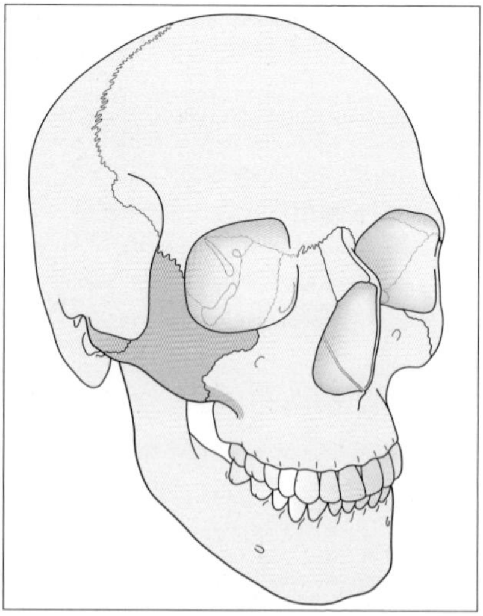

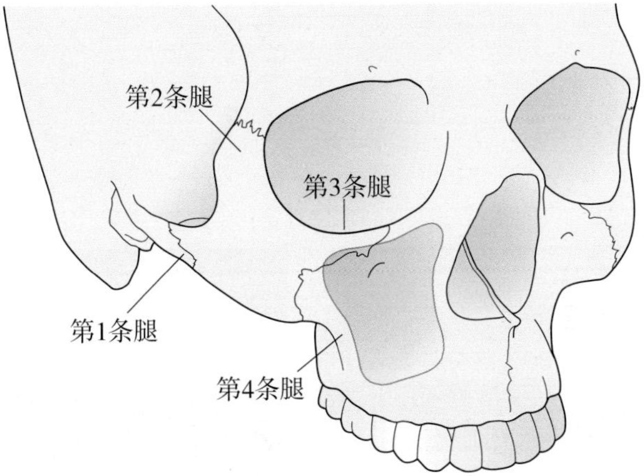
第2条腿
第3条腿
第1条腿
第4条腿

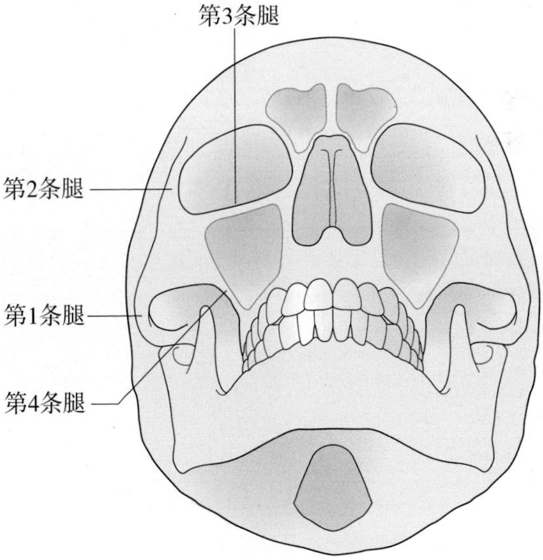
第3条腿
第2条腿
第1条腿
第4条腿

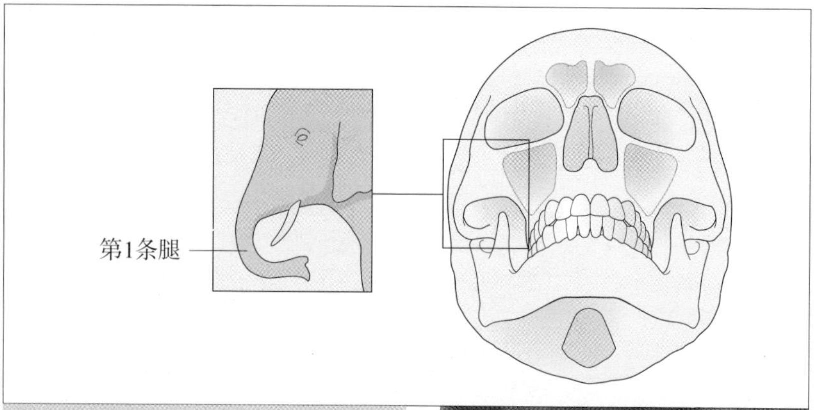

面中部凳子腿—1。

颧弓。颧弓于枕颏位上易于显示，看起来与“象鼻”相似。这是骨折的好发部位，要么单独出现，要么作为三脚架骨折的一部分。X 线片显示正常。

潜在的误区：正常的“象鼻”常常在它的下表面约一半的位置有一个正常发育性的突起。

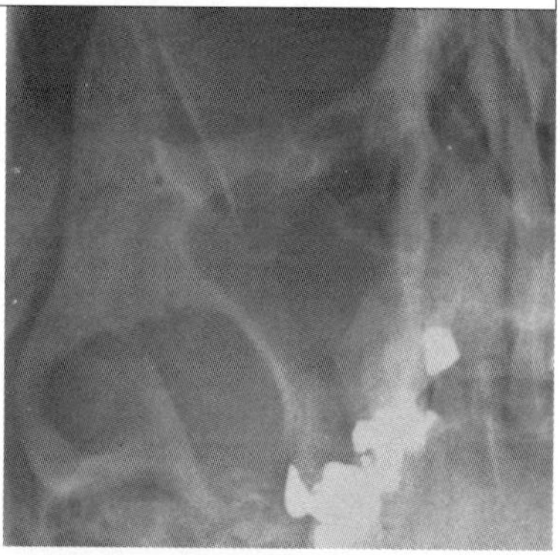

面中部凳子腿—2 和 3。

■ 第 2 条腿：颧骨的额突（↑）。正常的额颧缝常常是透亮的。要与健侧的透亮线对照观察。

■ 第 3 条腿：眶下壁（▲）。这条腿有些特殊，它从眶缘向后走行。

正常 X 线片。

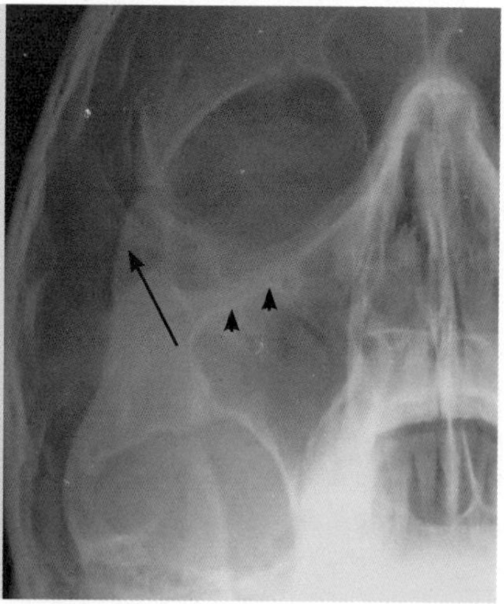

面中部凳子腿—4
上颌窦外侧壁（↑）。
正常 X 线片。

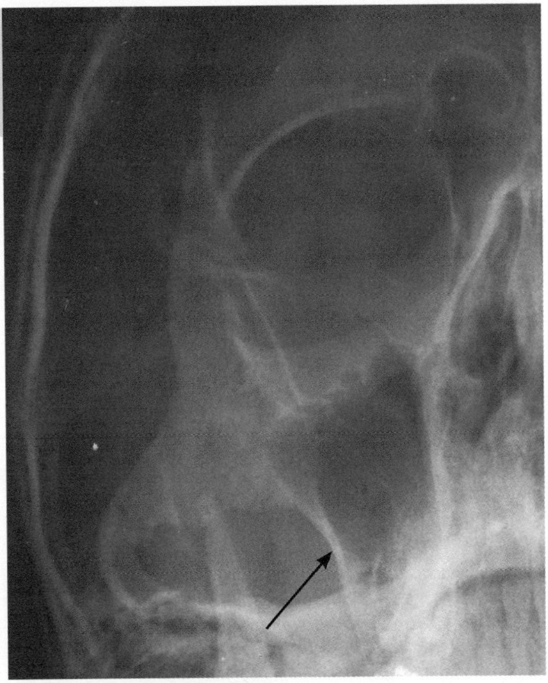

为什么我们不采用 Le Fort 骨折分类法

面中部 1/3 的骨折常采用 Le Fort 骨折分类法[3,4,10-13]。这一分类法有助于颌面外科医师制订治疗方案。实际上，Le Fort 分类法在急诊平片的逐步评估中意义不大。因为 Le Fort 分类法包括翼板，而这个精确的细节仅仅能用 CT 扫描的重建图像来可靠地获取[13]。在评估平片时，标明一个精确的 Le Fort 创伤模式（如果存在的话）充其量只是猜测。

疑似眶壁爆裂性骨折

评估枕颏位片（见 66 页）。

下颌骨创伤

评估 OPG 位片（见 68-70 页）。

常见的损伤

因医院类型有别而不同的卫生服务管理信息系统	
综合医院的急诊科	**接收和治疗高速钝伤的诊疗中心**[4]
■ 主要是周六晚上酒吧斗殴。 ■ 大部分是鼻骨和下颌骨损伤，少数为面中部骨折。	■ 主要是机动车事故的高速撞击。 ■ 大部分是面中部三脚架骨折，少数是鼻骨损伤。

面中部创伤

颧弓的孤立性骨折。
这是一种常见的损伤（↑）。

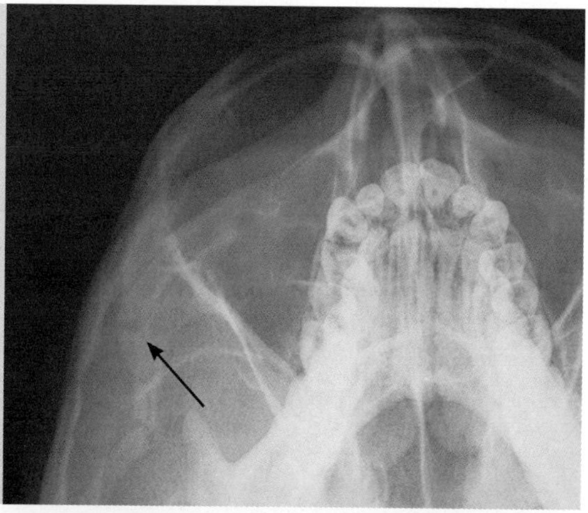

眶下缘骨折。
可以单独发生，或是作为三脚架骨折的一部分。孤立的眶缘骨折（↑）通常累及厚实而坚硬骨质的外下部。

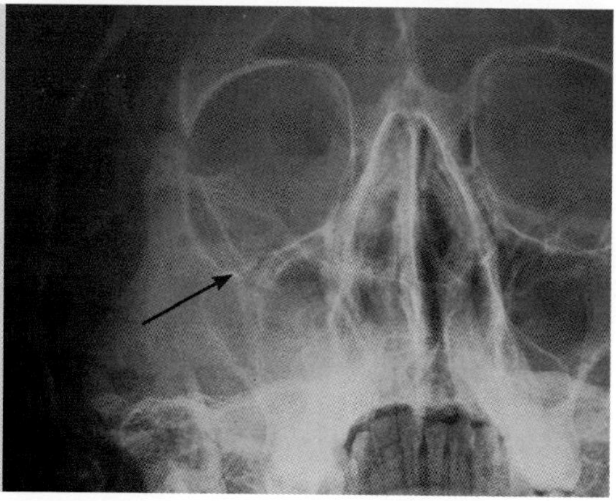

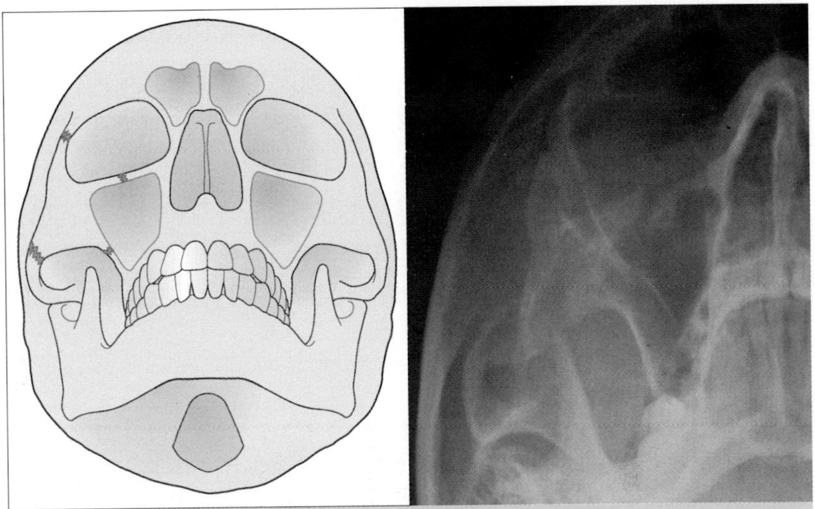

三脚架骨折。在复合伤中，颧骨（即颧突）从面骨的四个附着点处分离[3]。

三脚架骨折包括：

- 颧弓骨折（四条腿凳子的腿 1）。
- 颧额缝增宽（分离）（腿 2）。
- 眶下缘骨折（腿 3）。
- 上颌窦外侧壁骨折（腿 4）。

有人认为将其称为平底四角锥体骨折可能更准确[4,13]。

三脚架骨折也被称为颧上颌骨的复杂骨折、颧面部骨折及颧骨的三骨折[3]。

三脚架还是平底四角锥体？术语的不统一

术语“三脚架骨折”被广泛接受和使用。它来源于一个描述面中部解剖的“三腿凳”的比喻[3,4,14]。我们同意 Daffner[4] 的观点，确实有“四条腿”支撑着“凳子”（颧骨），所以我们将其评估为“四条腿”（58-59 页）。某些其他作者想象成一张“三条腿”的“凳子”，如下所示：

- 颧骨突出的颊部（颊骨）被认为是“凳子”的底座[3,4,14]。
- “三条腿”是：①向后走行的颧弓。②向上走行的颧骨额突。③向前内侧走行的颧骨上颌突。这“第三条腿”被想象为一种八字形的中空结构，从而形成眶下壁和上颌窦的外侧壁。

眶壁爆裂性骨折

发生率仅次于钝伤，这种创伤可以单独发生，或与其他或大或小的面部外伤伴随发生[13]。它是由眼球直接遭受暴力所致，通常来自于拳头、肘部、仪表盘、汽车座椅或者类似壁球之类的小物体。

撞击眼球物体的直径常常大于眼球本身的直径。打击造成球后眶内压的急剧增加，导致构成眶下壁和眶内侧壁薄弱骨板的骨折或碎裂。

20% ～ 40% 的眶下壁爆裂性骨折的患者同时合并有眶内侧壁的骨折[15]。

临床诊断指南

- 疑似眶壁爆裂性骨折的成像：只有明确具有临床手术指征的患者需要成像[16]。超声评估通常比 X 线片更好。
- 如果一些眶内容物经过眶下壁向下疝出，那么下直肌可能发生嵌顿。嵌顿将导致复视或眼肌麻痹。
- 手术指征包括：
  - 眼外肌包埋嵌顿引起眼肌麻痹。
  - 眼球内陷。

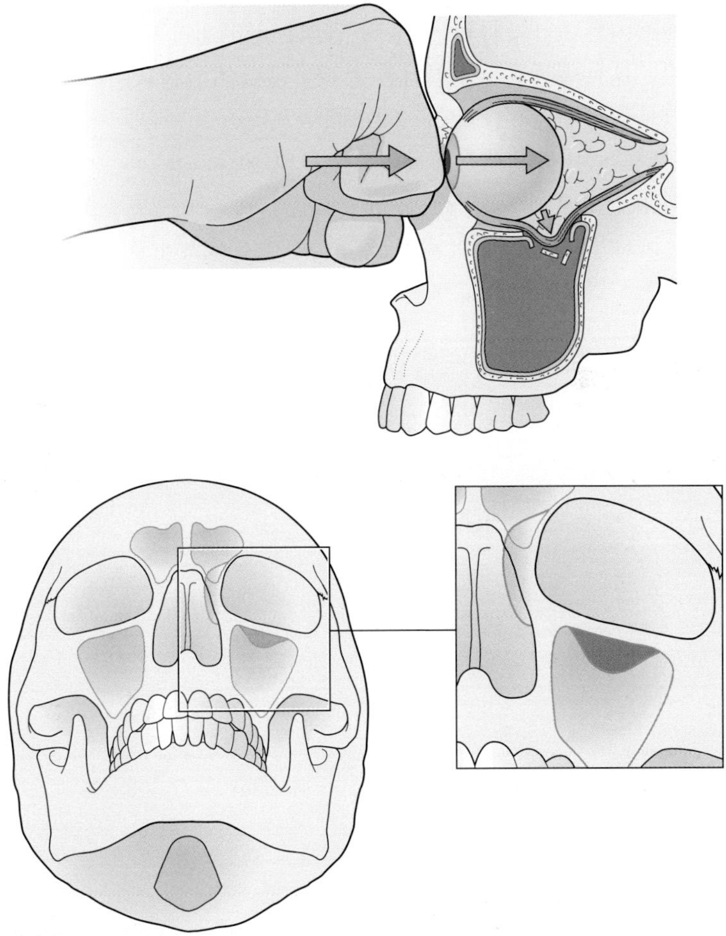

孤立的爆裂性骨折。

眼球受到冲击，使眶内压骤增，导致眶下壁的薄骨板骨折。上颌窦顶壁的泪滴样软组织表示疝入的眶内容物（浓阴影）。经过眶内侧壁向筛窦内的疝出（浅阴影）经常发生，但在X线片上难以显示。

眶壁爆裂性骨折——枕颏位片检查所见

- 坚固的眶下缘在孤立的眶壁爆裂性骨折时仍然完整。
- 一些眶内容物［脂肪和（或）下直肌］可以通过薄弱的眶底壁向下疝出。这种表现类似于悬挂在上颌窦顶壁的泪滴状阴影[1]。泪滴征可以是眶壁爆裂性骨折唯一的影像学表现。
- 眶下壁的骨折碎片非常薄且难以被发现。
- 有时由于来自鼻旁窦的气体进入眶内，可以推测眶壁的爆裂性骨折。眶内气肿可位于眼球上方。气体在X线片上表现为黑色，故称其为“黑眼眉”征。

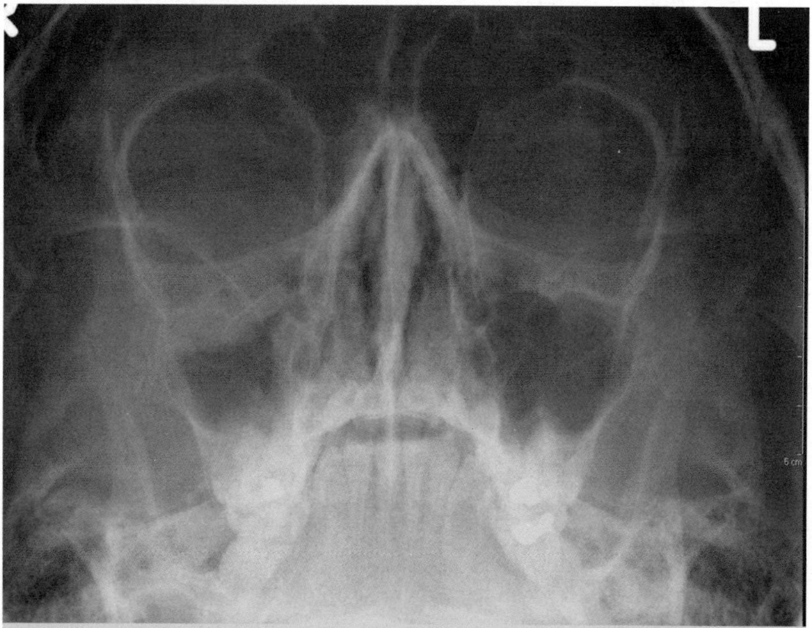

“泪滴”征的眶壁爆裂性骨折。软组织影悬挂于右侧上颌窦壁。

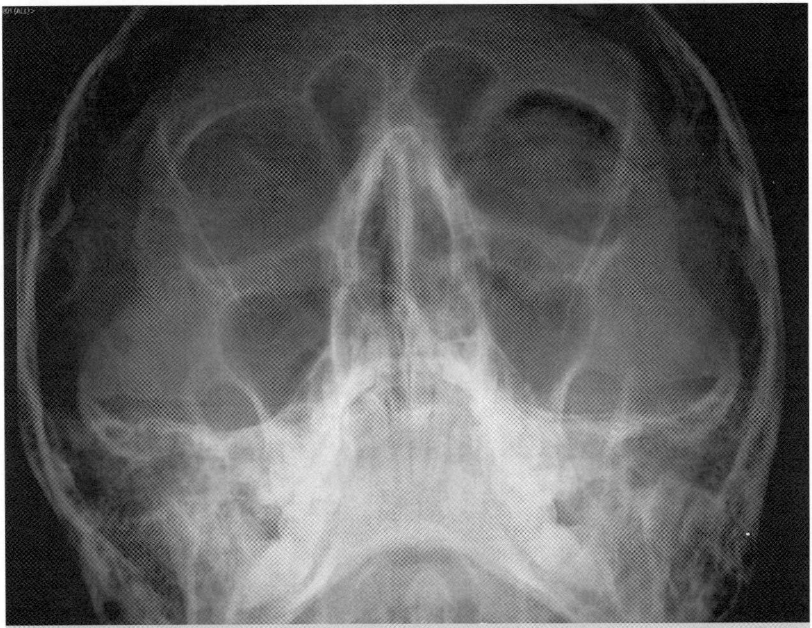

“黑眼眉”征的眶壁爆裂性骨折。注意左侧眼球上方的“黑眼眉”征，同时注意上颌窦顶壁的“泪滴”征。

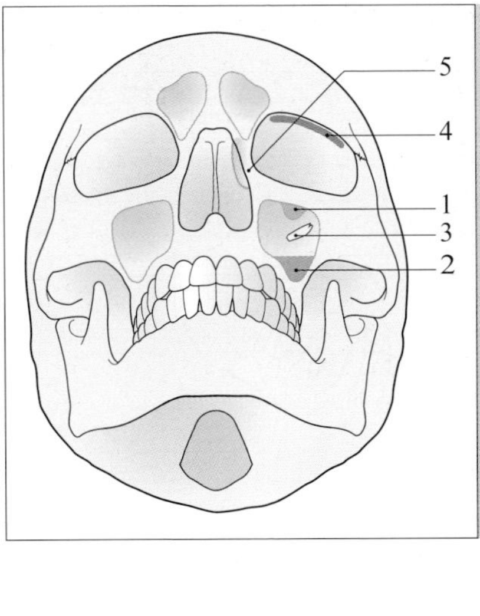

孤立性的爆裂骨折。可显示全部几种或一种下列征象：

（1）上颌窦“泪滴”征。

（2）上颌窦内液平面。

（3）眶下壁薄骨片移位至上颌窦内。

（4）“黑眼眉”征。

（5）筛窦透光度降低（出血填塞）。

下颌骨创伤

评价曲面全颌断层片（OPG）片

OPG 有时无法显示骨折[17]。将下颌骨的放射评估与临床的精确定位联系在一起是非常重要的。发生于颏联合处的创伤在 OPG 上尤其难以评估；当骨折端相互重叠时，表现近乎正常，所以即使 OPG 片显示正常，也应重视临床的怀疑。如果有任何疑问，首先需要加拍后前位片。

阅片要点

- 下颌骨是一个坚硬的骨环。当发生断裂时，常常为两处骨折。约 50% 的下颌骨骨折为双侧性[18]。
- 检查对称性——将下颌骨的一侧与另一侧对照观察。
- 检查下颌骨体部及下颌角。
- 仔细评估下颌骨髁突，此处骨折可能非常轻微。
- 检查正确的牙齿咬合。在 X 线片上下牙齿应该有均匀和相等的间距。移位骨折或通过下颌颈的骨折常常产生不均匀的牙间距[4,11]。
- 检查下颌牙齿排列是否存在阶梯样畸形，这总是表明存在骨折。
- 评估颞下颌关节（见 56 页）。

注意：OPG 片可产生一些伪影，易与骨折混淆。这些伪影主要是由咽部或舌结构的重叠所致，熟知这些可能的伪影（见 69 页和 72 页）可避免误诊。

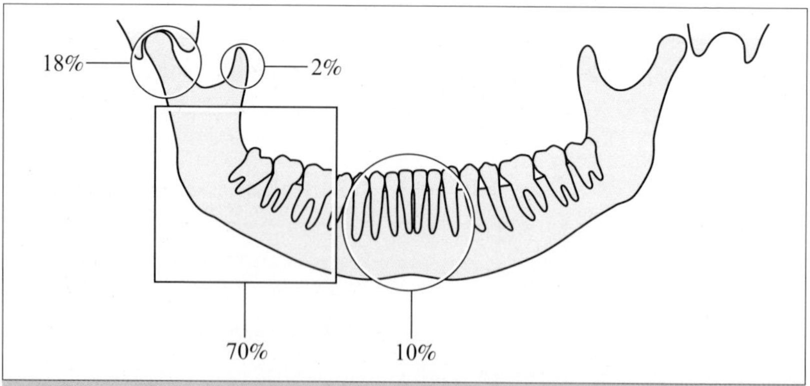

下颌骨骨折的发生部位，请注意左侧颞下颌关节脱位。

OPG。
下颌骨有两处骨折（↑）。
注意：为了便于说明本页OPG片，已经剔除了颞下颌关节。

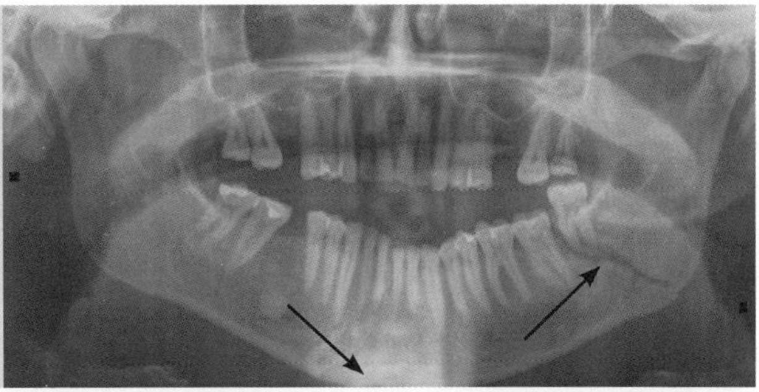

OPG。
上下牙齿的不均匀间距提示存在下颌骨骨折。

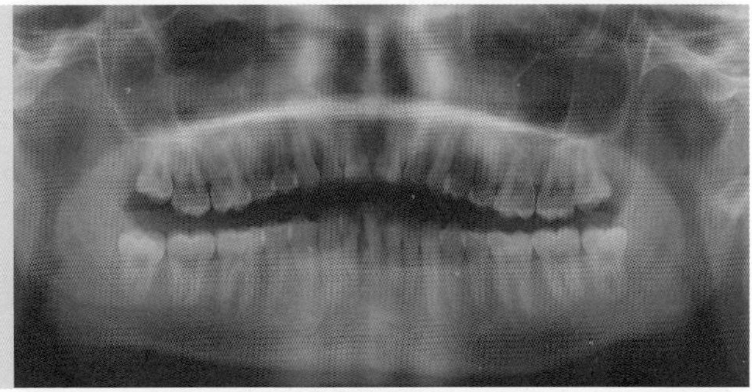

OPG。
在下颌骨骨折的位置，下牙齿呈阶梯形排列。

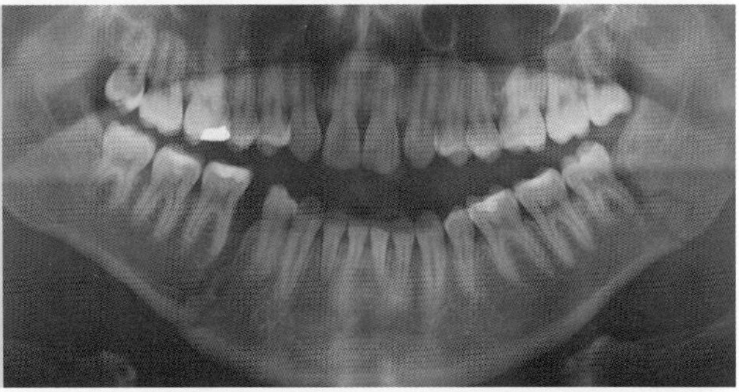

OPG。
正常，显示舌头所形成的伪影（↑）。
偶尔伪影被误诊为骨折。

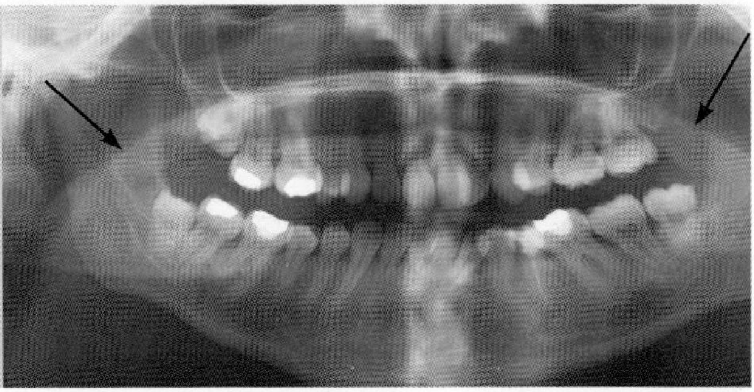

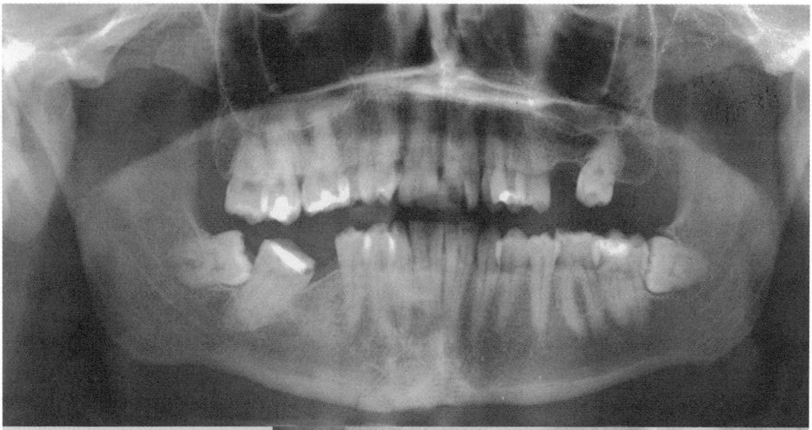

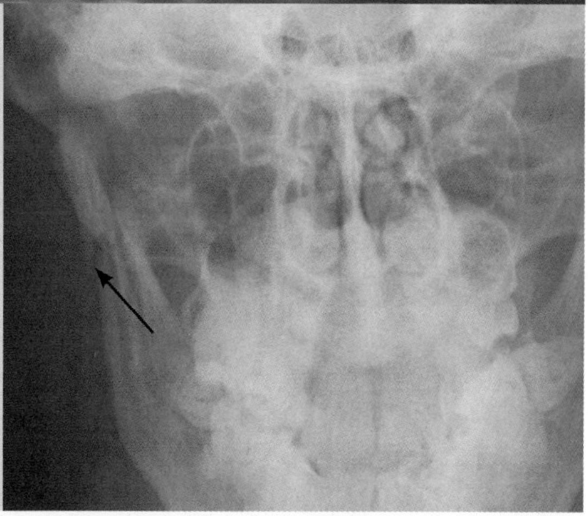

OPG 和后前位片。
OPG 片并没有清晰地显示骨折，但后前位片显示了骨折（↑）。

有用的提示：

如果对 OPG 和后前位片仔细检查后，下颌骨颏部的完整性仍然模棱两可，那么一个咬合的 X 线片（即常规牙科使用的口腔内成像）可提供这个特殊区域的优质细节。

鼻骨损伤

即使临床检查确定是鼻骨骨折，摄片也是没有必要的[5,6]。摄片仅在专科医师的要求下才进行。

诊断误区

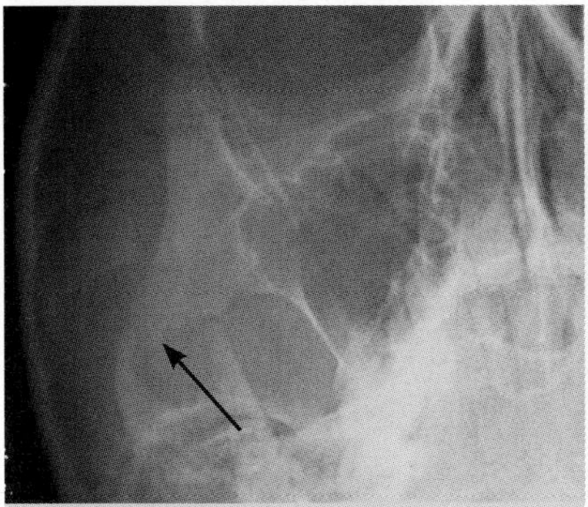

颧弓下表面的正常隆起（↑）。常见的正常变异——肌肉附着。

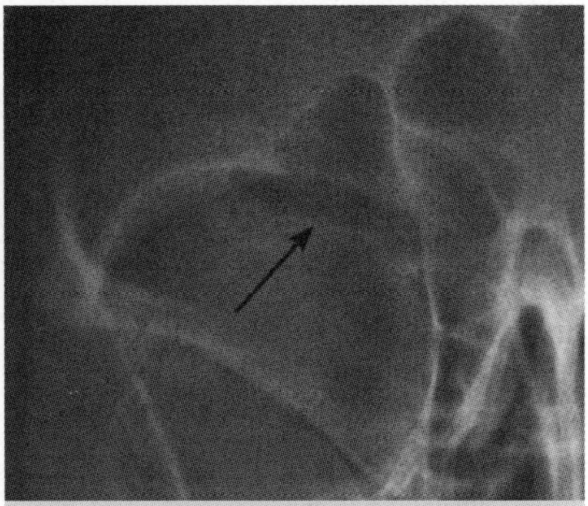

延伸到额骨眶板内的额窦（↑）可类似于“黑眼眉”征。

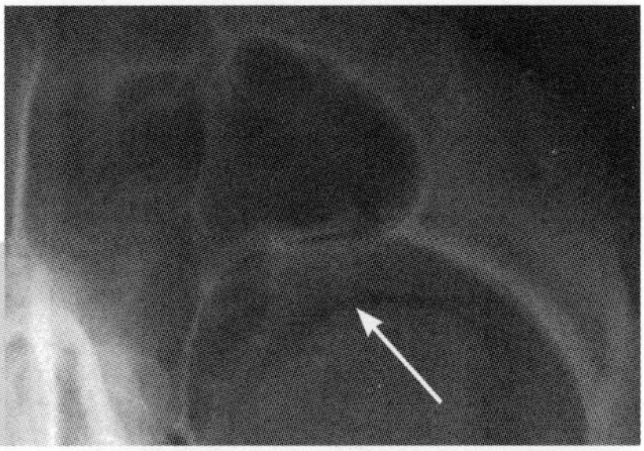

眼睑内的气体（正常）类似于“黑眼眉”征（↑）。

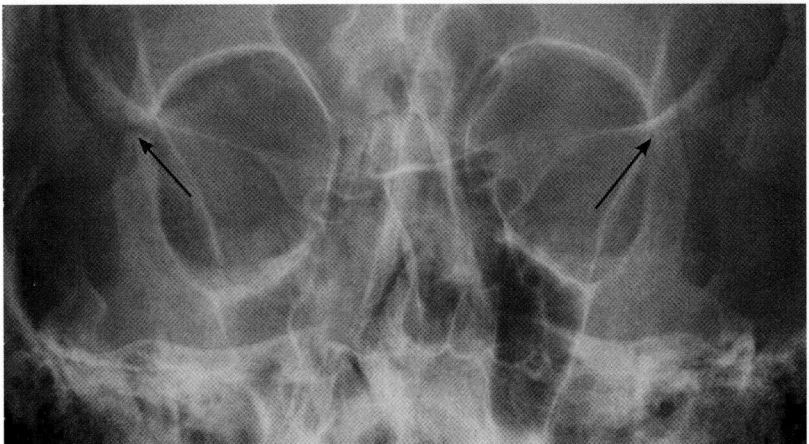

枕颏片上正常颧额缝的不对称性（↑），这是一种少见的正常变异。

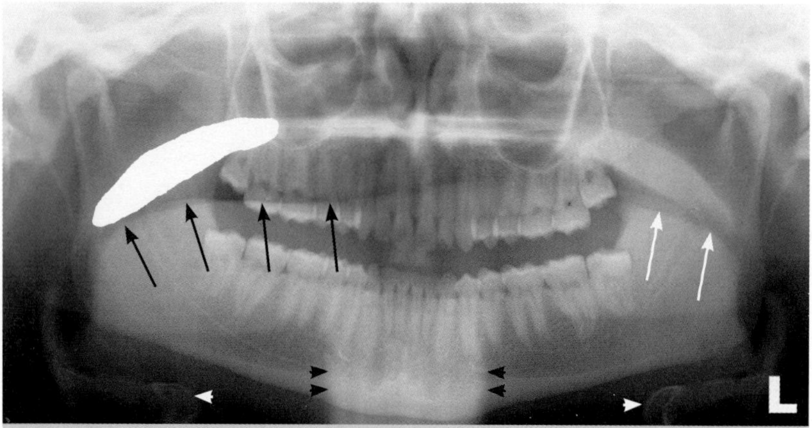

OPG 片上常见的伪影或正常阴影。

此图像可见软腭（白色阴影区域）和舌背侧（黑↑）。软腭与舌背侧间的口咽部气道产生了一道通过下颌支的黑线（白↑）。投影到中线的密度增高带是由位于聚焦平面外的颈椎引起的（▲）。可见舌骨（白↑）。

参考文献

1. Perry M, Dancey A, Mireskandari K et al. Emergency care in facial trauma—a maxillofacial and ophthalmic perspective. Injury 2005; 36: 875–896.
2. Perry M. Maxillofacial trauma – developments, innovations and controversies. Injury 2009; 40: 1252–1259.
3. Dolan KD, Jacoby CG, Smoker WRK. The radiology of facial fractures. Radiographics 1984; 4: 577–663.
4. Daffner RH. Imaging of facial trauma. Curr Probl Diagn Radiol 1997; 26: 155–184.
5. de Lacey GJ, Wignall BK, Hussain S, Reidy JR. The radiology of nasal injuries: problems of interpretation and clinical relevance. Br J Radiol 1977; 50: 412–414.
6. Li S, Papsin B, Brown DH. Value of nasal radiographs in nasal trauma management. J Otolaryngol 1996; 25: 162–164.
7. Raby N, Moore D. Radiography of facial trauma, the lateral view is not required. Clin Radiol 1998; 53: 218–220.
8. McGhee A, Guse J. Radiography for midfacial trauma: is a single OM15 degrees radiograph as sensitive as OM15 degrees and OM30 degrees combined? Br J Radiol 2000; 73: 883–885.
9. Pogrel MA, Podlesh SW, Goldman KE. Efficacy of a single occipitomental radiograph to screen for midfacial fractures. J Oral Maxillofacial Surg 2000; 58: 24–26.
10. Walton RL, Hagan KF, Parry SH et al. Maxillofacial trauma. Surg Clin North Am 1982; 62: 73–96.
11. The Face. In Chan O (ed). ABC of Emergency Radiology. 3rd ed. Willey Blackwell, 2013.
12. Salvolini U. Traumatic injuries: imaging of facial injuries. Eur Radiol 2002; 12: 1253–1261.
13. Hopper RA, Salemy S, Sze RW. Diagnosis of Midface Fractures with CT: What the Surgeon needs to know. RadioGraphics 2006; 26: 783–793.
14. Rutherford WH, Illingworth R, Marsden AK et al (eds). Accident and Emergency Medicine. 2nd Ed. Edinburgh: Churchill Livingstone, 1989.
15. Dolan KD, Jacoby CG. Facial fractures. Semin Roentgenol 1978; 13: 37–51.
16. Bhattacharya J, Moseley IF, Fells P. The role of plain radiography in the management of suspected orbital blow-out fractures. Brit J Radiol 1997; 70: 29–33.
17. Druelinger L, Guenther M, Marchand EG. Radiographic evaluation of the facial complex. Emerg Med Clin North Am 2000; 18: 393–410.
18. Pathria MN, Blaser SI. Diagnostic imaging of craniofacial fractures. Rad Clin North Am 1989; 27: 839–853.

6 肩部

易漏诊的损伤

- **脱位 / 半脱位**：肩锁关节半脱位、喙锁韧带完全断裂及肱骨头后脱位。
- **骨折**：肩胛骨骨折，肱盂关节前脱位并发盂缘或肱骨头骨折。

标准位图像

前后位和第二体位像（见 74 页）。

标准位图像

肩部损伤

- 前后位是所有放射科采用的标准位。
- 第二体位各有不同。
    - 我们优先选择顶斜位（见 76 页），因为该位允许患者采用平稳的姿势，并可极好地显示脱位和骨折[1,2]。
    - 次选：肩胛骨 Y 位（见 77 页）。因为患者不用抬起胳膊，所以比较舒适。正确的肩胛骨 Y 位片可以显示后脱位[3]。但是该位要求在技术上必须非常精确，并且可能难以辨认骨折。
    - 不推荐轴位（腋窝）。轴位可显示后脱位和大部分骨折碎片，但是需要将患肢外展，这可能会导致剧痛。该体位可引起进一步损伤，并常常导致图像质量不佳。

可疑锁骨骨折

- 常规：前后位图像。
- 有些科室增加一个额外的 15° 角向上照射的前后位。

请注意我们在本章中描述的重点

我们大力提倡，肩部损伤图像的第二体位应该是顶斜位，而非其他任何体位。因此，我们对肩部损伤的描述主要集中在前后位和顶斜位上。

正常解剖

前后位

正常肱骨头的表现不是圆形对称的，它的形状看上去像老式拐杖头。这是由于技师将肱骨外旋所致。

肩胛盂关节面与肱骨头关节面平行。

锁骨肩峰端下方皮质与肩峰下方皮质呈线性关系，二者之间没有阶梯样线性关系中断。

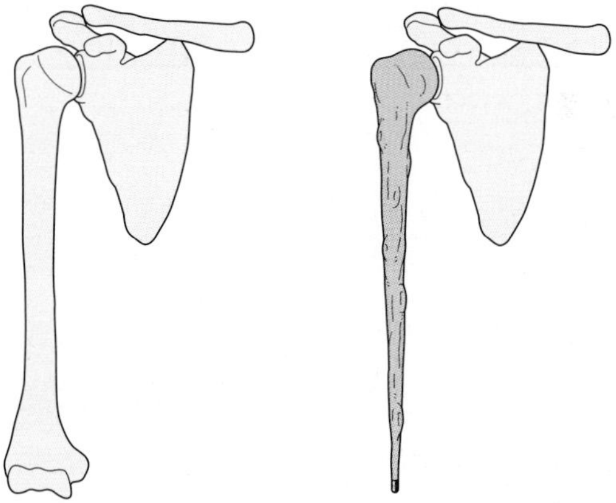

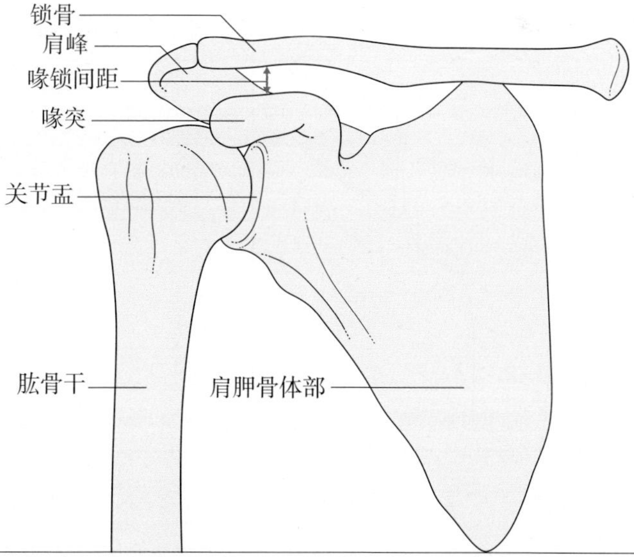

顶斜位[1,2]

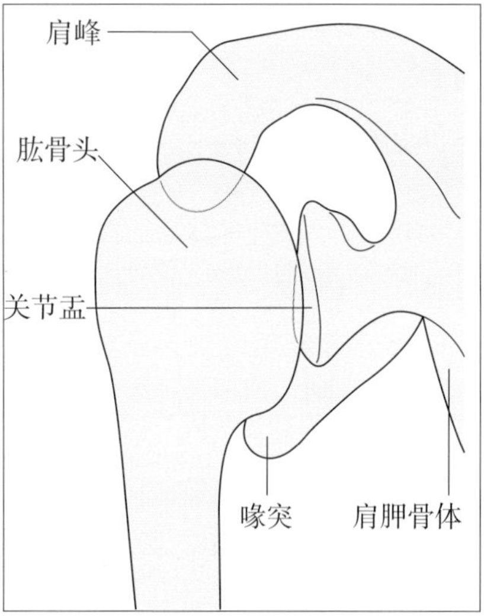

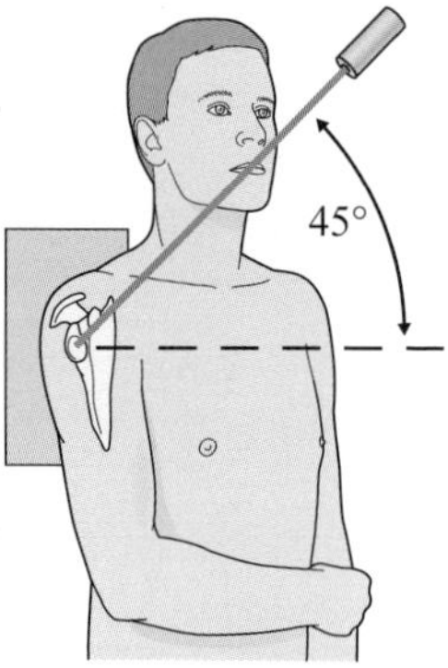

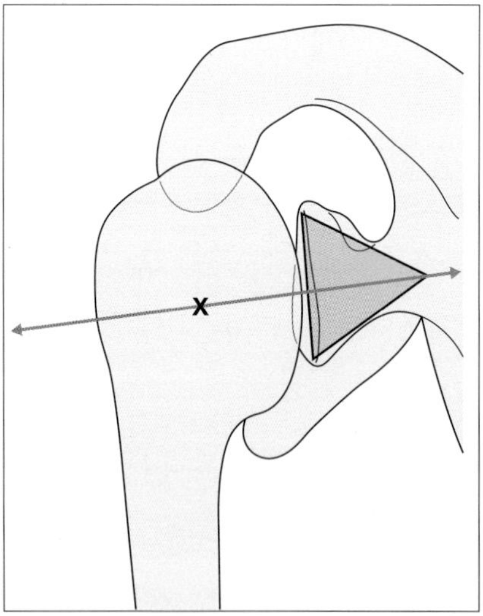

正常肱盂关节。
通过圆锥（虚构的）顶点和底边中点的直线也通过肱骨头的中心点。
在这个投照体位上，前方是盂肱关节下部，后方是上部，如右上线条图所示。

肩胛骨侧位——Y 位

肱骨头在关节盂的中心位置上。Y 形是由肩胛骨体、喙突和肩胛冈连接形成的。此图上，近肋骨侧是前方，远肋骨侧是后方。

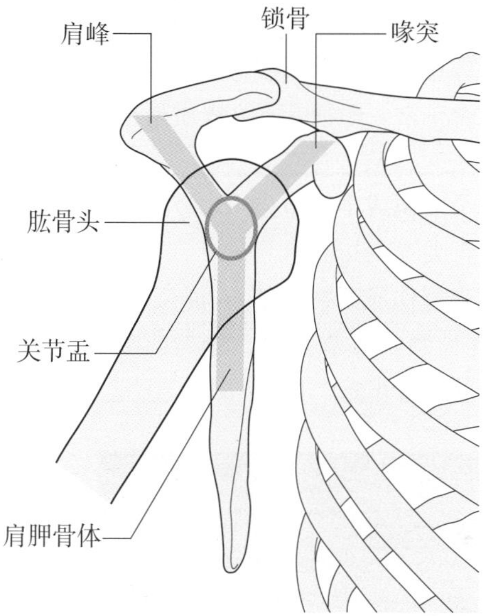

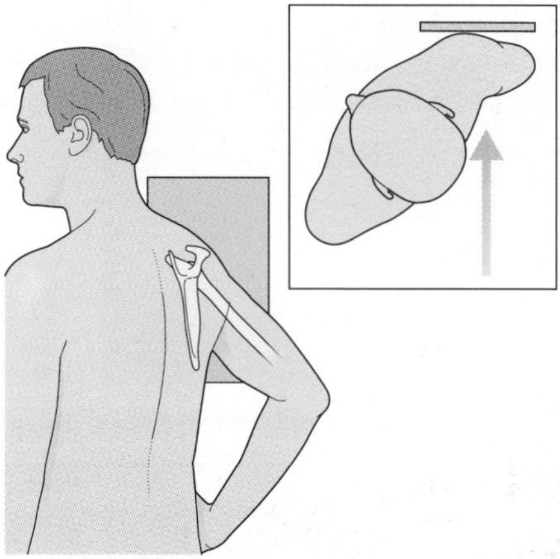

阅片

前后位图像

问自己五个问题：

1．肱骨头是否恰好位于喙突下方？
是 = 前脱位。

2．肱骨头是否像手杖？肱骨头关节面是否与关节盂缘平行？
否 = 用第二体位图像排除后脱位。

3．肩锁关节是否正常，即锁骨下方皮质是否能与肩峰下方皮质连成一条线？
否 = 肩锁关节脱位或半脱位。

4．喙锁间距是否大于 1.3cm ？
是 = 喙锁韧带挫伤或断裂（见 86 页）。

5．肱骨头或肱骨颈、关节盂缘、锁骨、肩胛骨体部或颈部有无骨折？是否有肋骨骨折？

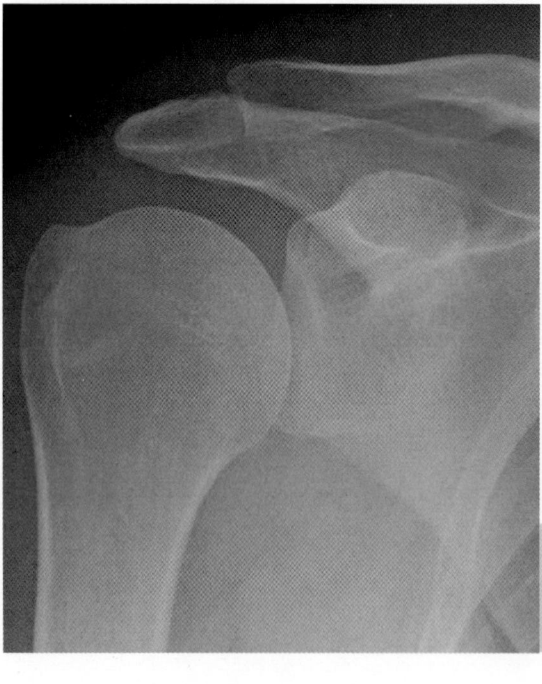

正常肩关节。
用以上五个问题分析这幅图像。

顶斜位图像[1,2]

问自己三个问题：

1. 肱骨头关节面与关节盂关节面是否密切相贴，即三角形底边中点能否与关节盂关节面中心连成一条线？
   否 = 肱盂关节脱位或半脱位。
2. 肱骨头或肱骨颈有无骨折？
3. 关节盂缘有无骨折？

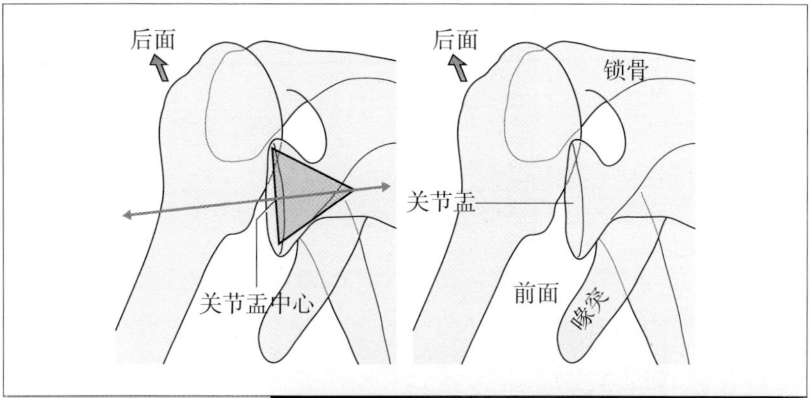

顶斜位图像可以很好地显示肱盂关节后脱位。该图显示后脱位。两幅线条图说明了即使缺乏经验的阅片者也能轻易地识别这一异常的线性关系。

顶斜位的正常线性关系见 76 页。

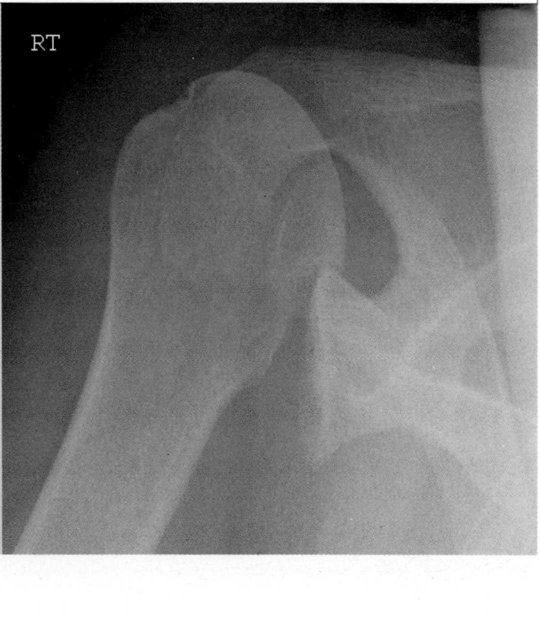

常见骨折

肱骨大结节骨折

通常没有移位并且非常不易察觉（↑），应该仔细观察前后位图像。

此类骨折有时在平片上无法显示。

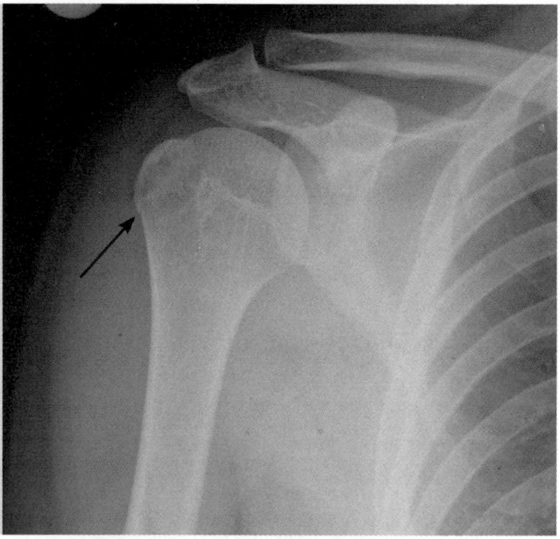

肱骨头和（或）关节盂缘骨折

肱骨头和（或）关节盂骨折是公认的肩关节前脱位的并发症。

这幅顶斜位图像显示肱骨头关节面变形，近处可见骨片（▲），亦可见关节盂缘缺损（↑）。

肱盂关节间隙正常。

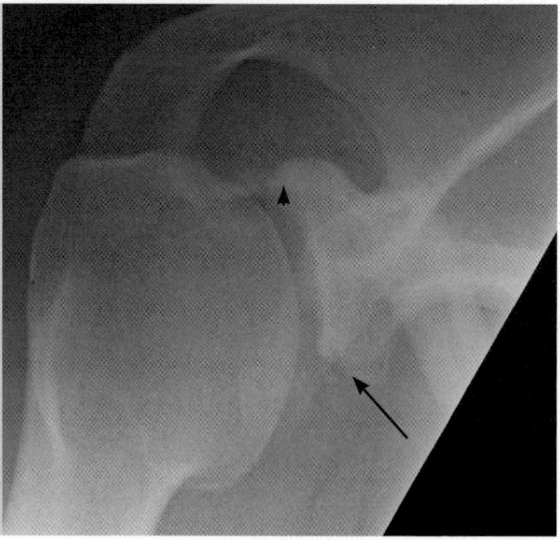

锁骨骨折

占肩部骨折的 35%[1]。

- 锁骨中段骨折占锁骨骨折的 85%。大部分锁骨骨折发生在 20 岁以下。外段骨折较少发生，主要发生在成人。
- 儿童可能发生青枝骨折（见 18-19 页），表现为骨轻度弯曲。
- **临床关切点**：婴儿锁骨骨折是公认的产伤并发症，应仔细分析，以防误诊为无外伤性骨折。

锁骨中段骨折。
大多数锁骨中段骨折是由于肩部摔伤所致。有些是由于传导的力所致（即外伸的手着地摔伤）。

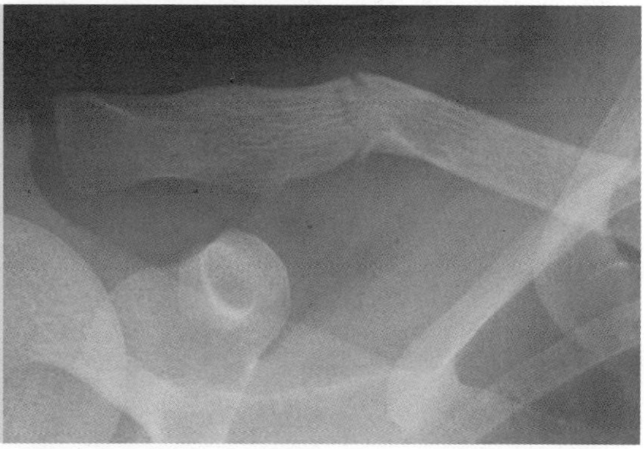

锁骨外段骨折。
通常是由于对锁骨的直接暴力（如对抗性运动、摔伤或交通事故）造成的。
临床影响指南：比中段骨折更易发生延迟愈合或不愈合[10]。

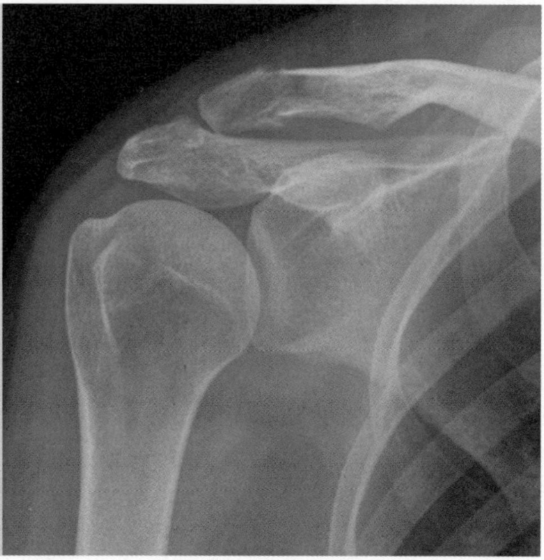

常见脱位[4,8,9]

肱盂关节前脱位

肱盂关节脱位是最常见的外伤性脱位。前脱位占肱盂关节脱位的95%。在此介绍的征象是特征性的，可以做出明确的诊断。

肱盂关节前脱位往往伴随肱骨大结节骨折（见 80 页）。

肱盂关节前脱位：前后位。

肱骨头向内侧移位（向肋骨靠近）。在大部分患者，脱位的肱骨头位于喙突下。

必要时，需要加拍第二体位片用以：

- 确定诊断。
- 发现骨折。
- 发现撕脱骨片。

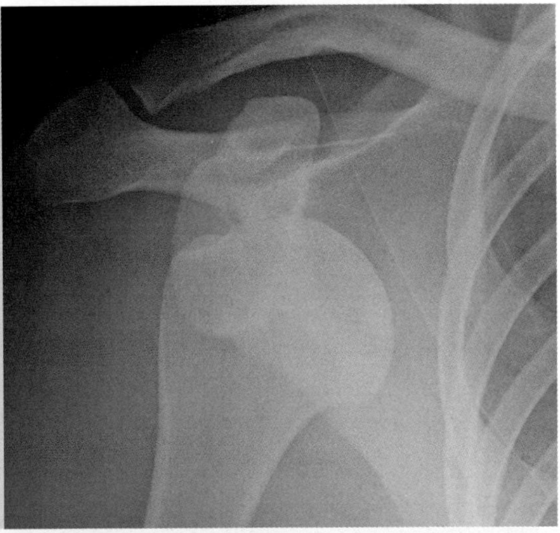

肱盂关节前脱位：顶斜位。

顶斜位能很好地显示肱骨头向前远离肩胛盂关节面。

当在锥形或三角形的肩胛盂画线时（见 76 页），则穿过三角形顶点的直线不再通过肱骨头的中心。

顶斜位的优势之一：清晰地显现骨和关节面。

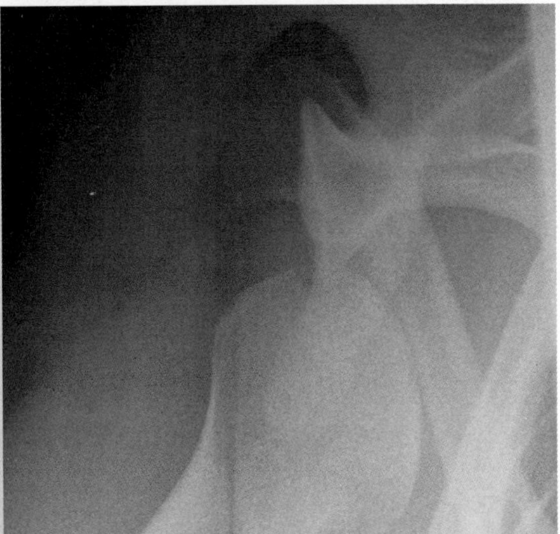

肱盂关节前脱位：肩胛骨 Y 位。

肱骨头（↑）未覆盖关节盂（▲）。“Y”的三线连接处即为关节盂（见 77 页）。

肩胛骨 Y 位的缺点：常不能显示骨折。

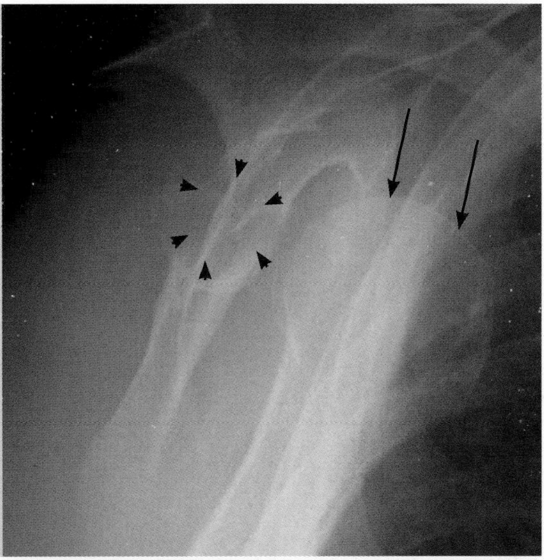

诊断误区：关节内出血导致半脱位。

损伤往往导致关节内骨折，可能导致广泛的关节内出血。液体量增加可将肱骨头向下推压（如图），而不是向内。肱骨头向下移位，可能被误诊为脱位。

出血会在 1 ～ 2 周内吸收，半脱位继而复原。

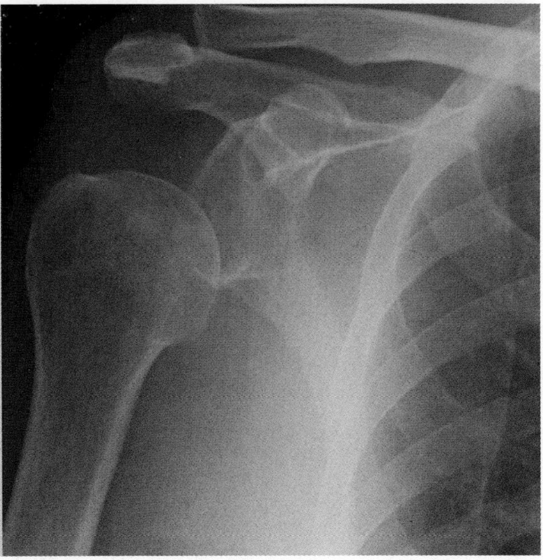

诊断误区：偏瘫和肱骨头半脱位。

在偏瘫患者，可能不会有将肱骨头保持在正常位置的良好肌张力。由于三角肌瘫痪，肱骨头可向下移位。这种向下的半脱位是持续性的。

肱盂关节前脱位伴有骨折

肱骨大结节骨折往往伴有脱位。

- 仔细查看两个体位的肩关节图像，观察是否有来自关节盂缘或肱骨头后上面的剥脱骨片。碎片若进入关节内可导致复位不成功。
- 压迫性损伤可导致 Hill-Sachs 畸形和 Bankart 损伤（与对侧对比）。

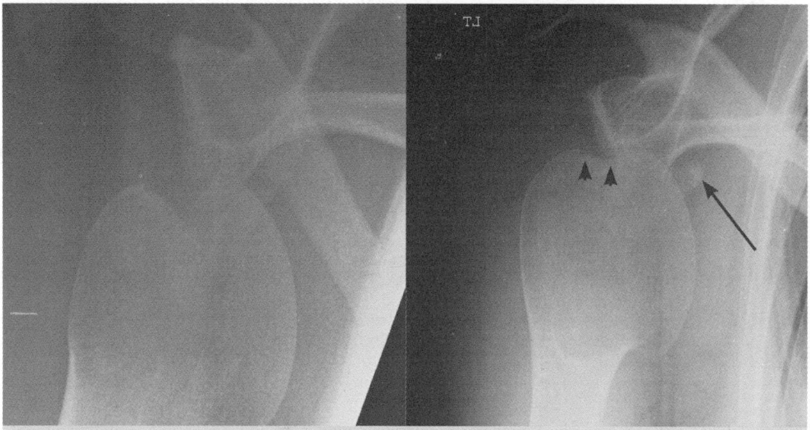

患者（左图）顶斜位示肱骨大转子骨折并前脱位。患者（右图）肱盂关节前脱位，可见来自肱骨头（▲）的游离骨片（↑）。

陈旧性前脱位造成关节盂下盂缘撕脱骨片（↑）。

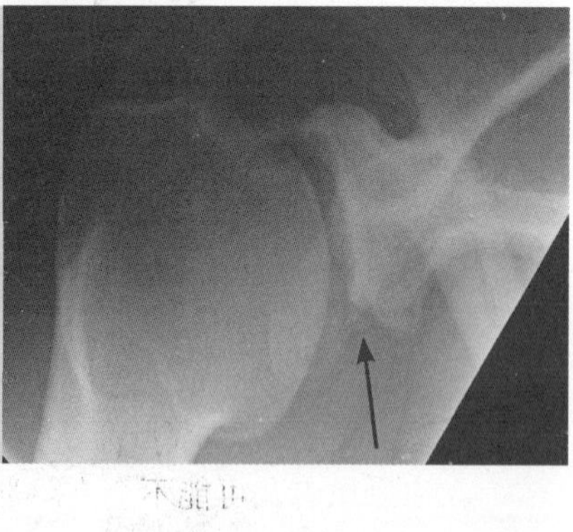

临床关切点：复位后摄片必须保证所有的伴随骨折均复位。如果仍有游离骨片，则可能需要切开复位内固定。

Hill-Sachs 畸形。

肱骨头后外侧压迫性骨折（↑）。

这种损伤是由于关节脱位时关节盂缘撞击压迫肱骨头造成的。50% 的前脱位患者会发生这种损伤。

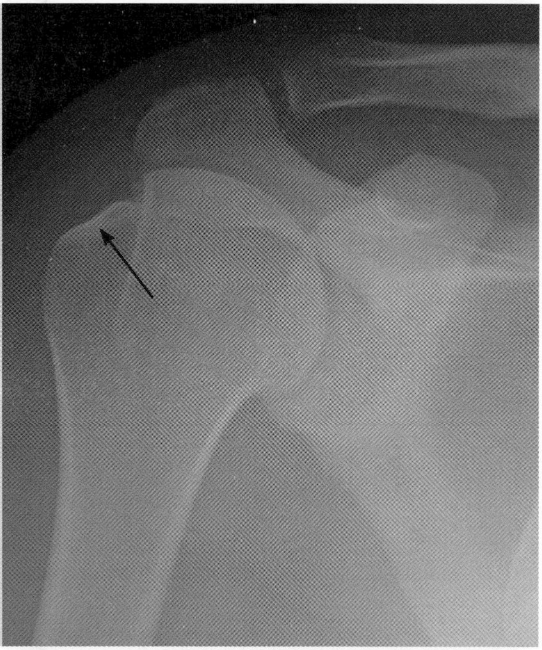

Bankart 损伤。

为关节盂前唇骨折。

该损伤是由于关节脱位时肱骨头对关节盂前唇撞击造成的。

这是成功复位后的顶斜位图像，很好地显示了关节盂撕脱骨片下移（↑）。

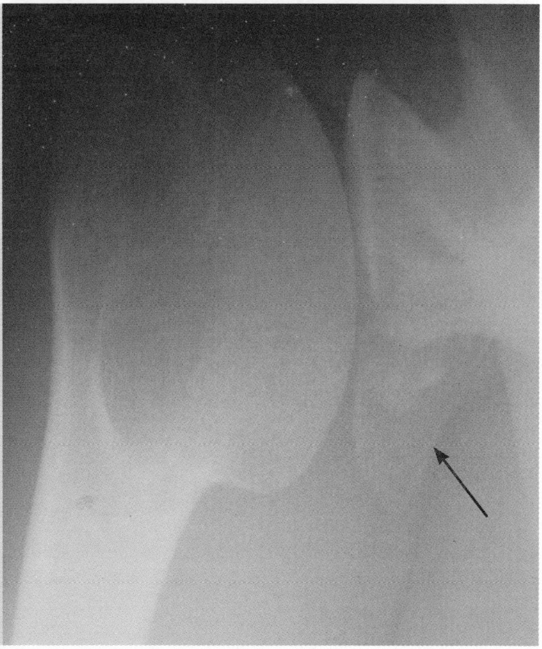

肩锁关节半脱位和脱位

肩锁关节是上肢与躯干间单纯的骨与骨间的连接。

仅用前后位评价此关节，其他体位可能出现误导。

韧带

喙锁韧带连接上肢与躯干，防止锁骨与肩锁关节间垂直方向的移动。在前后位上，喙突与锁骨间的正常距离<1.3cm。全脱位提示喙锁韧带的断裂（与对侧对比）。

异常表现：

- 锁骨与肩峰的下缘皮质不在一条直线上。
- 若喙锁间隙>1.3cm，那么存在喙锁韧带断裂的可能。

对可疑喙锁韧带损伤的患者摄应力位片有助于诊断。腕部悬重物可以确保上肢肌肉完全松弛舒展，从而可以摄取理想的应力位图像。

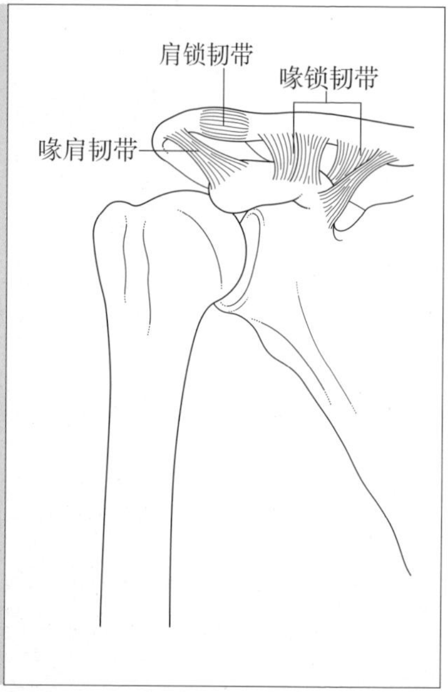

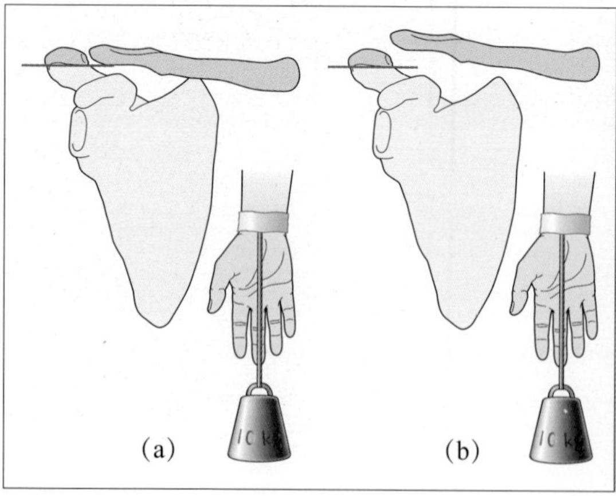

应力位图像。
显示肩峰和锁骨下缘正常与异常的线性关系。
（a）正常。
（b）肩锁关节脱位。

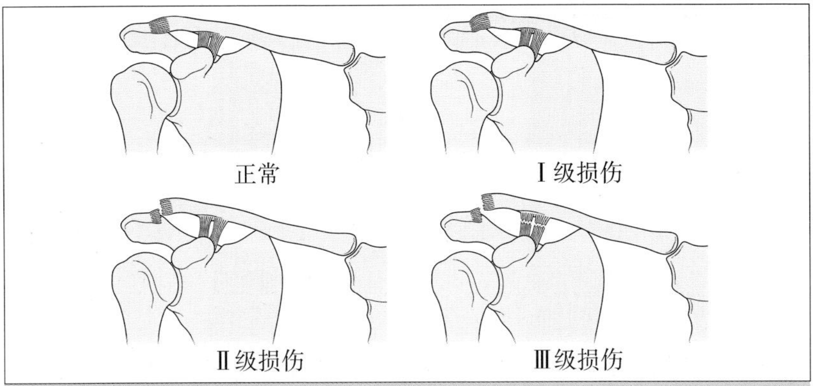

韧带损伤分级 [11]

Ⅰ级：肩锁关节韧带拉长或部分断裂，但喙锁韧带完整。平片检查：正常或肩锁关节的轻微阶梯样改变。

Ⅱ级：肩锁关节韧带断裂，喙锁韧带拉长。平片检查：肩锁关节阶梯样改变，有争议时可摄应力位片。

Ⅲ级：肩锁关节韧带断裂，喙锁韧带断裂。平片检查：肩锁关节阶梯样改变，喙锁间隙增宽（即＞ 1.3cm）。可能需要应力位图像以充分显示损伤程度。

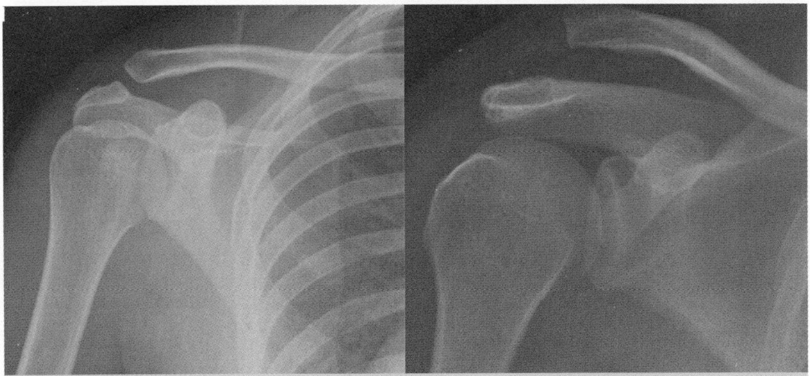

临床关切点。

对肩锁关节半脱位（左图）总是采取保守治疗，往往预后良好。然而，肩锁关节完全脱位（右图）则必须重视，虽然处理意见各执一词。有的外科医生主张先采取保守治疗，对于治疗后症状持续不能缓解的患者可以进行手术治疗。有的医生建议对于几乎所有的肩锁关节完全脱位采取早期手术治疗，尤其是对于体力劳动者和运动员患者。

少见但重要的损伤

盂肱关节后脱位

这一损伤命名按理说是不准确的，因为完全脱位较罕见。尽管形态上表现为向后明显脱位，但是多数为半脱位。

很多时候可能伴有肱骨头前关节面的骨折。

盂肱关节后脱位不常见，占肩关节脱位不到 5%。有近 50% 的患者漏诊，尽管最初的平片上能显示异常[7]。

盂肱关节后脱位常是由骨骼肌剧烈收缩造成的。惊厥或电击时可以发生，有的可能会同时发生双侧脱位[8]。

后脱位：前后位上的特征性表现。

在下面两幅后脱位图片中，旋转并后脱位的肱骨头失去了关节面平行的关系。

肱骨头通常表现为圆形，而不再是手杖样外观。球形轮廓外观可以表现为灯泡或鼓槌样（右侧）。

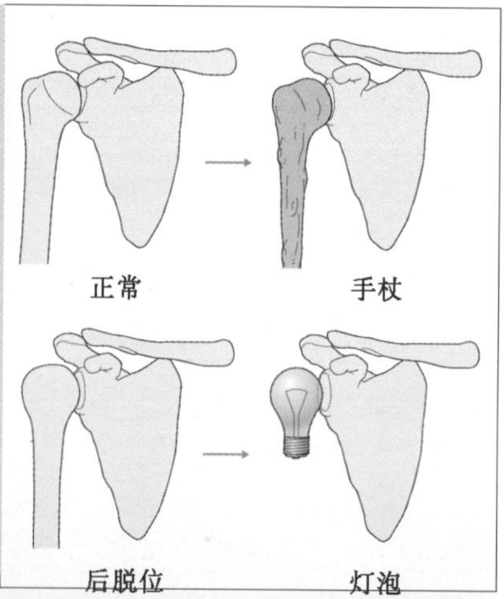

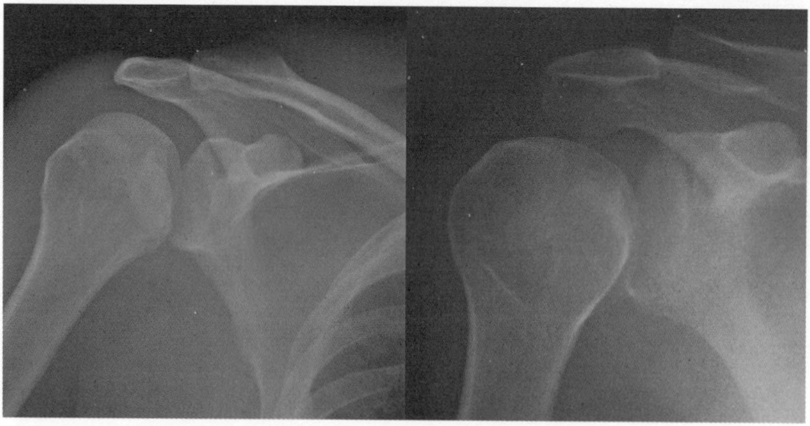

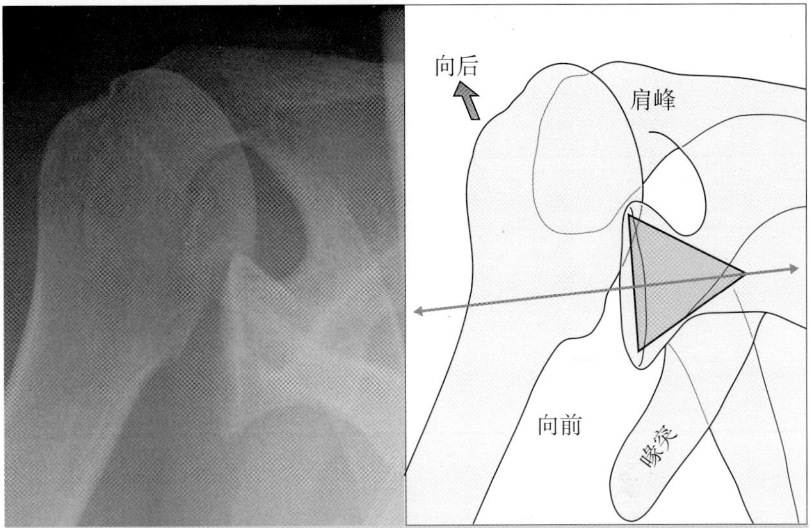

后脱位：在顶斜位上的典型表现。
肱骨头主体位于肩胛盂后方。

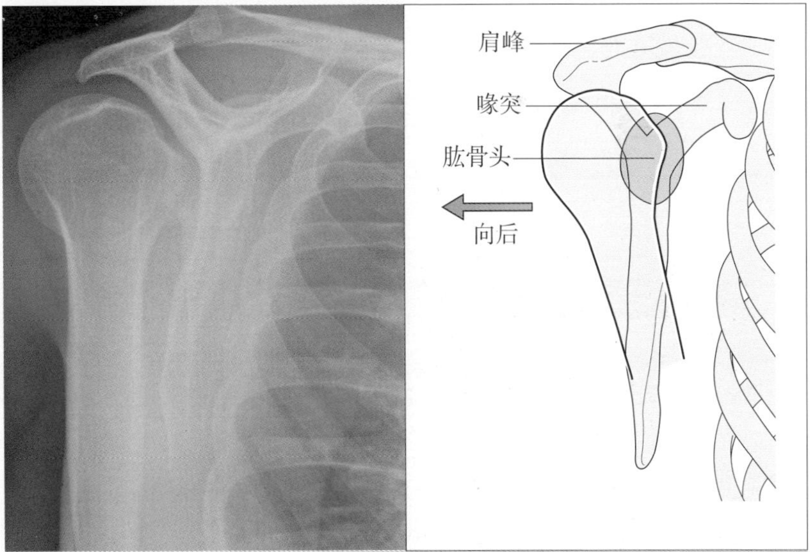

后脱位：在肩胛骨 Y 位的典型表现[7]。
肱骨头位于 Y 形三线交接中心的后方（即远离肋骨）。

肱骨近端骨折

肱骨颈部骨折。
常见于骨质疏松的老年人，不慎摔倒时可以发生。可以同时发生大结节骨折。

年轻患者通常由剧烈暴力造成。

在儿童和青少年患者可累及骺软骨（Salter-Harris 骨折分型，见 15 页）。

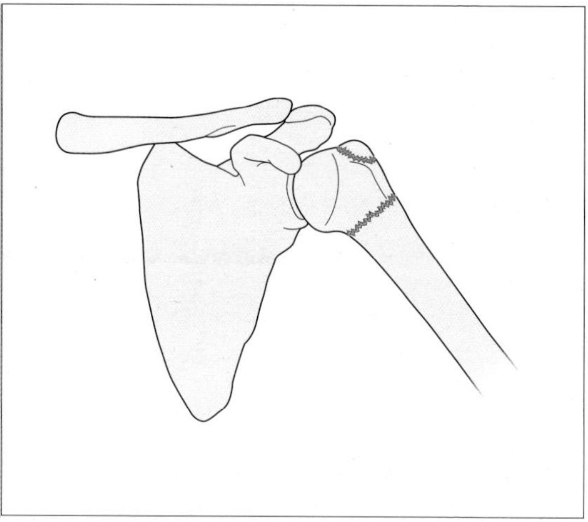

图示为老年人的，肱骨颈嵌插骨折。

大量关节积液（出血）造成肱骨头向下半脱位。

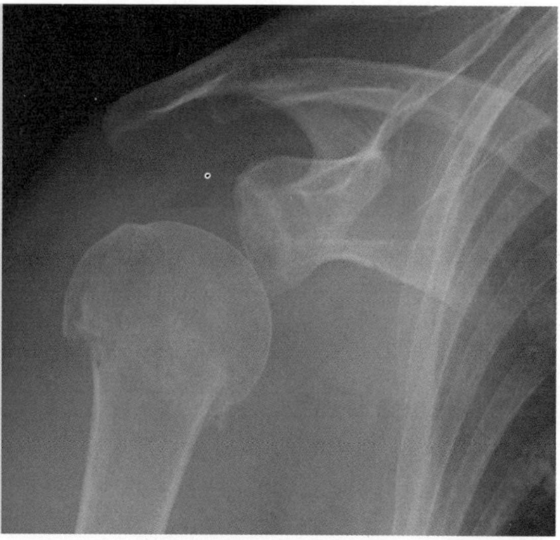

肱骨近端骨折的临床关切点：

老年人的肱骨颈部嵌插骨折不需要固定，可以应用吊带并物理疗法和主动关节锻炼。非嵌插骨折常需要绷带固定处理。

年轻患者如果存在骨折片移位，通常需要断处复位。有时行闭合整复，有时需要切开整复内固定[8,9]。

肩胛骨体部或颈部骨折

常发生于高处坠落伤，可以合并严重的软组织或神经、血管损伤[8]。

阅片时，我们常常只看想看的，导致这些骨折很容易漏诊，一定要仔细核查前后位和第二体位片。

道路交通事故。肩胛骨体部的横行骨质中断（↑）。

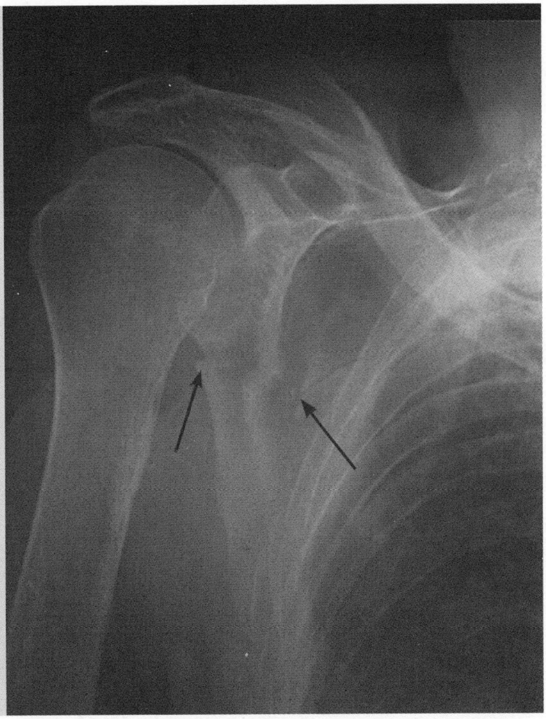

胸锁关节断裂

胸锁关节断裂常见于高处坠落伤，非常罕见。1/4 的患者合并血管损伤[4,5]。

肱骨头下脱位（直举性肱骨脱位）

非常罕见，发生率少于肩关节脱位的 0.5%。临床典型表现为自由女神像姿势——胳膊上举，前臂姿势固定并放于头部[5,12]。前后位显示肱骨头朝下，紧靠肩胛盂，肱骨上举。常见原因：将上肢暴力过度外展。

诊断误区

定位

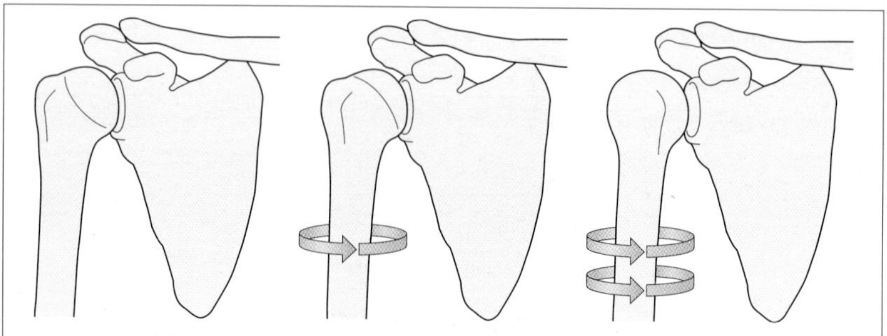

内旋对肱骨头轮廓的影响。标准前后位片肱骨头的位置为轻度外旋，形成手杖头样外观，如（a）图所示。但是，关节损伤后，由于过于疼痛，患者常被迫将关节放成内旋状态，这样，肱骨头就会表现为灯泡样外观（b，c）而类似后脱位，阅片时需要认真核查第二体位片以避免误诊。

肩锁关节评估

当心：不要在任何第二体位片上评价肩锁关节，因为这些体位片具有很大的误导性，记得仅在前后位上评估肩锁关节。

可导致误诊的发育异常

未发育成熟的肱骨在前后位上表现为肱骨头骺软骨板位置倾斜，为分离的两条线。不要将这些正常表现（↑）误认为未移位的骨折。

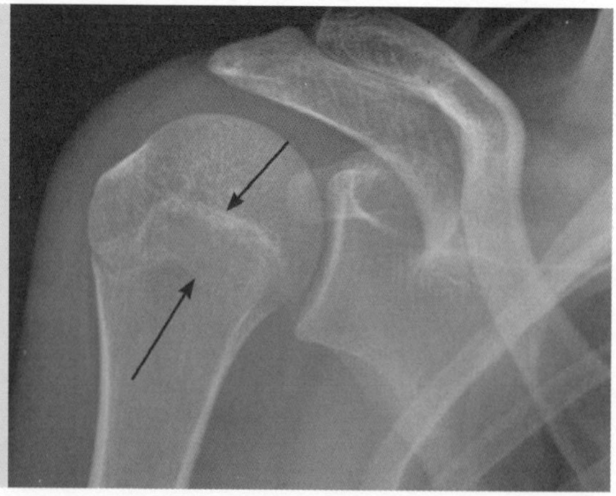

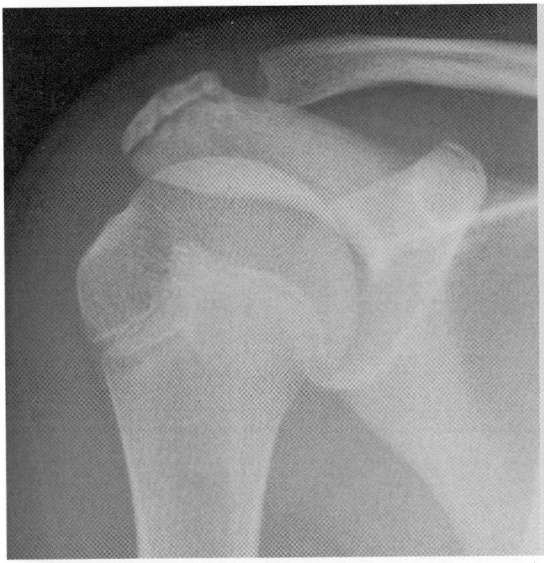

肩峰末端、喙突分离的骨化中心可以骨化。在儿童，这些继发骨化中心可以被误认为是骨折片。

偶尔，肩峰末端的二次骨化中心没有与肩胛融合而成为一块独立的骨——肩峰骨。阅片时有可能将其误认为骨折。有意义的是，当出现这种情况时，通常是双侧的。

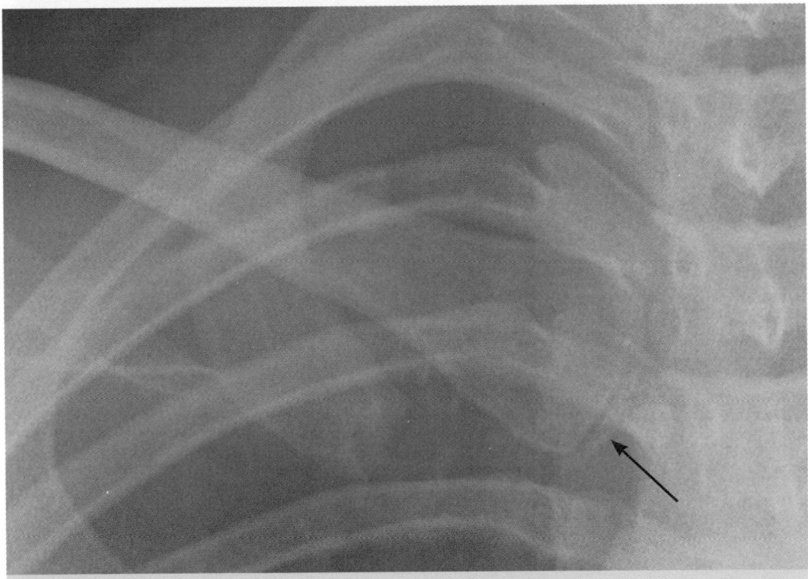

锁骨内侧端骨骺是所有继发骨化中心中最晚闭合的骨骺之一（大约25岁）。不要将此骨骺（↑）误认为骨折。

锁骨菱形窝

锁骨菱形窝属于常见的正常变异。这一切迹或压迹位于锁骨内侧端下面，是连接锁骨和第一肋软骨的肋锁韧带的附着点。

不要将其误认为是锁骨的病理性骨质侵蚀。

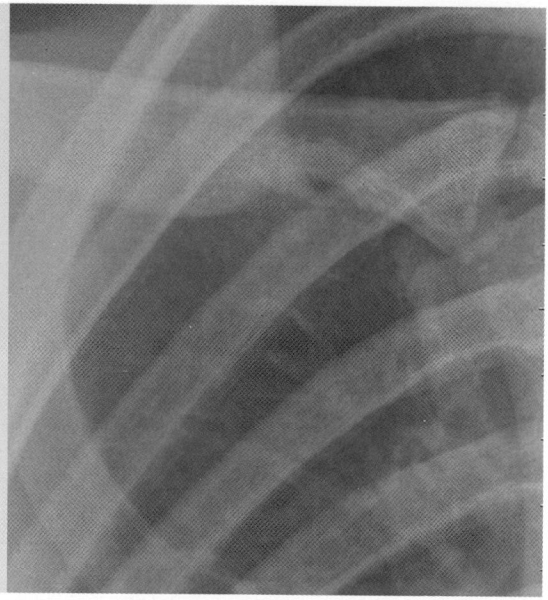

囊状透光区：X线平片上正常肱骨头的外上部有时呈现透光区，不要将其误认为是囊肿或局部骨质破坏。

参考文献

1. Kornguth PJ, Salazar AM. The apical oblique view of the shoulder: its usefulness in acute trauma. Am J Roentgenol 1987; 149: 113–116.
2. Garth WP, Slappey CE, Ochs CW. Roentgenographic demonstration of instability of the shoulder: the apical oblique projection. J Bone Joint Surg 1984; 66: 1450–1453.
3. Horsfield D, Jones SN. A useful projection in radiography of the shoulder. J Bone Joint Surg 1987; 69B: 338.
4. Rogers LF. Radiology of skeletal trauma. 3rd ed. Churchill Livingstone, 2001.
5. Neustadter LM, Weiss MJ. Trauma to the shoulder girdle. Semin Roentgenol 1991; 26: 331–343.
6. Nordqvist A, Petersson CJ. Incidence and causes of shoulder girdle injuries in an urban population. J Shoulder Elbow Surg 1995; 4: 107–112.
7. The Shoulder. In Chan O (ed). ABC of Emergency Radiolgy. 3rd ed. Wiley Blackwell, 2013.
8. Hamblen DL, Simpson AH. Adams's Outline of Fractures including Joint Injuries. 12th ed. Churchill Livingstone, 2007.
9. Solomon L, Warwick DJ, Nayagam S. Apley's Concise System of Orthopaedics and Fractures. 3rd ed. Hodder Arnold, 2005.
10. Edwards DJ, Kavanagh TG, Flannery MC. Fractures of the distal clavicle; a case for fixation. Injury 1992; 23: 44–46.
11. Mlasowsky B, Brenner P, Duben W et al. Repair of complete acromioclavicular dislocation (Tossy Stage III) using Balser's hook plate combined with ligament sutures. Injury 1988; 19: 227–232.
12. Patel DN, Zuckerman JD, Egol KA. Luxatio erecta: case series with review of diagnostic and management principles. Am J Orthop 2011; 40: 566–570.

7 小儿肘关节

容易漏诊的骨折

- 没有移位的肱骨髁上骨折。
- 肱骨外上髁骨折。
- 孟氏骨折[1,2]。

标准摄影

伸直前后位片。

屈曲 90° 侧位片。

正常解剖

前后位片——9 ~ 10 岁儿童

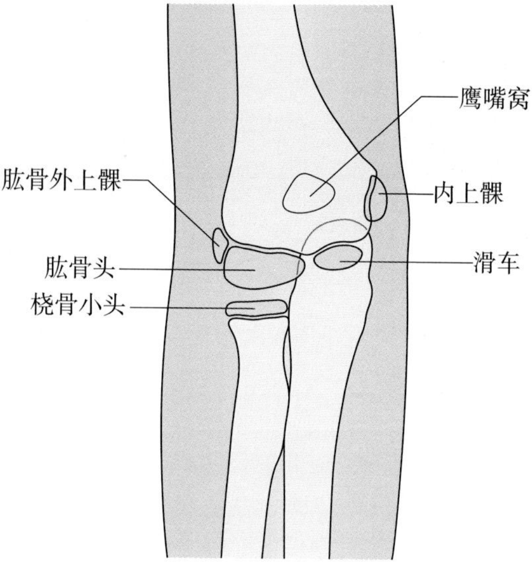

侧位片——9 ~ 10 岁儿童

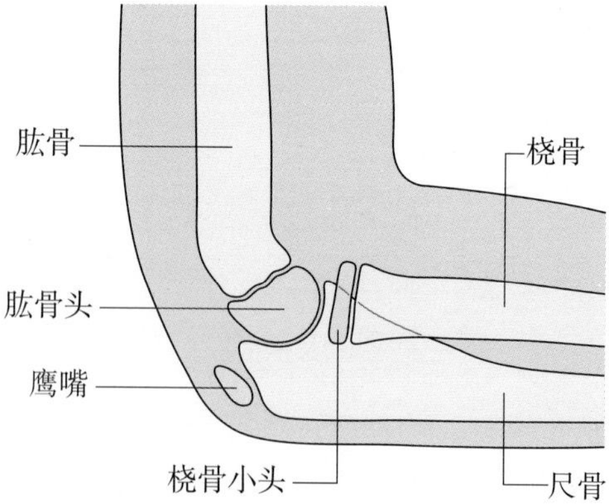

肘部脂肪垫

肱骨远端前后都有脂肪垫紧靠在肱骨远端。脂肪垫位于关节囊以内、滑膜以外。

- 肘部脂肪垫在肘关节侧位片上能够看到，而在正位片上不能显示。
- 脂肪垫在周围灰色的软组织影衬托下显示为黑色的条纹影。
- 肘前脂肪垫在大多数（不是全部）正常的关节能够显示。如下所述，它紧贴在肱骨远端。
- 肘后脂肪垫在正常肘关节片上不能显示，原因是它位于肱骨鹰嘴窝的深部，外面有肱骨遮挡。

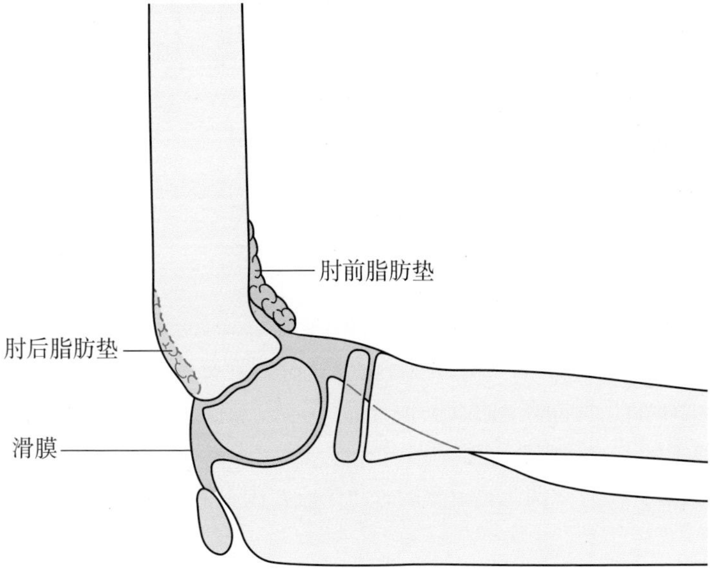

前后位片和侧位片：CRITOL 出现的顺序

CRITOL：骨化中心出现的顺序

新生儿的肱骨、桡骨和尺骨端都是软骨块，X 线片上不显影。肱骨远端和桡骨、尺骨之间宽的、看起来是空的但实际上是由软骨充填的区域是正常的。

出生后 6 个月到 12 岁，软骨内的二次骨化中心开始骨化。一共有六个骨化中心。其中四个是肱骨的，一个是桡骨的，一个是尺骨的。肱骨的骨化中心逐渐骨化、增大和融合。最终，每个完全骨化的骨骺都与特定的骨干融合。

骨化中心什么时候出现并不是最重要的，重要的是出现的顺序。

正常骨化中心位于长骨骨端的软骨内。
从出生到 12 岁，骨化中心出现的顺序是：
C= 肱骨小头（capitellum）
R= 桡骨小头（radial head）
I= 肱骨内上髁（internal epicondyle）
T= 滑车（trochlea）
O= 鹰嘴（olecranon）
L= 肱骨外上髁（lateral epicondyle）

正常表现恰好相反。

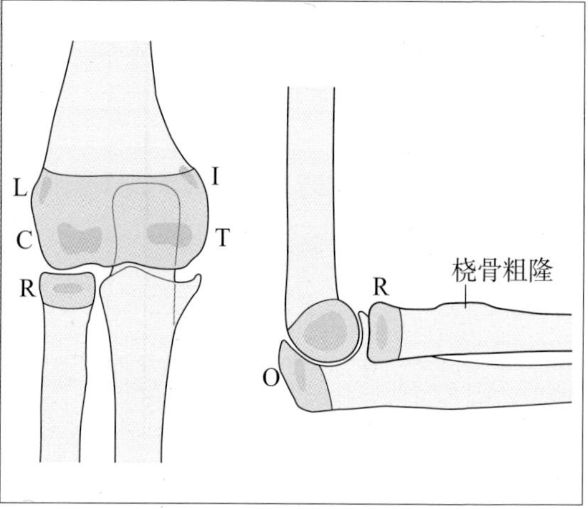

CRITOL 顺序有例外吗？

偶尔出现的例外是正常变异[3,4]。

于 2011 年进行的一项对 500 个儿童肘关节 X 线片的研究发现：

- 97% 的儿童符合 CRITOL 顺序。
- 3% 的儿童顺序有轻微差别。
- **但是**：没有一例儿童滑车的骨化中心在内上髁骨化中心之前出现。

结论：

- 在分析儿童肘关节损伤上，CRITOL 是很有帮助的工具。
- 但偶尔也会出顺序上的小变动。
- 应用规律："内上髁（I）总是在滑车（T）之前出现"。因此，如果发现骨化中心 T 在 I 之前出现，那么肱骨内上髁很可能发生了撕脱骨折，并进入关节内………那样，会被误认为是滑车的骨化中心（见 105 页）。

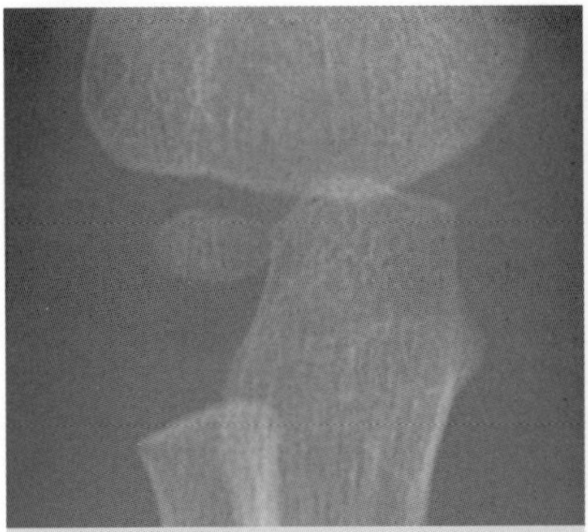

肱骨小头（C）

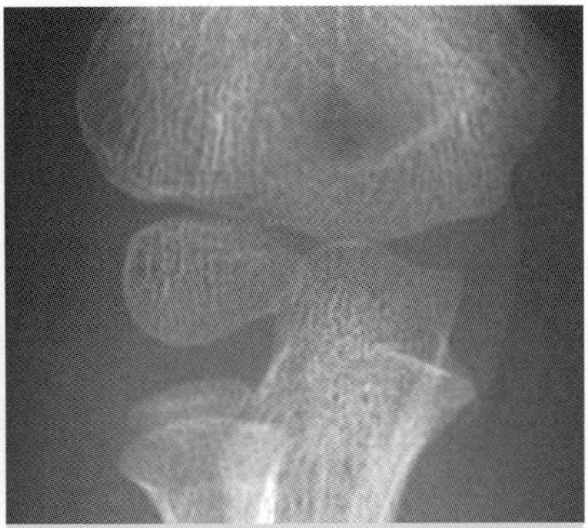

桡骨小头（R）

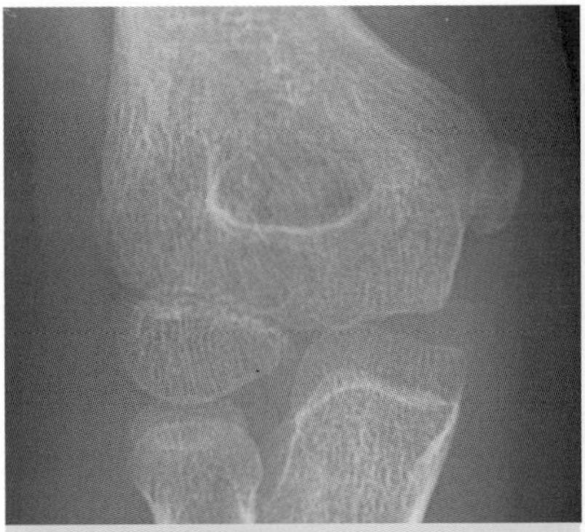

肱骨内上髁（I）

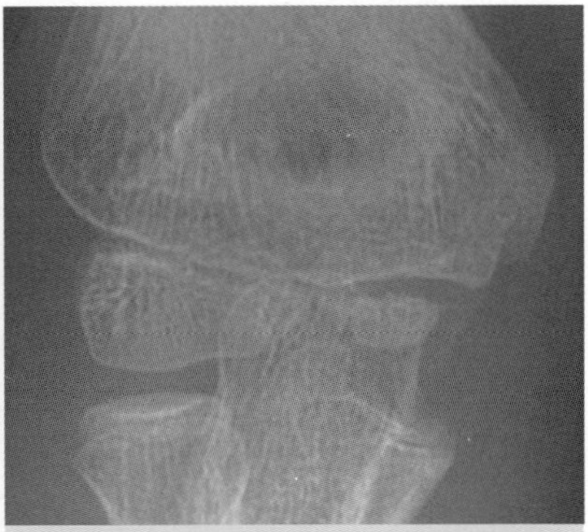

滑车（T）

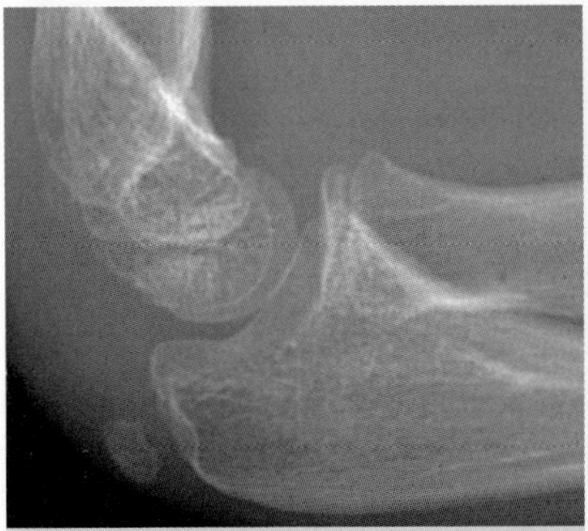

鹰嘴（O）

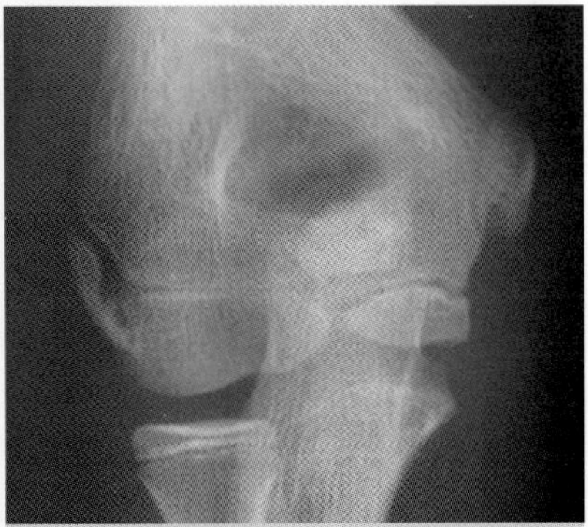

肱骨外上髁（L）

肱骨内上髁——正常解剖

是肱骨内上髁轻度移位或撕脱吗？这是常见的困扰。

■ **要遵循的规律：**

在前后位X线片上，正常肱骨内上髁通常被肱骨干骺端部分掩盖。

■ **警示：**

偶尔发现一个孩子因为疼痛而将前臂保持在轻度内旋的体位，因为旋转将会使肱骨干骺端离开正常位置的内上髁。

■ **结论：**

当在前后位片上观察肱骨内上髁的位置时：

1. 如果内上髁部分被肱骨干骺端掩盖，则内上髁没有发生撕脱骨折。
2. 如果内上髁全部没有被掩盖，就说明有撕脱骨折，除非前臂有轻微旋转。

临床分析指南：CRITOL中的I

肱骨内上髁骨化中心是前臂屈肌群的附着点，猛烈的肌肉收缩可以使此骨化中心发生撕脱（见105页）。最常见的损伤机制是前臂处于伸展状态并从高处坠落。儿童做抛掷运动时也可发生撕脱骨折。因此，称之为“小队员肘”。

当肱骨内上髁骨折发生了较大的移位时，骨折块就会嵌顿在肘关节内。这被公认为是肘关节脱位的并发症，肘关节半脱位和脱位的患者中有50%可出现这种情况。当肘关节发生一过性脱位并自动复位时，大块的撕脱骨折容易漏诊[5,6]。在前后位片上，脱离的肱骨内上髁可被误认为是正常位置的滑车骨化中心（见105页）。

I在T之前出现。尽管CRITOL的顺序有一定小的差异，但总是恒定的：但滑车的骨化中心总是在肱骨内上髁骨化中心之后骨化。因而遵从以下规律：如果看到滑车骨化中心，那么在X线片上的某个位置肯定会看到肱骨内上髁骨化中心。如果肱骨内上髁在正常的位置上看不到，应怀疑它进入关节内。

前后位和侧位上的两条解剖线

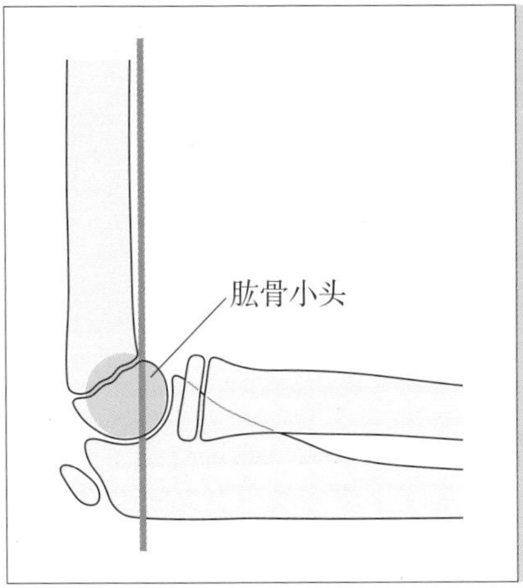

肱骨前线（侧位片上观察）。

正常基准：沿肱骨皮质前方画一条线，大多数正常人的肱骨小头骨化中心至少1/3位于这条线的前方。

值得注意的是：幼儿肱骨小头软骨内的骨化中心可能很小（与年龄有关），因此，这样骨化不足的情况不能完全遵从上述规律。

这条线可以帮助我们诊断髁上骨折后移位（见106-108页）。

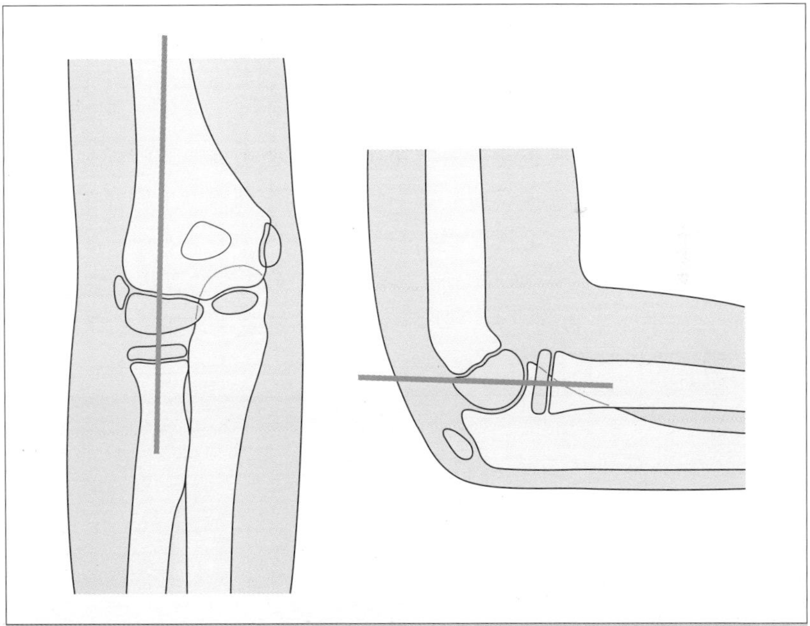

肱桡线（在前后位和侧位片上观察）。

正常标准：在侧位片上沿桡骨近端近2～3cm的中心轴画一条线，则这条线应能通过肱骨小头的中心。如果不是这样，说明桡骨小头近端发生了脱位。这一点同样可以用于前后位片上，但缺乏可靠性[7]。

阅片：需要回答四个问题

问题一：脂肪垫正常吗？

在侧位片上观察脂肪垫。

如果有渗出而使关节囊肿胀，脂肪垫离开骨骼，从而发生移位。这说明有严重的损伤。

- 肘前脂肪垫移位（帆征）是异常的[8]。
- 肘后脂肪垫显影通常是异常的[1]，意味着有大量渗出——关节内常常有大量积血。
- 并不是所有的渗出都与外伤有关[8]。
- 渗出提示发生了严重的外伤，即使看不到骨折。如果发生了脂肪垫移位，无论是否诊断骨折，都要对胳膊进行固定，几天后再由骨科进行评估。有些患者有骨折但没有发生移位[8,9]。
- 诊断误区：看不到脂肪垫并不能排除骨折。桡骨颈通常位于关节囊外，桡骨颈的骨折不会出现关节内渗出、出血或引起脂肪垫移位。另外，如果关节囊破裂，血液可缓慢流出关节外并进入周围软组织。

临床诊断指南：

脂肪垫发生移位，但没有骨折和移位——怎么办？

最重要的是没有遗漏移位的髁上骨折及内上髁移位。患者在出院前应由富有经验的医生对X线片进行分析诊断。

如果骨折仍然没有确诊，那么可认为是无移位的骨折。临床观察10天后，如果临床表现正常，则不需要复查X线片；如果临床表现有异常，则需要复查X线片。

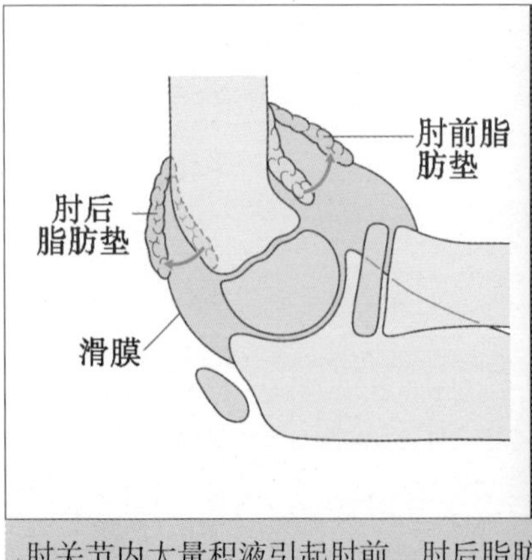

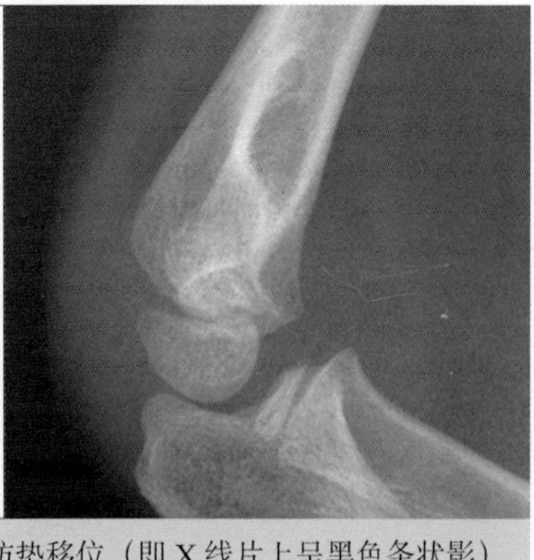

肘关节内大量积液引起肘前、肘后脂肪垫移位（即X线片上呈黑色条状影）。

问题二——肱骨前线正常吗？

肱骨髁上区是肱骨发育比较薄弱的区域。肱骨髁上方后面有一个很深的窝，将前臂伸直时此窝容纳鹰嘴。因此，肱骨远端前后径比较窄，是一个薄弱区。

规律：这条线沿肱骨前方的骨皮质走行，肱骨小头至少有 1/3 位于这条线的前方（见 101 页）。

- 如果肱骨小头位于肱骨前线的部分少于 1/3，那么很可能发生了髁上骨折，骨折段远端（包括肱骨小头）向后发生了移位（见 107 页图）。

线条图。

肱骨小头达到一定大小后，外观上就可以看到约 1/3 位于肱骨前线的前方。

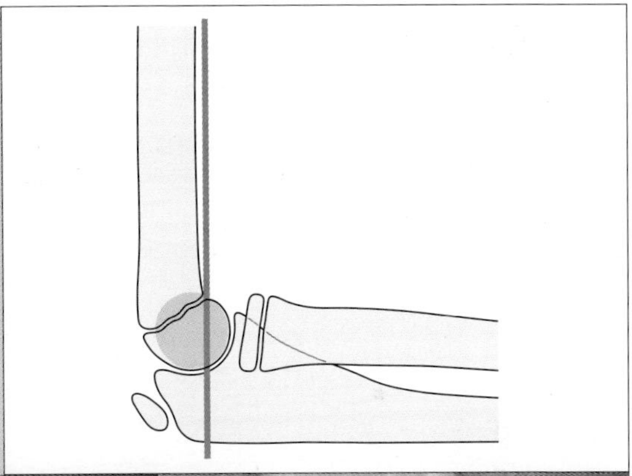

X 线片。

异常的肱骨前线，提示发生了肱骨髁上骨折。

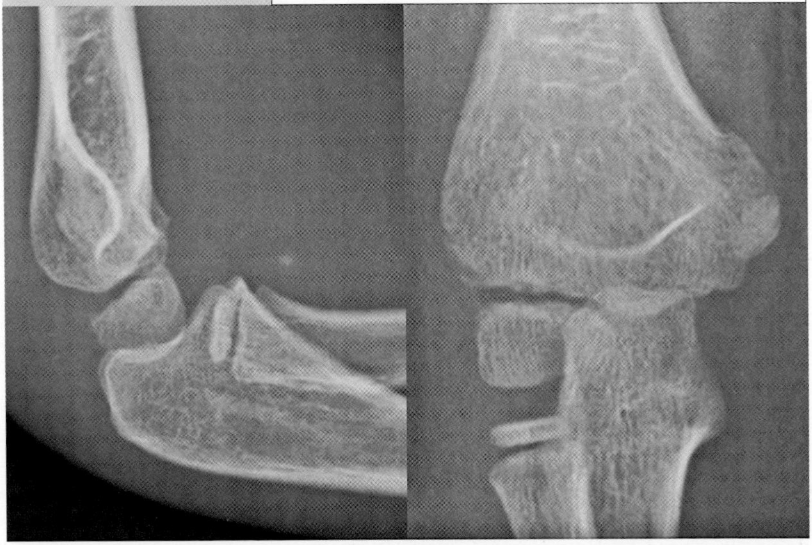

问题三——肱桡线正常吗？

规律：沿着桡骨小头和桡骨颈的纵轴画一条线，则这条线一定能通过肱骨小头。如果这条线不能通过肱骨小头，则可能发生了桡骨小头脱位。

- **警惕**：正常情况下，桡骨在桡骨粗隆处常有一个轻微的弯曲。画肱桡线时是沿着桡骨近端 2 ~ 3cm 的纵轴，而并不是沿桡骨干的长轴。
- **警示**：这个规律在标准侧位片上**总是**有效的[7]，但在正位 X 线片上肱桡线会受到摄片位置的影响。正位片上异常的肱桡线可能是由于桡骨小头或肱骨小头偏心骨化所致，可导致肱桡线不直接通过肱骨小头。
- **更值得注意的是**：对于孟氏骨折[1,2]，无论是否发生尺骨骨干骨折，分析肱桡线时都要小心，因为可能伴有桡骨小头脱位。特别是当骨折发生成角或移位而纵轴完整时（见 112-113 页）。

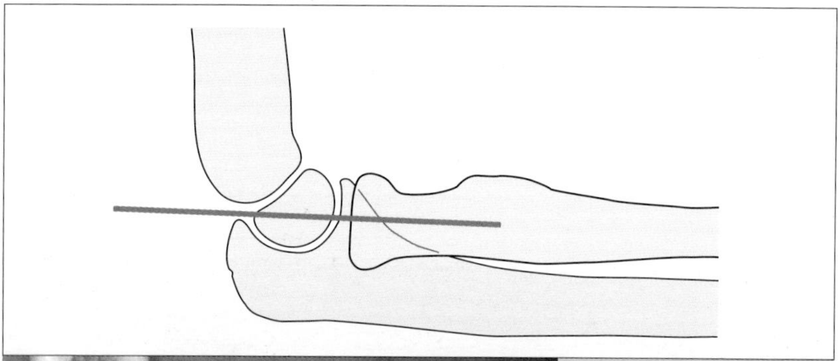

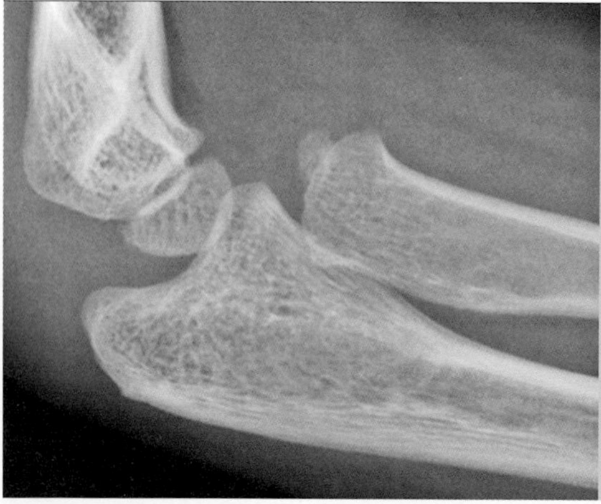

线条图显示肘关节有正常的肱桡线。

X 线片显示肱桡线不能通过肱骨小头。

诊断：桡骨小头脱位。

问题四——骨化中心正常吗？

这是很重要的问题，正常骨化中心的出现顺序在第 96-99 页已经描述过。

检查要点：

- 内上髁的位置。
- 外上髁的形态。
- CRITOL 各骨化中心出现的顺序。

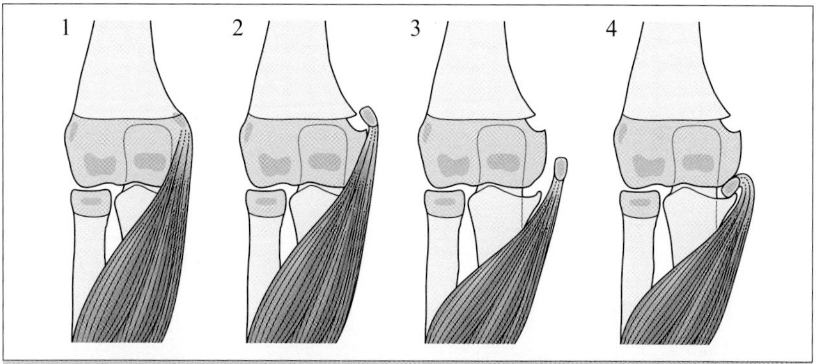

内上髁撕脱。1 = 正常；2 = 轻微撕脱；3 = 严重撕脱；4 = 严重撕脱，且内上髁骨折片进入关节内。

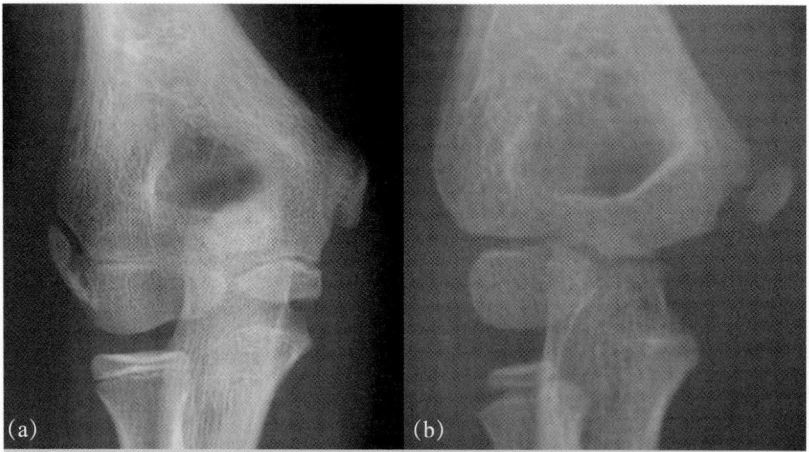

两个前臂发生了猛烈伸曲的患者。患者（a）：内上髁位于正常位置，请注意肱骨干骺端和内上髁重叠的部分。患者（b）：内上髁撕脱，请注意干骺端没有重叠。

常见的骨折

髁上骨折

髁上骨折占肘关节骨折的 60%[9-12]，是 7 岁以下儿童最常见的骨折类型，而且是 7 ～ 16 岁儿童第二常见的骨折类型[9]。

髁上骨折多是由于从高处坠落时伸展的前臂过伸导致的。小儿肱骨髁上骨质结构相对较薄弱。

25% 的髁上骨折有轻度移位或无移位[11-12]。受到受力方向的影响，移位通常为后移位。偶尔为前脱位，主要是肘关节后方受力导致的。

肱骨前线（见 101 页）的评估是诊断骨折后移位的关键。

警示：

- 对非常年幼的儿童来说，肱骨前线的规律是不可靠的，原因是肱骨小头正常且偏心骨化。
- 如果肱骨前线出现异常而又不能确认有肱骨髁上骨折时，应参考专家的建议。

临床影响指南：

如骨折发生明显移位可引起血管损伤。肱动脉位于肱骨髁上骨皮质的前方，易被骨折片刺伤。

- 如果骨折发生移位，就需要复位并予以固定，以保护前臂的血液供应[12]。
- 血管破裂出血可导致骨筋膜室综合征：如果出血或肿胀是在由邻近的肌肉组成的严密封闭的筋膜，那么骨筋膜室内的压力就会升高，从而切断前臂肌肉的血液供应。

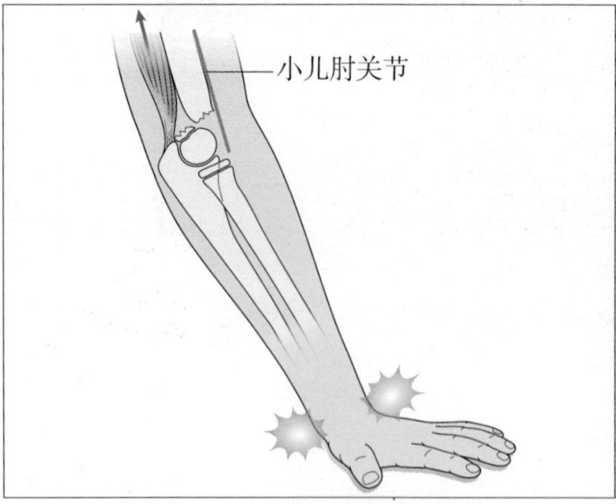

该儿童在前臂伸直时坠落，肱骨髁上发生完全骨折——骨折端嵌插在肱骨髁上部位。由于受到附着在鹰嘴上的肱三头肌的牵拉而发生部分后移位。

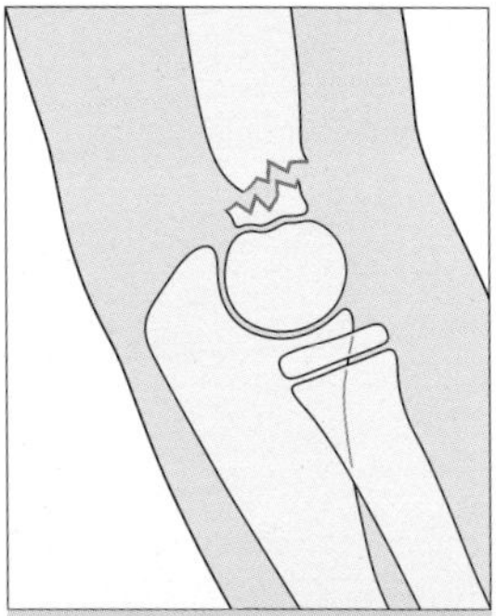

伴有后移位的髁上骨折。
很常见。

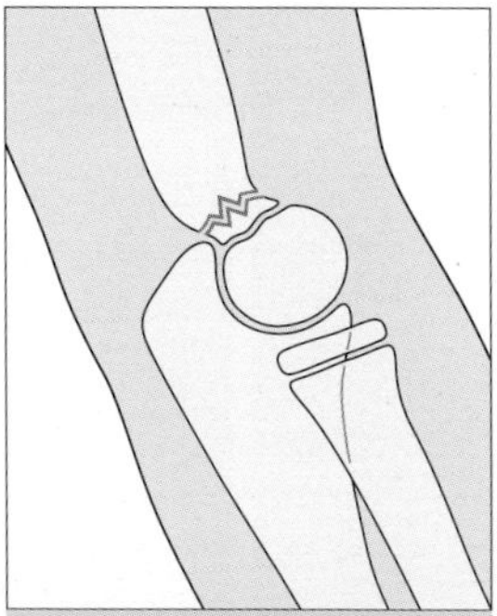

无移位的髁上骨折。
常见。

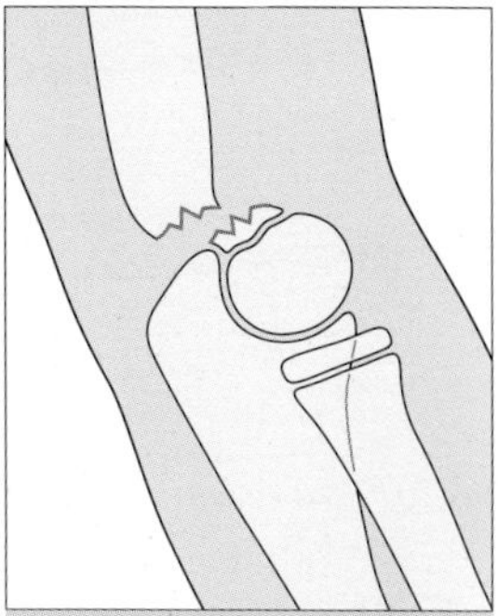

伴有前移位的髁上骨折。
少见。

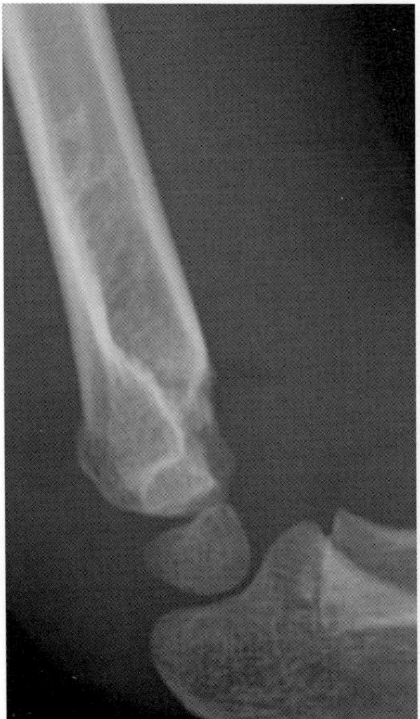

异常的肱骨前线。
髁上骨折后移位。

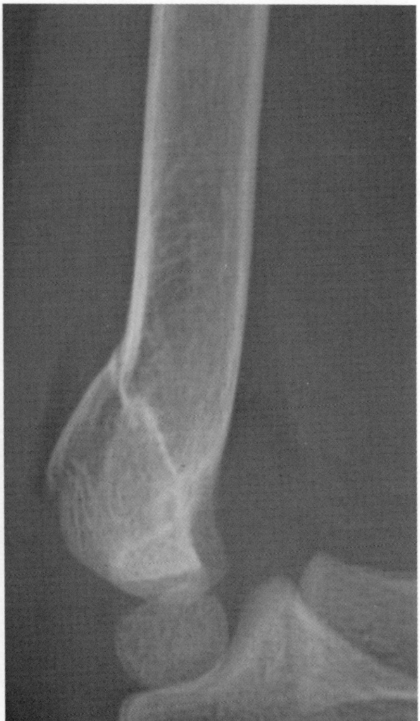

异常的肱骨前线。
髁上骨折后移位。

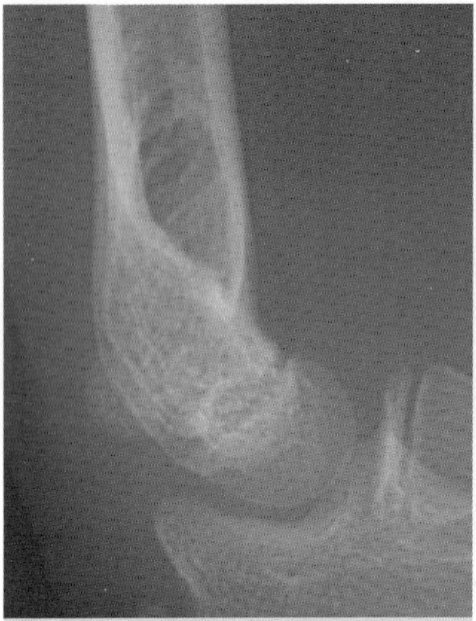

正常的肘关节，肱骨前线正常。同时，内上髁位于肱骨远端后方。
这是正常的位置。

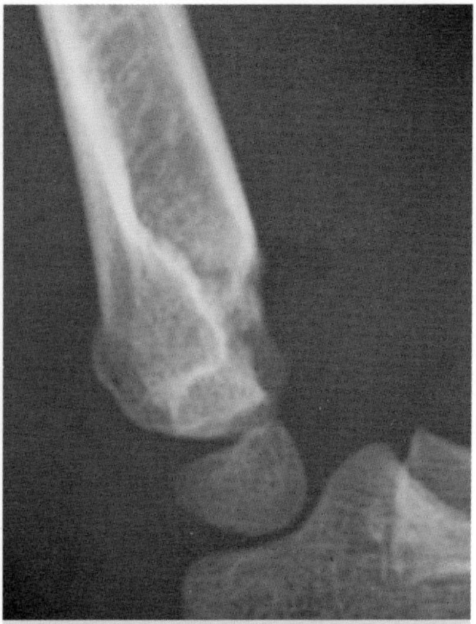

异常的肱骨前线。
伴有后移位的髁上骨折。

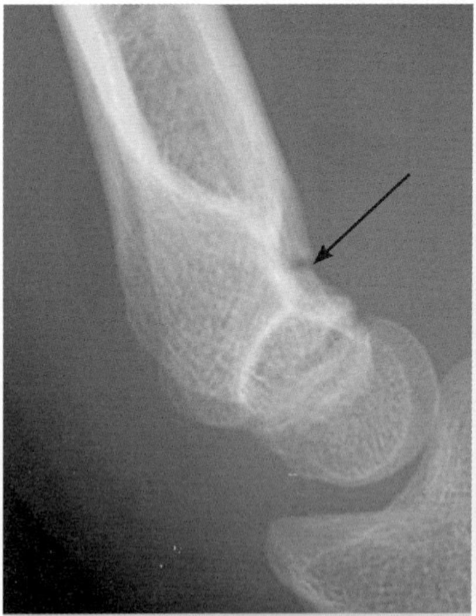

正常的肱骨前线。请注意髁上骨折无移位（↑）。

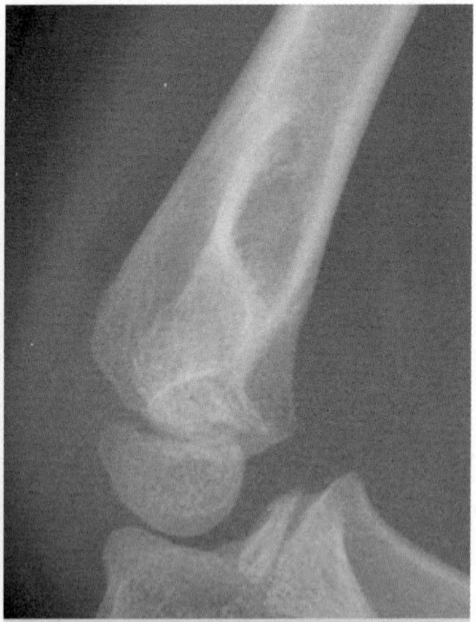

异常的肱骨前线。
伴有后移位的髁上骨折。

肱骨外上髁骨折

肱骨外上髁骨折是 7 岁以下儿童最常见的骨折。很多情况下，骨折仅累及肱骨远端干骺端的软骨，软骨在 X 线片上不能显影。因此，肱骨外上髁骨折通常不能全部显影。它实际上是 Salter-Harris 5 型骺离骨折（见 15 页）。

- 如果骨折有移位，精确复位是很重要的。否则，僵直后会导致肘外翻和（或）迟发性尺神经麻痹[13]。
- **有用的提示**：鹰嘴骨折和肱骨外上髁骨折被公认为有一定的相关性。你注意过鹰嘴吗？

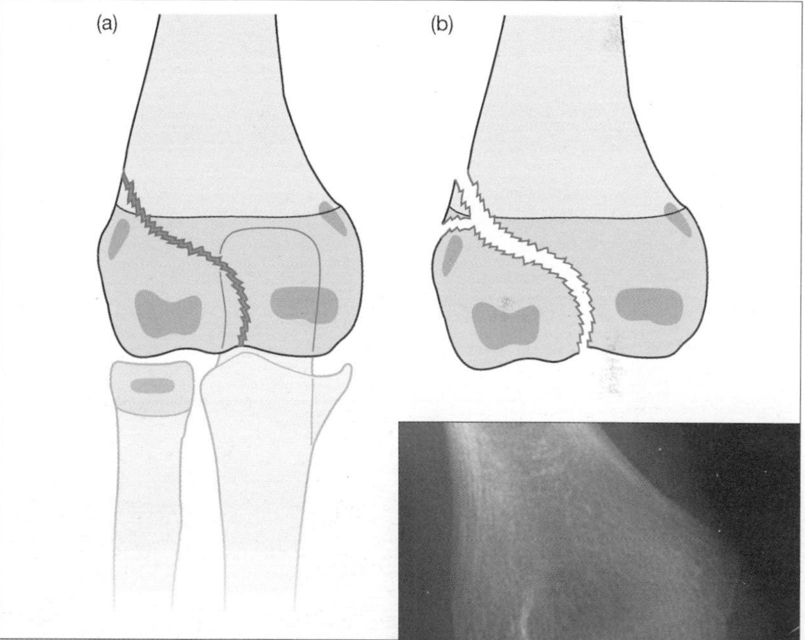

线条图显示骨端不显影的骺软骨完全骨折：(a) 骨折无移位，(b) 骨折有移位。

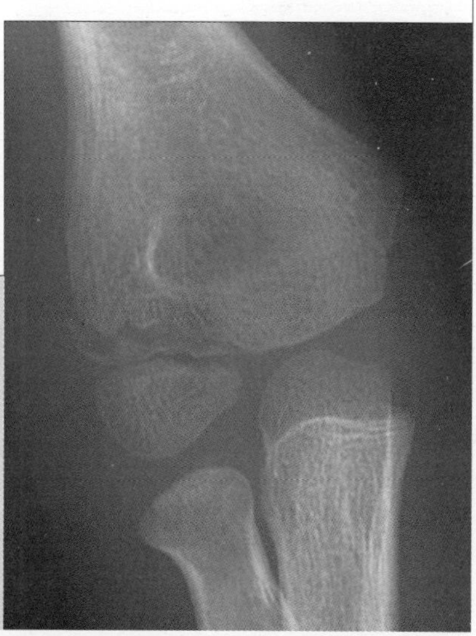

X 线片显示肱骨外上髁骨折。虽然骨折线完全贯穿软骨，但不显影。

肱骨内上髁撕脱骨折

肱骨内上髁撕脱骨折是屈曲肌群共同牵拉的结果，常由于前臂在伸直的情况下被猛烈牵拉所致，也可以发生在做似棒球投手一样的抛掷动作时（即“小队员肘”）。

常见的是轻微撕脱。撕脱的骨化中心通常在纤维组织的作用下复位，屈肌群的牵拉也会保持稳定[5,6,13]。撕脱较大时常采用手术复位，目的是保持功能的完整性。

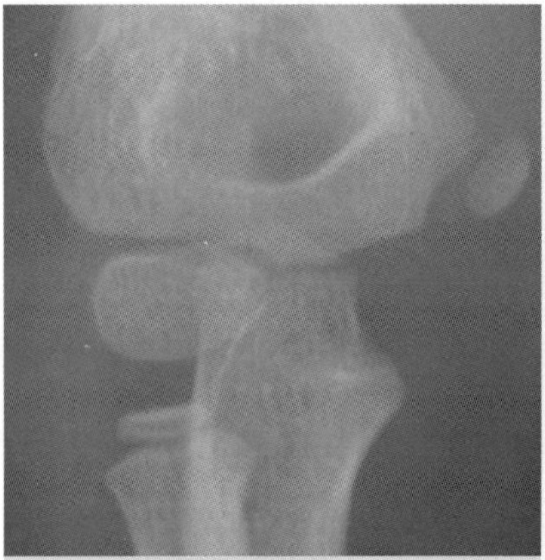

中度或轻微移位。

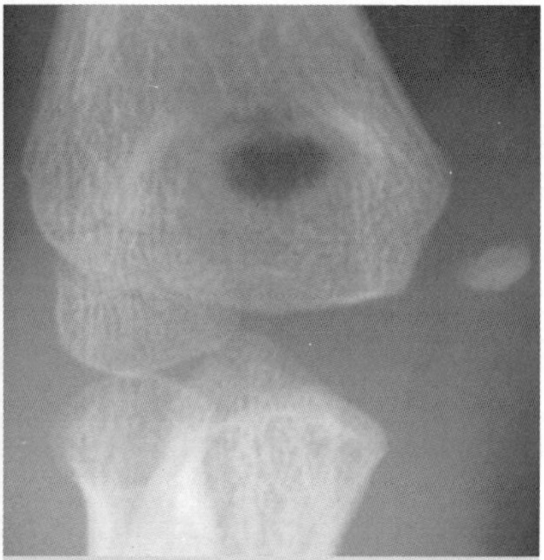

较大移位。

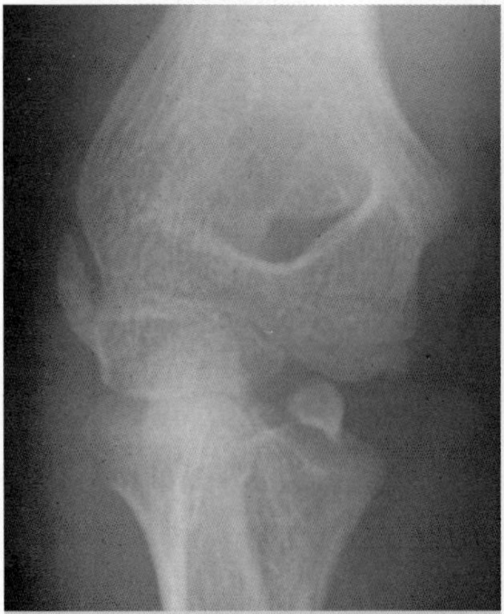

撕脱的肱骨内上髁位于肘关节内。

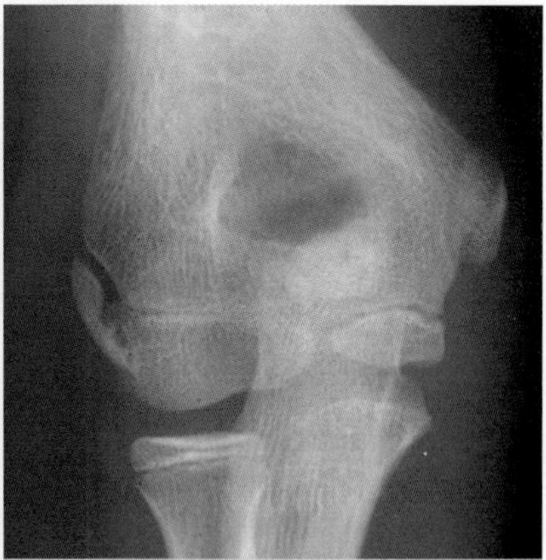

肱骨内上髁的正常位置。
请注意肱骨内上髁和肱骨干骺端部分重叠（见10页），其他二次骨化中心的位置正常。

牵引肘（保姆肘）

牵引肘常发生在 1 ～ 4 岁的儿童。

牵引肘是对前臂猛烈牵拉所致，通常发生在拉着孩子穿过繁忙的马路时，或开玩笑反拧孩子的手臂时。猛烈的牵拉会引起桡骨小头周围的环状韧带拉伸，引起桡骨小头半脱位或轻微脱位。

典型的临床表现为：手臂呈屈曲内旋体位。复位治疗通常简单、快速并有效。

X 线检查不像病史和临床表现一样有特征，而且 X 线片有时也可能是正常的。

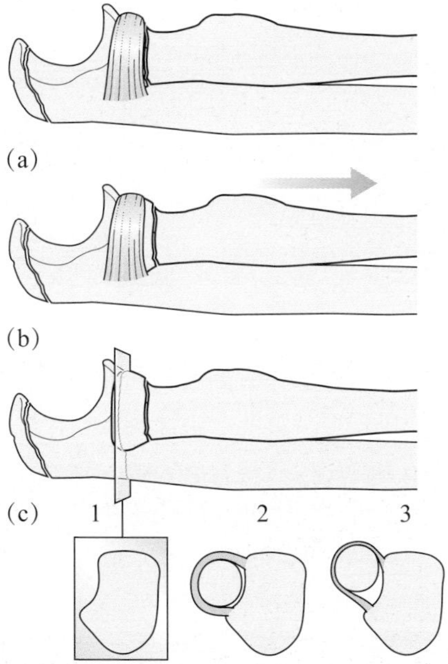

保姆肘。
最常见的误解是，桡骨小头向环状韧带的远下方脱位（a，b）。

超声检查[4]有不同的发现（c）。在环状韧带切面水平显示尺骨侧缘有一个较浅的凹陷（1）。正常的解剖结构见图 2。肘关节牵拉损伤导致桡骨小头嵌顿于尺骨凹陷处的前缘（3）。这种腹侧的半脱位说明复位成功时能听到的咔啪声是由于桡骨小头恢复到正常位置所致。

青枝骨折

与成人相比，儿童的长骨相对柔软，发生尺桡骨骨折时看不到骨折线[2,11]，但会出现前臂骨骼弯曲，可以称之为青枝骨折（见 21 页）。

罕见但重要的骨折

肱骨外上髁撕脱骨折

肱骨外上髁撕脱骨折是一种非常罕见的骨折。正常肘关节的外上髁远离肱骨干骺端。如果两个相近的骨皮质相互平行则无须担心（见 113 页）。

孤立性桡骨小头脱位

图示异常肱桡线（见 101 页）。孤立性桡骨小头脱位。

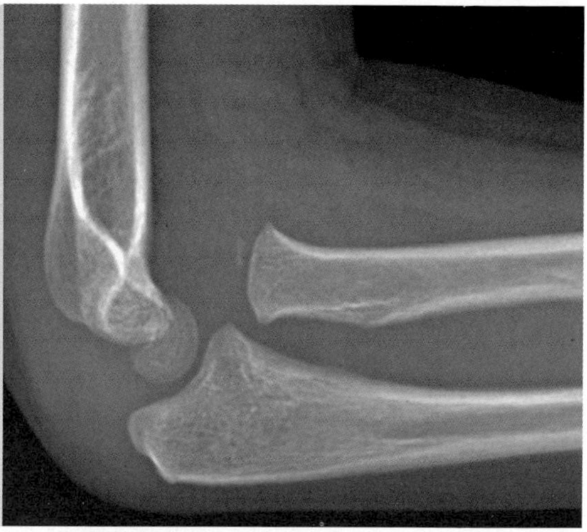

孟氏骨折

孟氏骨折遵循两块骨头同时受累的规律。如尺骨和桡骨紧密地联系在一起，可以将其看成一个功能单位[15]。如果一块骨骼发生骨折和移位（在小儿出现弯曲），则对相邻的骨骼会产生额外的影响，相邻骨骼通常也会发生骨折移位。如果相邻的骨折完好无缺，那么就会累及关节。孟氏骨折包含一个尺骨骨折移位（或尺骨弯曲）、一个完整的桡骨干以及桡骨小头脱位。

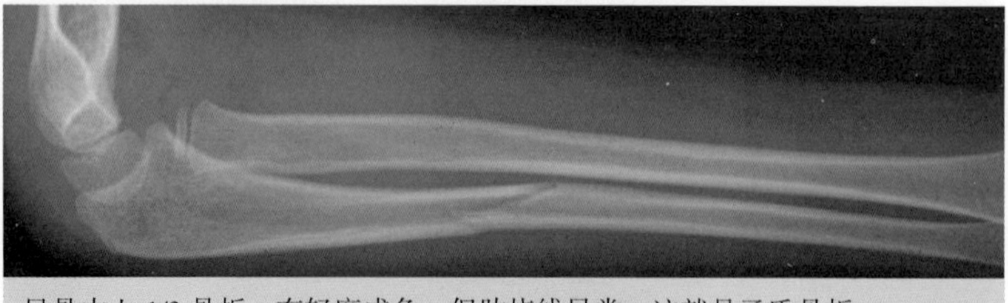

尺骨中上 1/3 骨折，有轻度成角，但肱桡线异常，这就是孟氏骨折。

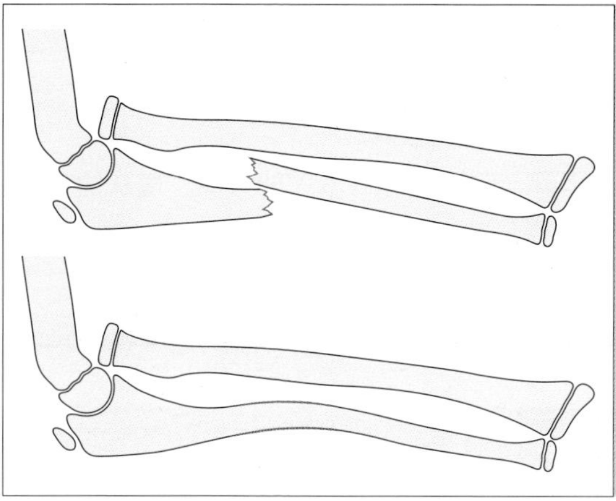

上图：尺骨骨折移位，但桡骨完整，肱桡线异常，显示桡骨小头脱位。

下图：尺骨干弯曲，桡骨干完整，肱桡线异常。

这两个病例均是孟氏骨折。

诊断误区

容易误诊的正常变异

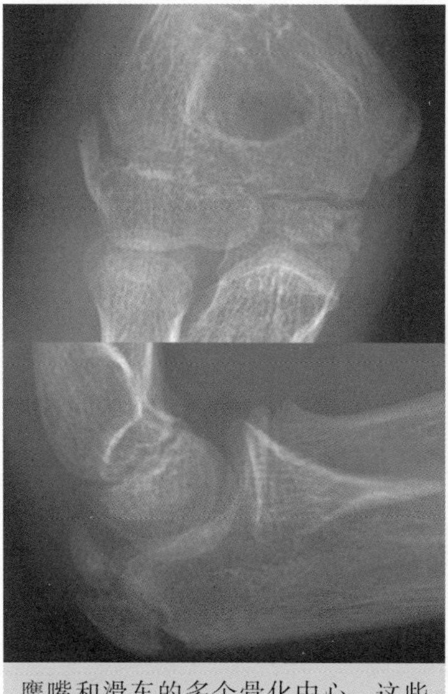

鹰嘴和滑车的多个骨化中心，这些都是常见的正常变异。

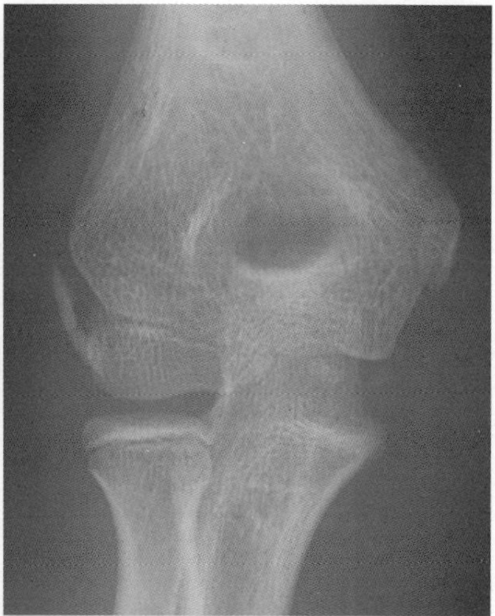

肱骨外上髁化骨中心似乎远离肱骨。但这是常见的正常表现。请注意，肱骨外上髁与邻近的肱骨干骺端皮质相平行——这是典型的正常特征。

关于肱骨上髁还有疑问吗？

- 在侧位片上看到肱骨内上髁位于肱骨后方较远的位置时没有必要感到惊奇（见 108 页），这是正常的位置。
- 正常情况下，肱骨外上髁似乎与肱骨有较大的分离。**遵从的规律：** 正常状态下，肱骨外上髁的侧缘总是与相连的肱骨皮质平行（见 112 页）。

误导的线

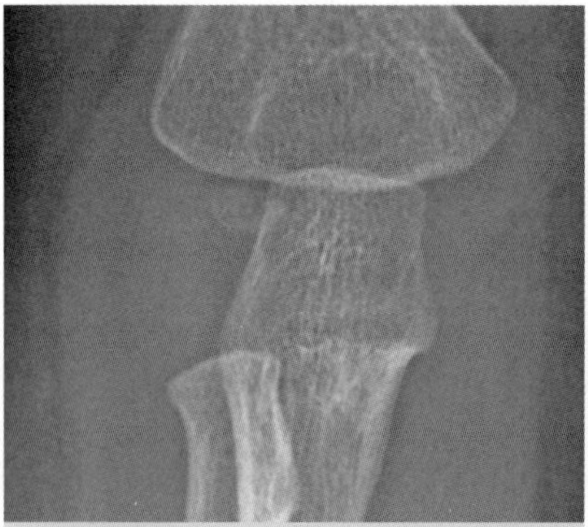

正常肘关节。前后位 X 线片显示误导的肱桡线（见 104 页）。

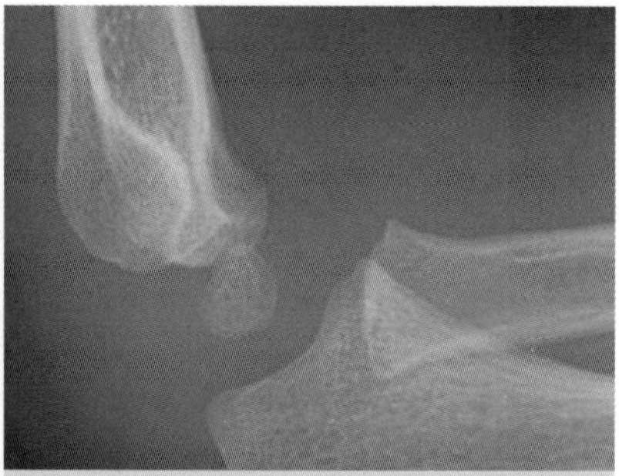

正常肘关节。肱骨小头仅部分骨化（对年龄来说是正常的），肱骨前线（见 101 页）不遵从该规律。

参考文献

1. Dormans JP, Rang M. The problem of Monteggia fracture—dislocations in children. Orthop Clin North Am 1990; 21: 251–256.
2. David-West KS, Wilson NI, Sherlock DA et al. Missed Monteggia injuries. Injury 2005; 36: 1206–1209.
3. Hartenberg MA. Ossification centers of the pediatric elbow: a rare normal variant. Pediatr Radiol 1986; 16: 254–256.
4. Goodwin SJ, Irwin G. Normal variation in the Appearance of Elbow Ossification Centres. Brit Soc Paed Radiol annual meeting, Southampton, 2011.
5. Fowles JV, Slimane N, Kassab MT. Elbow dislocation with avulsion of the medial humeral epicondyle. J Bone Joint Surg Br 1990; 72: 102–104.
6. El-Khoury GY, Daniel WW, Kathol MH. Acute and chronic avulsive injuries. Radiol Clin North Am 1997; 35: 747–766.
7. Miles KA, Finlay DB. Disruption of the radiocapitellar line in the normal elbow. Injury 1989; 20: 365–367.
8. Donnelly LF, Klostermeier TT, Klosterman LA. Traumatic elbow effusions in pediatric patients: are occult fractures the rule? Am J Roentgenol 1998; 171: 243–245.
9. Griffith JF, Roebuck DJ, Cheng JC et al. Acute elbow trauma in children: spectrum of injury revealed by MR imaging not apparent on radiographs. Am J Roentgenol 2001; 176: 53–60.
10. Cheng JC, Ng BK, Ying SY, Lam PK. A 10 year study of the changes in the pattern and treatment of 6,493 fractures. J Pediatr Orthop 1999; 19: 344–350.
11. Rogers LF, Malave S, White H et al. Plastic bowing, torus and greenstick supracondylar fractures of the humerus; radiographic clues to obscure fractures of the elbow in children. Radiology 1978; 128: 145–150.
12. Reynolds RA, Jackson H. Concept of treatment in supracondylar humeral fractures. Injury 2005; 36: Suppl 1: S51–S56.
13. Handelsman JR. Management of fractures in children. Surg Clin North Am 1983; 63: 629–670.
14. Berman L. Personal communication, 2013.
15. Borne VD, Maaike PJ, Benjamin WL et al. The distal radioulnar joint: persisting deformity in well reduced distal radius fractures in an active population. Injury Extra 2007; 38: 377–383.

8 成人肘关节

正常解剖

阅片：要回答三个问题

常见骨折

罕见而重要的骨折

诊断误区

儿童生长期的骨骼不像成人那样容易发生明显的肘部骨折。儿童肘关节损伤在第 7 章单独描述。

通常易漏诊的骨折

- 桡骨小头或颈骨折。
- 孟氏骨折[1,2]。

标准投照体位

- 肘关节伸直**前后位片**。
- 屈曲 90° **侧位片**。
- 其他常规体位[3]：桡骨小头 - 肱骨小头位片（见 121 页）。

正常解剖

前后位片

鹰嘴被肱骨掩盖。肱骨小头位于外侧，与桡骨小头构成关节。滑车位于中央，与尺骨构成关节。

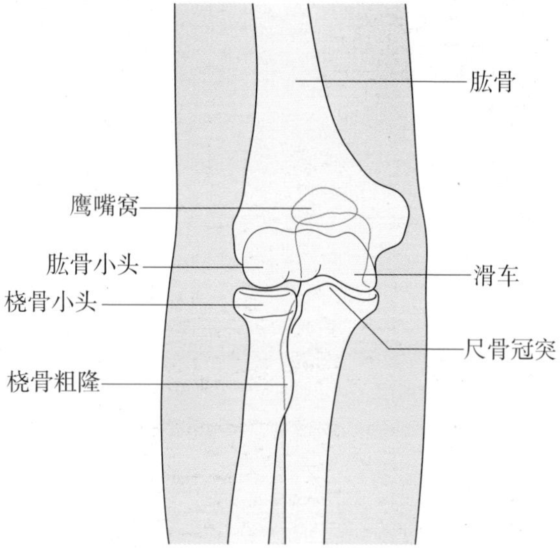

侧位片

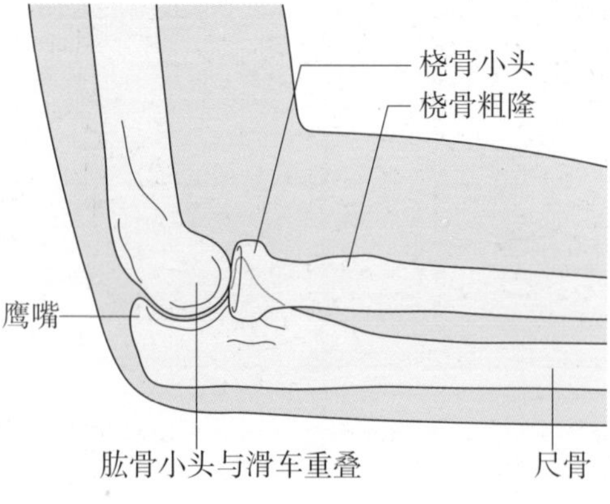

肱桡线

侧位片：沿桡骨干近端 2 ~ 3cm 处的长轴画一条线，这条线应通过肱骨小头。

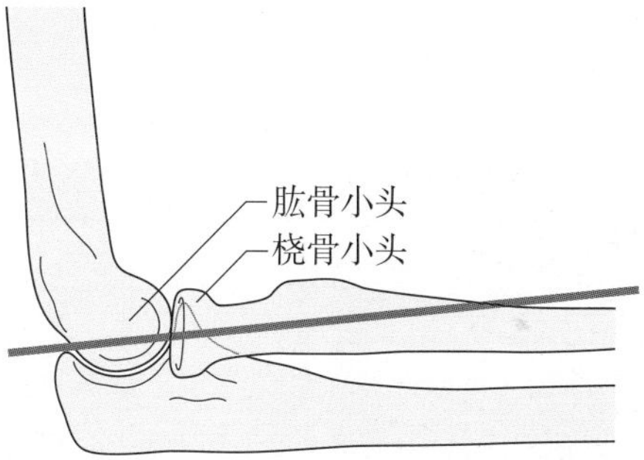

肘部脂肪垫

紧贴肱骨远端的骨皮质有两个脂肪垫，即肘前脂肪垫和肘后脂肪垫。它们位于滑膜外关节囊内。脂肪垫在前后位片上不显影，在侧位片上能显示。脂肪在周围灰色的软组织衬托下呈黑色的条带影。

- 肘前脂肪垫在大多数（不是全部）正常的肘关节片上都能显示，特别用于观察肱骨。
- 肘后脂肪垫在正常的肘关节片上不能显示，原因是它位于鹰嘴窝内。因为肘关节屈曲位摄片时，此脂肪影被骨骼掩盖。

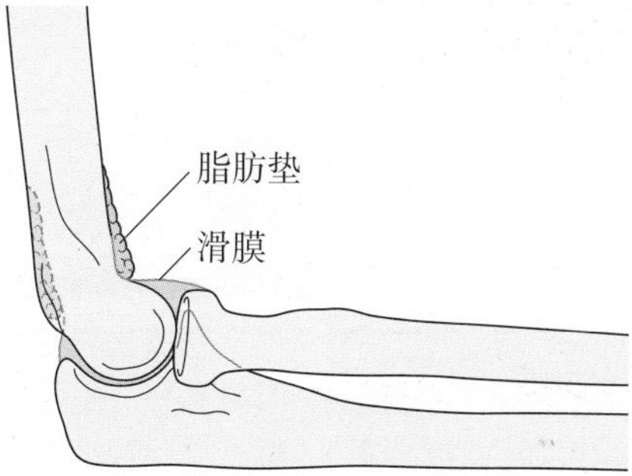

阅片——要回答三个问题

如果前后位和侧位 X 线片表现正常，那么更重要的是把图像有条不紊地再检查一遍。同时，问自己三个问题。

问题一：侧位片上的脂肪垫正常吗？

遵循小儿肘关节同样的规律（见 102 页），概述如下：

- 肘前脂肪垫移位 = 可疑骨折。
- 肘后脂肪垫移位 = 高度可疑骨折。
- 脂肪垫无移位 = 有时有骨折。

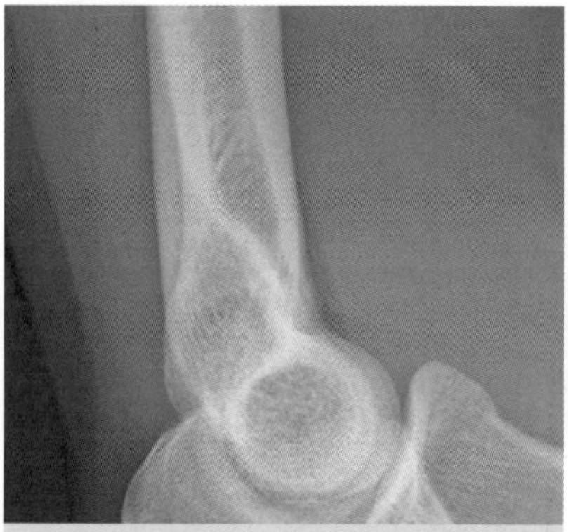

肱骨皮质边缘的黑色条纹就是正常位置的肘前脂肪垫。图示为正常的肘关节。

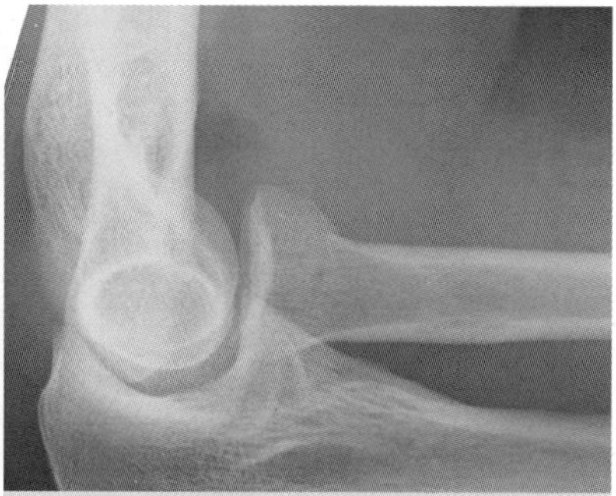

肘前脂肪垫离开肱骨（“帆征”）提示存在关节积液。这是一个标准侧位片上看到的变化（像 121 页描述的角度）。累及桡骨小头和桡骨颈的骨折很容易确诊。

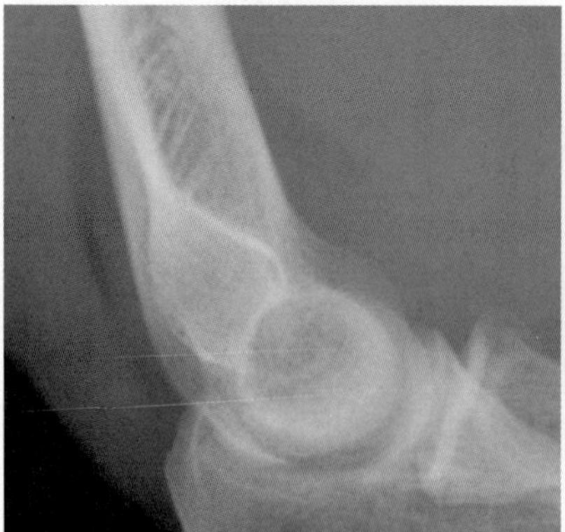

肘前和肘后脂肪垫移位。桡骨小头骨折（前方骨皮质不规则）。

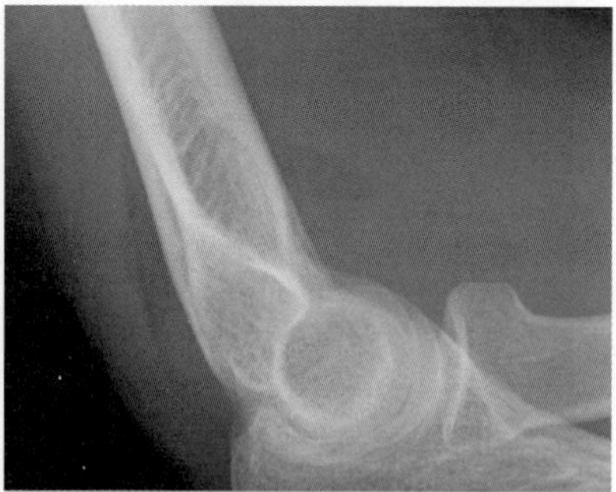

大量积液表现为肘前和肘后脂肪垫明显移位。X 线片上看不到明显骨折。需要仔细观察前后位片——特别是桡骨小头的形态。

问题二：在前后位和侧位片上桡骨小头和桡骨颈的皮质光滑吗？

- 规则，没有皱褶，没有阶梯状改变。
- 放大图像观察，皮质是光滑、光滑、光滑的。

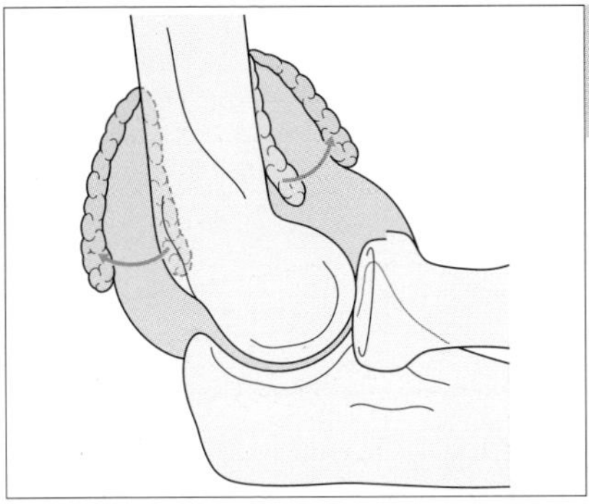

脂肪垫移位。桡骨小头皮质轻微皱褶：骨折无移位。

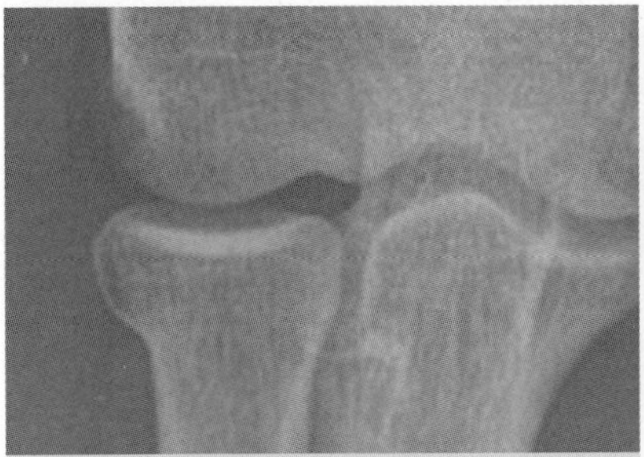

桡骨小头和桡骨颈。正常骨皮质。无阶梯状改变，无皱褶，无成角。

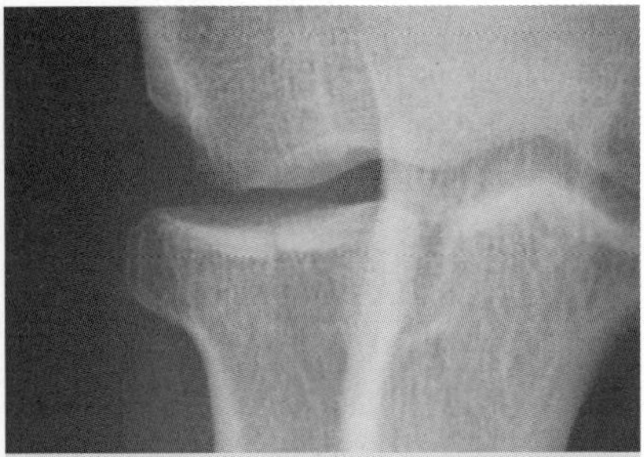

骨折累及桡骨小头和桡骨颈。骨折线位于关节内，侧方皮质呈阶梯状。

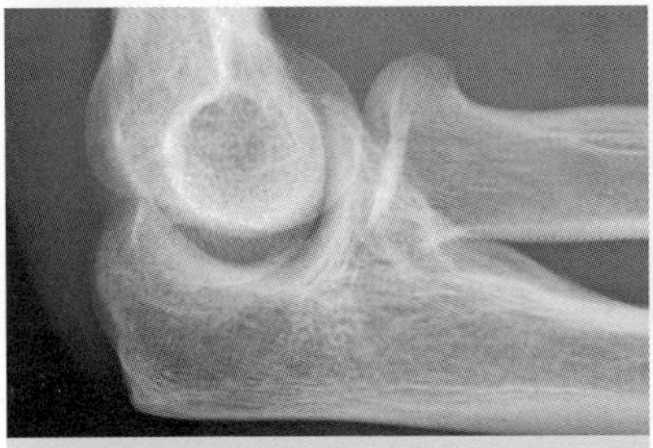

骨折累及桡骨小头和桡骨颈。关节面轻微断裂。

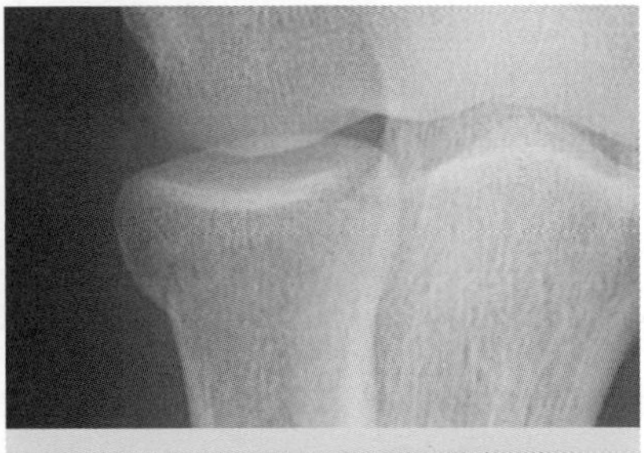

桡骨颈骨折。侧方皮质轻微断裂。

问题三、肱桡线正常吗?

桡骨小头前脱位:

黄金定律:在正常肘关节侧位片上沿桡骨干近端 2 ~ 3cm 处的长轴画一条线。该线应能通过肱骨小头。

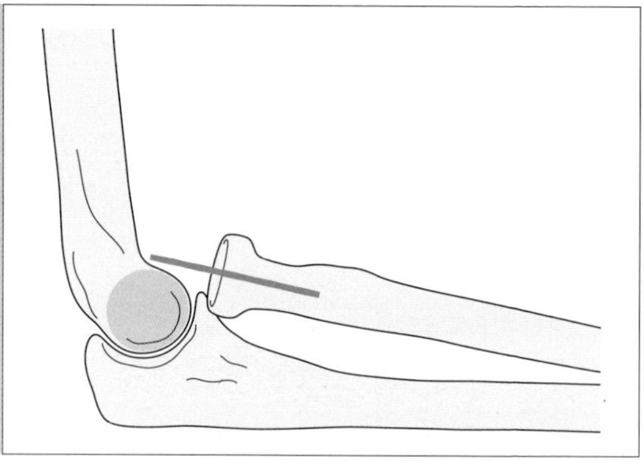

临床诊疗指南:

问题:脂肪垫移位,但仔细审阅正、侧位片后无骨折或脱位……

下一步要做的:

- 不增加其他必要的 X 线片。按照桡骨小头骨折处理。
- 10天后临床复查……

如果临床表现正常,不需要重复摄片。如果临床表现有异常,就需要复查 X 线片。

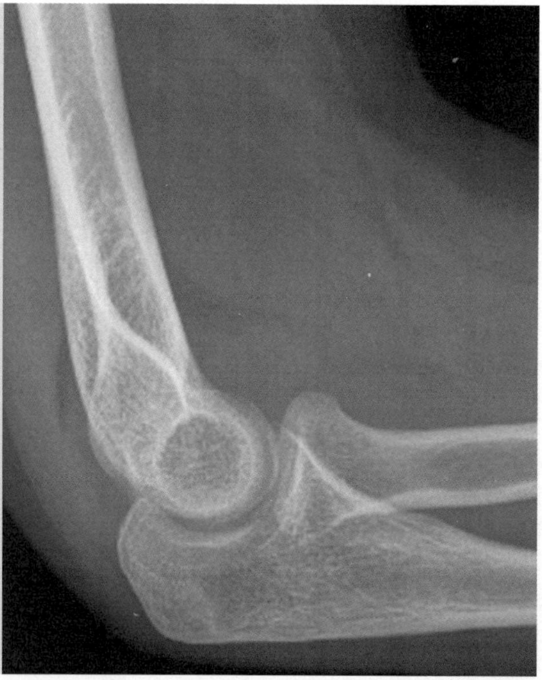

常见骨折

桡骨颈或桡骨小头骨折

在成人，这种骨折占所有肘部骨折的 50%。

额外拍摄 X 线片。有些急诊部门在前后位和侧位的基础上，常规增加第三个体位（某个特定角度）的 X 线片，即桡骨小头 - 肱骨小头位片。患者取侧位，球管向关节方向倾斜 45°。这是显示桡骨小头的最佳投照体位。

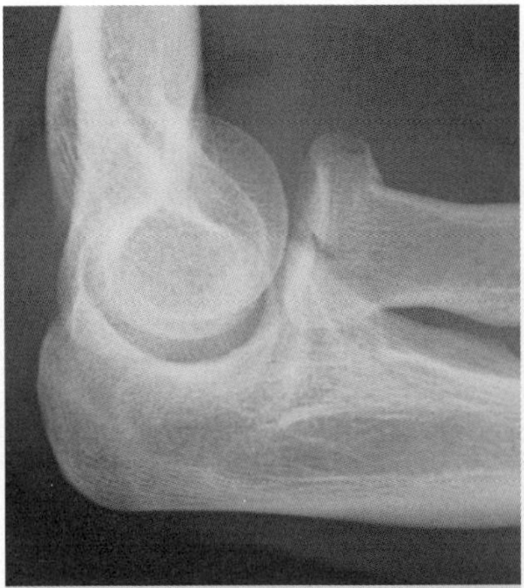

角度投照。显示桡骨小头和桡骨颈骨折。

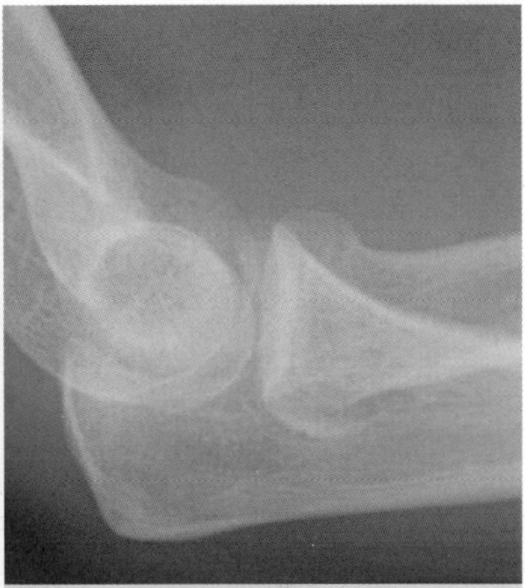

骨折线通过桡骨颈。

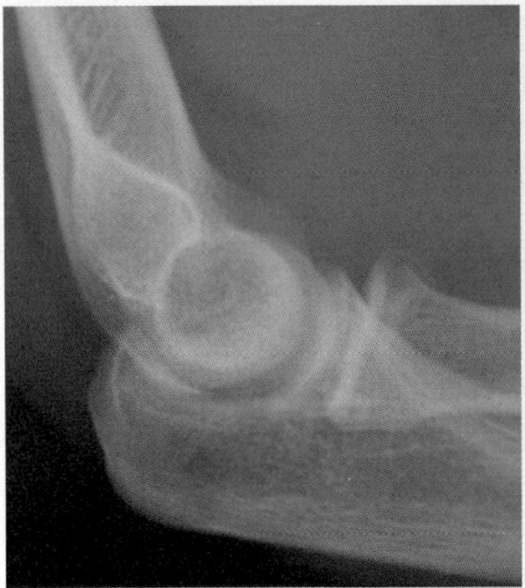

皮质轻度扭曲，提示桡骨颈骨折。

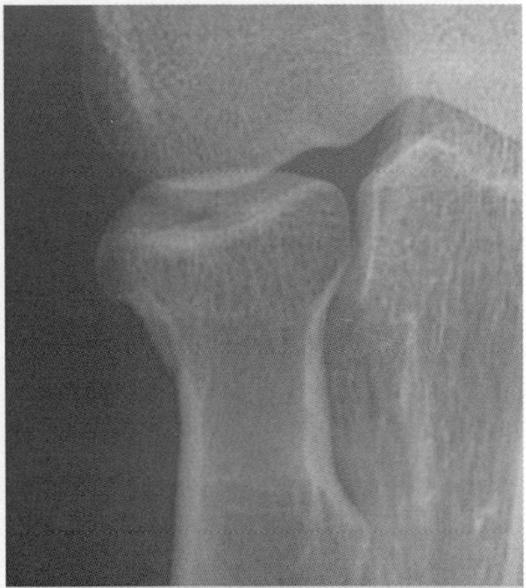

桡骨小头和桡骨颈骨折。

鹰嘴骨折[5]

占所有成人肘关节骨折的 10% ~ 20%。

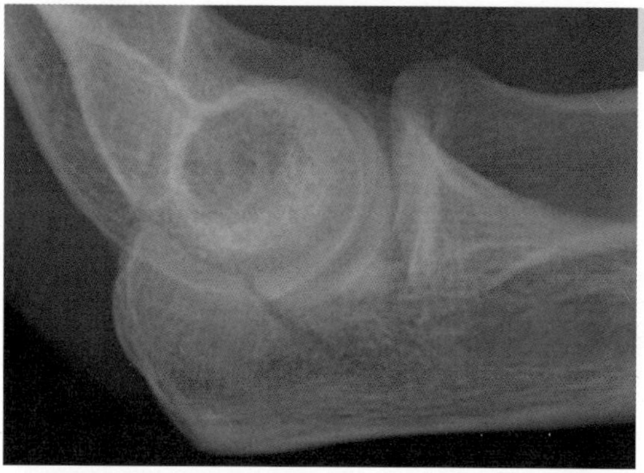

鹰嘴骨折无移位。

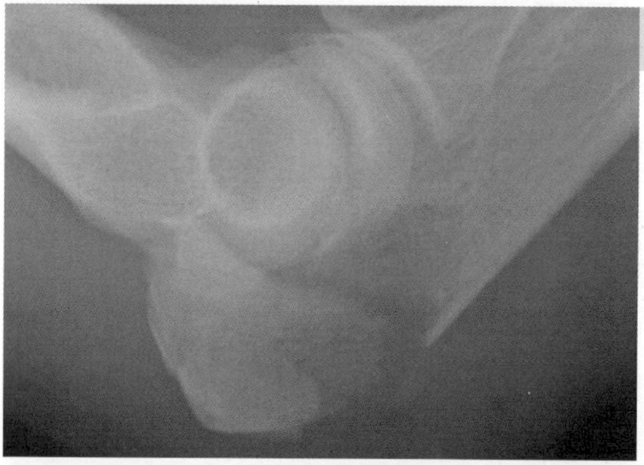

鹰嘴骨折有移位。

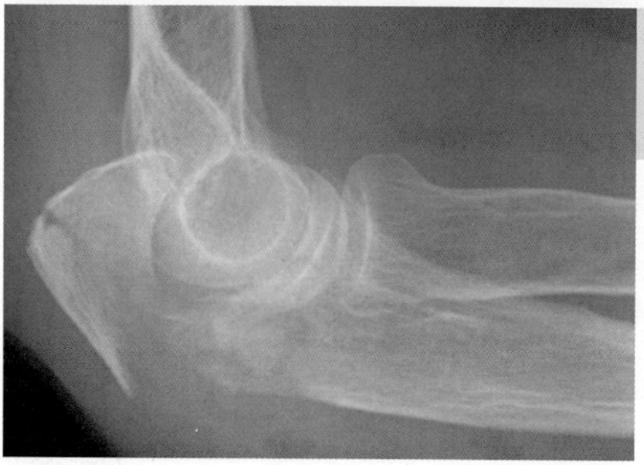

鹰嘴粉碎性骨折。
主要的骨折块向后明显移位。

罕见而重要的骨折

孟氏骨折[1,2,5]

这种复合伤占所有的肘关节骨折和脱位的比例不到5%[4-6]，常称之为孟氏骨折脱位或孟氏损伤。包含尺骨骨折和桡骨小头脱位。

损伤基础：由于有坚韧的骨筋膜和韧带将尺、桡骨连在一起，前臂常被看作为一个功能单位。因此，这两个骨骼中任何一个发生骨折成角移位都会伴随着另外一个骨骼的损伤——一定是脱位。当尺骨发生骨折而桡骨保持完整时，利用肱桡线来评估近侧尺桡关节桡骨小头的脱位尤为重要。这种评估会显示目前是否发生了孟氏骨折。

临床诊断指南：早期临床诊断非常重要，及时确诊孟氏骨折脱位是良好预后的关键[2]。

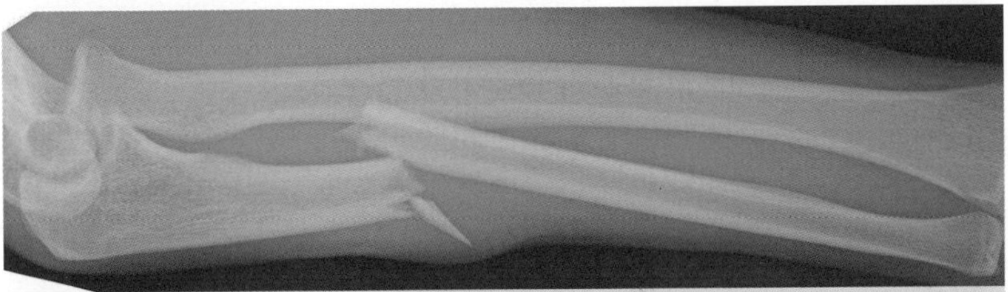

孟氏骨折包括尺骨粉碎性骨折和成角移位，桡骨小头完整。异常的肱桡线显示桡骨小头脱位。这种骨折遵循“双骨规律”（见146页）。

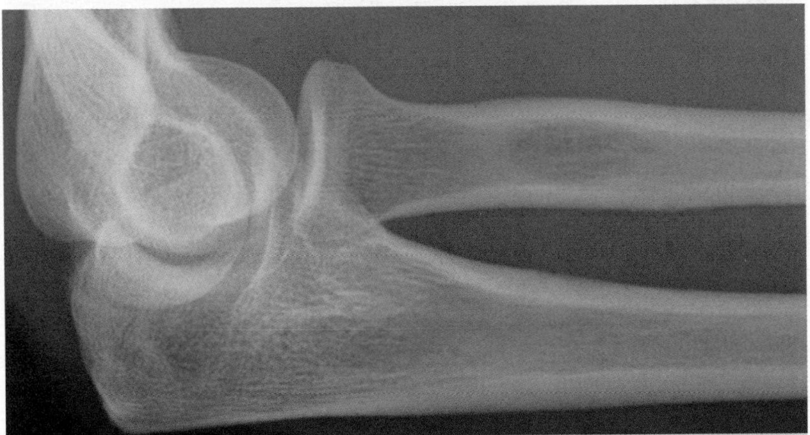

角度投照（见121页），显示桡骨小头和肱骨小头的正常对应关系。肱桡线（见117页）无疑是正常的。

诊断误区

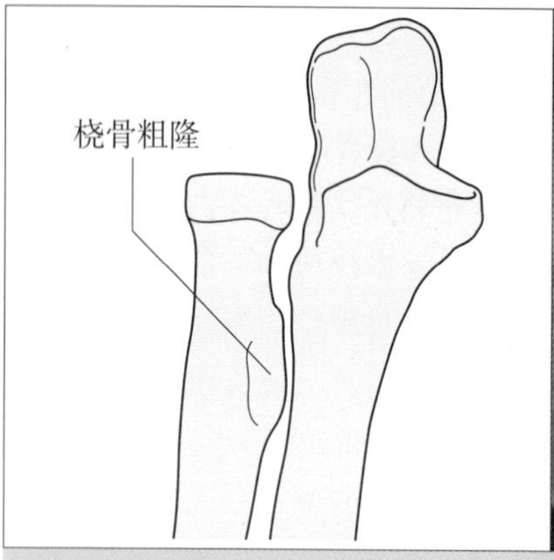

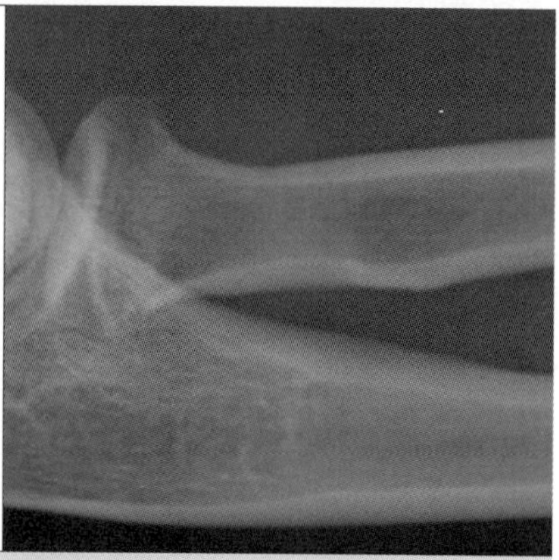

常见的正常变异。桡骨粗隆可造成诊断困难。肱二头肌肌腱附着在桡骨粗隆上。在侧位片上，正常的桡骨粗隆可显示为正面像，由于桡骨粗隆边缘的相对密度，表现为椭圆形的透亮区[6]。这种透亮区可被误诊为骨质破坏或骨囊肿，桡骨骨干明显的“囊肿”很常见[6]。第123页的另一个病例也是很明显的。

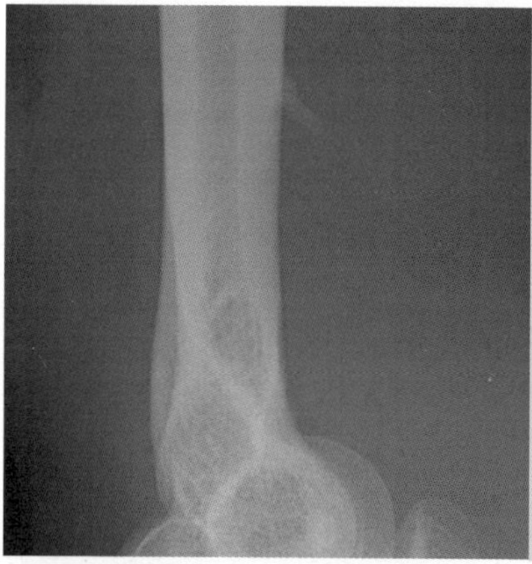

少见的正常变异。上臂被玻璃割伤后，侧位片上显示肘关节上方的肱骨干有向前方突出的高密度影。这不是玻璃片，而是一种返祖现象——髁上喙突。髁上喙突占正常人的1% ~ 2%，在其他一些哺乳动物是正常的结构，特别是在一些攀爬类动物中常见髁上喙突。在临床工作中，髁上喙突常是偶然发现的，临床价值有限。偶有症状，通常是由于它影响尺神经或正中神经所致。

参考文献

1. David-West KS, Wilson NI, Sherlock DA et al. Missed Monteggia injuries. Injury 2005; 36: 1206–1209.
2. Ring D, Jupiter JB, Simpson NS. Monteggia fractures in adults. J Bone Joint Surg 1998; 80: 1733–1744.
3. Greenspan A, Norman A. The radial head, capitellum view: useful technique in elbow trauma. Am J Roentgenol 1982; 138: 1186–1188.
4. Miles KA, Finlay DB. Disruption of the radiocapitellar line in the normal elbow. Injury 1989; 20: 365–367.
5. Rogers LF. Radiology of skeletal trauma. 3rd ed. Churchill Livingstone, 2002.
6. Keats TE, Anderson MW. Atlas of normal Roentgen variants that may simulate disease. 9th ed. Elsevier, 2012.
7. Kessel L, Rang M. Supracondylar spur of the humerus. J Bone Joint Surg 1966; 48B: 765–769.

9 前臂远端和腕关节

易漏诊的损伤

- 桡骨远端骨折无移位。
- 月骨的脱位。
- 青枝骨折。
- 三角骨骨折。

标准摄影体位

后前位，侧位，舟骨位。

正常解剖

后前位投照：骨骼和关节

约 90% 的正常人桡骨腕关节面位于尺骨腕关节面的远端。

腕骨排列成两排，由坚韧的韧带联结在一起。

- 关节面的宽度是一致的：成人宽 1 ~ 2mm。
- 相邻的骨骼表面平行或一致。
- 异常的关节间隙变窄大多是由于投照原因或年龄相关性退行性变引起的，很少是因为外伤所致。
- 如关节间隙异常增宽，大多提示存在韧带损伤。

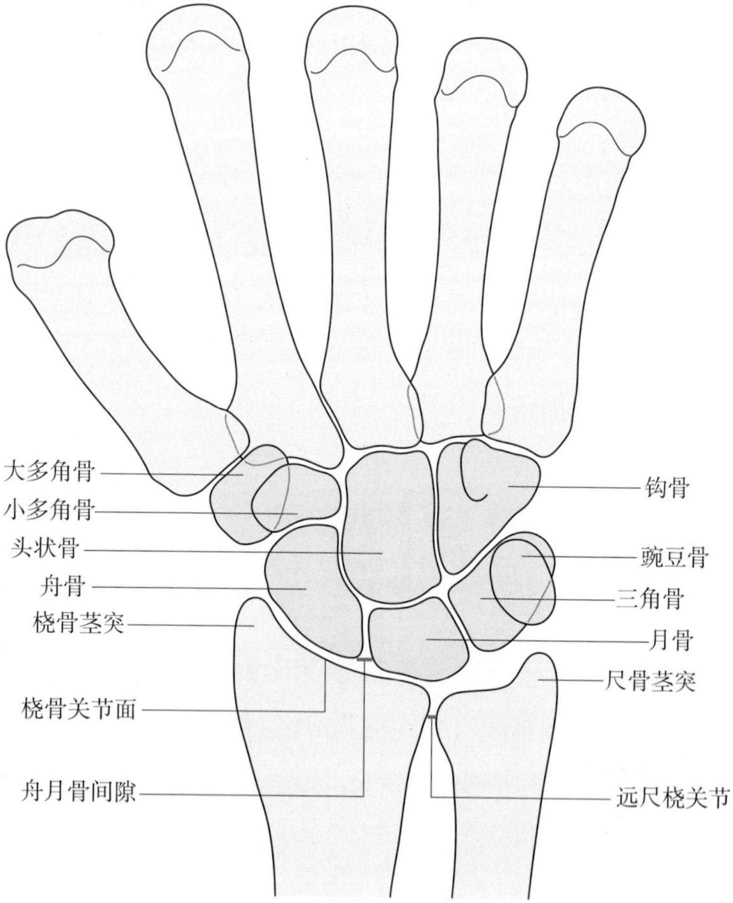

侧位投照：骨骼和关节

桡骨远端背侧骨皮质非常光滑——无皱褶，形态规则。此处皮质像婴儿屁股一样光滑。

腕骨的排列可能容易混淆，但如果通过重要的解剖特点辨认事实上很简单。不要担心腕骨相互重叠，只要想象一下苹果、杯子和盘子。

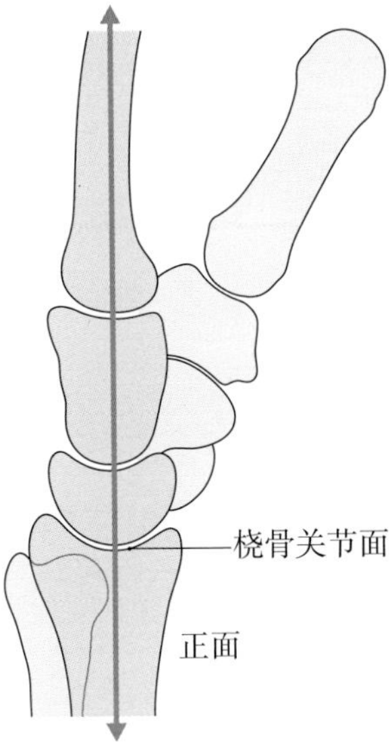

桡骨远端、月骨和头状骨相互衔接，位于一条直线上，就像把一个苹果放在盘子里的杯子上一样。桡骨（R，radius，盘子）托着月骨（L，lunate，杯子），而月骨的杯口盛放着头状骨（C，capitae，苹果）。

桡骨关节面有一个向掌侧（前方）轻微而明显的倾斜角。倾斜角通常约为10°，变动范围为2° ~ 20°。

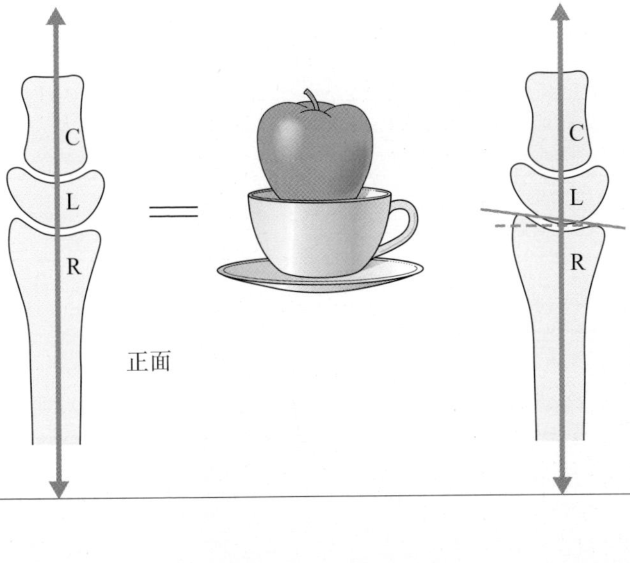

阅片：检查清单

后前位片对缺乏经验的阅片者来说是非常容易的，因为所有的腕骨都清晰可见。侧位片由于许多腕骨相互重叠而表现得非常复杂，难以分辨。但是非常明确：**不用害怕！**

侧位片对诊断来说非常重要，因此，我们告诉您如何按照简单的清单快速、准确地分析每一张侧位 X 线片。

后前位片

阅片：要问自己 5 个问题。

问题 1 ～ 4 适用于所有成人，问题 5 适用于所有儿童。

1. 桡骨关节面和（或）桡骨茎突光滑完整吗？
   否 = 骨折无移位。
2. 桡骨腕关节面位于尺骨腕关节面的远端吗？
   否 = 怀疑尺桡关节脱位。
3. 舟骨完整和正常吗？
   否 = 骨折。
4. 舟月骨间距＜ 2mm 吗？
   否 = 怀疑舟月骨韧带撕裂（见 147 页）。
5. 儿童：桡骨皮质出现皱褶或局部凸起吗？
   是 = 青枝骨折或隆凸骨折。

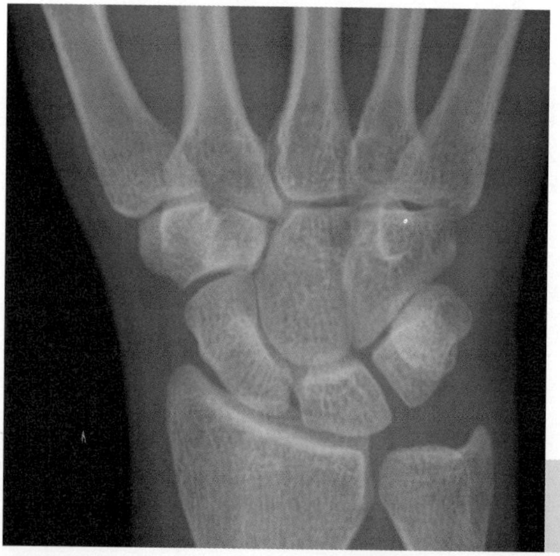

正常腕关节后前位片。
问题 1 ～ 4 回答“是”。

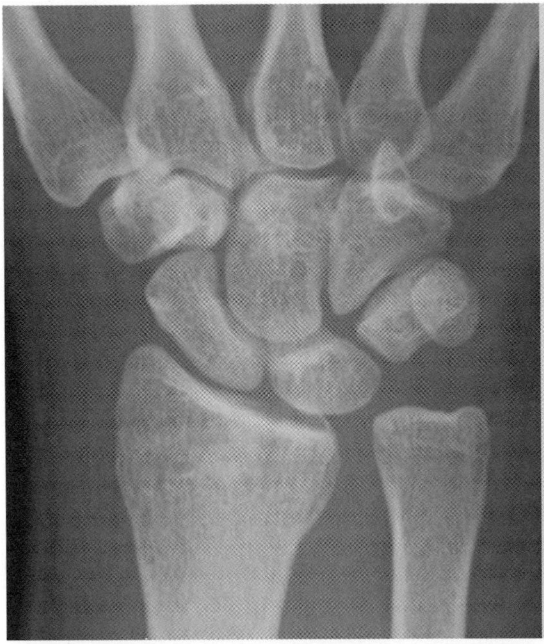

异常的腕关节后前位片。

（1）桡骨干骺端局部密度轻度增加，提示嵌插骨折。
（2）远侧尺桡关节间隙增宽。尺骨腕关节面位于相邻的桡骨腕关节面的远侧。尺桡关节分离。

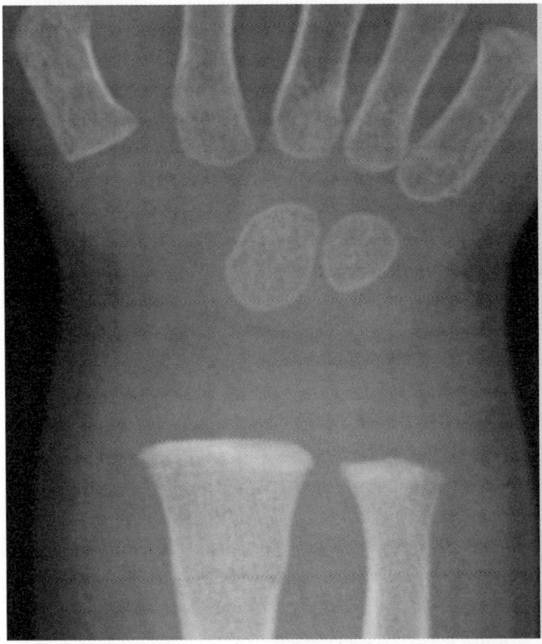

异常的腕关节后前位片。
一条细小的骨折透亮线穿过桡骨干骺端区。

请注意邻近的皮质轻微凸起。

桡骨骨折，隆凸骨折（见 18 页）。

侧位片

阅片：对每一张侧位片都要毫不例外地问自己 5 个简单的问题。

如果你都能正确地回答这五个问题，你就会发现所有的轻微而在临床上重要的异常现象。

1. 桡骨关节面完整吗?
   否 = 骨折无移位。
2. 桡骨远端背侧皮质光滑吗? 特别是：
   - ❑ 此处皮质像婴儿屁股一样光滑吗?
   - ❑ 无皱褶、成角、凸起或弯曲吗?
   - ❑ 你确定吗? 再一次检查桡骨远端皮质。

   否 = 骨折无移位。
3. 正常桡骨远端关节面有掌倾角吗（正常范围为 2° ~ 20°）?
   否 = 怀疑嵌插骨折。
4. 腕骨背侧有骨片吗?
   是 = 三角骨骨折。
5. 月骨的杯口里有一块骨吗?
   否 = 腕骨（包括月骨）脱位（见 148-150 页）。

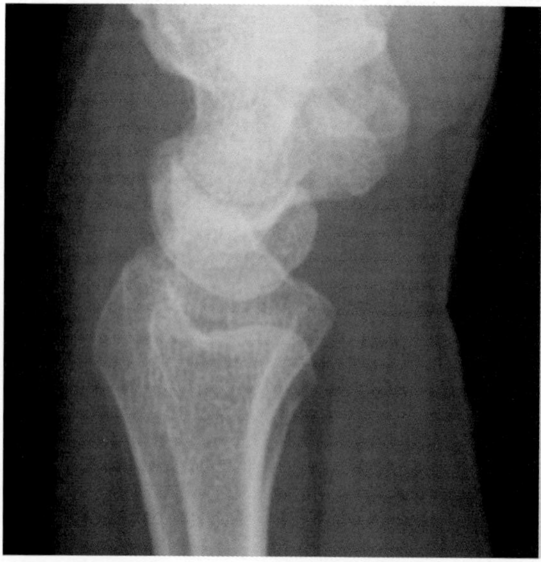

正常腕关节侧位片。
正常掌倾角。桡骨远端背侧皮质像婴儿屁股一样光滑。月骨杯口充满，与头状骨形成关节。

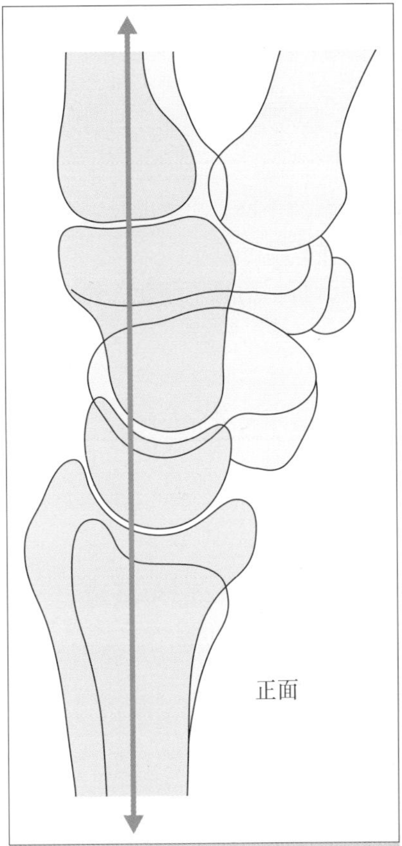

三块骨（桡骨、月骨和头状骨）位于一条线上。正常表现。

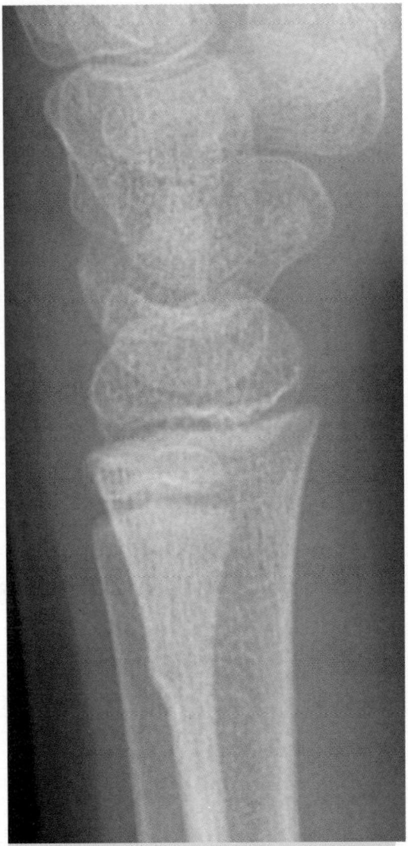

儿童腕关节外伤，桡骨骨干背侧皮质轻度扭曲成角。青枝骨折。

舟骨系列片

许多无移位的舟骨骨折在两个常规腕关节上不能显示，加照两个体位可以获得更好的效果。因此，无论有无“鼻烟窝”压痛，舟骨四个系列体位的照片是必需，也是必要的。

增加哪两个体位在不同的急诊部门会有所不同。重要的是，在四个投照体位中必须包括腕关节标准后前位和标准侧位。

舟骨骨折主要表现为轻微骨折和透明骨折。边缘不硬化，偶有骨折移位。

阅片：问自己三个问题：

1. 舟骨的四个摄影体位中，每一个体位都显示舟骨完整吗？
   否 = 骨折（见 144 页）。
2. 桡骨远端——特别是桡骨茎突完整吗？
   否 = 骨折（见 136-141 页）。
3. 你逐步认真阅读桡骨后前位和侧位片了吗（见 128-130 页）？
   否 = 开始阅读。

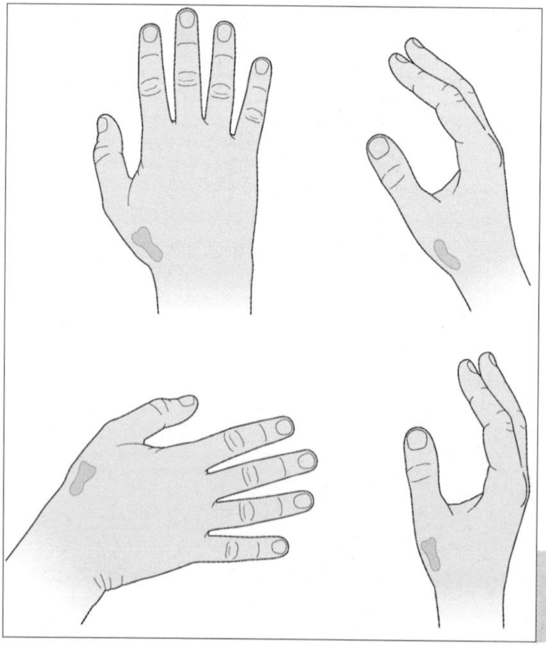

“鼻烟窝”压痛。舟骨的四体位片。

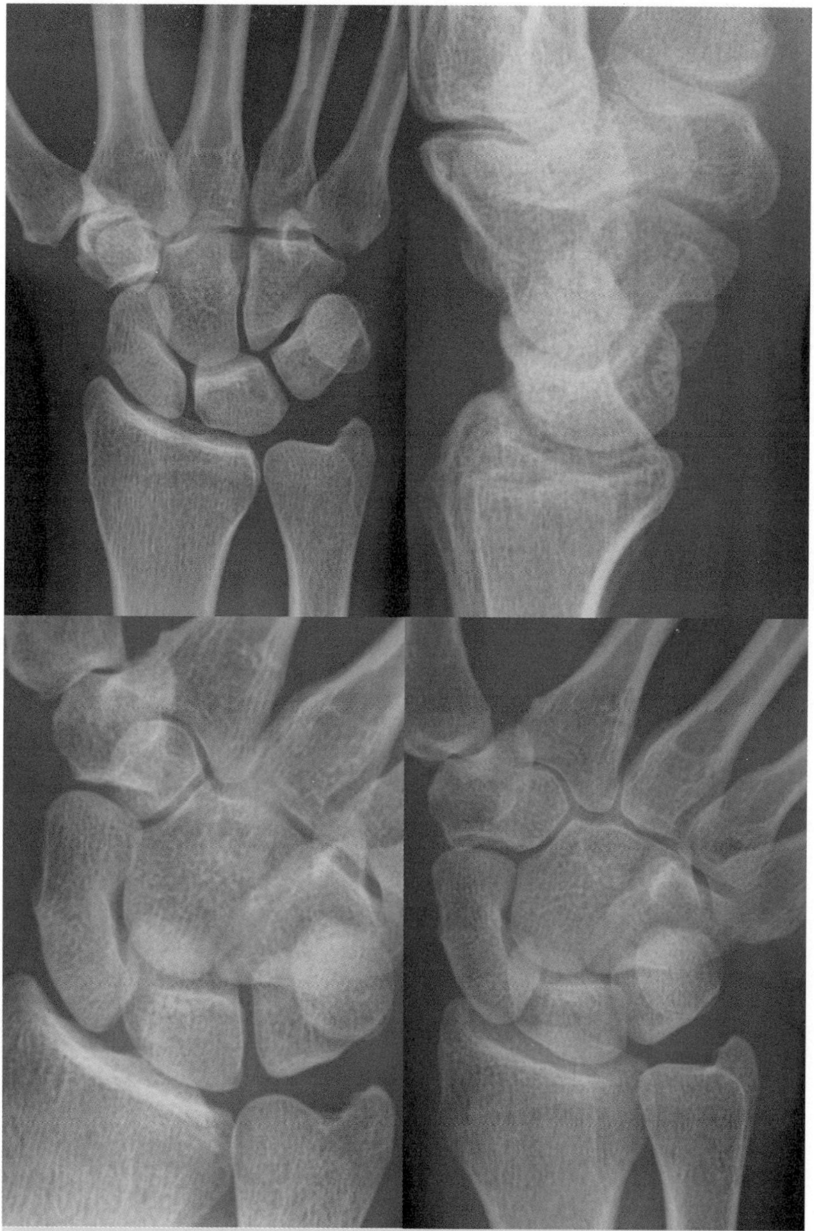

舟骨的四个体位片。正常。

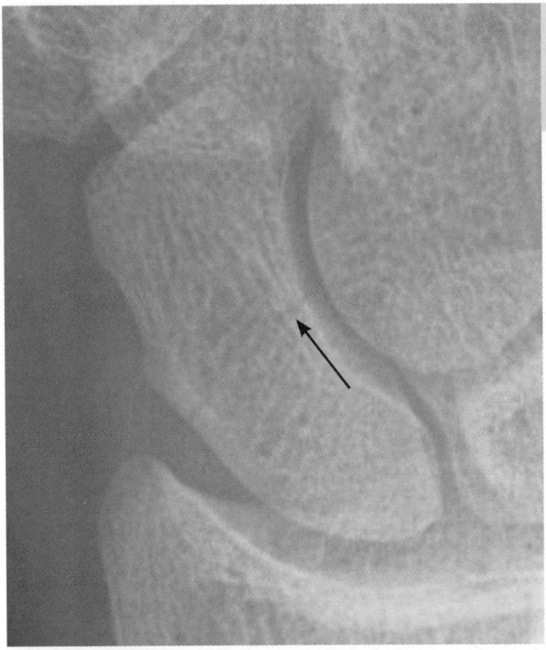

线样骨折（↑）通过舟骨的腰部。
这是最典型的表现。

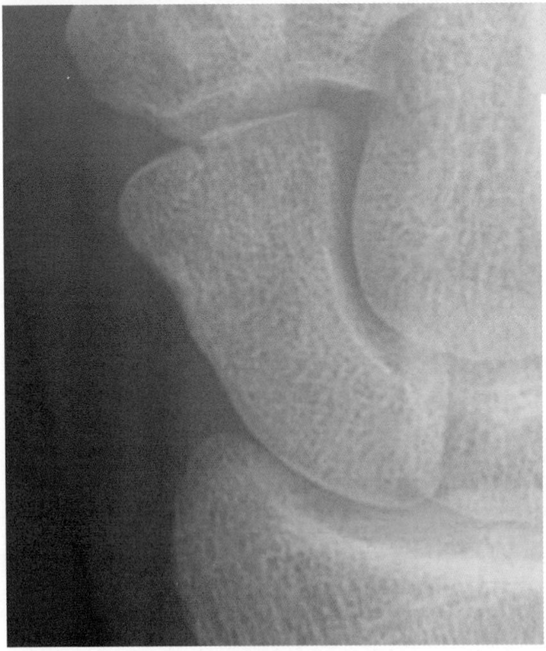

舟骨远端骨折。
舟骨远端骨折极为罕见。

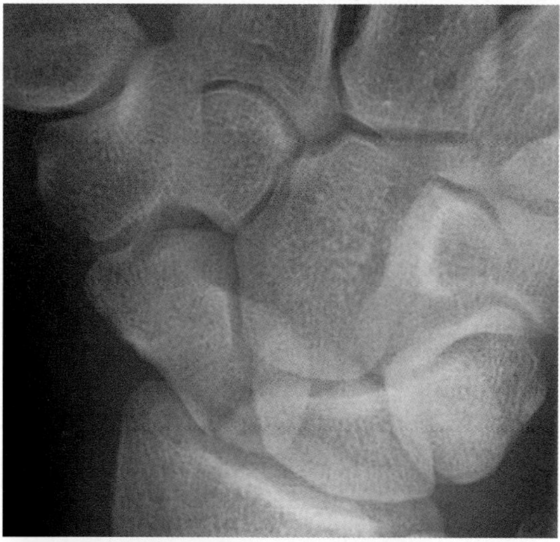

舟骨近端骨折。
舟骨近端骨折相对不常见。

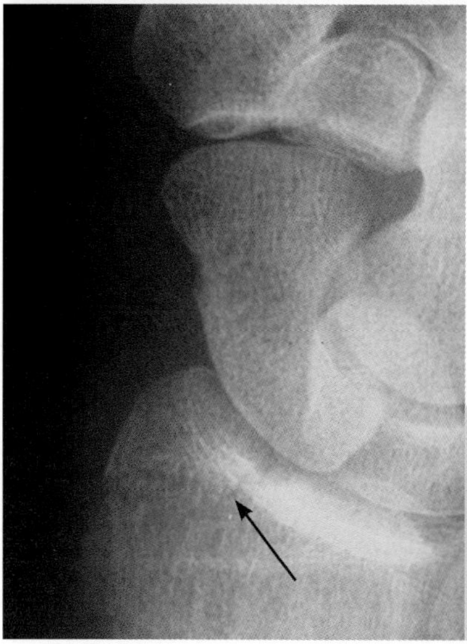

某个舟骨投照体位。
舟骨形态完整，但桡骨茎突骨折无移位（↑）。在每一个舟骨投照体位上，必须仔细评估桡骨远端。鼻烟窝压痛常常是桡骨骨折所致。

神奇的腕关节

局部轻度擦伤、韧带损伤、骨折以及同时存在这几种因素均不可避免地会引起损伤区周围的软组织肿胀。这种 X 线上的软组织肿胀对影像诊断来说并不是特别有帮助。有人认为，腕关节周围软组织脂肪线的出现对诊断可能有帮助，但也可能不出现这种情况[1]。

常见的骨折

患者年龄和常见的骨折					
年龄（岁）	儿童（4 ~ 10）	少年（10 ~ 16）	青年（17+）	中年（50+）	老年
常见的骨折	青枝骨折或隆凸骨折	骨骺分离（Salter-Harris 骨折）	舟骨骨折或三角骨骨折	柯莱斯骨折	柯莱斯骨折

桡骨远端骨折

这些损伤是由于前臂伸直并从高处坠落导致。

明显的骨折：

- 柯莱斯骨折——桡骨远端骨折向背侧移位。
- 史密斯骨折——桡骨远端骨折向腹侧移位。

轻微骨折 / 需仔细诊断：

- 桡骨远端背侧皮质皱褶或不规则。
- 无移位骨折或嵌插骨折：
  - 唯一的异常是桡骨干骺端局部骨密度轻微增加或无增加，以及(或)
  - 桡骨关节面正常掌倾角的缺失（见 127 页）。
- 纵向骨折：
  - 通常无移位（见 139 页）。
  - 巴尔通骨折（见 138 页）。

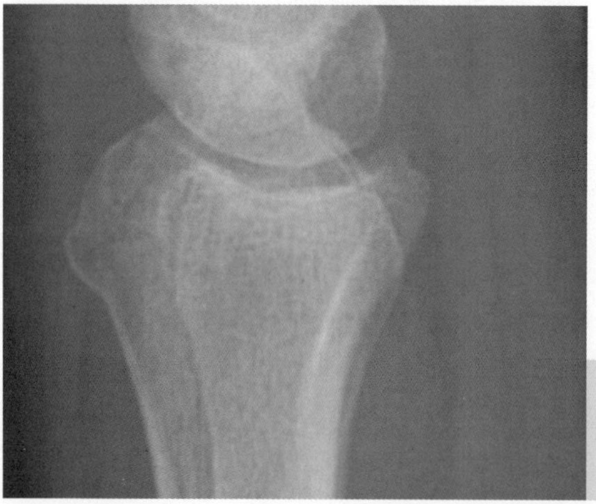

桡骨背侧皮质表面不规则或存在皱褶。
骨折无移位。

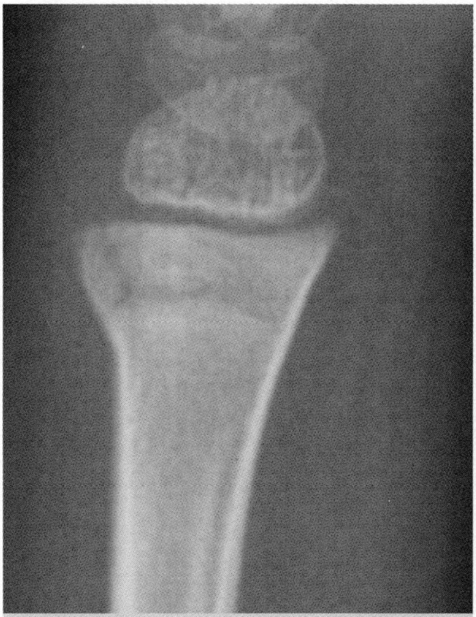

桡骨背侧皮质轻微成角。青枝骨折。

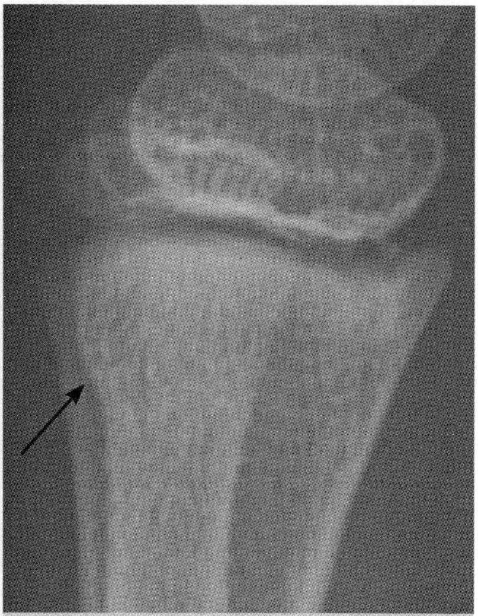

桡骨背侧皮质轻微隆起 / 成角（↑）。隆凸（或青枝）骨折

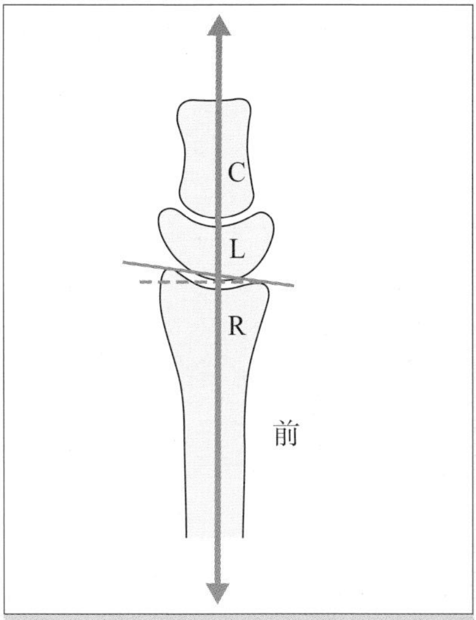

正常。桡骨远端关节面掌倾角波动范围为 2° ~ 20° 。如果掌倾角丧失或反向，那么，可能有（或）嵌插骨折。

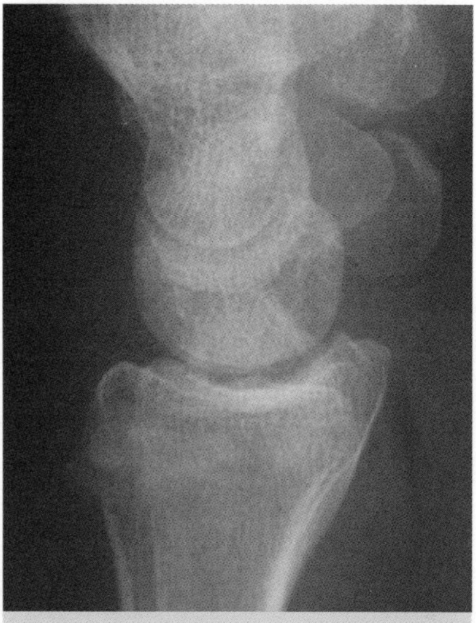

桡骨片显示：①皮质不规则。②干骺端局部骨密度增加。③正常的桡骨关节面掌倾角反向。
结论：嵌插骨折。

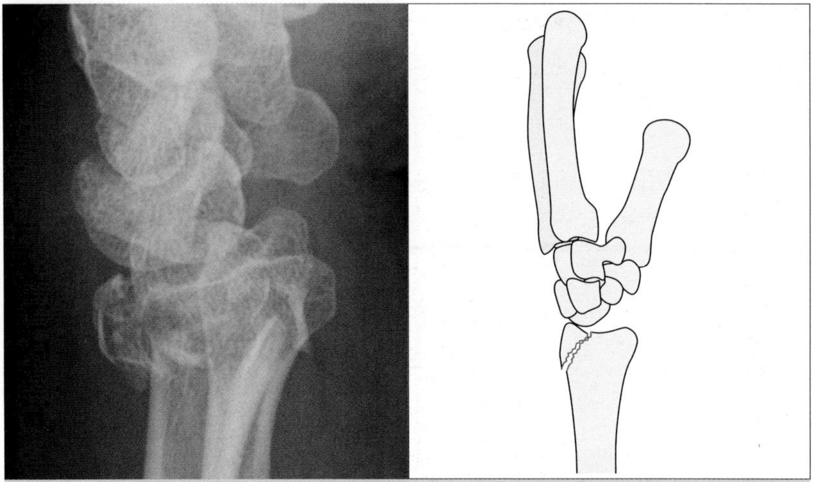

巴尔通骨折。斜行骨折线累及桡骨远端背侧皮质以及桡骨关节面，即延伸至腕关节。骨折移位时，桡骨断端连同腕骨向后移位。

桡骨远端任何的纵向骨折常被误诊为巴尔通骨折。

临床影响指南：巴尔通骨折常被认为是高度不稳定的骨折。仔细观察X线片有助于做出正确诊断。

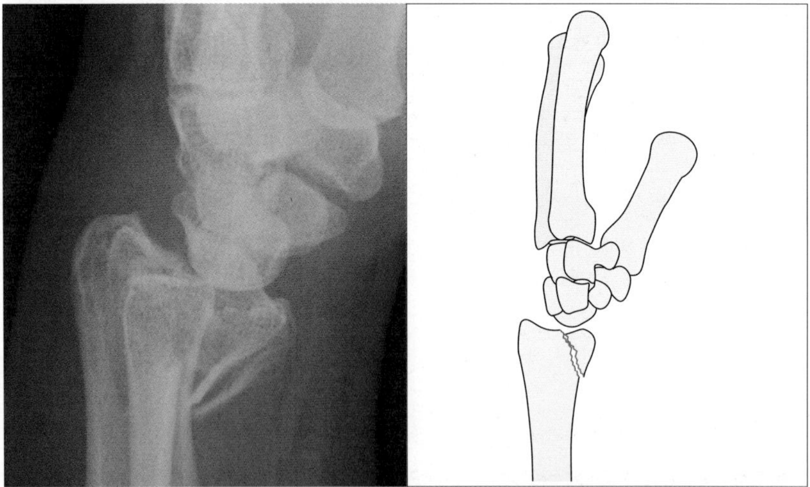

反向巴尔通骨折（掌侧巴尔通骨折）。这种巴尔通骨折类型常见于关节内，桡骨远端掌侧皮质断裂。

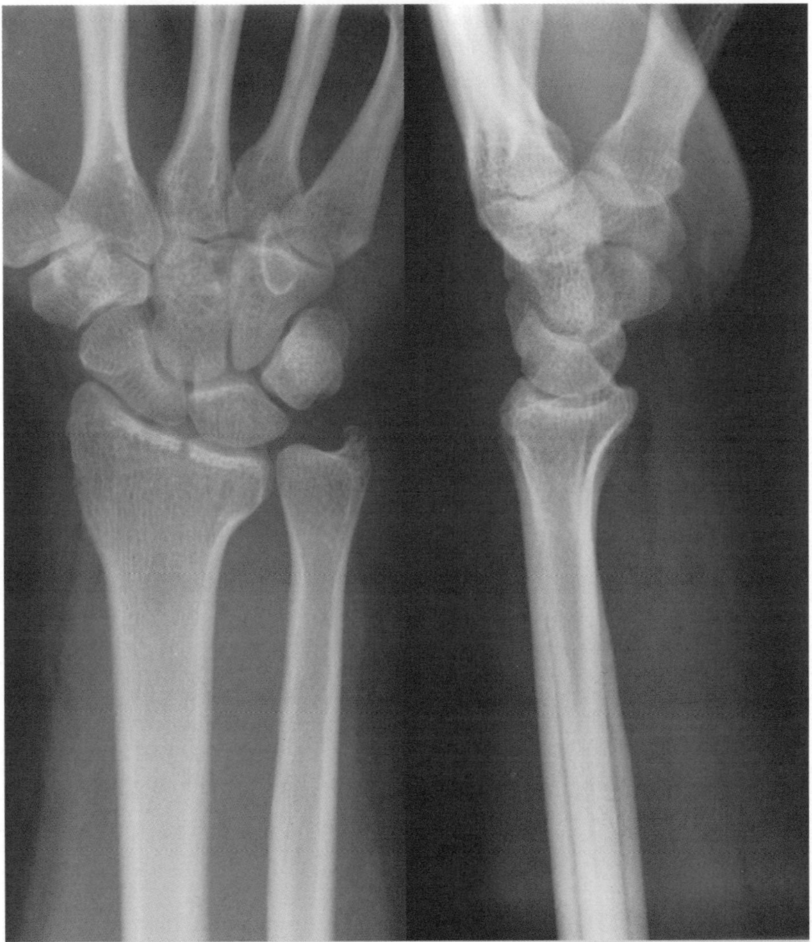

在所有的病例中，通常都是把正位片和侧位片作为一个组合进行对照分析。有时这种病变在正位片上能看到，而在侧位片上看不到，反之亦然。该患者为手伸直并从高处坠落。

后前位片：纵向骨折线累及桡骨关节面，尺骨茎突骨折，远侧尺桡关节轻度分离。

侧位片：桡骨远端背侧骨皮质轻度不规则，但形态正常。

主要诊断：桡骨远端关节内骨折无移位。

次要诊断：远侧尺桡关节半脱位。关节不稳有可能是长期并发症。

儿童桡骨远端骨折

有时这种骨折很明显，很多骨折很轻微。

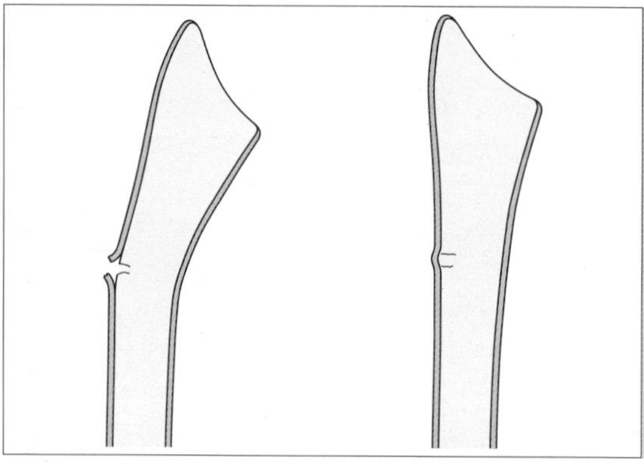

青枝骨折（左侧）。
桡骨骨皮质轻微成角。请注意完整的骨皮质如何像铰链一样扭曲。

隆凸骨折（右侧）。
桡骨皮质轻微凸起。

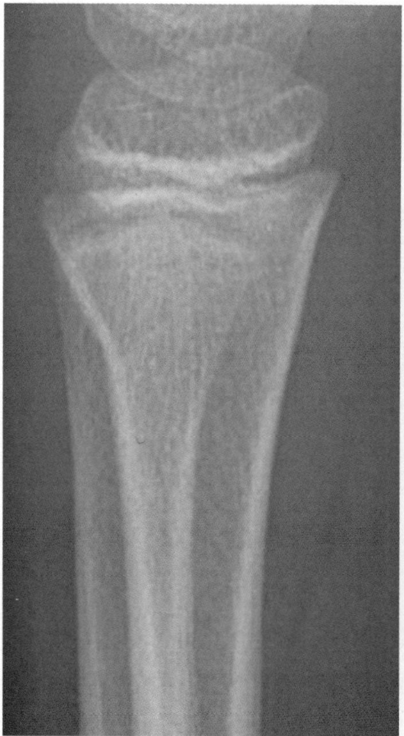

青枝骨折。

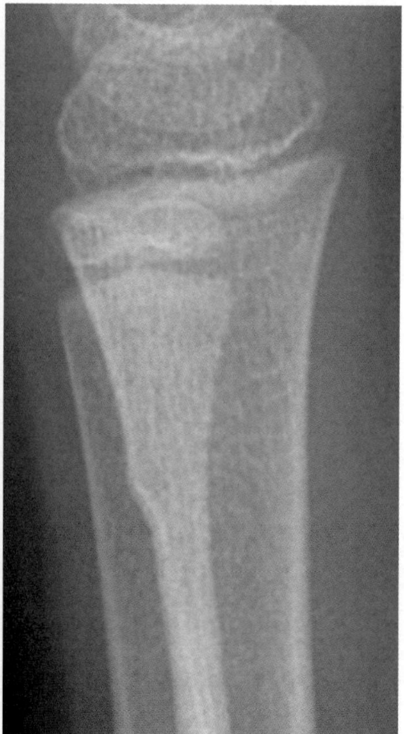

隆凸骨折。

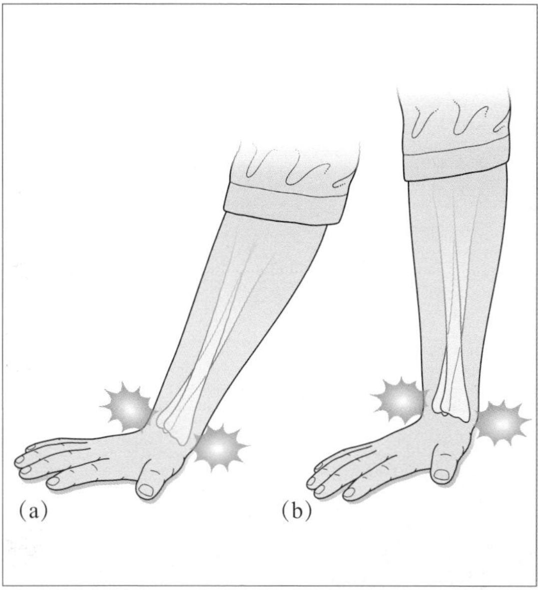

青枝骨折常通常是由于在跌倒时前臂与地面成一个角度而导致（a）。隆凸骨折常是前臂与地面成垂直角度所致（b）。

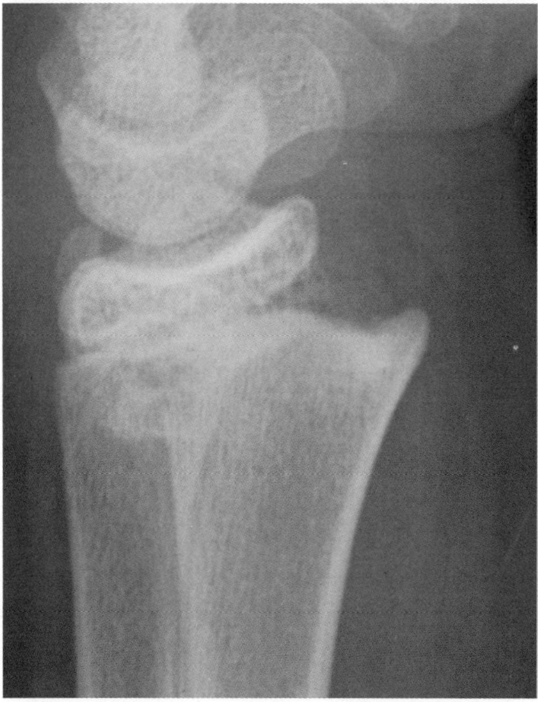

Salter-Harri 骨折。

这种骨折累及骨骺生长板，已在 15-17 页详细描述。

这张侧位片显示骨折线通过桡骨骨骺生长板。骨骺向后移位。骨折线也累及桡骨干骺端。

这是 Salter-Harris 2 型骨折。

尺骨远端骨折

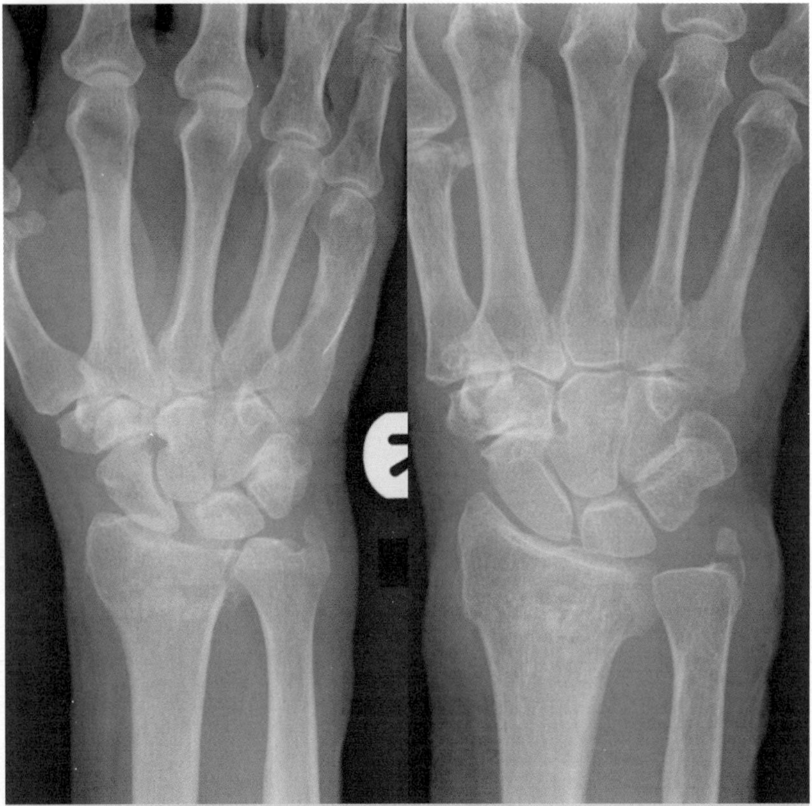

尺骨茎突骨折。

上图两例患者均发生了柯莱斯骨折，此处没有展示侧位片。
如上所示，尺骨茎突骨折无移位，通常伴有柯莱斯骨折。一般来说，这种特殊的尺骨骨折在临床上并不重要。
然而，如果尺骨茎突骨折有移位（如右图所示），那么，这可能预示着远侧尺桡关节发生了严重的脱位[2]。因此，这个关节不稳定就可能成为一个长期的并发症。

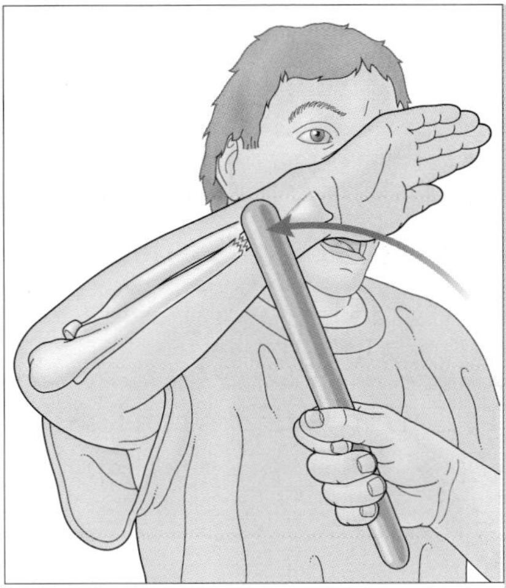

警棍骨折。

警棍骨折是一种独立的尺骨骨折，主要是由于在搏斗、从高处坠落、运动或车祸时伤及前臂外缘而使尺骨直接受力所致。通常，这种骨折累及尺骨中远 1/3 交界处，但也并不总是这种情况。

称之为警棍骨折主要是因为为预防头部受伤，前臂避开来自警察的警棍、撬棍或网球拍的外力而引起的。前臂高举过头，因而尺骨受到向下的打击。

临床影响指南：大多数警棍骨折没有移位或轻度移位，然而，如果骨折移位超过 50%，那就总是需要行切开复位和内固定。

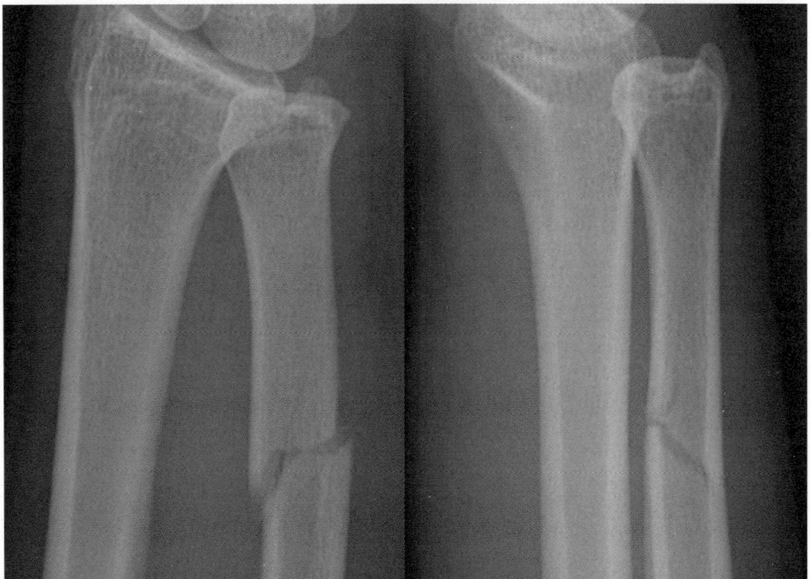

搏斗时，尺骨骨干受到直接的外力，受力部位有轻度移位。这是一个警棍骨折病例。

舟骨骨折

这种骨折主要影响年轻人（见 136 页）。腕骨骨折包括舟骨骨折，在儿童罕见。

近期的舟骨骨折断端从不会出现硬化边（即白色 / 高密度）。

大多数舟骨骨折在最初舟骨位片上都能显示清楚[3]。与传统观念相反，10 天内反复拍摄 X 线片检查隐匿性骨折的显示率是很低的[4,5]。如果临床一直有疑问，可以做 MRI 检查，不再做 X 线平片。

临床影响指南：如果最初漏诊了舟骨骨折，而且患者没有得到正确处理，那么就可能出现以下情况：不愈合、延迟愈合、骨折近端缺血性坏死（avascular necrosis，AVN）或骨性关节炎。

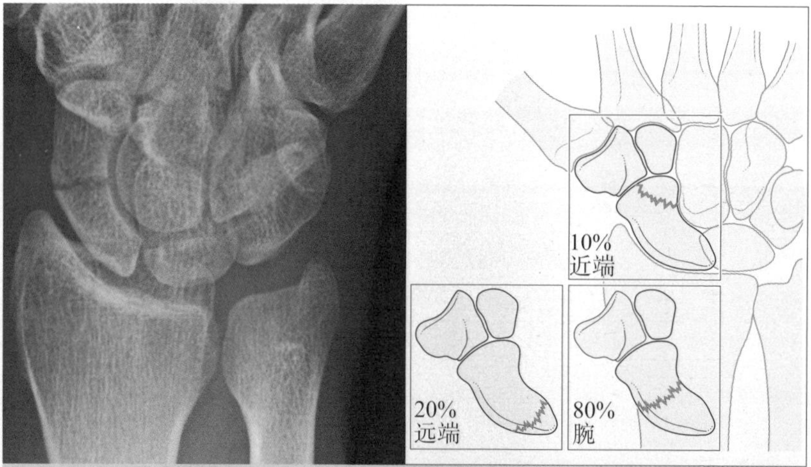

舟骨骨折。骨折线可以累及腰部、舟骨近端或远端。大多数表现为线样骨折和骨折无移位。骨折线通过腰部时，会影响近端的血液供应。因为大多数的血液供应都是从远端或腰部供应近端的[6]。

舟骨骨折发生缺血性坏死的风险	
骨折发生部位	**发生缺血性坏死的风险**
腰部	高
近端	很高
远端	零

三角骨骨折

在侧位片上，近排腕骨背侧有一个小骨片或骨块总是代表三角骨撕脱骨折（三角形的骨）。这种骨折大约占所有腕骨骨折的20%[5]。

三角骨骨折在腕关节发生月骨周围性脱位时偶有发生[6]，在此强调两条基本规律：

1. 避免过早下“检查满意”这样的结论，要完善各种体位的检查。
2. 对每一张侧位片要经常检查盘子、杯子和苹果的对应关系。

牢记：月骨的杯口绝对不会空虚（见148-150页）。

临床影响指南：如果诊断为单独的三角骨骨折，患者可以放心地采取保守治疗，主要是减轻疼痛，并且预后良好。

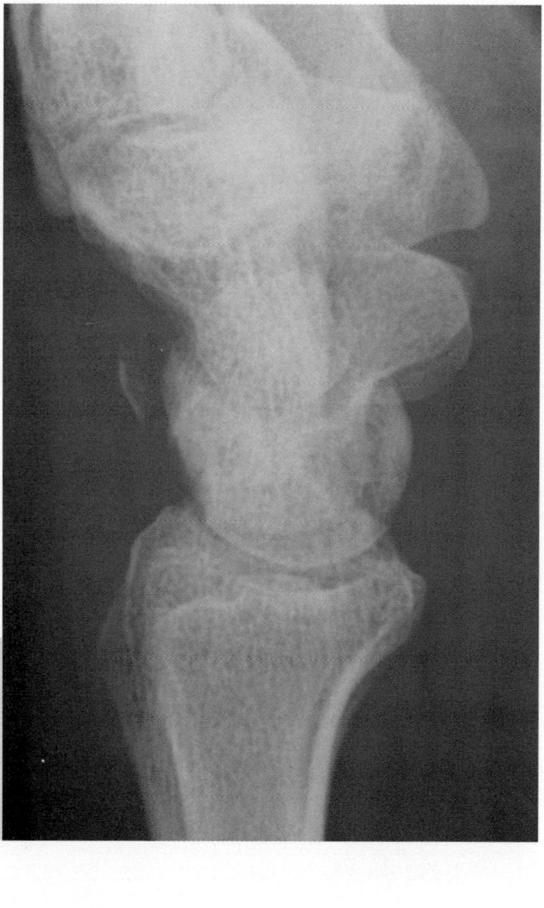

三角骨骨折。

小骨片是三角骨的撕脱骨片。侧位片上后方的小骨片就是典型的三角骨撕脱骨折。

半脱位和脱位

尺桡关节远端半脱位

柯莱斯骨折常伴有远侧尺桡关节分离，占所有病例的18%[7]。远侧尺桡关节单纯外伤性脱位和半脱位非常罕见。

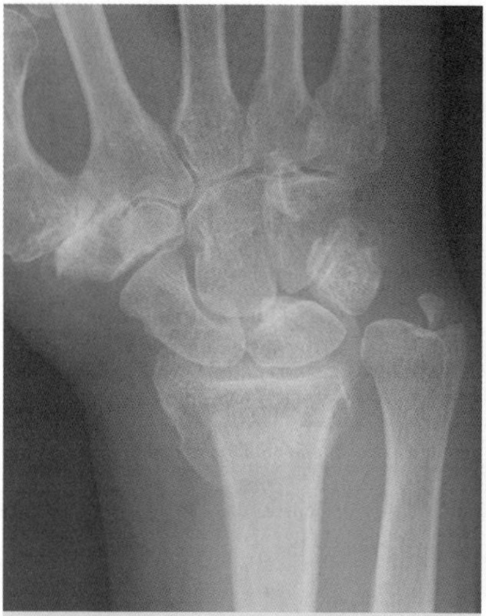

柯莱斯骨折。该患者同时伴有尺桡关节分离。

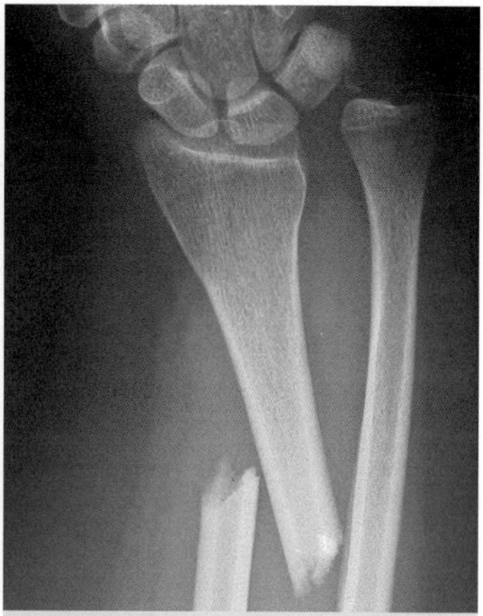

桡骨干骨折。每当桡骨干骨折发生成角移位或重叠移位，而尺骨正常时，都会出现远侧尺桡关节分离。这种复合伤也称为Galeazzi损伤。这种骨折脱位也遵从“双骨定律”（见下）。

双骨定律

在尺骨和桡骨这种双骨系统中[8]，通过骨间筋膜和（或）韧带把两个骨骼紧紧地联结在一起，因此，这两个骨骼被看作是一个功能单位。事实上，它们形成了一个捆绑链。因此，如果其中一个骨骼因发生骨折移位或成角而导致短缩，那么，相邻骨肯定会受到一定的影响。这些影响可以累及关节（近侧或远侧），因此，一定要认真检查这些关节。发生前臂骨折时一定要应用以下指导原则：

- 尺骨骨折移位＋桡骨骨干完整 ...... 桡骨小头脱位（孟氏骨折）。
- 桡骨骨折移位＋尺骨骨干完整 ...... 远侧尺桡关节分离（Galeazzi损伤）。

舟月骨分离

舟月关节特别容易受到韧带损伤的影响。在成年人，腕关节外伤后，后前位片上舟骨与月骨之间任何程度的间隙增宽（正常 =2mm）都可以提示存在韧带撕裂。

这种损伤尤其最常见于老年人，因为老年人的韧带脆性大。

临床影响指南：由舟月关节不稳定而引起的舟关节周围慢性腕关节疼痛是一个很棘手的问题[9]。在老年人，这种损伤常需要保守治疗。而在年轻人，外科治疗常被认为是全面功能复位和减少疼痛的首选方法。

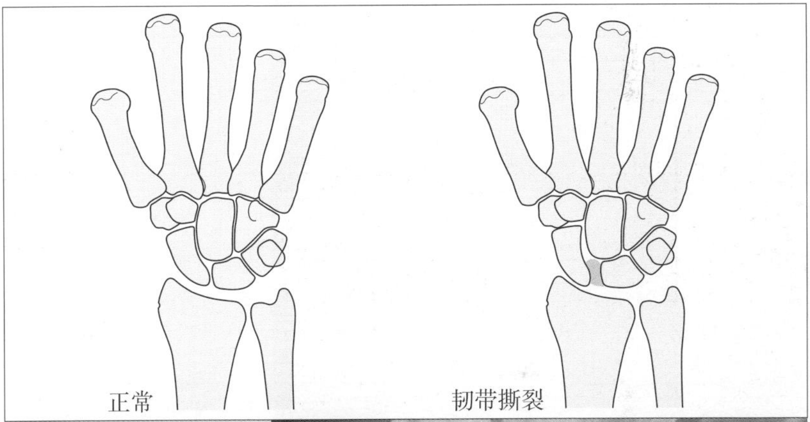

男演员和女演员特点。

Terry Thomas 是 20 世纪英国的喜剧演员，总咧着嘴笑。他的上门齿之间露出一个特征性的缝隙。Madonna 是 21 世纪的女演员兼歌手，也有同样的牙齿结构。舟骨和月骨之间间隙异常增宽，提示舟月韧带撕裂（如此处所示），常被称为 Terry Thomas 或 Madonna 征。

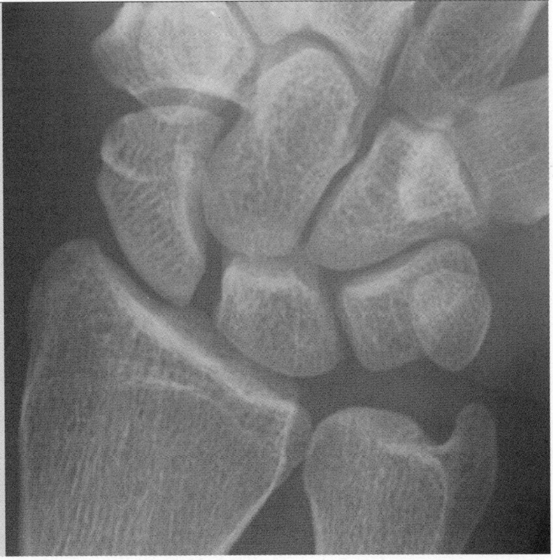

罕见但重要的损伤

其他腕骨骨折

- 95% 的腕骨骨折是舟骨和三角骨骨折，其他腕骨骨折相对少见。
- 当拳击引起第 4、5 掌骨基底部骨折时，可以引起钩骨骨折。
- 当腕部直接受力时，钩骨的钩也可发生骨折，而且这种撕脱骨折与球拍运动或打高尔夫球密切相关[5,6]。

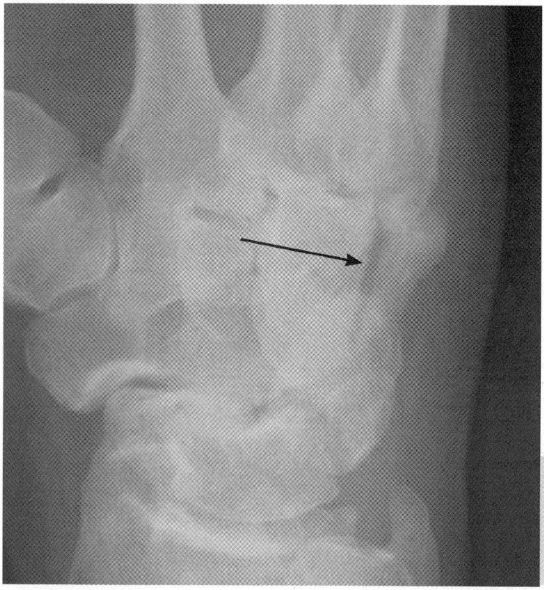

钩骨骨折（↑）。
该患者是由于用力打墙导致的。

腕关节半脱位或脱位

这种损伤比较少见，但常常以月骨为中心。以下原则是检查的关键，而且必需要用于所有的侧位片：

月骨的杯口永不会空虚。

月骨脱位和月骨回旋性脱位[6,10,11]

假如侧位片上的基本解剖能正确显示，那么这些损伤不难诊断（见 127 页）。桡骨远端、月骨和头状骨相互构成关节，并排列在一条直线上。因此，侧位片上要问的问题是：

一块骨（头状骨）是位于月骨杯口里吗？

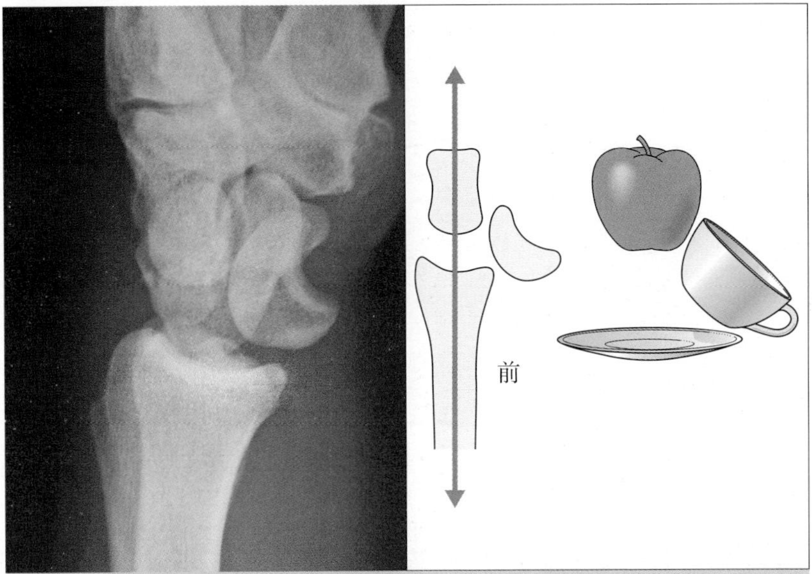

月骨脱位，侧位片。

月骨向前脱位。侧位片上月骨杯口空虚。桡骨和头状骨保持在一条直线上。

月骨脱位，后前位片。

值得强调的是，在后前位片上观察月骨是没有必要的，原因是月骨脱位后失去了原有的“四边形”轮廓而呈三角形的外观。

事实上，这种征象更有实际意义[12]，因为通过分析侧位片，可更容易、明确地诊断月骨脱位。

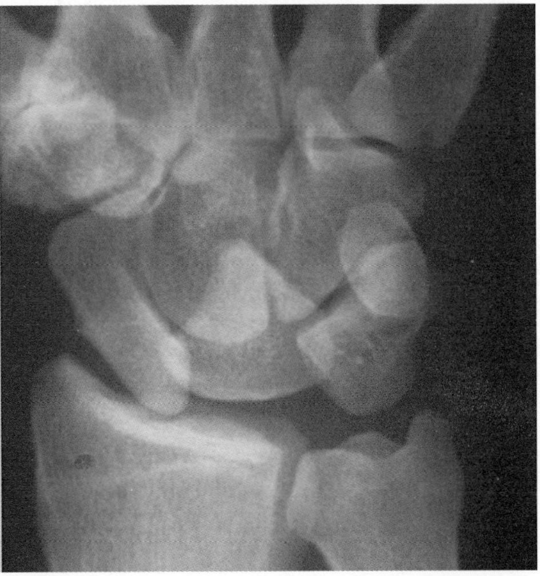

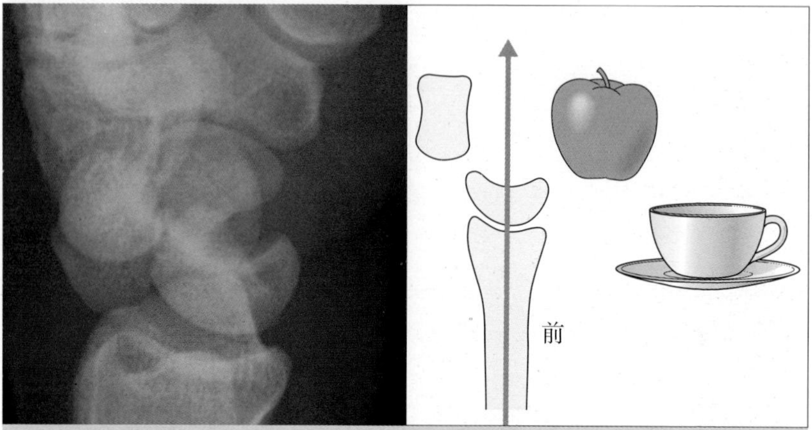

月骨周围性脱位。所有腕骨（月骨除外）向后脱位。阅读侧位片就能清楚地显示腕骨排列紊乱。月骨周围性脱位常伴有舟骨骨折，有时也可伴有三角骨骨折。

理想检查：在后前位片上发现舟骨骨折（如果存在的话）对在侧位片上因为不细心而漏诊的人来说是一种安慰。常忽略以下几点：

- 月骨杯口空虚。
- 桡骨和月骨在一条线上，但头状骨远离这条线，在这条线的后方。
- 换言之，苹果、杯子和盘子不在一条线上，属于月骨周围性脱位。

腕关节半脱位[6,8]

韧带撕裂或断裂都能影响腕部任何一个小关节。这种损伤常引起腕关节不稳、疼痛或功能减退。

正常情况下，成人腕骨之间的间隙不超过 2mm。任一腕骨间隙的增宽都提高了腕关节半脱位的可能性。另外，如果相邻的腕骨面不平行或不一致也可提示半脱位。

有用的帮助：如果对腕骨间隙是否增宽有任何疑问，可对未损伤的关节进行投照，那么就可将受伤的关节与未受伤的关节进行对照比较。

临床影响指南：当看到腕骨间隙增宽或相邻腕骨面不平行时，非常有必要参考手外科专家的意见。

易误诊的正常变异

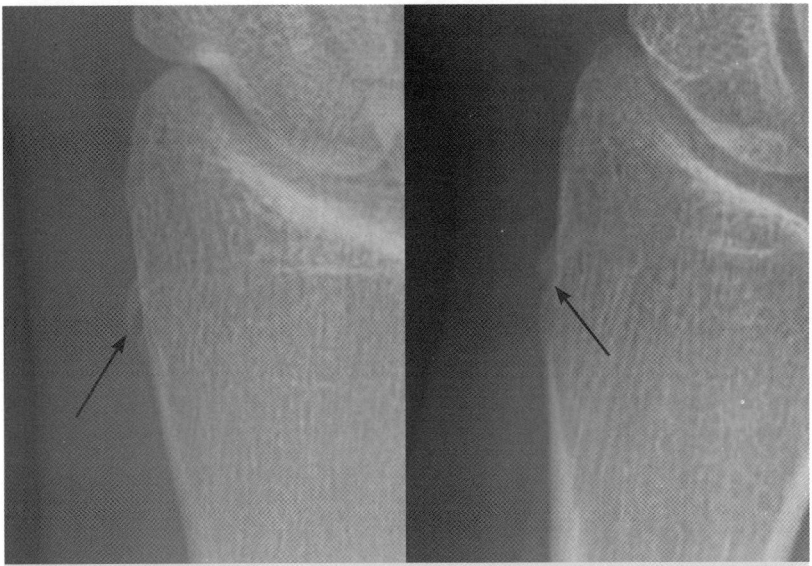

正常的桡骨喙突。桡骨有一个凸起是非常常见的——喙突——从骨骺生长板闭合处侧面凸起（↑）。

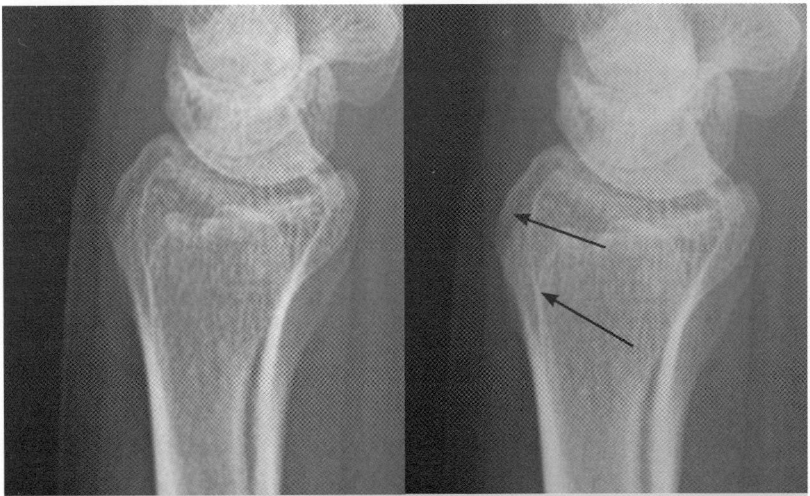

正常的纵嵴。在大多数发育成熟的桡骨远端背侧皮质上有一条光滑的线状影，然而，这是背侧皮质常见的正常变异，包括两条或三条光滑的纵嵴，在X线上也可以见到（↑）。

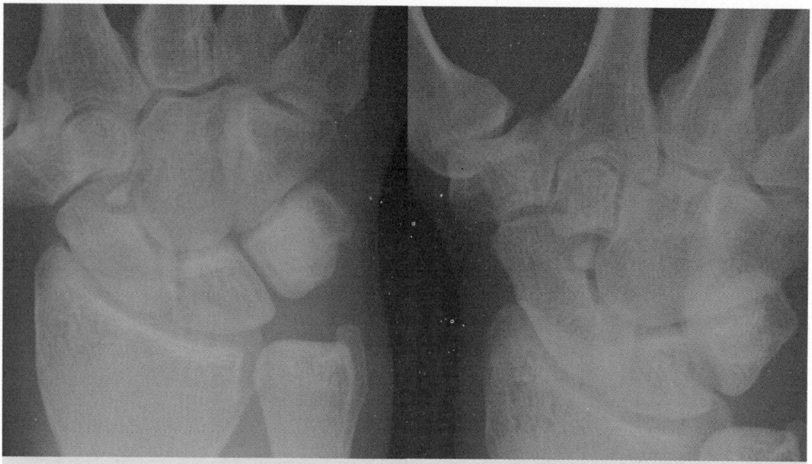

副腕骨。出现几块副腕骨非常罕见。腕关节中央的一块副腕骨可被误认为是舟骨撕脱的骨块，常位于舟骨远端内侧邻近处（上图）。

参考文献

1. Annamalai G, Raby N. Scaphoid and pronator fat stripes are unreliable soft tissue signs in the detection of radiographically occult fractures. Clin Radiol 2003; 58: 798–800.
2. McRae R, Esser M. Practical Fracture Treatment. 5th ed. Churchill Livingstone, 2008.
3. Brondum V, Larsen CF, Skov O. Fracture of the carpal scaphoid: frequency and distribution in a well defined population. Eur J Radiol 1992; 15: 118–122.
4. Low G, Raby N. Can follow-up radiography for acute scaphoid fracture still be considered a valid investigation? Clin Radiology 2005; 60: 1106–1110.
5. Raby N. Imaging of wrist trauma. In Davies AM, Grainger AJ, James SJ. Imaging of the Hand and Wrist. Springer Verlag, 2013.
6. Goldfarb CA, Yin Y, Gilula LA et al. Wrist fractures: what the clinician wants to know. Radiology 2001; 219: 11–28.
7. Malik AK, Pettit P, Compson J. Distal radioulnar joint dislocation in association with elbow injuries. Injury 2005; 36: 324–329.
8. Maaike PJ, van't Hof BW, Prins HJ et al. The distal radioulnar joint: persisting deformity in well reduced distal radius fractures in an active population. Injury Extra 2007; 38: 377–383.
9. Mayfield JK. Mechanism of carpal injuries. Clin Orthop Relat Res 1980; 149: 45–54.
10. Panting AL, Lamb DW, Noble J et al. Dislocations of the lunate with and without fracture of the scaphoid. J Bone Joint Surg Br 1984; 66B: 391–395.
11. Herzberg TJ, Comtet JJ, Linscheid RL et al. Perilunate dislocations and fracture-dislocations: a multicenter study. J Hand Surg Am 1993; 18A: 768–779.
12. The Wrist. Chan O (ed). ABC of Emergency Radiology. 3rd ed. Wiley Blackwell, 2013.

10 手和手指

标准投照体位

取决于损伤部位：

- 损伤累及掌骨或几个指骨：**手后前位**及包含手和腕关节的**斜位片**。
- 损伤累及拇指或单个手指：手指的**正前位**和**侧位片**。

通常被忽视的损伤

- 第四、第五腕掌关节脱位。
- 第四、第五掌骨基底部骨折。
- 钩骨骨折。

正常解剖

了解肌腱和韧带的一个（或几个）解剖附着点是必要的。X线平片上一个看似平常的小骨片可能预示着肌腱和韧带已经不再附着于骨骼上。不能识别这些特点就意味着可能导致不恰当的治疗。

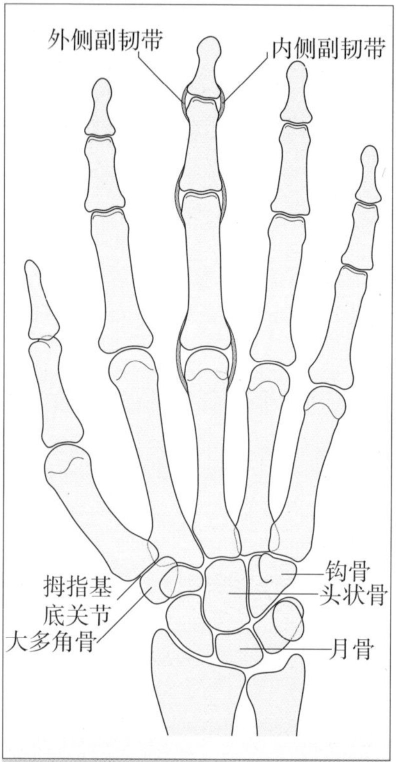

手及腕部后前位片。
侧副韧带起源于每个掌指骨的内侧和外侧缘，跨过关节延伸并附着于相邻指骨基底部的同侧。

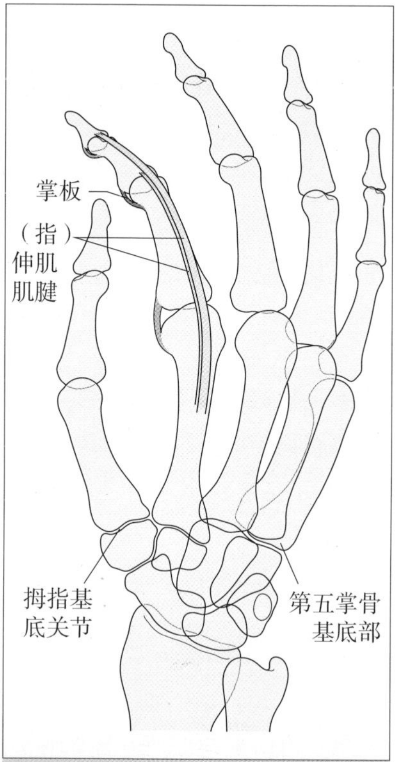

手及腕部斜位片。
伸肌肌腱附着于每个指骨基底部的背侧。掌板是每个关节的关节囊掌侧纤维性增厚所致，它附着于相邻指骨的基底部。

拇指

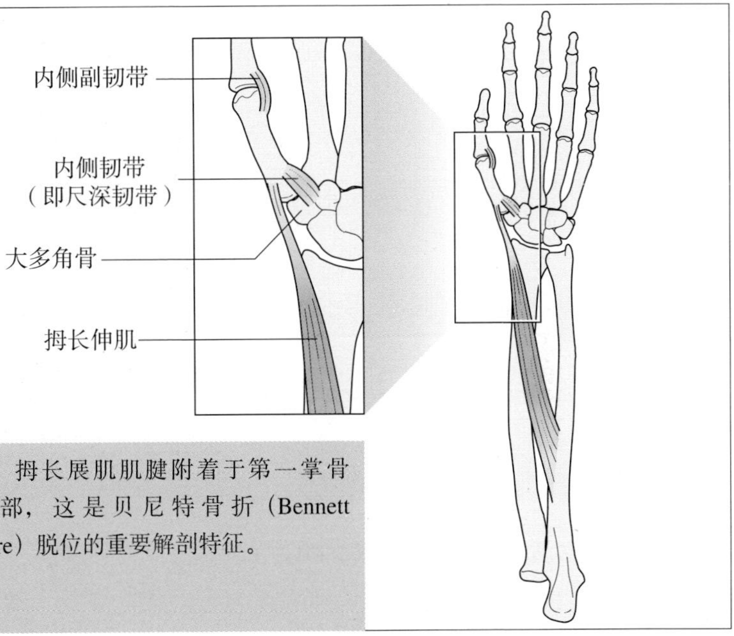

拇指。拇长展肌肌腱附着于第一掌骨基底部，这是贝尼特骨折（Bennett fracture）脱位的重要解剖特征。

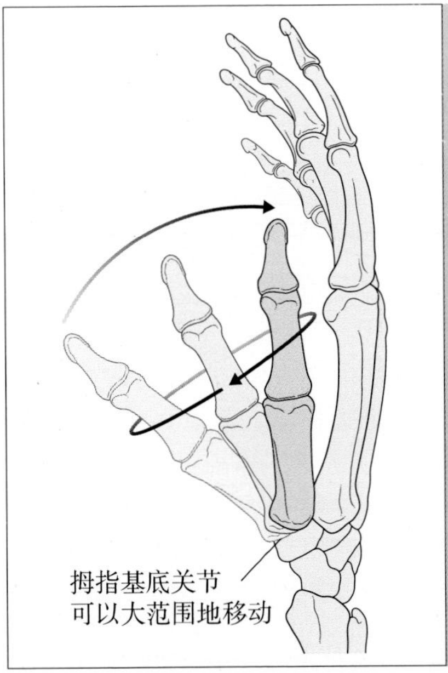

拇指。

拇指腕掌关节的稳定性依赖于宽松而坚韧的关节囊韧带[1]。尺深韧带是第一腕掌关节掌侧面关节囊增厚的部分。这种韧带从第一掌骨到大多角骨延伸。第一掌指关节（即大多角骨-掌骨关节）的形态和关节囊特点使拇指可以大范围地移动，包括能做反向运动。

第一腕掌关节 = 拇指基底关节。

腕掌关节

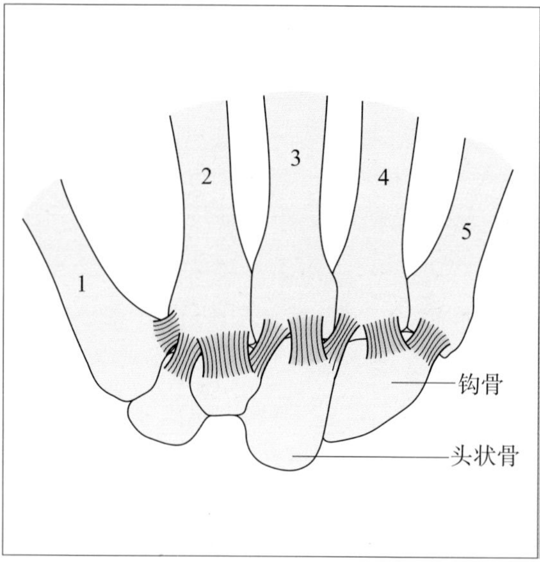

第二和第三掌骨通过厚而强健的韧带连接于腕骨远端。

第四和第五掌骨只有少量韧带固定[2]。因此，这两个腕掌关节非常灵活，并且容易受到损伤。

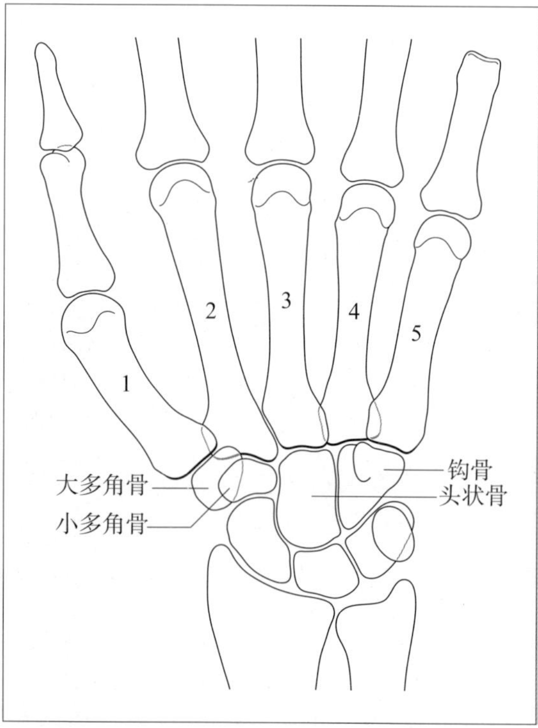

手后前位片：

- 掌骨基底部关节面与相邻的腕骨关节面平行。
- 腕掌关节间隙显示清晰且等宽（宽度为1 ~ 2mm）。
- 第二到第五腕掌关节钩骨看起来像一条锯齿大多角骨线[3]（见下页）。

正常腕掌关节

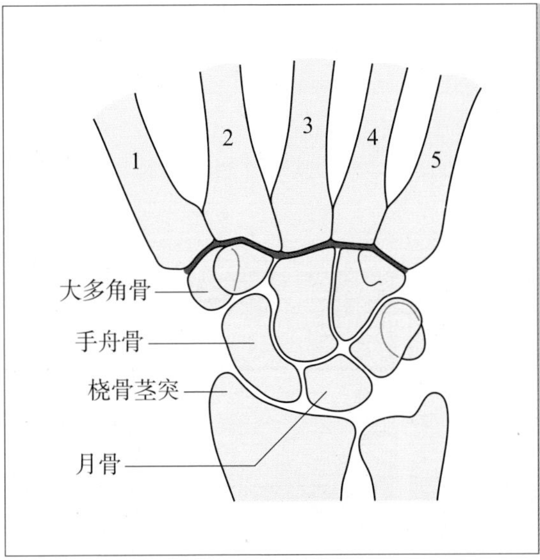

在后前位片上，第二到第五掌骨关节面连接于相邻的腕骨关节面且相互平行。因此，看起来像一条锯齿线[3]，如图所示粗黑线。

这条锯齿线类似于通过每一个腕掌关节看到“日光”。

有用的规律：

在正常手后前位片上，在第四、第五掌骨和钩骨之间看到的总是好的，永远是“日光”。

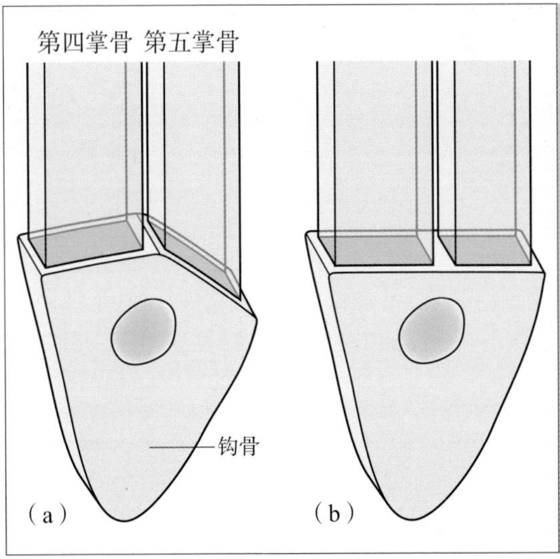

钩骨底和第四、第五掌指关节的重要排列关系示意图。理解这两个关节在后前位片上的表现非常重要。有些人的正常关节如（a）所示，另一些人的正常关节如（b）所示。

参阅 167-168 页。

阅片：检查清单

采用三步法：

1. 明确临床损伤部位。
2. 寻找骨折和半脱位 / 脱位的征象。
3. 回顾相关的肌肉和韧带，因为一个小骨折可能预示着一个大的功能丧失。

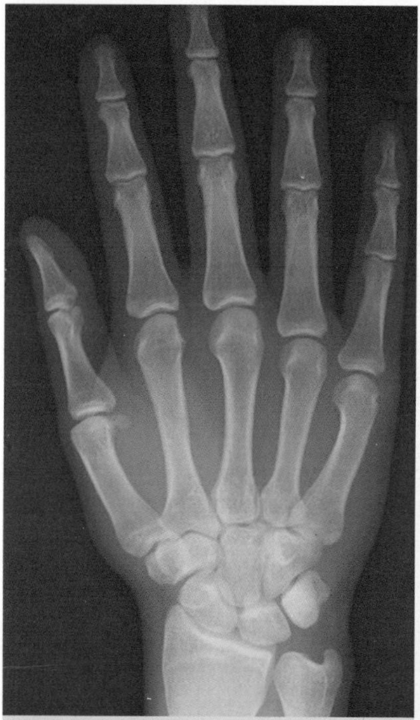

手正位（后前位）。
查找骨折、脱位和半脱位。查看第四、第五腕掌关节是否显示“日光”（见 157 页）；查看拇指基底关节；如果有第一掌骨骨折，确定是关节内骨折（贝尼特骨折）还是关节外骨折。这是正常的后前位片。

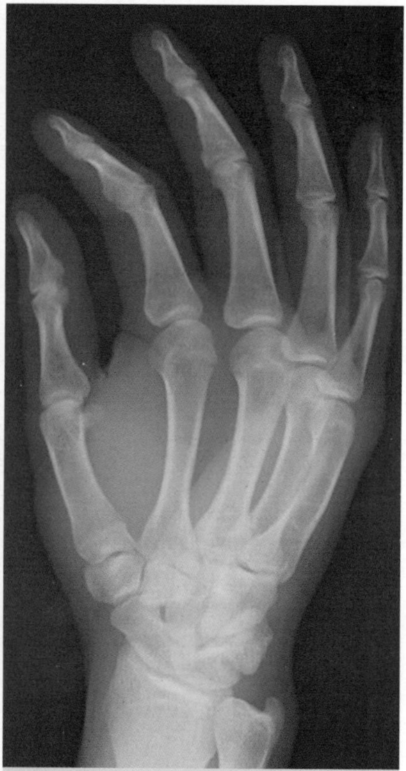

手斜位。
查找骨折、脱位和半脱位。这是常规第二片，可以明确在后前位上怀疑的异常表现。这是正常的斜位片。

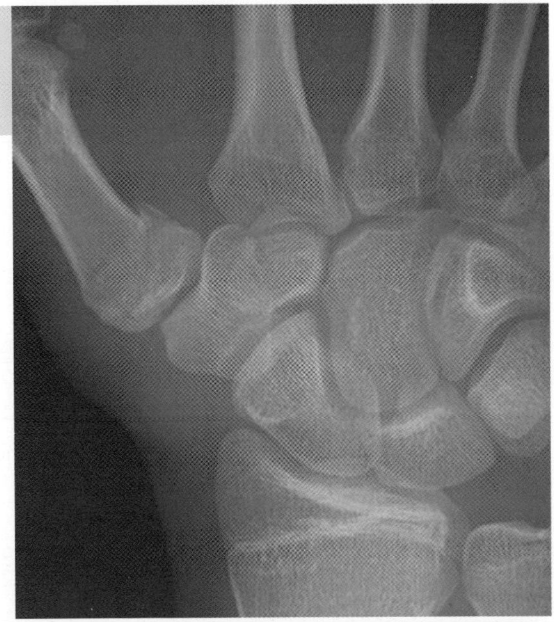

拇指基底关节损伤。
第一掌骨基底部关节内骨折。

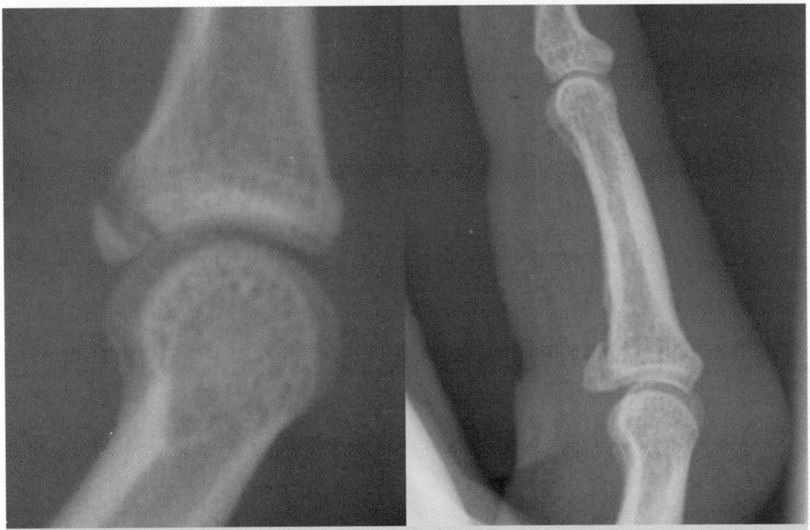

一个手指损伤。
查找骨折、脱位和半脱位。这两个患者被确诊为掌板的损伤（即一个小骨片从指间关节掌侧关节囊区脱离）。

常见损伤

掌骨或指骨骨折

大多数累及指骨中段或掌骨骨干的骨折是稳定的，很少引起临床并发症。对指骨骨折往往将其固定于相邻指骨（束带捆扎）。

对于有些“问题骨折”，需要进行仔细的矫形评估。按下来的四页将展示最常见的问题骨折。

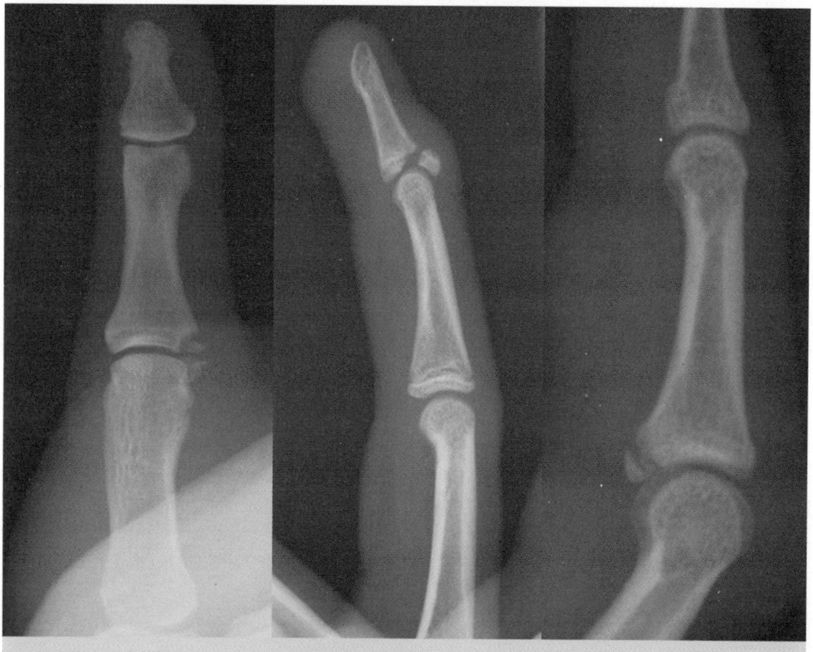

指骨基底部撕脱骨折。

这些位置的碎骨片容易受到韧带或肌腱的牵拉：

- 外侧和内侧骨折片提示存在侧副韧带附着处的撕脱骨折（左图）。
- 背部骨折片提示存在指伸韧带附着处的撕脱骨折（中图）。
- 掌侧的骨折提示存在掌板附着处的撕脱骨折。

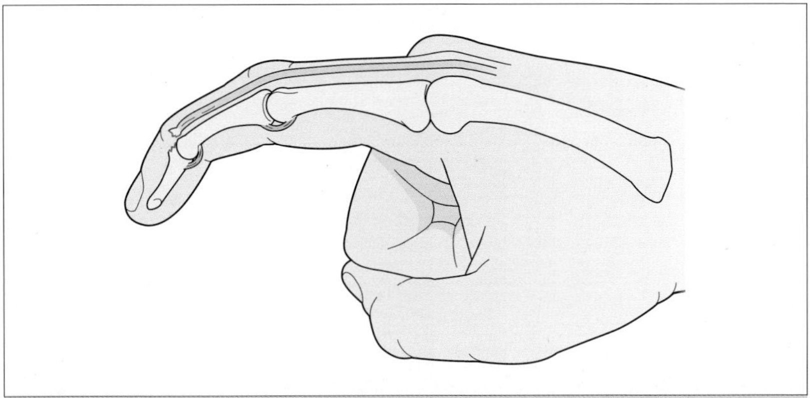

槌状指。

远节指骨屈曲畸形（槌状指或棒球指）。

如果没有伸肌肌腱断裂或撕脱骨折，几乎不可能出现单纯的指骨屈曲畸形。

对指骨屈曲畸形需要非常仔细的临床检查，因为仅有 25% 的槌状指伴有骨折。

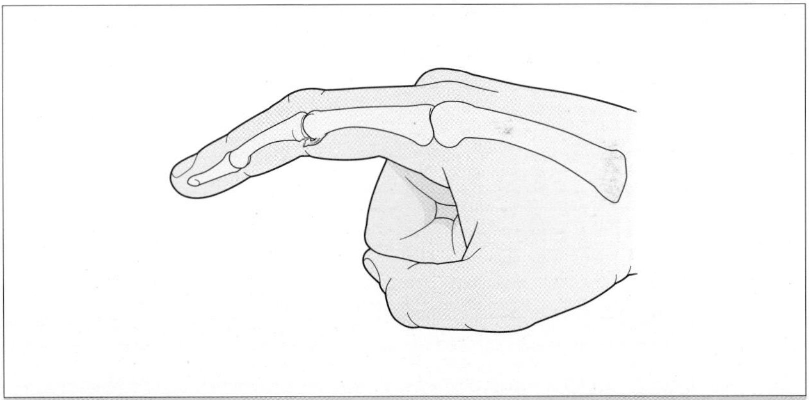

掌板骨折。

由手指过度伸展引起。

撕脱的骨片可以在斜位片（而不是后前位片）上看见。

这些骨折几乎总是伴有移位，因而不稳定。

掌骨或指骨螺旋骨折。 这些骨折通常不稳定，并且可能出现显著缩短，往往需要切开复位并内固定[4]。

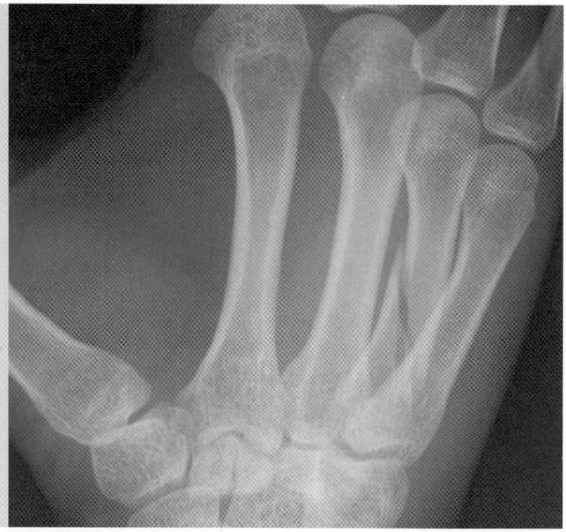

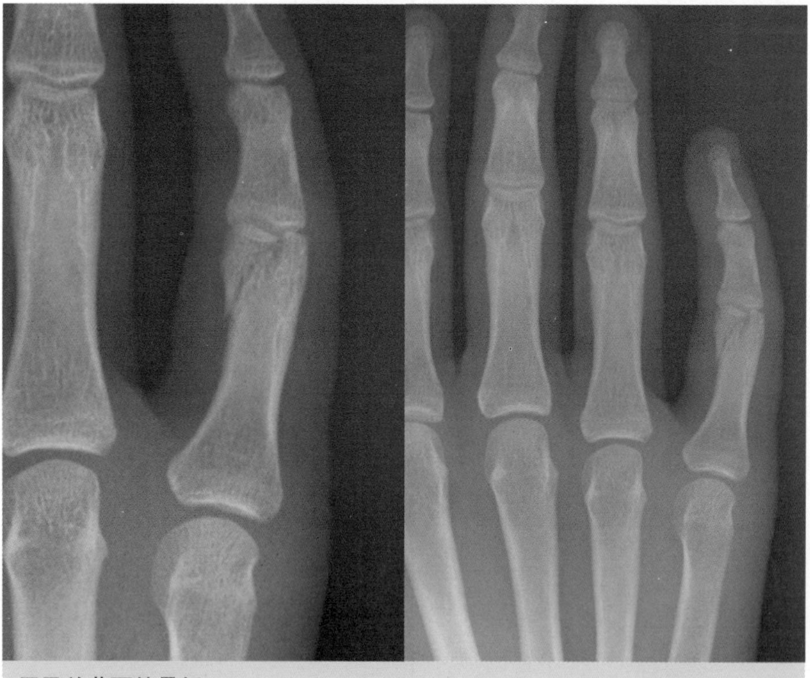

累及关节面的骨折。
如果骨折有移位和（或）呈粉碎性，外科手术复位将极具有挑战性，因为碎骨片通常非常细小[5]。

掌骨颈骨折：拳击手骨折（Boxer's fracture）

"拳击手骨折"是一个通用的专业术语，指的是掌骨颈骨折——通常是第四、第五掌骨。拳击手骨折通常是由于用拳猛击硬物引起。硬物可能是墙或门柱（受挫 / 发怒）或者下巴（争吵 / 打架）。

命名：将其称为拳击手骨折可以说是不恰当的，因为训练有素的拳击手罕有这些特殊的掌骨骨折。实际上，这是未经训练的街头霸王而不是拳击手出现的损伤。背景：

- 训练有素的拳击手的骨折：在拳击比赛中，运动员攻击时手腕位于中立位，结果是第二、第三掌骨偶尔骨折，而第四、第五掌骨罕有骨折。
- 街头霸王（或打架者）的骨折：当攻击时手腕是屈曲的，从而导致第四、第五掌骨骨折。

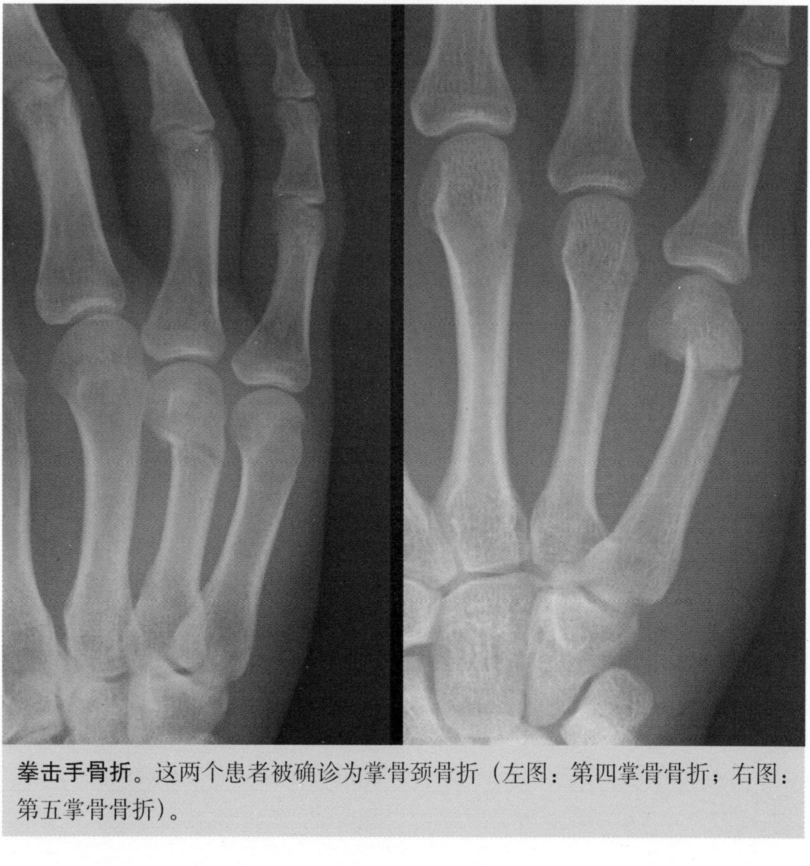

拳击手骨折。这两个患者被确诊为掌骨颈骨折（左图：第四掌骨骨折；右图：第五掌骨骨折）。

不常见但重要的损伤

累及拇指的骨折和脱位

拇指基底关节（即腕掌关节）是非凡的，它具有多种功能。可以内收、外展、伸屈和环转（见 155 页）。如果要保持它的多功能性，任何靠近这个关节的损伤都应及早诊断和治疗[1,6]。

区分拇指基底部的关节内骨折和关节外骨折至关重要，这决定了如何才能进行恰当的治疗。

拇指基底部：关节外骨折

骨折线位于关节囊远侧端，因此，骨折位于尺深韧带和拇长展肌韧带附着点的远侧端，不累及腕掌关节，没有脱位的危险。

这非常重要，因为几乎所有拇指基底部的关节外骨折都简单地采用闭合复位治疗。

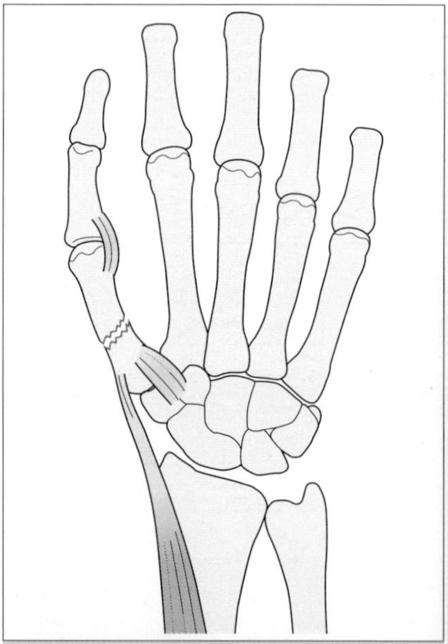

拇指基底部骨折。
骨折线位于拇长展肌肌腱附着处的远侧端。腕掌关节未被累及。
没有脱位的危险。

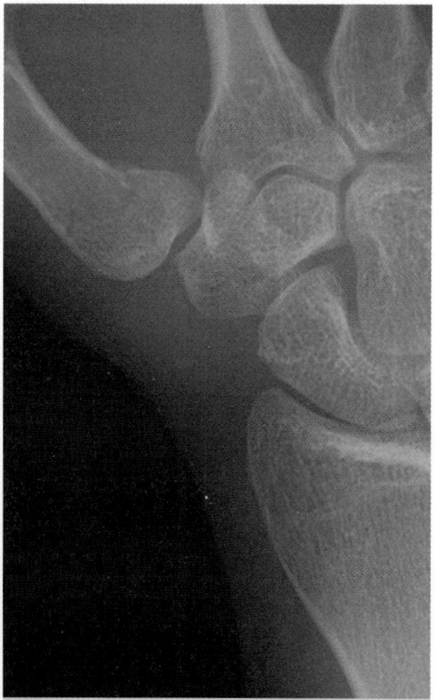

关节外骨折，第一掌骨基底部。
关节面未被累及，骨折近段仍处于稳定的位置。

拇指基底部：关节内骨折

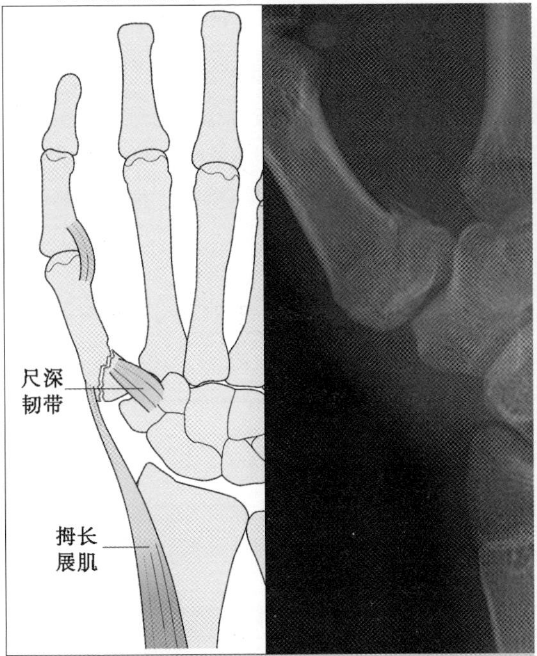

贝尼特骨折

贝尼特骨折是累及第一掌骨基底部的骨折，最重要的是累及关节面。

较大的掌骨断端被拇长展肌径向拉向背侧。
将这种骨折称为贝尼特骨折 - 脱位更恰当，是不稳定的。

早期矫正治疗（通常是切开复位）是必要的，因为维持这个特殊腕掌关节的多向运动非常重要[4,6]。

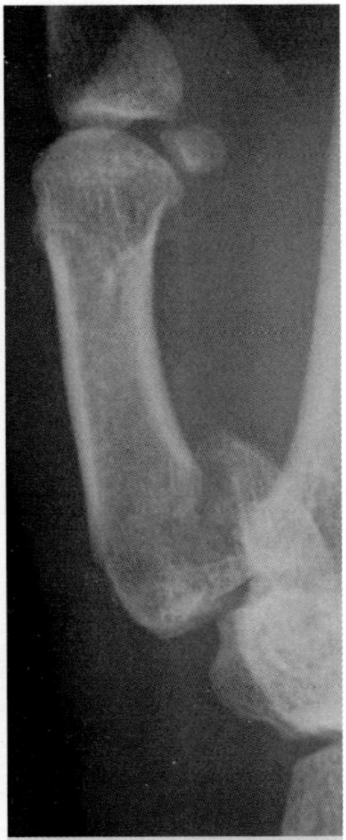

罗兰多骨折（Rolando's fracture）

罗兰多骨折指第一掌骨基底部关节内粉碎性骨折。骨折碎片经常排列成 Y、V 或 T 形，极度不稳定。
由于粉碎性骨折和骨折片移位，这种骨折的治疗非常困难。

猎物看守人拇指 / 滑雪人拇指 Gamekeeper's/Skier's thumb

- 第一掌指关节尺侧副韧带（见 155 页）断裂或极度拉伸时，偶尔会有骨折片撕脱。如韧带完全撕裂则需要手术修补。
  - 通常为韧带单独撕裂而 X 线片表现正常。
  - 如果临床难以确诊韧带是否撕裂，那么应力片有助于确诊或排除诊断。由技术熟练的医生进行超声诊断是对应力摄片的可靠替代。

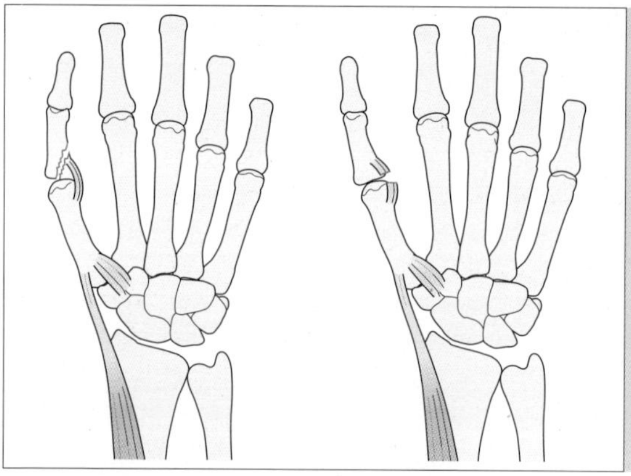

滑雪人拇指。

大多数情况下内侧副韧带断裂而标准 X 线片表现正常。

偶尔出现近节指骨韧带附着处的撕脱骨折。

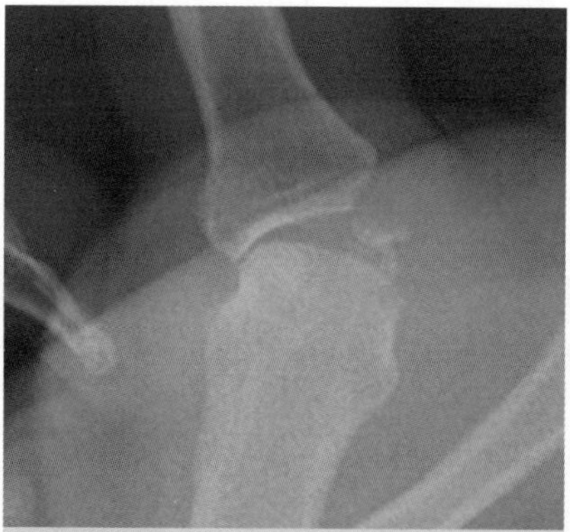

滑雪人拇指。

骨折片从拇指近节指骨基底部分离，这意味着内侧副韧带的撕脱（而不是撕裂或拉伸），结果导致不稳定关节。

杀死兔子与滑雪失败？

猎物看守人拇指是由于尺侧副韧带长期拉伸所致。这个称谓是来源于 18、19 世纪英国猎场看守人迅速扭断兔子的脖子时采用的方法。

滑雪人拇指可能在滑雪斜坡上跌倒时拇指撞到雪杖把手而发生的，这会导致尺侧副韧带急性撕裂。滑雪人拇指占高山滑雪损伤的 15% ~ 25%[9]。在一些没有雪的国家，引起滑雪人拇指的最常见原因是简单跌倒或非滑雪运动损伤。

腕掌关节脱位[3,10-14]

高速机动车损伤可以导致任意腕掌关节的脱位。受到较轻的暴力撞击时（如用拳头猛击墙面）第四、第五腕掌关节脱位最常见。

第四、第五腕掌关节脱位

就诊于急诊的打架所致的手外伤患者经常出现这些腕掌关节的脱位。损伤通常是由于握拳击打坚硬物体时力量沿着掌骨轴传递所致，常伴有受到影响的掌骨基底部和（或）相邻掌骨和（或）钩骨的骨折。发生钩骨背侧骨折（见于斜位片）时应该警惕第五腕掌关节脱位。

在后前位片上要找出什么？

- 腕掌关节间隙消失。
- 可采用如下推理：可以看到第四、第五掌骨基底部和钩骨之间的“日光”（见 156-157 页）吗？换句话说，掌骨基底部和相邻腕骨（见 168 页）平行缺失高度提示存在脱位。
- 第五掌骨头是否下降并低于第四掌骨头？

如何确定 / 排除你的怀疑：

- 查看斜位片。如果仍有怀疑，加拍侧位片。第五掌骨基底部向背侧脱位。

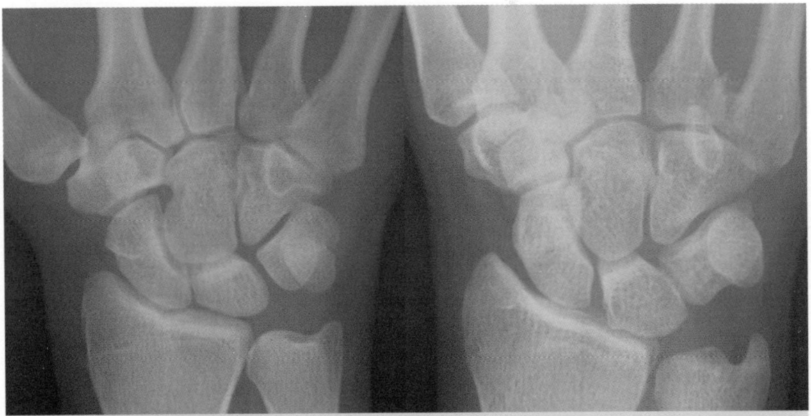

后前位片是正常的，第四、第五掌骨间的“日光”清晰可见。右图后前位片显示第五掌骨基底部骨折，以及第五腕掌关节间隙消失（即关节脱位）。请注意第四掌骨基底部关节间隙（“日光”）清晰可见，提示该关节是正常的。

第四、第五腕掌关节后前位片

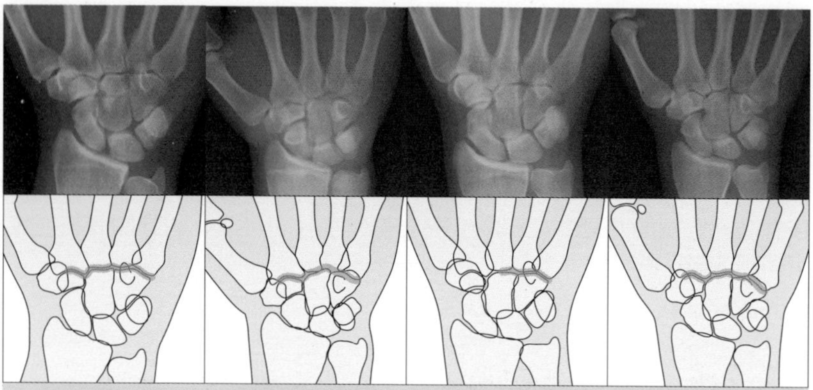

四个不同患者的后前位片。相对应的插图表明正常腕掌关节在不同患者有细微的差异。这种差异是由于各人的关节面坡度不同造成的，如下面的插图（a）和（b）。无论如何，在正常后前位片上第四、第五掌骨基底部的关节间隙（即黑线）总是可见的，没有例外。对于没有经验的人来说，想象这条锯齿黑线可能存在概念上的困难。下面的示意图说明了当第四、第五掌指关节脱位时后前位片上的关节间隙（"日光"）是怎么消失的。

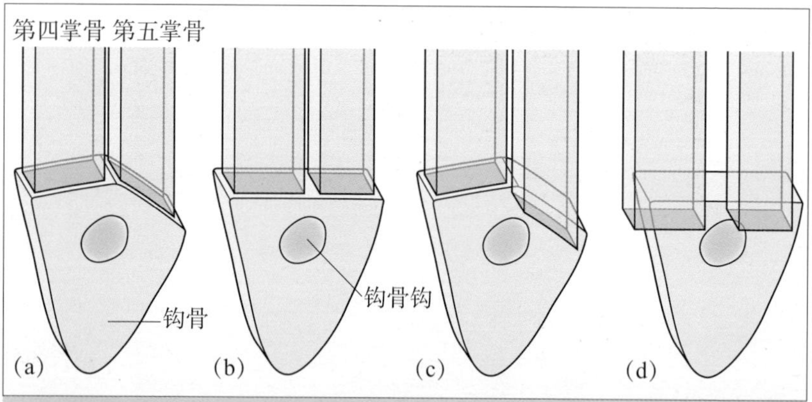

第四、第五掌指关节图示。
(a) = 正常；(b) = 正常；(c) = 第五掌指关节脱位；(d) = 第四、第五掌指关节脱位。

诊断误区

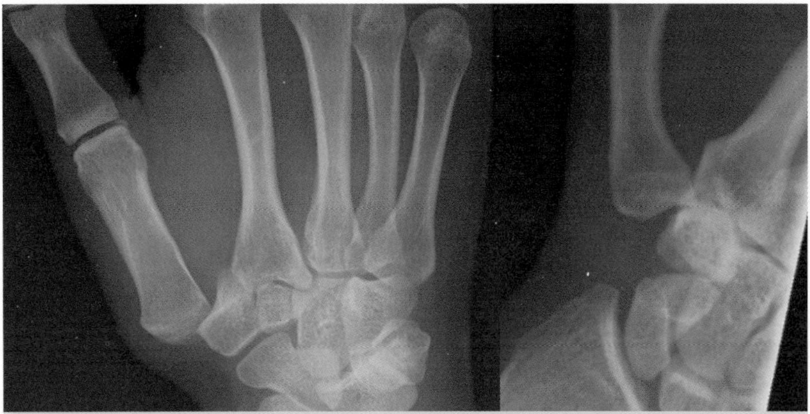

拇指基底关节移动。拇指基底关节（即大多角骨 - 第一掌骨关节）特殊的移动性使完全正常的关节看上去可能像半脱位，注意不要误诊。临床上要考虑到这种可能。

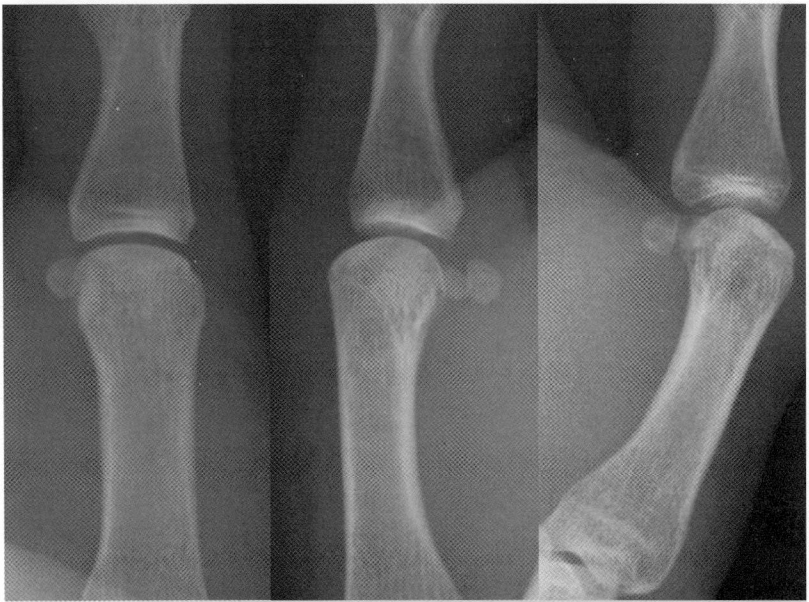

额外的骨。不要将第一掌指关节邻近的籽骨与骨折碎片相混淆。大多数手有五个籽骨：两个与拇指掌指关节相邻，一个与示指掌指关节相邻，一个与小指掌指关节相邻。

副骨骺

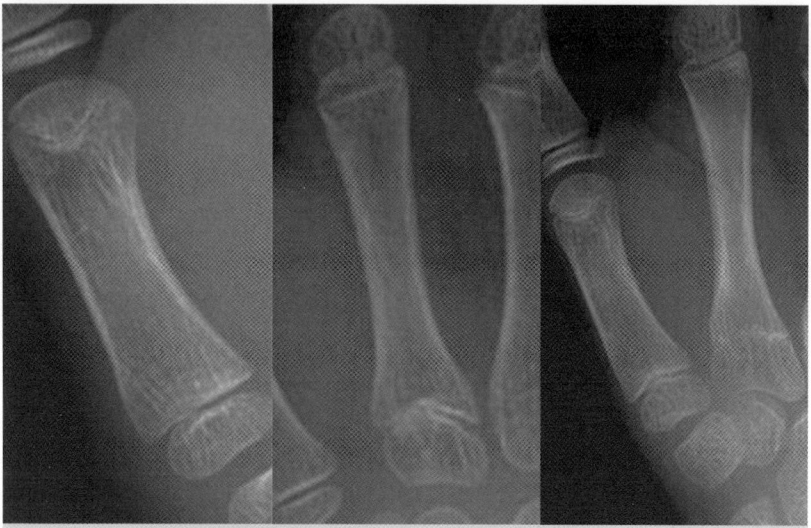

有时幼儿会出现掌骨副骨骺或部分骨骺。这种伪骨骺最常出现在第一掌骨（拇指）头（左图和右图）及第二掌骨基底部（中图和右图）。除非副骨骺的可能性被充分考虑到，特别是第二掌骨基底部，否则正常的发育变异可能被误诊为无移位掌骨骨折。

参考文献

1. Kauer JM. Functional anatomy of the carpometacarpal joint of the thumb. Clin Orthop Relat Res 1987; 220: 7–13.
2. Mueller JJ. Carpometacarpal dislocations: report of five cases and review of the literature. J Hand Surg Am 1986; 11: 184–188.
3. Fisher MR, Rogers LF, Hendrix RW. Systematic approach to identifying fourth and fifth carpometacarpal joint dislocations. Am J Roentgenol 1983; 140: 319–324.
4. Buchholz RW, Hickman JD, Court-Brown C (eds). Rockwood and Green's Fractures in Adults. 6th ed. Lippincott Williams & Wilkins, 2006; 1211–1255.
5. Khan W, Fahmy N. The S-Quattro in the management of sports injuries of the fingers. Injury 2006; 37: 860–868.
6. Howard FM. Fractures of the basal joint of the thumb. Clin Orthop Relat Res 1987; 220: 46–51.
7. Chuter GS, Muwanga CL, Irwin LR. Ulnar collateral ligament injuries of the thumb: 10 years of surgical experience. Injury 2009; 40: 652–656.
8. Ebrahim FS, De Maeseneer M, Jager T et al. US diagnosis of UCL tears of the thumb and Stener lesions: technique, pattern-based approach, and differential diagnosis. Radiographics 2006; 26 (4): 1007–1020.
9. Engkvist O, Balkfors B, Lindsjo U. Thumb injuries in downhill skiing. Int J Sports Med 1982; 3: 50–55.
10. Gilula LA. Carpal injuries: analytic approach and case exercises. Am J Roentgenol 1979; 133: 503–517.
11. Pope TL, Harris JH (eds). Harris & Harris' The Radiology of Emergency Medicine. 5th ed. Lippincott Williams & Wilkins, 2012.
12. Rogers LF. Radiology of Skeletal Trauma. 3rd ed. Churchill Livingstone, 2002.
13. Raby N. Imaging of wrist trauma. In Davies AM, Grainger AJ, James SJ. Imaging of the Hand and Wrist. Springer Verlag, 2013.
14. Henderson JJ, Arafa MA. Carpometacarpal dislocation. An easily missed diagnosis. J Bone Joint Surg Br 1987; 69: 212–214.

11 颈椎

易漏诊的损伤

颈椎异常漏诊的最常见原因是没有充分观察损伤部位以及对 C1/C2 解剖结构的错误认识。因此，漏诊常与下列因素有关：

- C1/C2 骨折或半脱位。
- 低位颈椎骨折[1-4]，常累及 C7。

标准摄影体位

三位片创伤序列。

正常解剖

侧位片

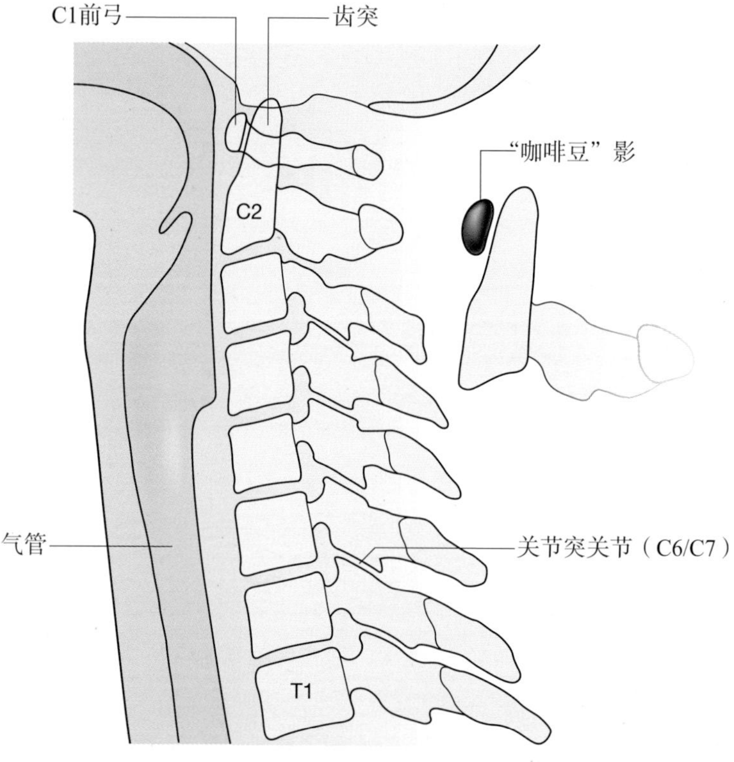

“咖啡豆”影：

C1 前弓在侧位 X 线片上的影子总是可见的，像一个反转的大写的“D”。因为这个影子像一粒咖啡豆，我们称之为“咖啡豆影”。它可以作为我们分析 C1 ~ C2 解剖特点的基础。

齿突前后位片

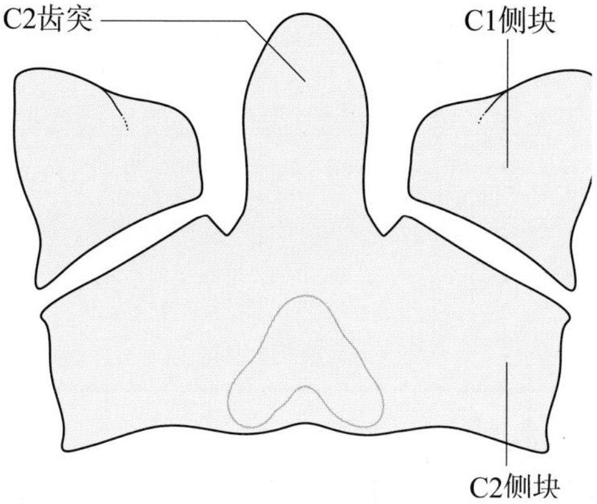

仰头前后位片

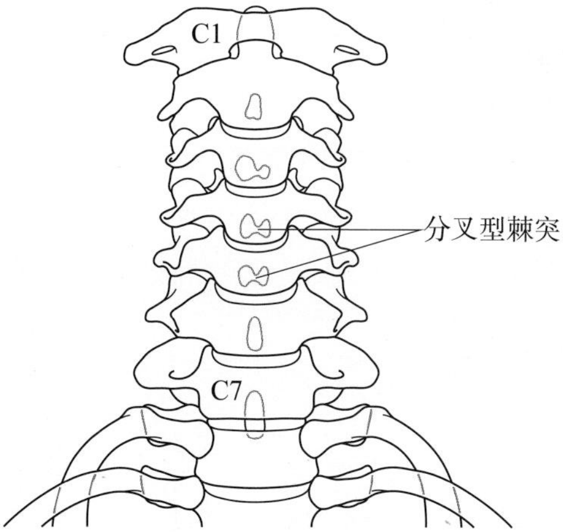

阅片：检查清单

由于摄影技术差或者对胶片不正确的判读常会引起一些损伤被漏诊[1,2,4-6]，但大多数差错都是可以避免的[5]。颈椎异常被漏诊通常发生在颈椎上段或底部[1,2]。

- ❑ 无论暴力发生于何种水平，颈椎损伤通常发生于 C1 ~ C2 水平[1,3,4,6]。
- ❑ 老年人从高处坠落时最常发生的损伤是高位颈椎损伤[1,3]。
- ❑ 对于 9% ~ 26% 的颈椎发生单处骨折或脱位的患者，影像学检查表明在其他水平也存在骨折[5]。
- ❑ 如果发现有一处损伤，仍然要按照检查清单继续完成检查，目的是发现其他部位的异常。

重点一：侧位片检查清单

识别并评价齿突的位置以及它与 C1 椎体的解剖关系。重叠的结构（如乳突、耳垂和 C1 椎体）可导致识别困难。问题 1 ~ 5 可以帮你克服这些困难：

问你自己 10 个重要问题：

1. 摄影技术上充分吗？确保 C1 ~ C2 关节以及 T1 椎体上面清晰可见。
2. 已经识别 C1 椎体前弓（“咖啡豆”）了吗？
3. 齿突前方骨皮质和“咖啡豆”紧密相邻吗？
4. 齿突前方皮质线与 C2 椎体骨皮质相延续吗？任何移位都提示齿突骨折或 C2 椎体骨折。
5. 齿突后方皮质线与 C2 椎体后方皮质相延续吗？任何错位或断裂都提示齿突骨折。
6. 哈里斯环正常吗？环的前缘或后缘任何部位的断裂都提示很可能发生了齿突或 C2 椎体骨折（见 176 页）。
7. C1 和 C2 后弓完整吗？
8. 其他脊椎（C3 ~ C7）完整吗（见 192 页）？
9. 三条主要的轮廓线 / 弧线正常吗（见 178 页）？
10. 椎前软组织正常吗（见 179 页）？

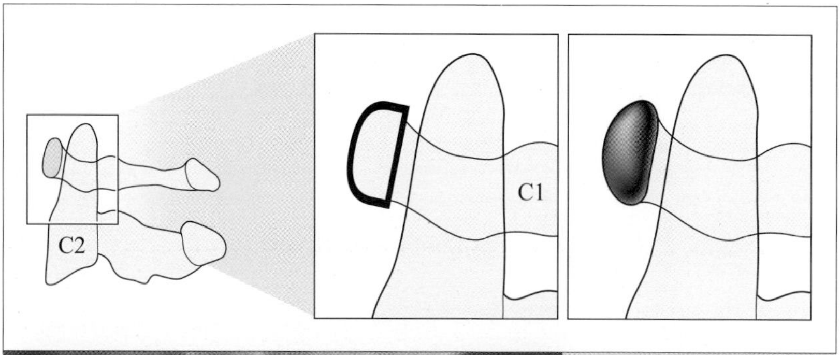

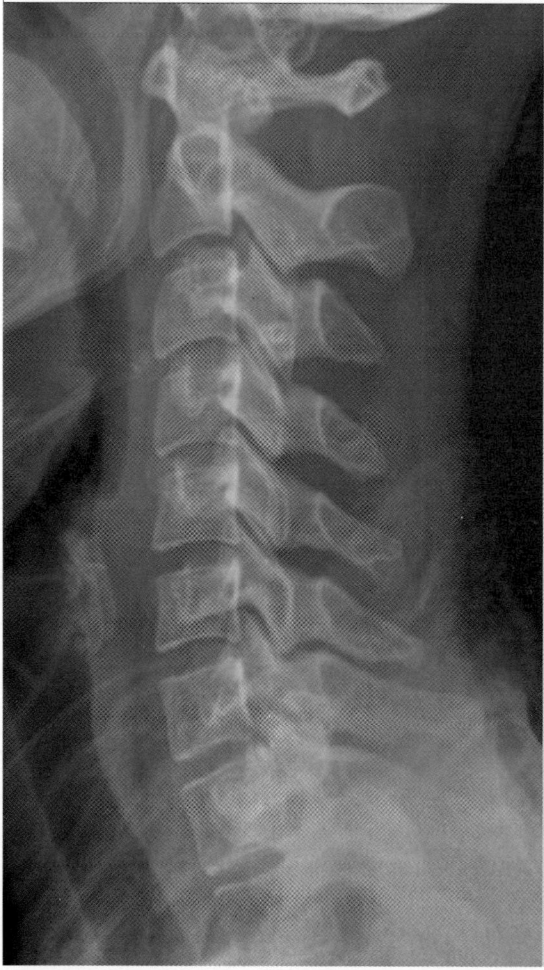

问题 2 和问题 3。

确认 C1 前弓是检测损伤是否累及 C2 脊椎的关键。

前弓在侧位片上看起来像一个咖啡豆，比较容易识别。

齿突和“咖啡豆”之间有一个间隙。通常情况下，这个间隙成人不超过 3mm，儿童不超过 5mm[1]。

这是一张正常的侧位片。

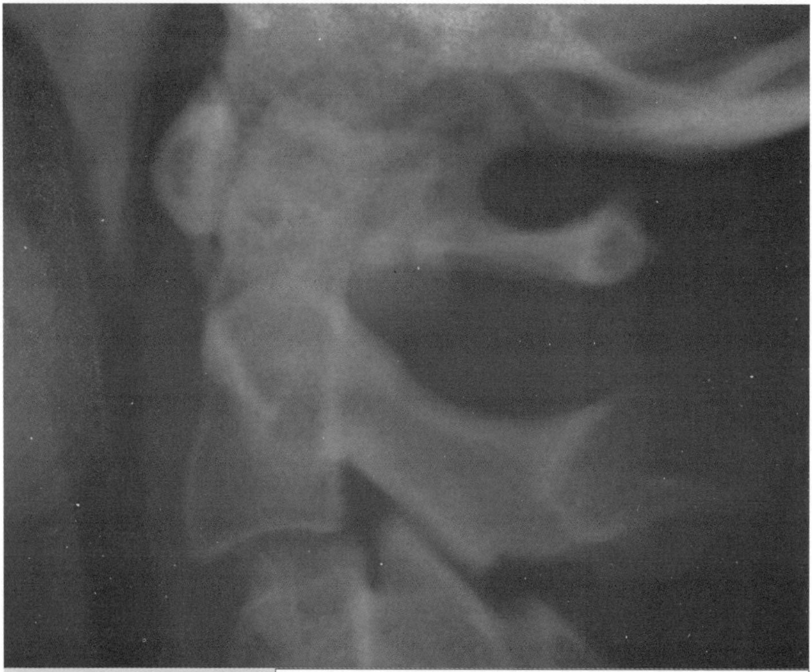

问题 **4** 和问题 **5**。
检查齿突前方皮质与 C2 椎体前方骨皮质相延续。

同时也要检查齿突后方皮质与 C2 椎体后方骨皮质相延续。任一条线的任何的移位或断裂都提示齿突骨折。

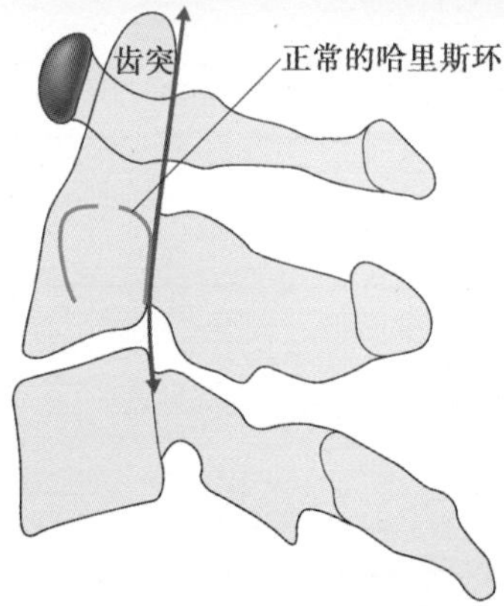

问题 6。哈里斯环[7]。大多数侧位片上都能显示在齿突基底部有一个环状的白色投影，与 C2 椎体部分重叠（见上图）。这个环有时在其下方或上方表现为轻微不完整，这都是正常表现。然而，如果环的前缘或后缘出现扭曲，那么就要排除齿突基底部、C2 椎体或 C2 发生了骨折（见 188 页）。

问题 7。检查 C1 ～ C2 的后弓是完整的。

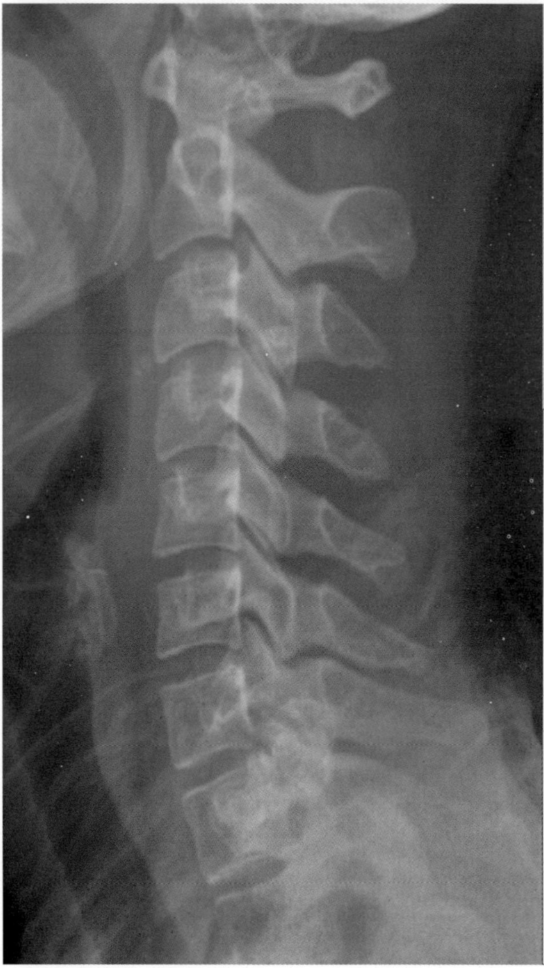

问题 8。

检查其他椎体（C3 ～ C7）是完整的。

C2 以下的椎体外观非常相似，都呈方形或矩形。

前后方高度几乎一致。所有椎体的前后径大致相似。

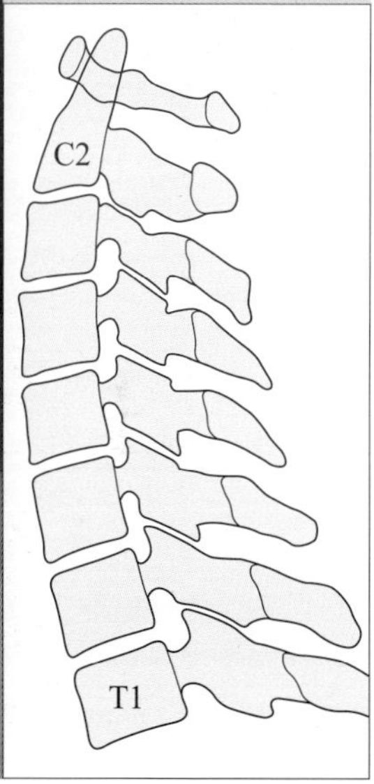

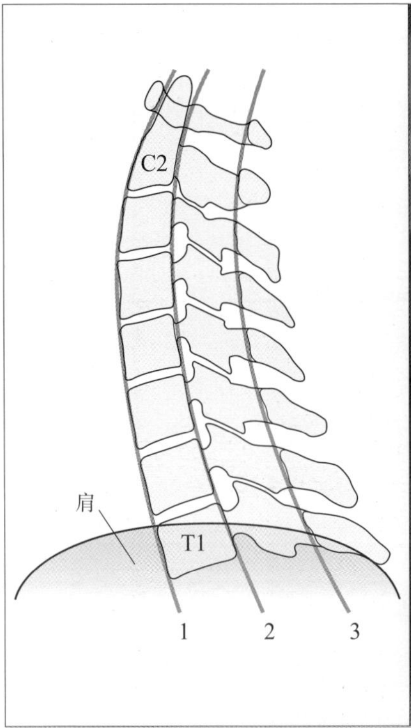

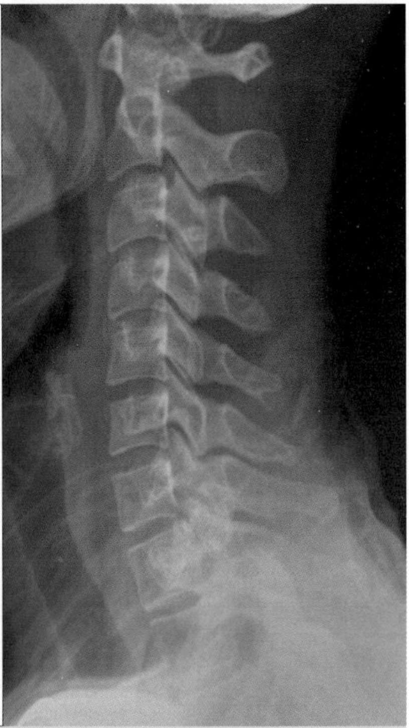

问题 9。可按以下步骤画出三条主要的轮廓线（弧线）。

线 1：沿椎体前缘（前线）。

线 2：沿椎体后缘（后线）。

线 3：沿棘突基底部（棘突椎板线）。

每一条线都应是光滑、连续的曲线或弧线，既没有扭曲也没有阶梯状改变。沿着颈椎全长观察这些线。线 1 从齿突前方皮质的最顶端延续到 T1 椎体的前缘。

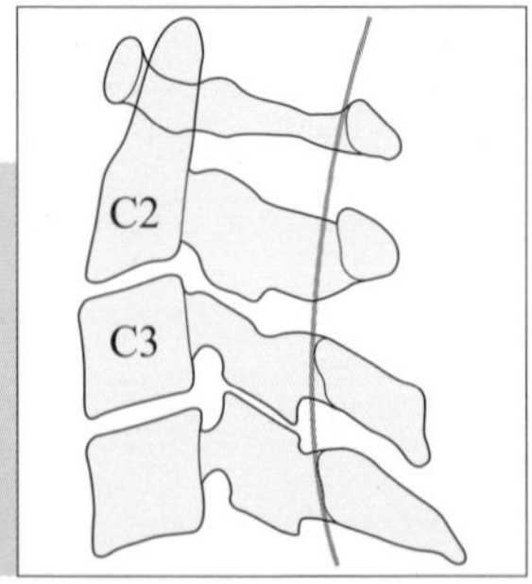

潜在误区：线 3 有时在 C2 水平有轻微的阶梯状改变，特别是在儿童[8]。

遵循以下规律：沿 C3 ~ C1 脊椎之间向上延续，这种阶梯状改变向后不应超过光滑曲线后方的 2mm。

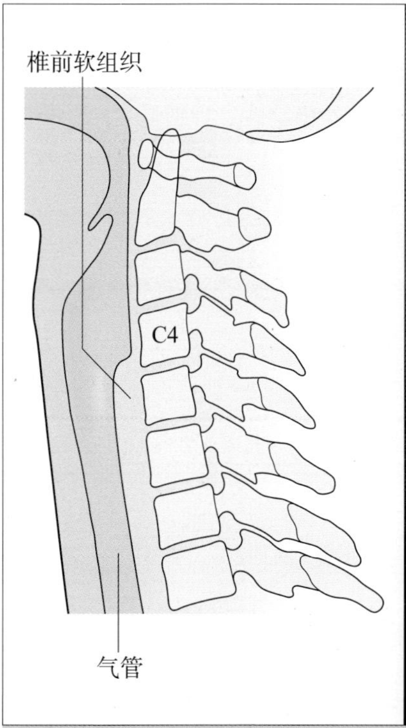

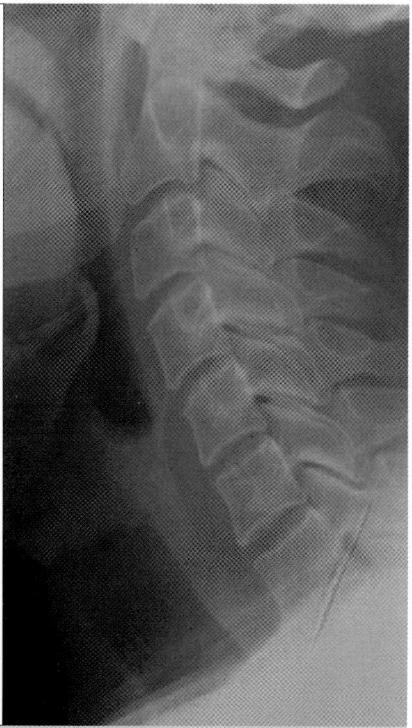

问题 10。椎前软组织影正常吗？椎体前方软组织影[7,9-11]具有特征性的形态和厚度。任何肿胀或局部厚度增加都提示出血或有严重损伤。

注意：软组织没有肿胀并不能排除韧带或骨骼损伤。事实上，即使是严重损伤，由于出血，软组织肿胀也非常罕见。

椎前软组织正常最大厚度值		
椎体水平	厚度	占椎体前后宽度的百分比
C1 ~ C4	7mm	30%
C5 ~ C7	22mm	100%

重点二：齿突前后位片检查清单

C1 ～ C2 关节的解剖结构允许颈部做最大限度的旋转，同时提供了最大的稳定性。这种稳定性依赖于韧带的稳定性，特别是 C2 横韧带。其他多种韧带使 C1 位于 C2 椎体上方的最佳位置，任何偏离都意味着韧带断裂或脊椎骨折。

问自己三个重要的问题：

1. C1 的侧缘和相邻的 C2 侧缘垂直对齐吗？
2. 齿突的各个间隙几乎相同吗？
3. 齿突基底部有一条骨折线吗？

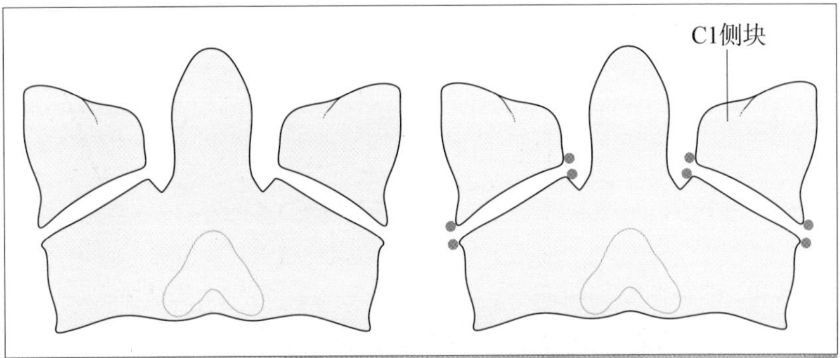

问题 1。

我们给齿突位片一个更加确切的定义：

“侧块的线样排列”。

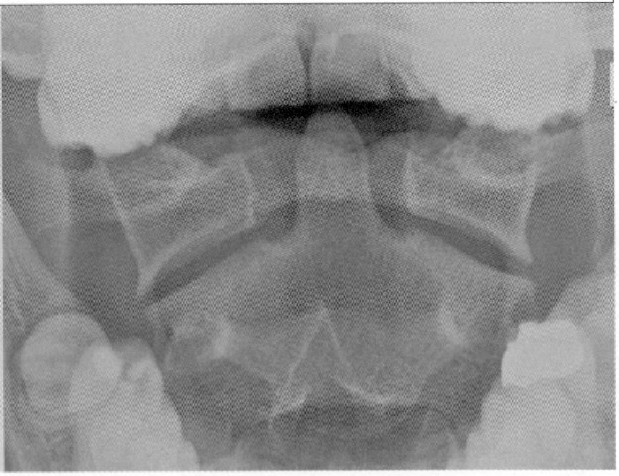

C1 ~ C2 关节的正常解剖。

上面观。

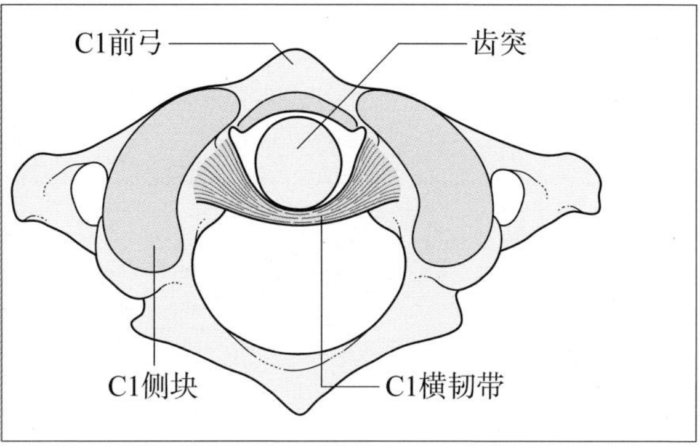

如果侧块不垂直排列，那么有几种可能的解释。

首先考虑由于韧带撕裂引起半脱位。

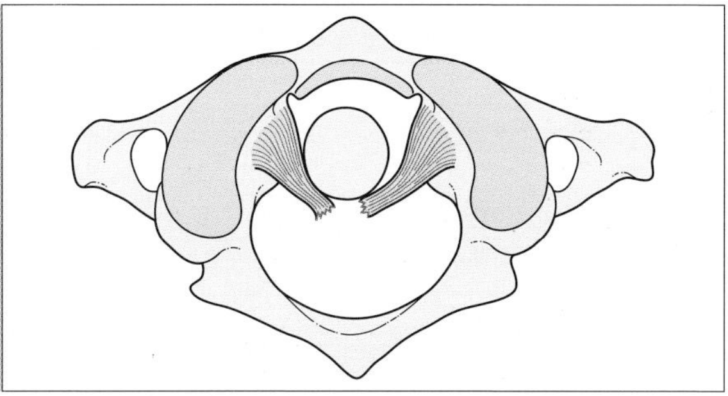

其次，考虑C1椎体骨折，不论是某一侧块孤立，还是C1椎体崩裂骨折（杰弗逊骨折）。

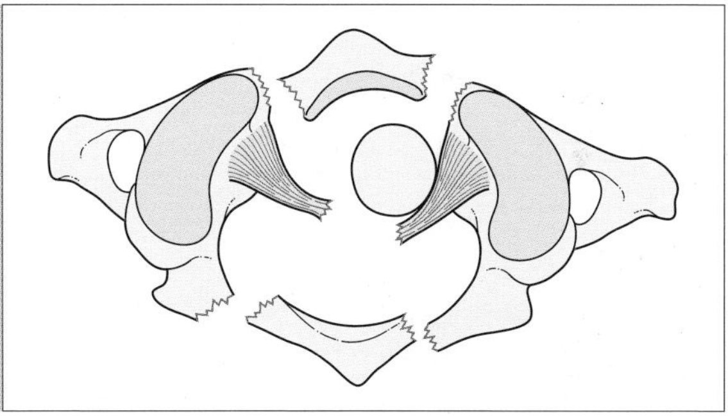

最后，考虑是发育变异或者像在齿突位片上显示的仅仅是正常颈部的简单旋转（见18页）。

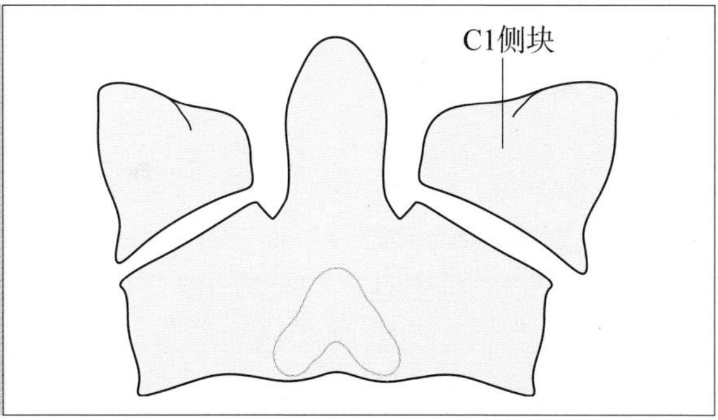

问题 2：常见的诊断误区。

颈部的轻微旋转可以导致齿突两边间隙不一致。但是，如果C1侧块和C2保持正常排列，那么这种不对称可能是由于旋转导致，而不是提示存在横韧带损伤（见191页）。

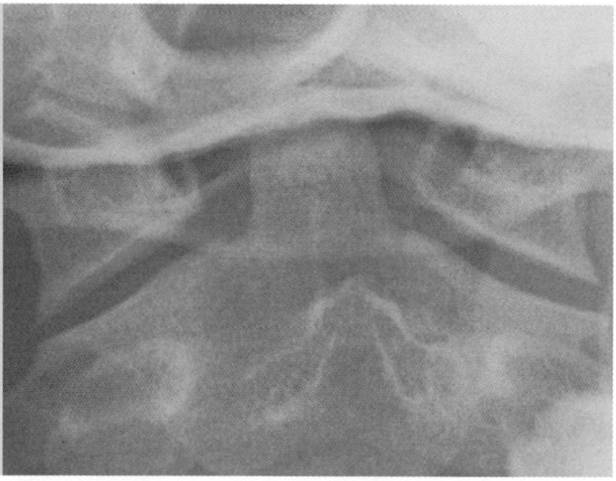

问题 2：诊断误区。

偶尔有侧块不对称排列的情况。比如，C1/C2侧块相邻的边缘没有精确地排列成线。这可能表明脊椎半脱位，然而，非病理因素也可引起此种改变。无论颈部轻微的位置旋转，还是C1/C2侧块大小的[12-14]发育变异[1,12-14]，大多情况下判定C1/C2关节是否向一侧偏移是简单的，只需检查另一侧是否有偏移即可。如果另一侧侧块排列正常，那么很可能是发育不对称所致。

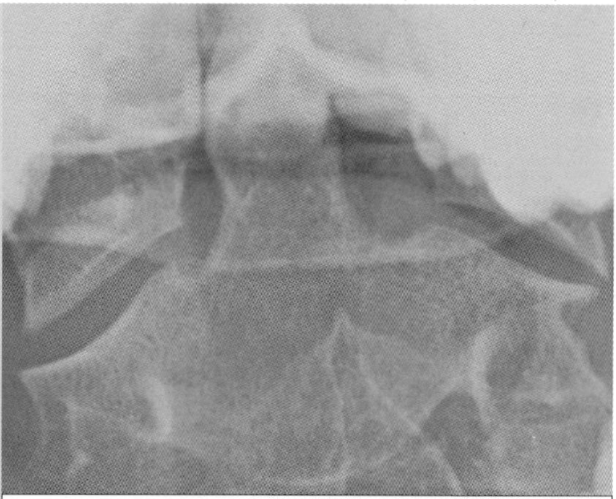

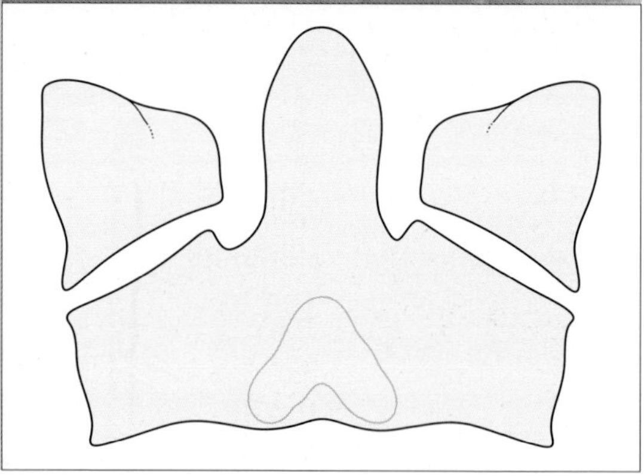

问题 3：诊断误区——马赫效应。

在齿突顶端或齿突基底部看到一条细的黑线是很正常的。这是一种光学错觉[15]，是由于重叠的结构形成的重叠阴影所致。这条线也叫作马赫线或马赫效应。要注意这条线。

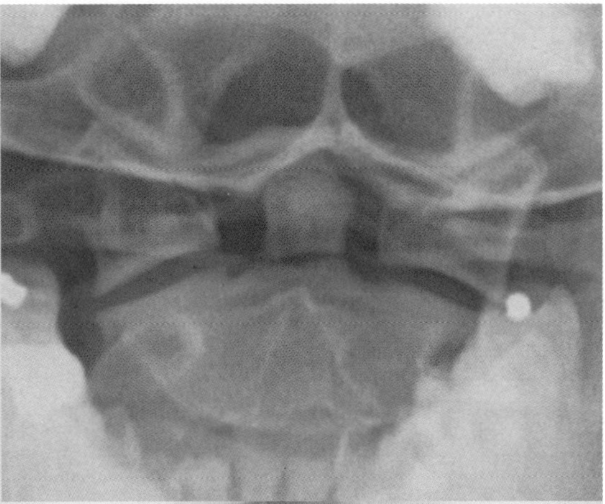

但是，更要注意的是……

经验不多的阅片者应该认真咨询，避免将此处的任何线都误认为是马赫效应。

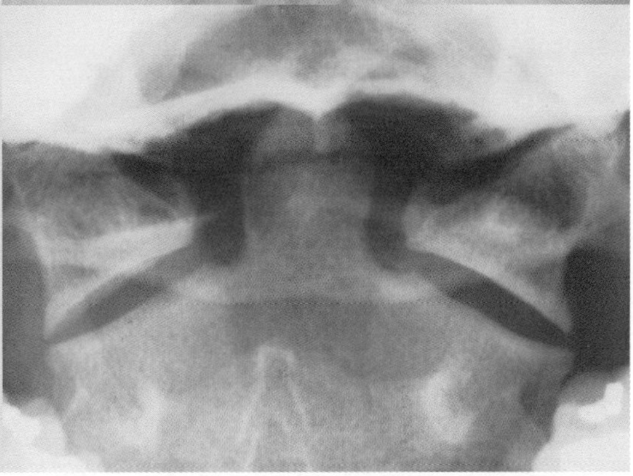

另一种假象。

明显的齿突的纵向骨折是一种假象，它是由两颗牙（切牙）之间的间隙造成的。

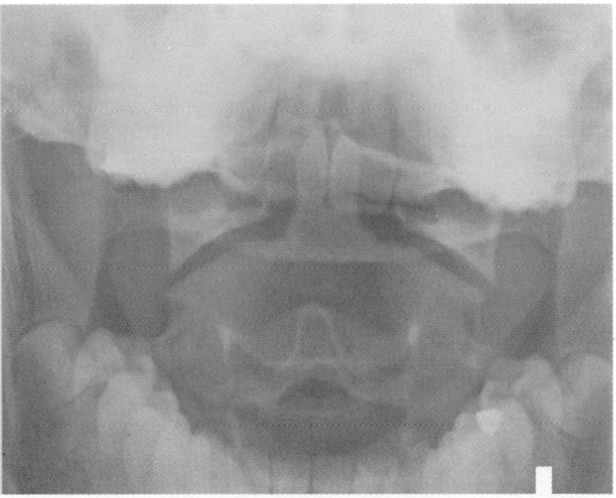

重点三：仰头前后位片检查清单

侧位片和齿突位片的应用价值最大。就异常诊断来说，从仰头前后位片上获得的诊断价值较小。此外，即使粗心的人也可以在正位片上很容易获得更多信息。

问自己两个问题：

1. 棘突在一条线上吗？

   如果不是，考虑单侧关节突关节脱位（见 194 页）。

2. 相邻棘突之间的空隙大致相等吗？

警示：如果某个间隙比邻近的上方或下方的间隙增宽超过 50%，那么高度怀疑颈椎前脱位[16]。事实上，这对于观察严重受伤的患者侧位片上由于肩部遮挡而导致图像模糊的脊椎是非常有价值的[17]。它能提供重要的警示，对受伤的颈部要谨慎处理，直到侧位片上或 CT 上能准确显示脊椎排列整齐。

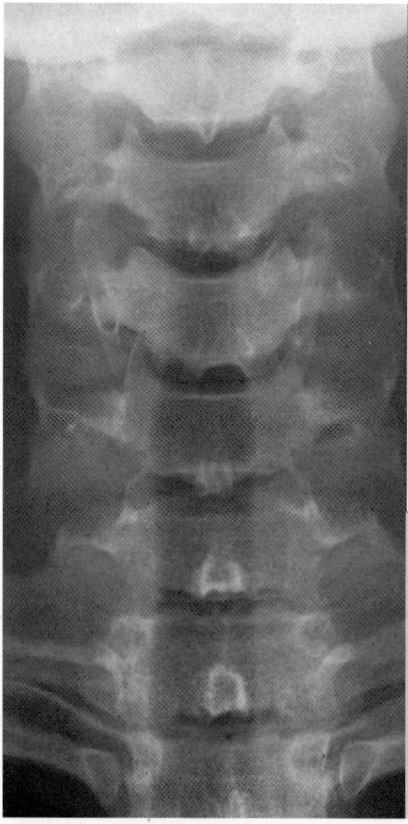

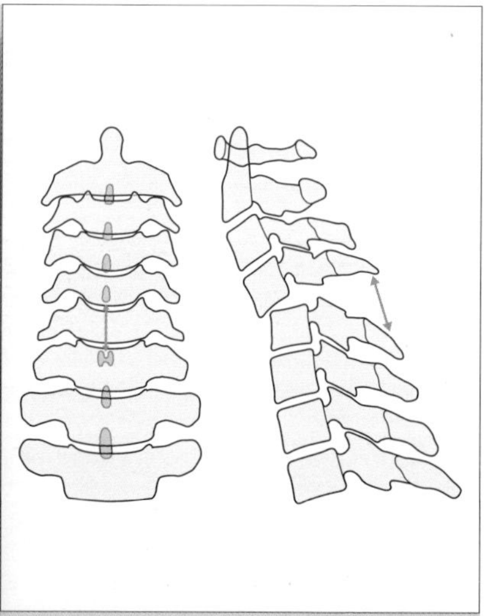

正常 X 线片显示棘突位于一条直线上。

C4 和 C5 的棘突呈分叉状，而且分叉状棘突是普遍现象。

此图描绘了脊椎前脱位时如何导致在受力水平棘突间隙的增宽。

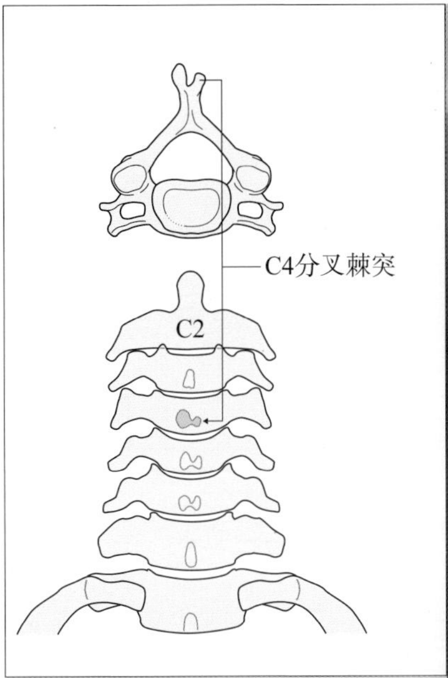

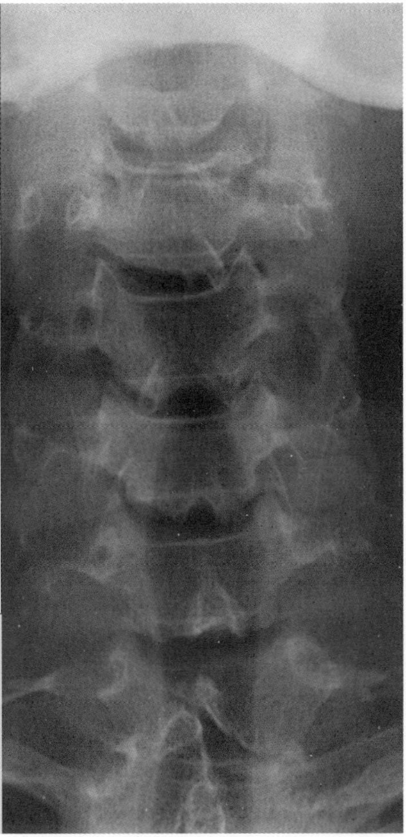

问题 1：诊断误区。有时分叉棘突（正常变异）可能表现为棘突不在一条直线上。

这张 X 线片显示在所有水平上的棘突分叉现象。

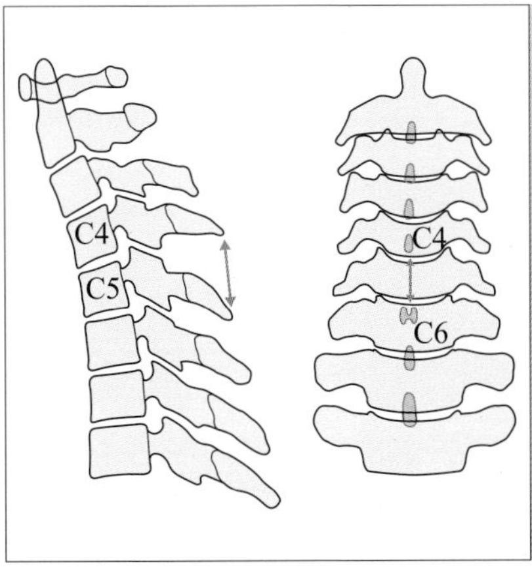

问题 2：诊断误区。

如果肌肉痉挛导致颈部呈屈曲位，则 50% 的规律将不适用。

无论 50% 的规律（见 184 页）是否被打破，必须再次检查侧位 X 线片，目的是明确前后位片上的间隙增宽的原因是颈部屈曲还是脱位。

常见损伤

C1 损伤

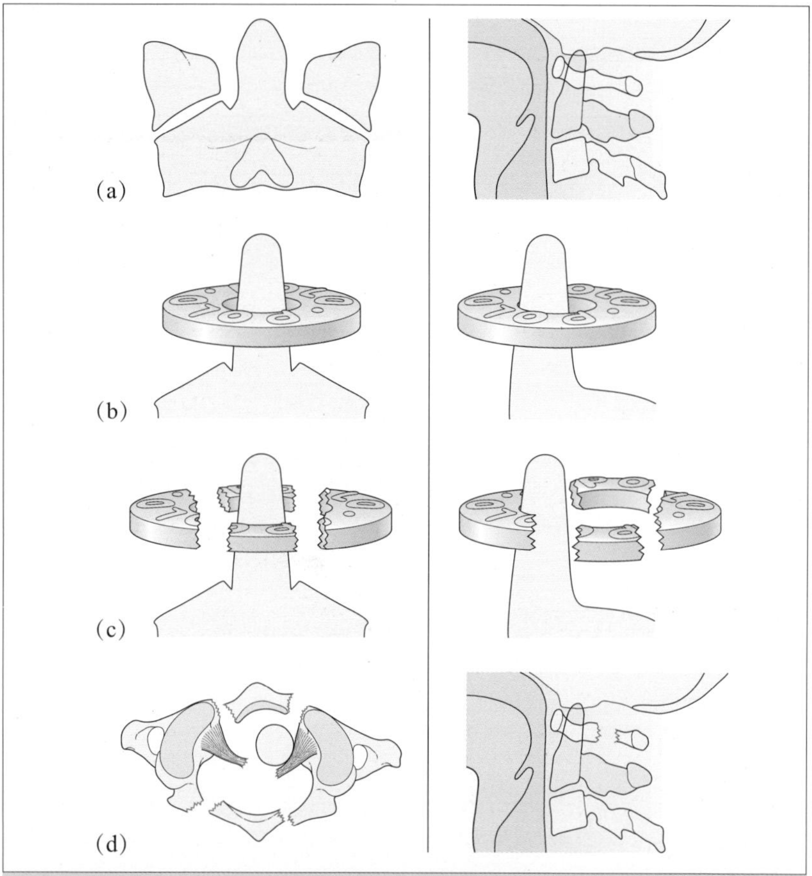

C1 椎（寰椎）结构薄弱。
(a) 齿突位片和侧位片上 C1 ~ C2 关节的正常表现。
(b) C1 椎薄而脆弱（而不像马球薄荷或救星）。
(c) 纵向（轴向）的力量可以打破这个马球薄荷。例如，重物从高处坠落到头顶，颅骨撞击到空的游泳池底。
(d) 垂直暴力可以导致 C1 多处骨折（杰弗逊骨折）。有时横韧带（穿过齿突后方）会断裂。有时候高冲击力（不一定是垂直力）会导致横韧带断裂。

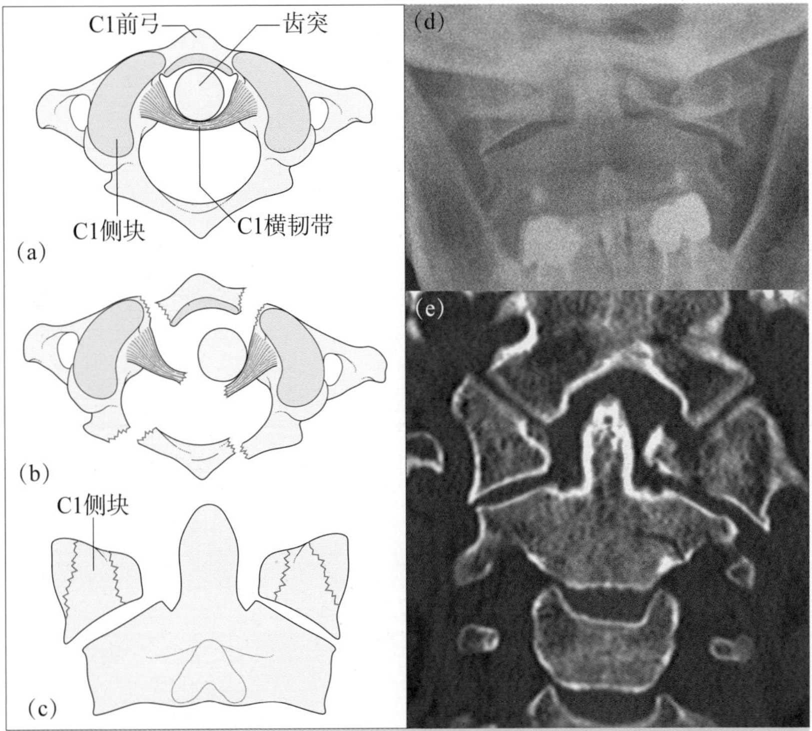

杰弗逊骨折：C1 椎。

（a）正常 C1 椎上面观。
（b）垂直（轴向）暴力引起 C1 椎碎裂，同时导致横韧带断裂。
（c）（b）图所描述的表现可见于齿突后前位片上，主要表现为 C1 椎侧块向右侧移位——它们没有与 C2 侧块对齐。可能不容易发现骨折线。
（d）这是一个头部受垂直暴力作用的患者的 X 线片。这是一个单侧（左侧）杰弗逊骨折，齿突位片显示患者 C1/C2 侧块左侧没有对齐，同时也可看到 C1 椎左侧侧块有骨碎块形成，CT 扫描可以证实此诊断（同时可以显示 C2 椎骨折无移位）。

C2 齿突损伤

侧位片征象

- 一条线（骨折）通过齿突，常经过其基底部。
- C2 前后缘皮质不连续。
- 哈里斯环前后缘断裂（见 176 页）。

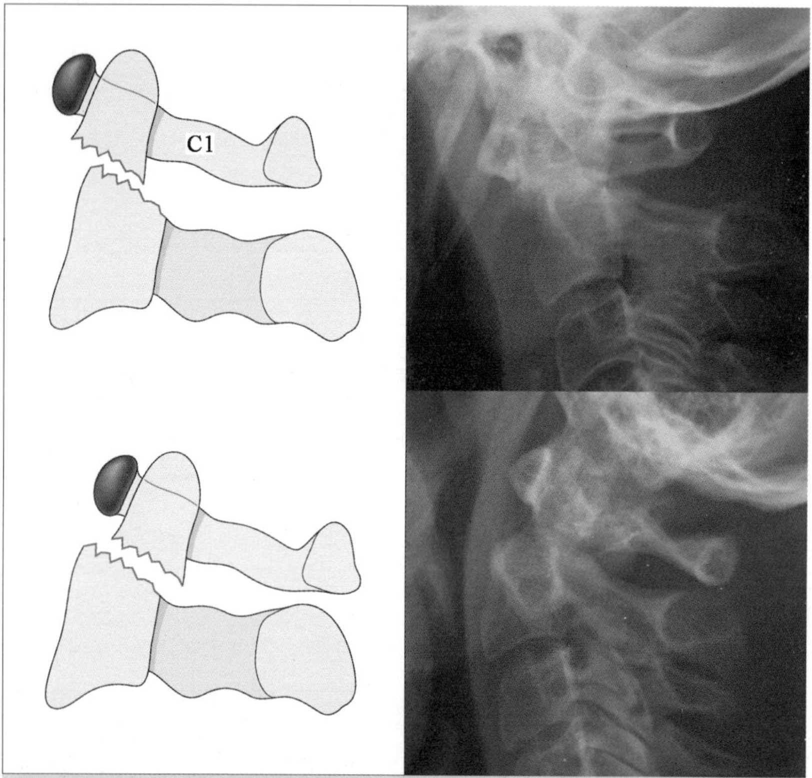

上图：齿突骨折。C2 椎体后移位。

下图：齿突骨折。C2 椎体前移位。

诊断的关键是熟悉正常解剖。

有疑问？首先要弄清 C1 椎的前弓（即“咖啡豆”，见 175 页）。咖啡豆是所有 X 线片上容易识别的标识。正常齿突紧邻咖啡豆位于后方，正常齿突前方继续向下延续为 C2 椎前方皮质。

齿突位片获得的信息

- 穿过齿突基底部的一条线（警惕为马赫效应，见 183 页）。
- 齿突不在垂直位（如偏于左侧或右侧）。
- 在实践中齿突位片不太容易诊断齿突骨折——侧位片是关键的位片，值得信任。

齿突基底部骨折。

在齿突前后位片上经常难以诊断。

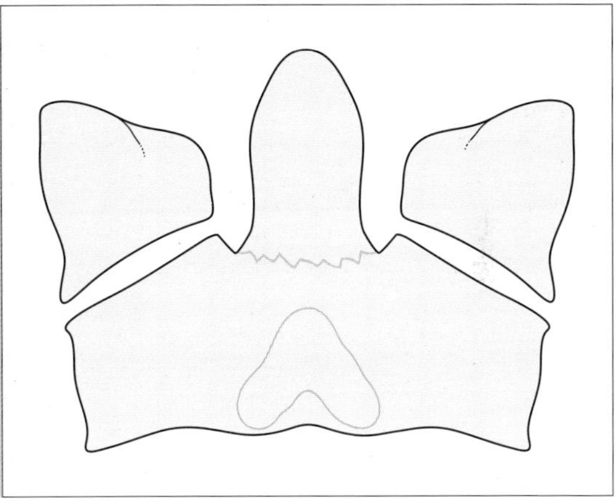

有时骨折后齿突偏于一侧。

应用这一格言：

“一个倾斜的齿突是坏的齿突”。

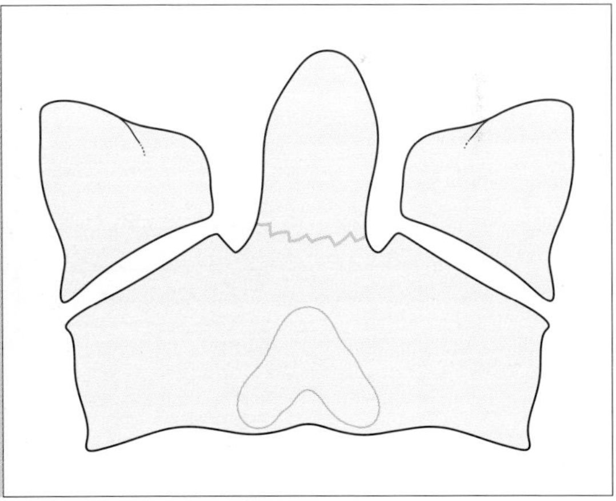

C2 椎体或后方附件骨折

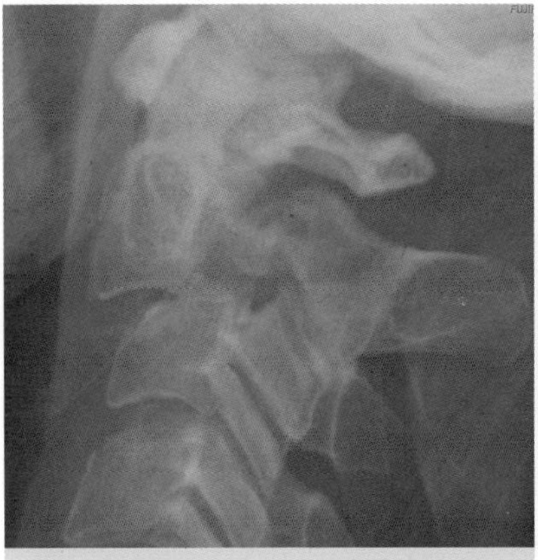

C2 悬吊骨折[8]。

图示为 C2 椎双侧椎弓峡部骨折。这是颈椎过度伸展引起的不稳定骨折。在历史上绞刑可以导致这种结果。现在通常是车祸时前额碰撞在仪表盘上引起的。患者可同时伴有 C3 椎体骨折。

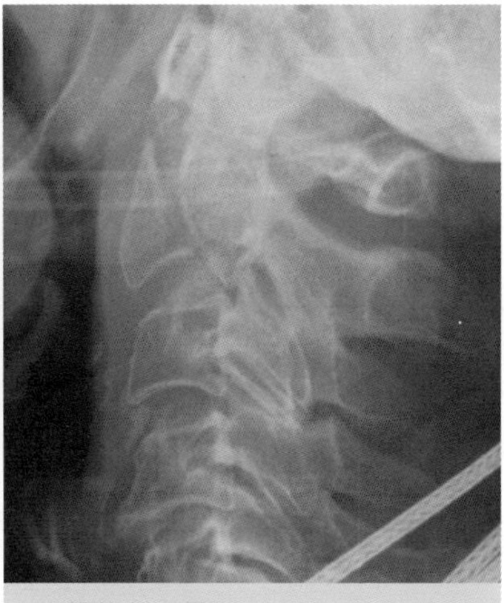

C2 椎体斜形骨折。

有时这种骨折导致 C2 椎体前后径增宽[18]（因此称之为"胖 C2"征）。

C2 悬吊骨折伴有 C2 相对于 C3 向前移位。

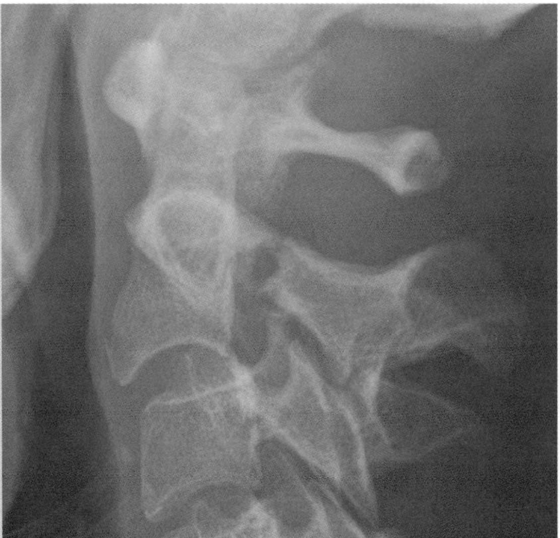

寰椎横韧带撕裂引起的 C2 半脱位

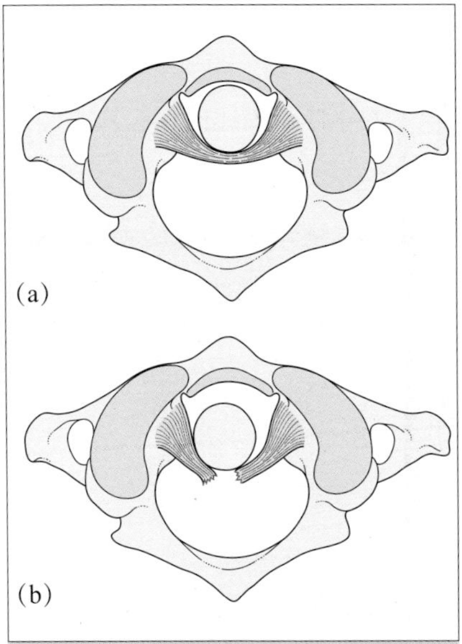

寰椎横韧带上面观。
(a) = 正常，(b) = 断裂。

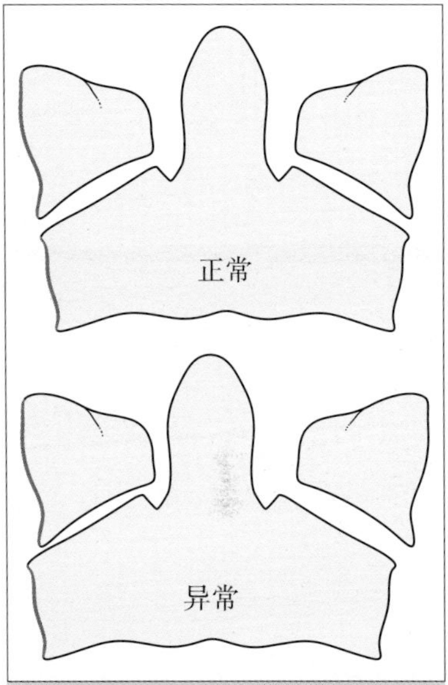

寰椎横韧带断裂：齿突位片上看到的征象。

检查 C1 和 C2 侧块的边缘。如果所有的四个方向侧块均不按正常方式排列整齐，那么可能发生了寰椎横韧带断裂。杰弗逊骨折是另一种可能（见 186 页）。

寰椎横韧带断裂：从侧位片上看到的征象。

C1 前弓（“咖啡豆”）与齿突前缘之间的距离在成人不超过 3mm。

该患者此间隙大约为 7mm。寰椎横韧带断裂导致 C2 后脱位。

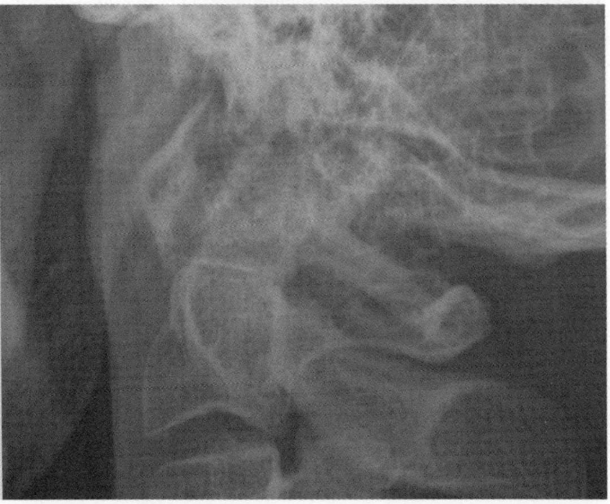

C3 ~ C7 骨折

包括棘突骨折、椎体压缩骨折以及过度屈曲引起的泪滴样骨折。

基本原则：侧位片上**必须**清晰地显示 T1 上缘。很多差错[1,3,5]的发生都是由于在 X 线片上看不到 T1 上缘。像 127 页描述的那样检查侧位片。

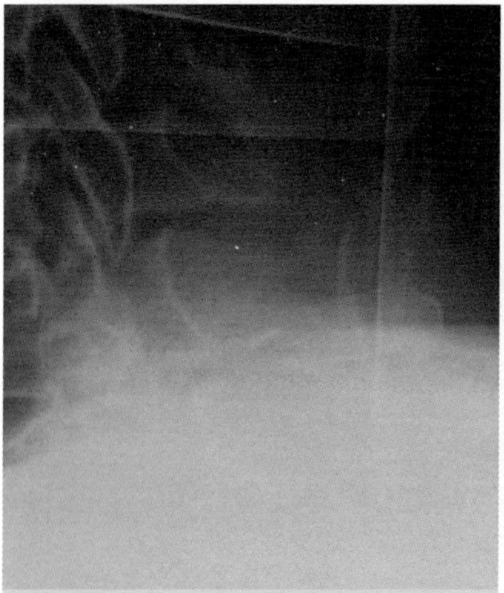

C7 棘突骨折。这是主要暴力损伤的征象，重要的韧带可能发生了撕裂。

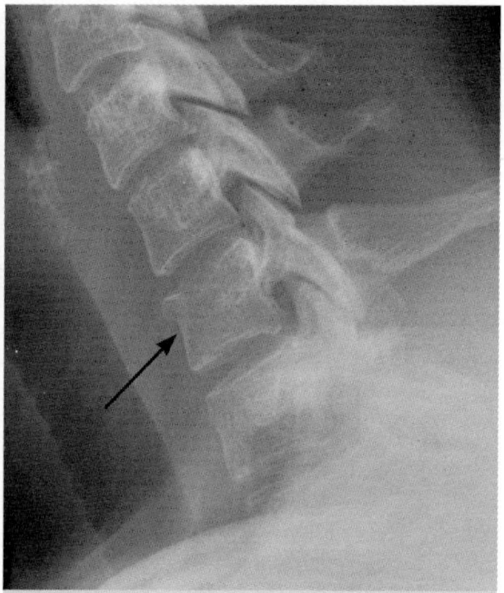

C7 椎体压缩性骨折（↑），常由屈曲损伤引起。

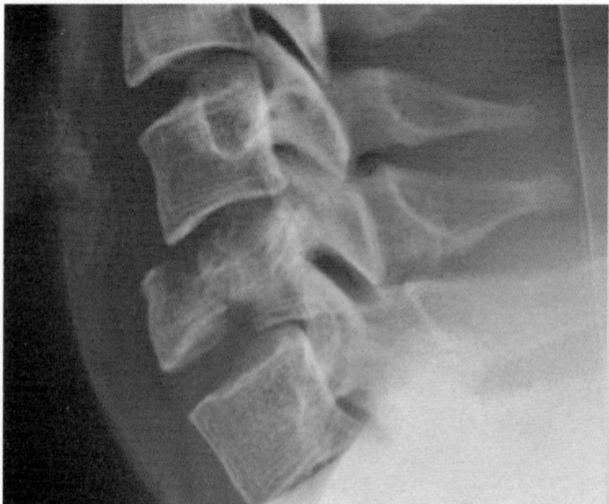

C6 过度屈曲泪滴样骨折。

常是由于过度屈曲和轴向压力引起的，这是一种不稳定骨折。

C3 ～ C7 半脱位 / 脱位

向前半脱位。

此图为屈曲旋转引起的损伤。通常容易识别，在任何水平都能看到第 178 页描述的三条弧线的破坏，有时仅仅是一条弧线的破坏。

中段颈椎半脱位可伴有弧线的破坏。

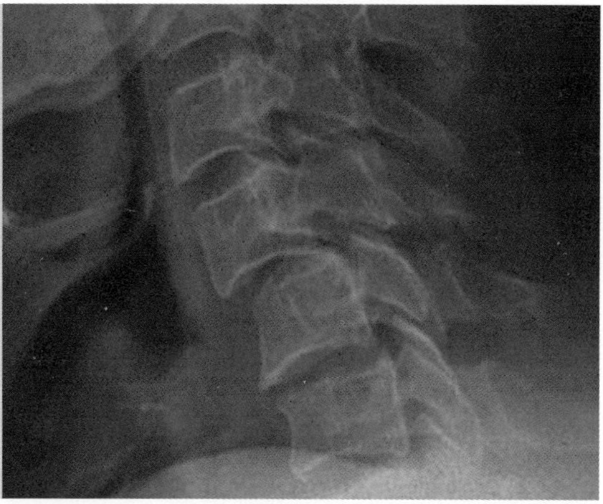

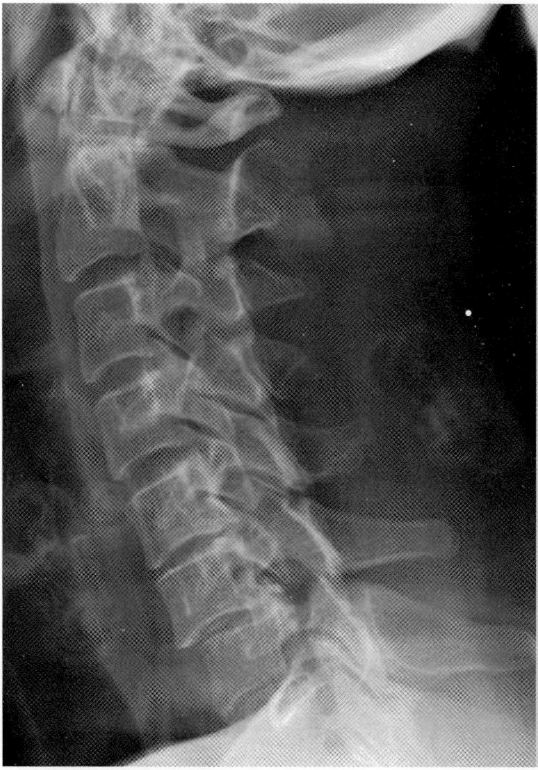

单侧关节突关节脱位。

这是带有旋转力的屈曲牵张外力作用的结果，在 X 线片上容易漏诊。

寻找：

- 前后位片：棘突线不连续。
- 侧位片：10% ～ 20% 向前半脱位（此患者在 C6 ～ C7 水平）。

然后：

- 征求经验丰富的医生的意见。
- 准确的肯定性诊断需要专家的判断。

单侧关节突关节脱位的阐述

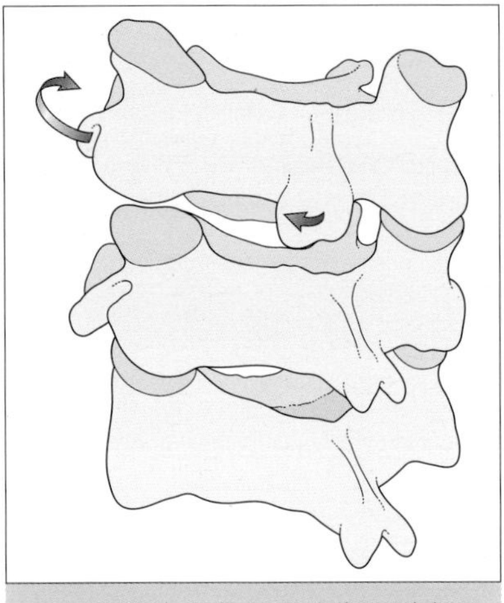

一个脊椎关节突向前移位而脱离了下一个脊椎的关节突。这种脱离只发生在一侧。

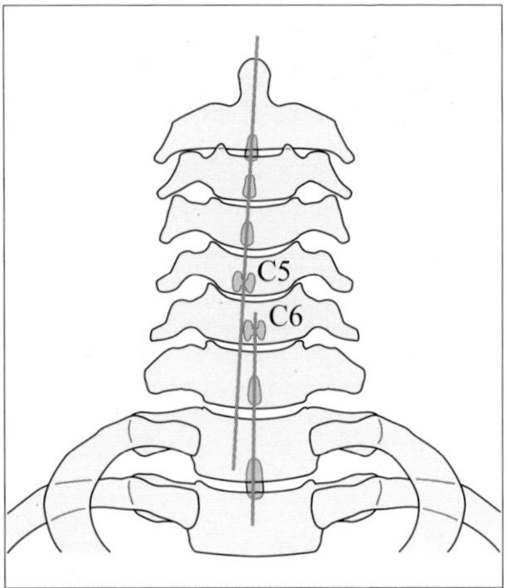

关节突关节的旋转移位导致前后位片上棘突连线不在一条线上。

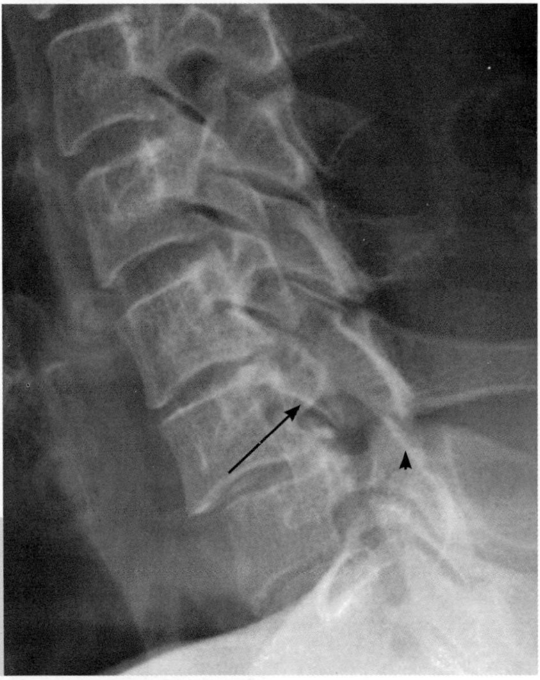

侧位片上显示前脱位是一个关节面（↑）和下一个关节面（▲）分离的结果。

诊断误区

齿突前后位片

- 齿突两侧间隙不对称通常是由于患者的颈部处于轻度旋转的体位。同样，这一发现使认真观察侧块的对齐情况成为必要。
- 通过齿突的黑线可能是马赫效应或者牙齿的假象（见 183 页）而不是骨折。下一步对侧位片的评估是很重要的。

仰头前后位片

- 一个分叉棘突可以错误地提示棘突不在一条直线上（见 184-185 页）。
- 肌肉痉挛导致颈部处于弯曲体位，正常间距 50% 的规律就不再适用（见 184-185 页）。

发育异常

椎体（↑）前方可以出现轻度变窄，失去正常的方形或矩形轮廓，类似压缩性骨折。

有时，这种变窄的现象是由于陈旧性损伤引起的。有时它长久地保持正常形态，有时发生楔形变，在青春期都是经常见到的[19]。

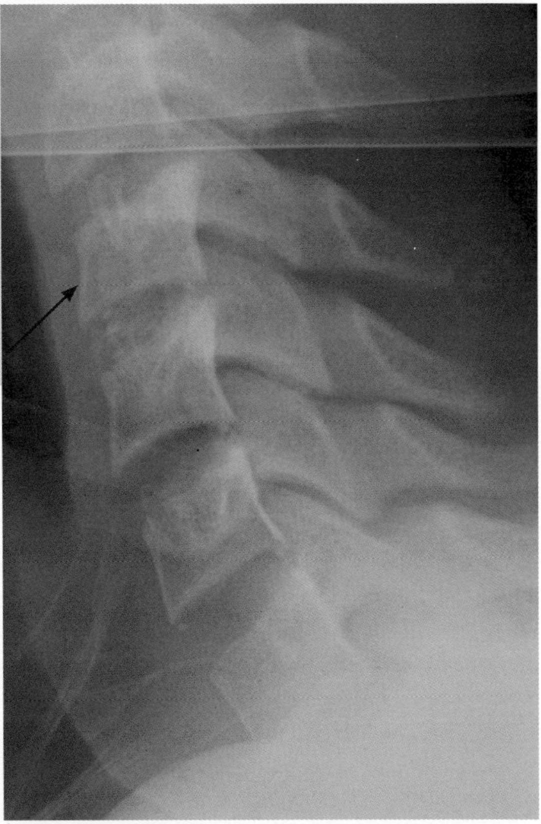

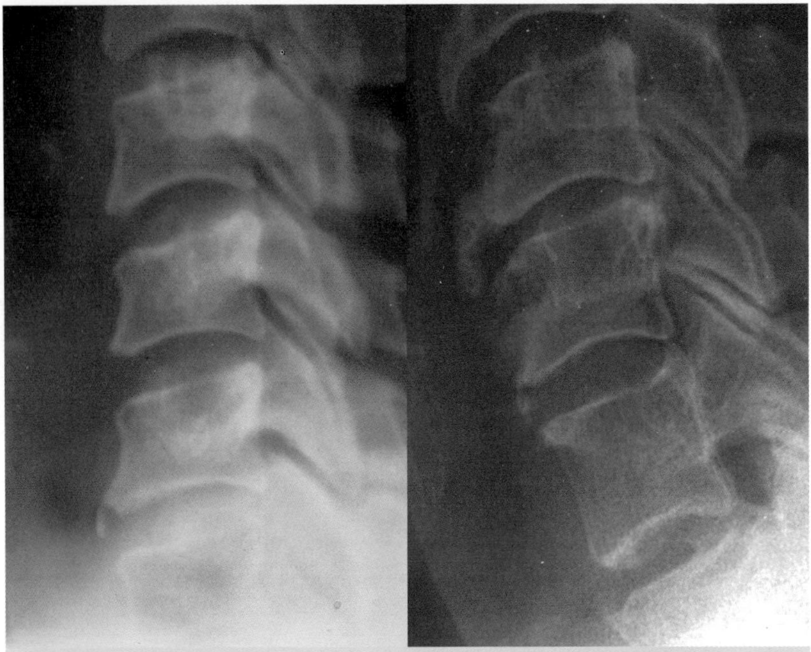

椎体前方小的高密度影可能被误诊为撕脱的骨折片，有时它仅仅是残存的二次骨化中心[19]（左图）。年龄相关的骨赘也可有同样的表现（右图）。当看到这种高密度影时，要由有经验的医生再次审阅 X 线片。

与痉挛有关的迟发性颈椎不稳

损伤后，严重的疼痛和痉挛可能很难排除后方复合型韧带的严重损伤。肌肉痉挛可使颈部处于某个解剖体位，从而掩盖了韧带断裂。几天后，当痉挛减轻后，可能只表现为颈椎不稳。

因此，重要的是，对于任何因严重疼痛或痉挛而适合用颈托固定的患者，过一段时间后要拍摄过伸过曲侧位片重新评价。加照的 X 线片必须在严密的临床观察下进行。如果仍不能确诊，可以进行 MRI 检查，目的是排除韧带损伤。

年龄相关性改变

退行性变在40岁以上的人非常普遍，区分是颈椎病引起的还是由于急性外伤引起的不是很容易。

下面显示的年龄相关性改变常见于中老年人。

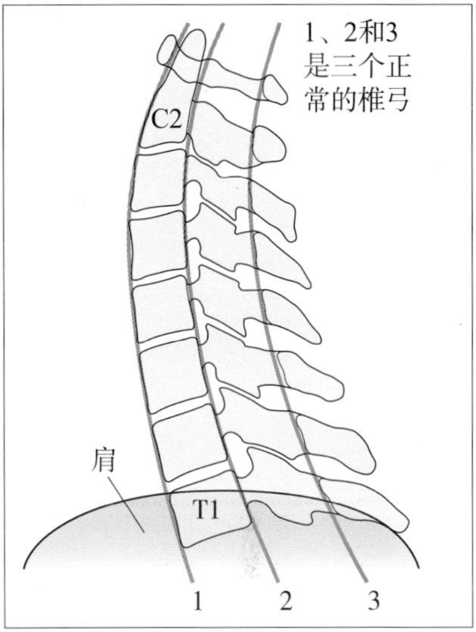

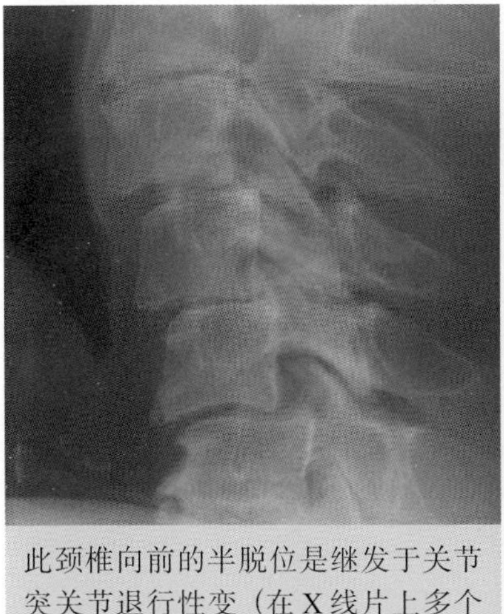

此颈椎向前的半脱位是继发于关节突关节退行性变（在X线片上多个水平都可显示）。没有任何简单的方法将其与外伤性脱位进行鉴别。大多数情况下，X线异常区的相关症状和体征能提供更准确的信息。有些情况需经有经验的医生阅片后才能确诊是外伤引起的[20]。

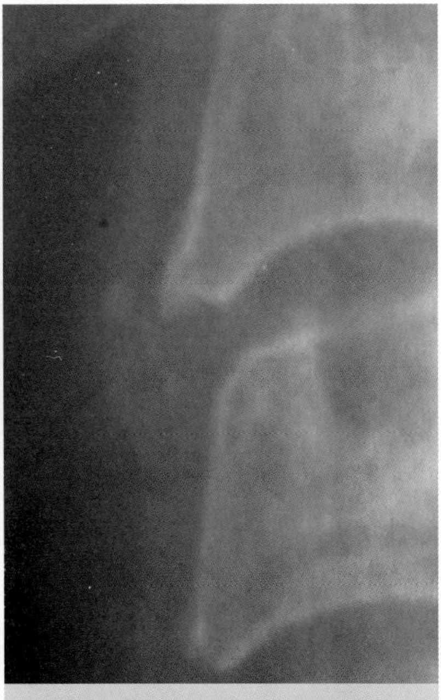

椎体前线呈阶梯状。这种阶梯状是由于突出的前骨赘造成的，可能被误认为是椎体半脱位。

参考文献

1. Richards PJ. Cervical spine clearance: a review. Injury 2005; 36: 248–269.
2. Anekstein Y, Jeroukhimov I, Bar-Ziv Y et al. The use of dynamic CT surview for cervical spine clearance in comatose trauma patients: a pilot prospective study. Injury 2008; 39: 339–346.
3. Daffner RH, Sciulli RL, Rodriguez A et al. Imaging for evaluation of suspected cervical spine trauma: a 2 year analysis. Injury 2006; 37: 652–658.
4. Goldberg W, Mueller C, Panacek E et al. Distribution and patterns of blunt traumatic cervical spine injury. Ann Emerg Med 2001; 38: 17–21.
5. Tins BJ, Cassar-Pullicino VN. Imaging of acute cervical spine injuries: review and outlook. Clin Rad 2004; 59: 865–880.
6. Mann FA, Kubal WS, Blackmore CC. Improving the imaging diagnosis of cervical spine injury in the very elderly: implications of the epidemiology of injury. Emerg Radiol 2000; 7: 36–41.
7. Harris JH, Burke JT, Ray RD et al. Low (type III) odontoid fractures: a new radiographic sign. Radiology 1984; 153: 353–356.
8. Harris JH, Mirvis SE. The radiology of acute cervical spine trauma. 3rd ed. Williams & Wilkins, 1996.
9. Harris JH. The cervicocranium: its radiographic assessment. Radiology 2001; 218: 337–351.
10. Herr CH, Ball PA, Sargent SK, Quinton HB. Sensitivity of prevertebral soft tissue measurement at C3 for detection of cervical spine fractures and dislocations. Am J Emerg Med 1998; 16: 346–349.
11. Matar LD, Doyle AJ. Prevertebral soft-tissue measurements in cervical spine injury. Austr Radiol 1997; 41: 229–237.
12. Gehweiler JA Jr, Daffner RH, Roberts L Jr. Malformations of the atlas vertebra simulating the Jefferson fracture. Am J Roentgenol 1983; 140: 1083–1086.
13. Suss RA, Zimmerman RD, Leeds NE. Pseudospread of the atlas: false sign of Jefferson fracture in young children. Am J Roentgenol 1983; 140: 1079–1082.
14. Mirvis SE. How much lateral atlantodental interval asymmetry and atlantoaxial lateral mass asymmetry is acceptable on an open-mouth odontoid radiograph, and when is additional investigation necessary? Am J Roentgenol 1998; 170: 1106–1107.
15. Daffner RH. Pseudofracture of the dens: Mach bands. Am J Roentgenol 1977; 128: 607–612.
16. Naidich JB, Naidich TP, Garfein C et al. The widened interspinous distance: a useful sign of anterior cervical dislocation in the supine frontal projection. Radiology 1977; 123: 113–116.
17. Harris JH, Yeakley JS. Radiographically subtle soft tissue injuries of the cervical spine. Curr Prob Diagn Radiol 1989; 18: 161–190.
18. Pellei DD. The fat C2 sign. Radiology 2000; 217: 359–360.
19. Keats TE, Anderson MW. Atlas of normal Roentgen variants that may simulate disease. 9th ed. Elsevier, 2012.
20. Lee C, Woodring JH, Rogers LF, Kim KS. The radiographic distinction of degenerative slippage (spondylolisthesis and retrolisthesis) from traumatic slippage of the cervical spine. Skeletal Radiol 1986; 15: 439–443.

12 胸椎和腰椎

常被漏诊的损伤

- 横突骨折。

标准 X 线片

侧位片和前后位片。

正常解剖

侧位片——胸椎和腰椎[1-4]

- 腰椎的整体轮廓为光滑连续的弧形。
- 椎体的前后高度相同。
- 每个椎体的后缘都轻度凹陷。
- 每个椎体都是完整的，即无阶梯状改变、中断或扭曲。

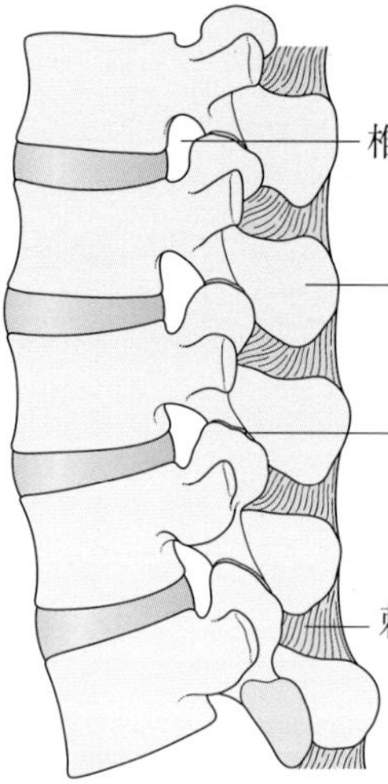

脊柱的三柱

在 CT、MRI 检查中常用到“三柱”这个概念[1]。解剖上的这个概念也可用于侧位片上。

- **前柱**：前纵韧带、纤维环的前部、椎体的前 2/3。
- **中柱**：后纵韧带、纤维环的后部及椎体后缘。
- **后柱**：关节突关节、椎弓根和后纵韧带。

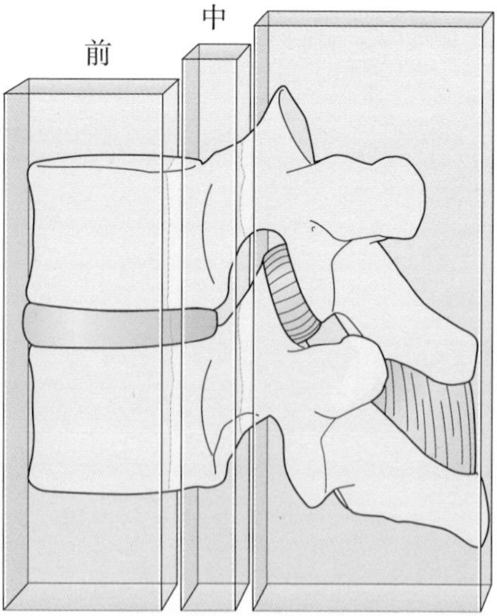

前后位片——胸椎

在胸椎，左侧脊柱旁线（也叫脊柱旁带）的软组织影紧邻椎体，这条线是由椎旁软组织与邻近肺的交界形成的。

右侧看不到脊柱旁线[5,6]。

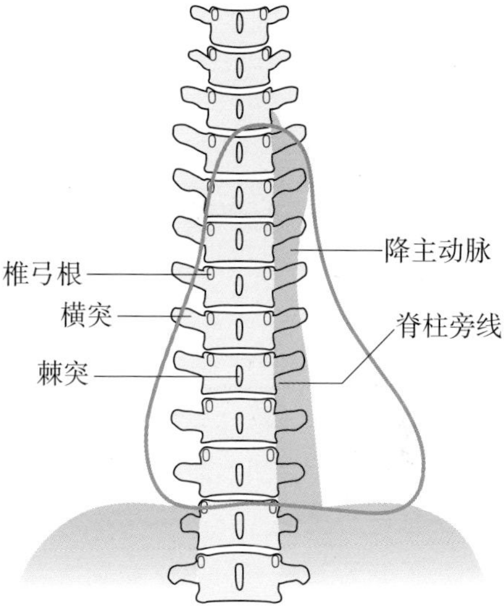

前后位片——腰椎

在腰部，椎弓根间距从 L1 ~ L5 逐渐增宽。

腰椎看不到脊柱旁线。

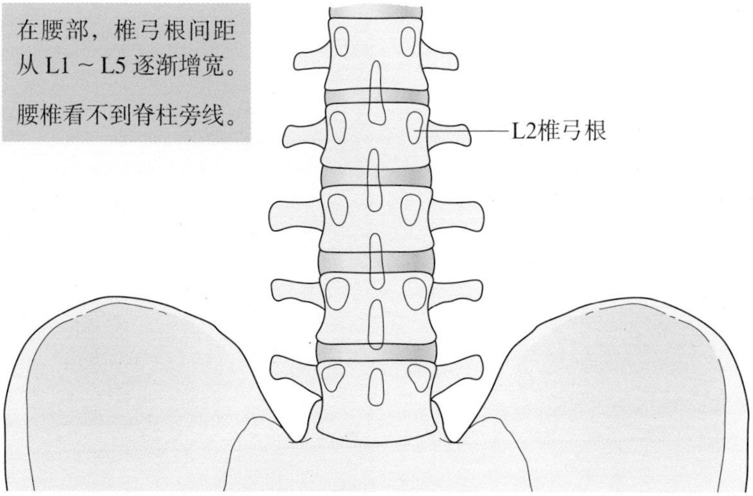

阅片：检查清单

- 在阅片时，逐步分析的方法对是否发生了严重的损伤能及时提供依据。
- 前后位片可以提供有帮助的信息，但侧位片通常更为有用。70% ~ 90% 平片上的异常可在侧位片上观察到[7,8]。同时，“三柱”稳定性原则[1-3]也应用于侧位片：
  “如果三个柱中有两个柱的完整性被破坏，就会出现脊柱不稳”。

侧位片

查找

- 椎体高度降低或楔形变是椎体压缩性骨折的征象。椎体发生楔形变时椎体后缘正常凹陷消失[9]。这种现象说明中柱向后移位。
- 椎体前缘游离骨折块。
- 可能不仅存在一种异常。识别所有 X 线片上的异常对于解释椎体不稳非常重要（见 209-210 页）。

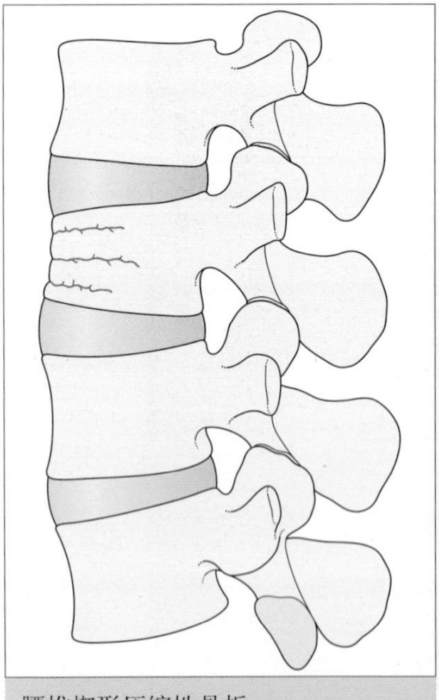

腰椎楔形压缩性骨折。

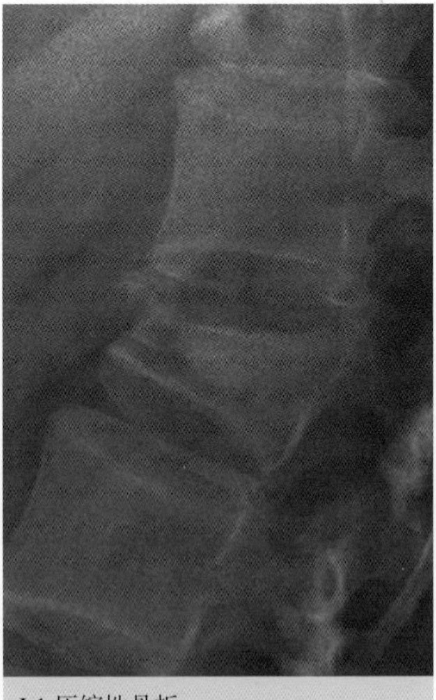

L1 压缩性骨折。

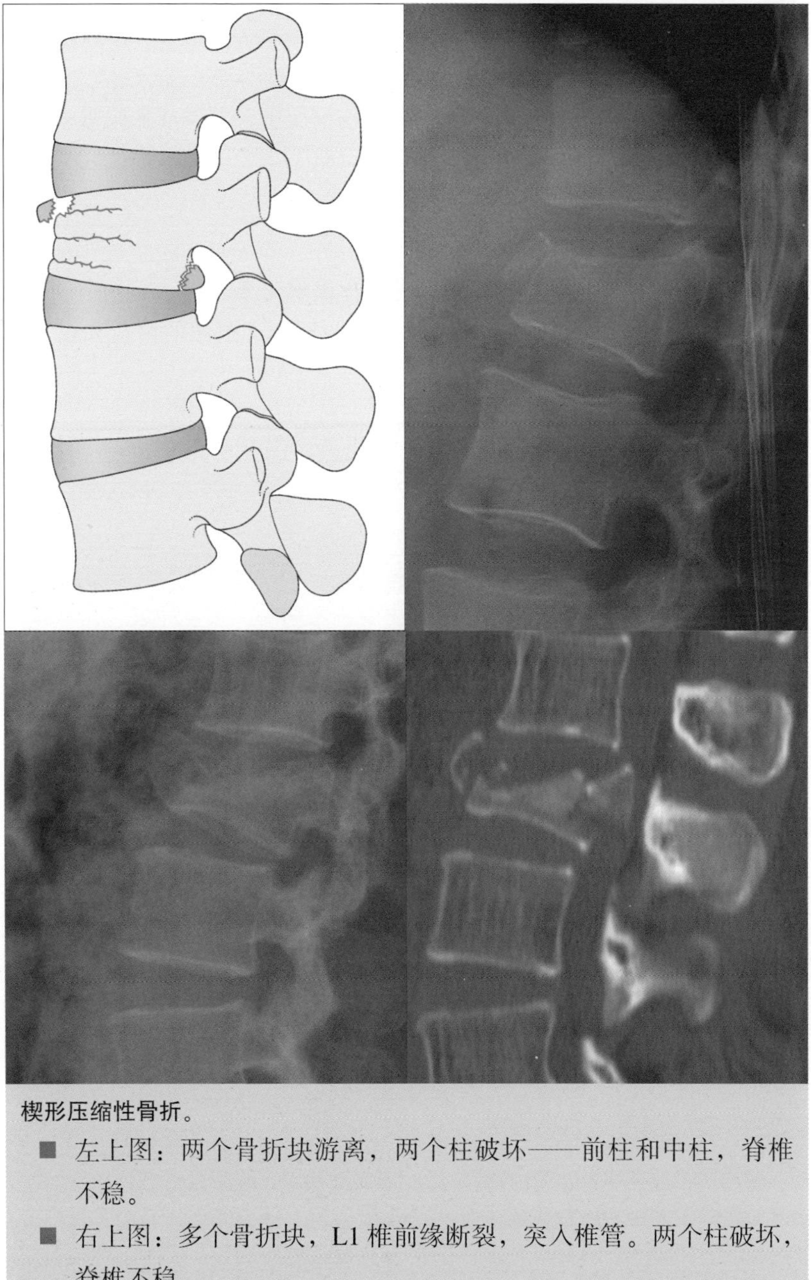

楔形压缩性骨折。

- 左上图：两个骨折块游离，两个柱破坏——前柱和中柱，脊椎不稳。
- 右上图：多个骨折块，L1 椎前缘断裂，突入椎管。两个柱破坏，脊椎不稳。
- 左右下图：椎管内有一大的骨折块，两柱破坏，脊椎不稳。

前后位片

胸椎

- 胸椎旁线的局部移位和增宽。在外伤情况下，移位或膨胀常被认为是椎体骨折形成椎旁血肿引起的。

胸椎或（和）腰椎

查找：

- 椎弓根间距异常增宽，意味着骨折片出现分离。
- 横突骨折。可能很轻微，需要仔细调整数字图像的窗位和窗宽进行观察。

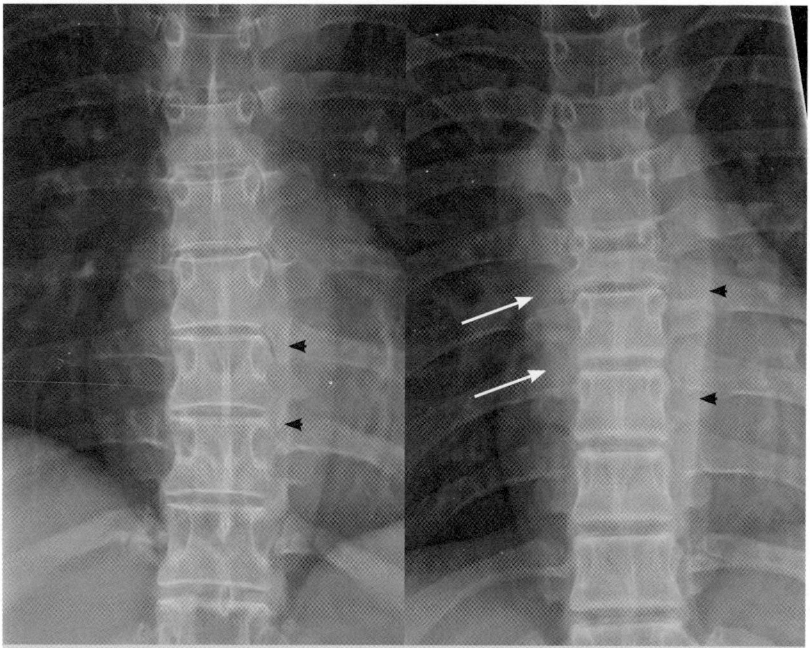

左侧的图像是正常的，可以看到左侧脊柱旁线（▲）与椎体左侧缘平行，再外侧是垂直走行的降主动脉影。

右侧的图像是异常的。T6 脊椎骨折形成血肿导致左侧脊柱旁线（▲）凸起，出血也导致此患者右侧椎体旁带出现隆起（↑）。正常情况下，右侧脊柱旁线是看不到的。

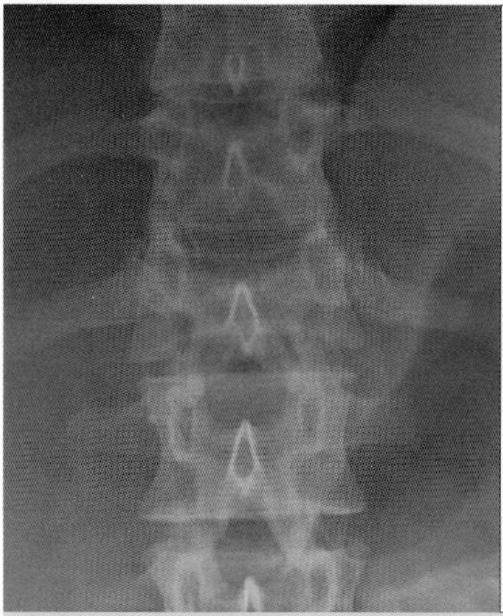

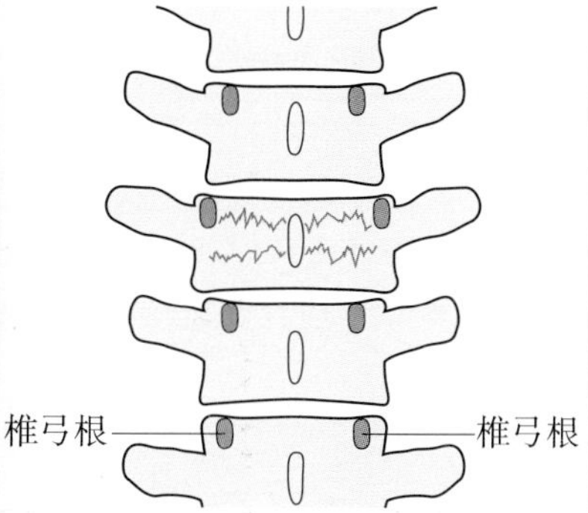

左图：T12 骨折。椎体高度变低，请注意可以看到椎弓根距离增宽。右图：腰椎骨折，椎弓根分离。正常情况下，L1 ~ L5 椎弓根间距是逐渐增宽的，但不会像看到的这两个图像显示的一样突然增宽。

L2、L3 和 L4 横突骨折（↑）。

大多情况下，这种骨折是由于旋转或过度侧弯引起的。

有价值的提示：
文中提到的暴力（和多处损伤）导致的横突骨折的诊断能提高腰骶椎严重损伤诊断的可能性。参照“哨兵征”，见 211 页。

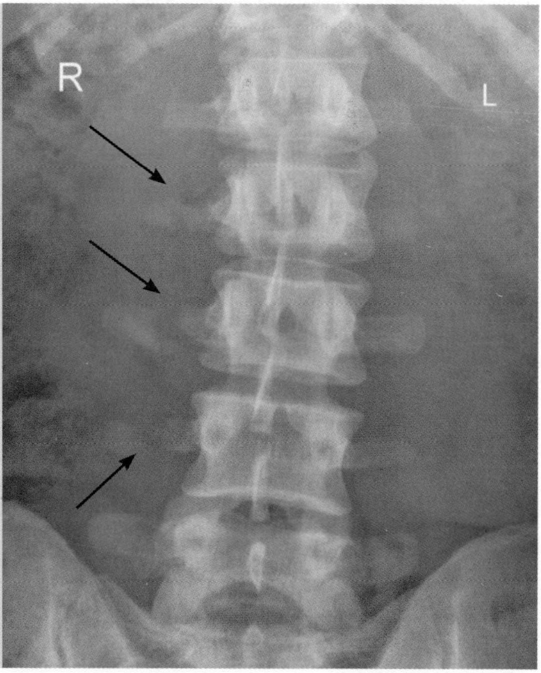

常见损伤

只有一种情况常见，也就是常发生的椎体骨折。

骨质疏松性压缩性骨折。

- 椎体压缩性骨折常见于年龄大的人。
- 许多（或大多数）压缩性骨折临床上没有任何症状，约 30% 的骨折患者有症状，通常表现为背部疼痛。
- 侧位 X 线片影像学表现为楔形压缩性骨折。

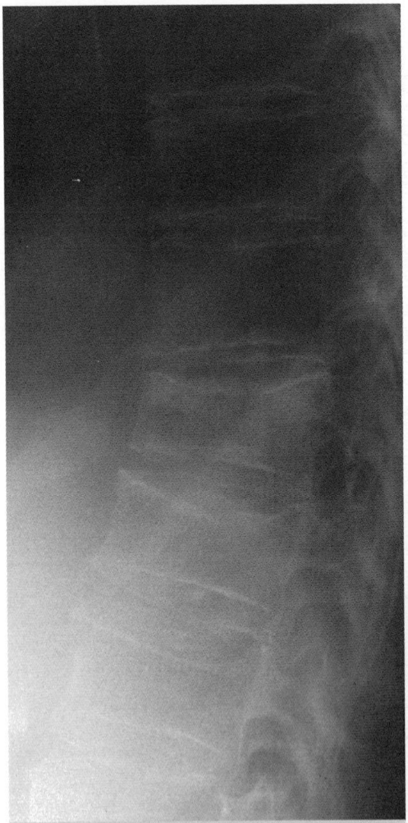

有严重背部疼痛的年龄大的患者。
T11 和 T12 椎体压缩性骨折（脊椎被压扁）。

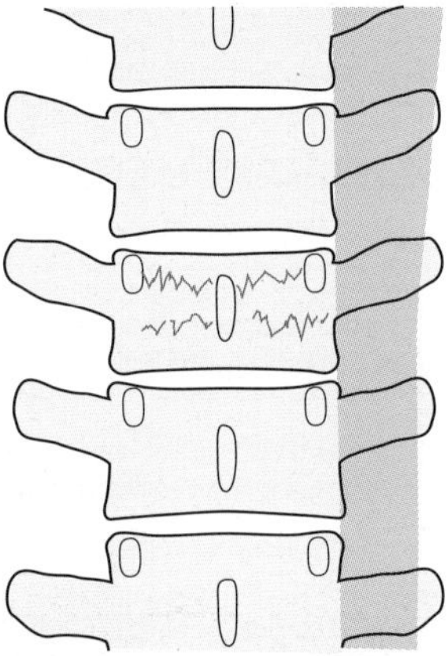

伴有骨折的椎旁隆起

中段胸椎压缩性骨折。
该病例左侧脊柱旁线有血肿。在实际工作中，血肿少见，除非是由强大的外力作用引起的。

少见而重要的损伤

外伤性骨折

这些重要的损伤都是由暴力引起的，这种特定的暴力可能很复杂。

评价：

- 首先，明确判定骨折的形态。
- 其次，通过评价三柱来诊断脊柱的稳定性。

判定骨折的形态……

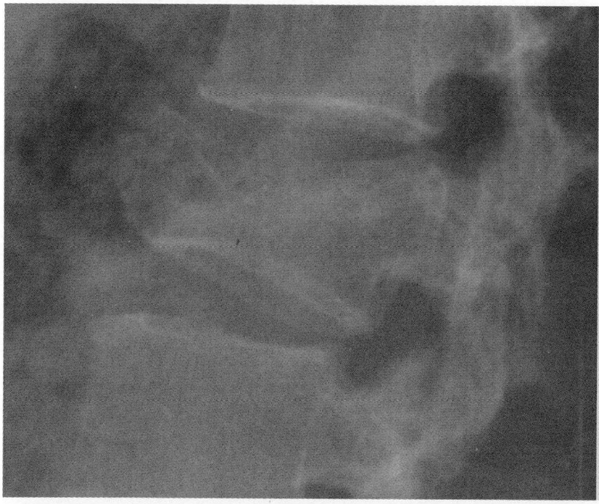

L2 椎屈曲压缩损伤（楔形骨折）。

X 线表现：
椎体前缘高度减少，但后缘无改变。

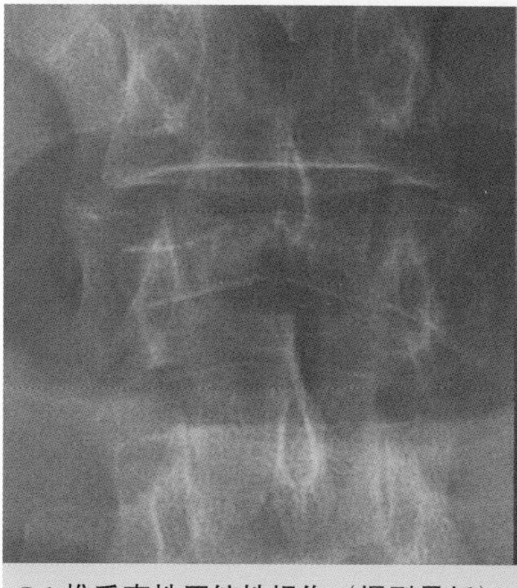

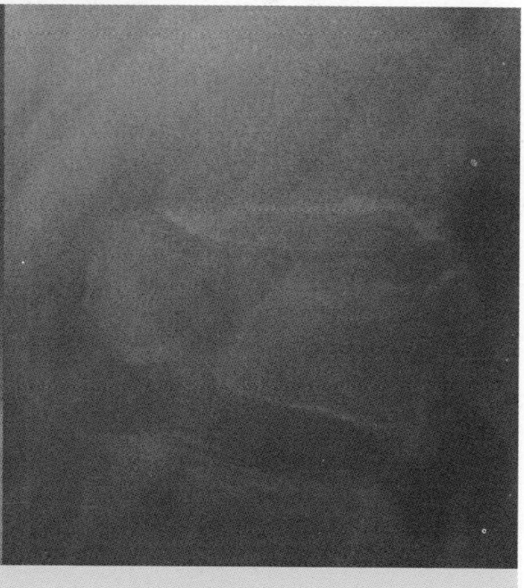

L1 椎垂直性压缩性损伤（爆裂骨折）。

X 线表现：椎体严重性粉碎及椎体变扁，通常是由于从高处坠落时足着地引起的。

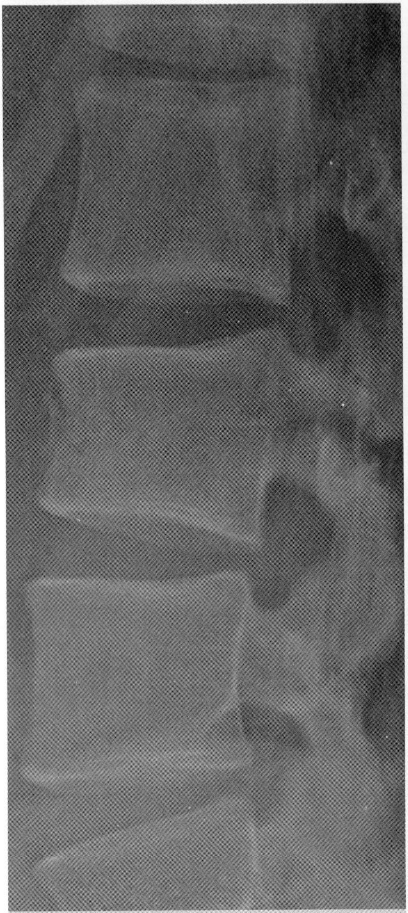

屈曲 / 分离型（机会型）骨折。该患者是 L3 椎体骨折。

X 线表现：这是剪切损伤，可出现不同的骨折类型[11,12]。

一个非常普通的表现：椎体的横向骨折常伴有棘突骨折以及椎体后上缘骨折。典型的是迎头车祸时，下身被保险带固定，上半身向前猛烈甩出。

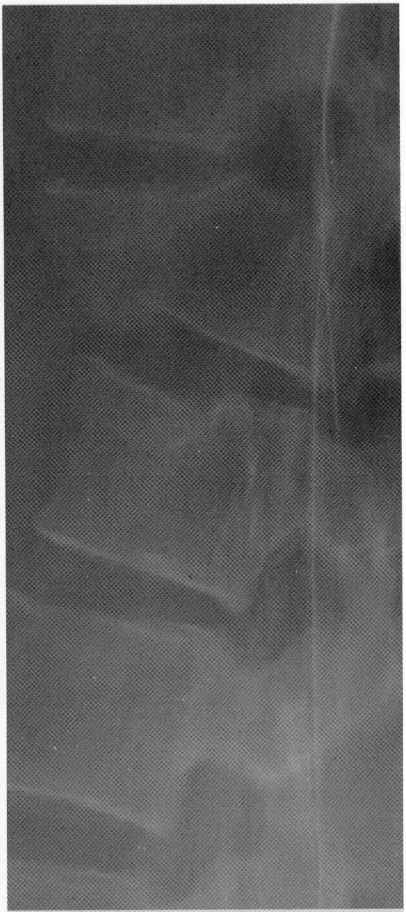

骨折移位。此患者累及 T12/L1（可以看到多余的椎体骨折）。

X 线表现：一个椎体骨折以及另一个椎体之间的半脱位 / 脱位。

通过评估三柱来判定脊柱的稳定性

当 X 线表现异常时，要对其稳定性和不稳定性进行分类分析。在侧位片上依次分析三柱的每一个柱（见 200 页）。总的来说，所谓“稳定性损伤”应仅指后柱完整的轻度 / 中等程度的压缩性骨折。

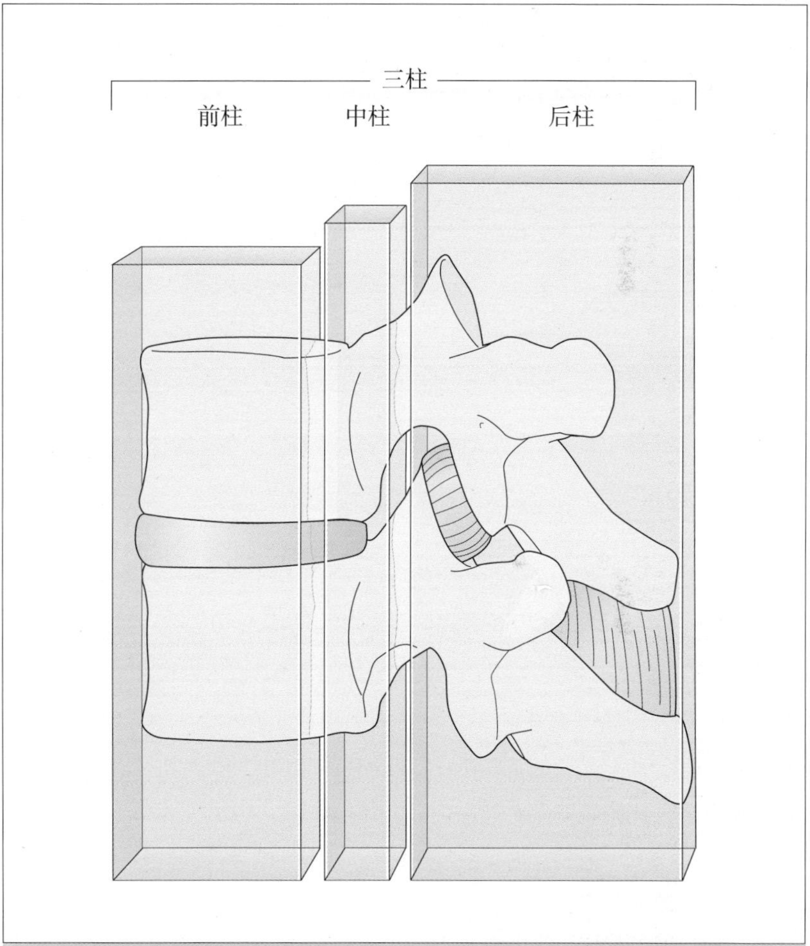

此图中的三柱是正常的。这些椎体的排列、形态及外部轮廓都被看作是解剖形态，最重要的是在侧位片上评估每一个柱。如果发现三柱中的任何两柱被破坏，则被列为不稳定损伤。

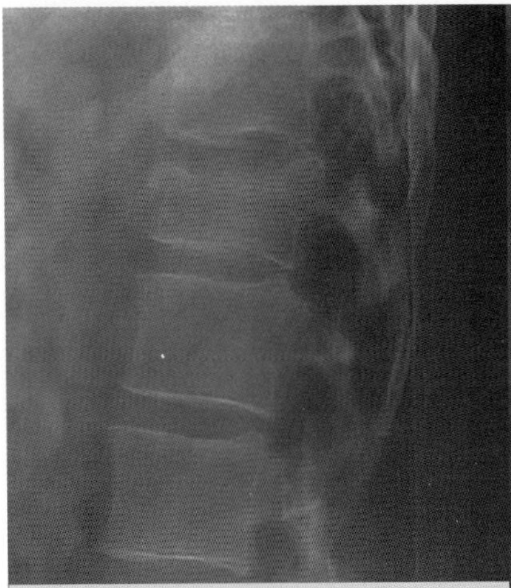

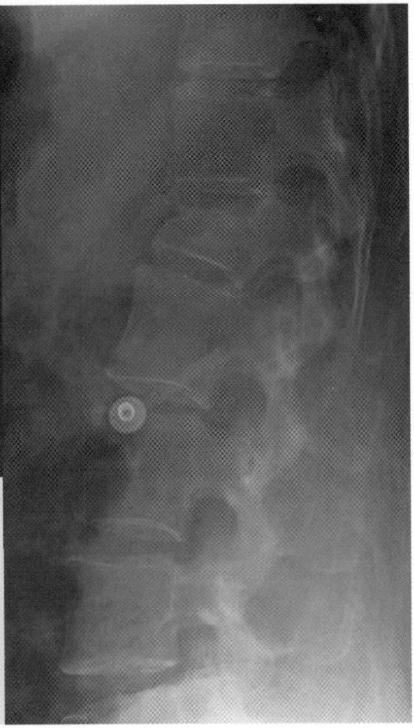

如果三柱中的任何两柱被破坏，就有脊柱不稳。

左图：椎体骨折，两柱被破坏，不稳定损伤。

右图：椎体骨折，两柱被破坏，不稳定损伤。

暴力外伤后脊柱的稳定性	
楔形骨折	很多为稳定性。然而，特殊的楔形骨折的临床意义可能被低估，这种骨折常引起脊柱中柱的骨折块突入椎管内
爆裂骨折	总是不稳定
机会型骨折	不稳定。通常破坏后柱和中柱，前柱也时常受累
骨折脱位	高度不稳定
横突骨折	是一种孤立的类型，稳定

诊断误区

右侧脊柱旁线

右侧脊柱旁线紧邻胸椎，在正常人中不可见。只有一种情况除外——在中老年患者由于骨赘推移胸膜可以看到右侧脊柱旁线[13]。在这些患者能看到右侧脊柱旁线也不代表病理情况。

认为横突骨折不重要

如果在高能创伤后存在横突骨折，更重要的是更仔细地评价腰骶关节[14]。严重的高能创伤后，横突骨折易被忽略或认为问题不大，特别是出现肺部、腹部、血管及脑损伤时。在前后位片上，腰骶关节错位（是一种罕见的损伤）常伴有多个横突骨折，称为“哨兵征”。

施莫尔结节[14]

施莫尔结节是椎体终板的灶状缺损，所有的人均可见，但最常见于年轻人。施莫尔结节的病因学存在争议，其临床重要性未定，在胸腰椎中相对常见。施莫尔结节不应被看作重要的病理现象。

这两个患者在多个椎体终板上看到不规则凹陷，可见施莫尔结节。

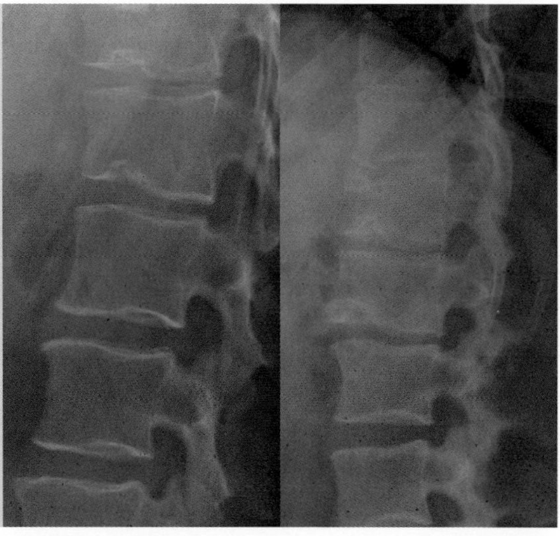

参考文献

1. Denis F. The three column spine and its significance in the classification of acute thoracolumbar spinal injuries. Spine 1983; 8: 817–831.
2. Murphey MD, Batnitzky S, Bramble JM. Diagnostic imaging of spinal trauma. Radiol Clin North Am 1989; 27: 855–872.
3. Pathria MN, Petersilge CA. Spinal trauma. Radiol Clin North Am 1991; 29: 847–865.
4. Vialle R, Charosky S, Rillardon L et al. Traumatic dislocation of the lumbosacral junction diagnosis, anatomical classification and surgical strategy. Injury 2007; 38: 169–181.
5. Genereux GP. The posterior pleural reflections. Am J Roentgenol 1983; 141: 141–149.
6. Donnelly LF, Frush DP, Zheng J et al. Differentiating normal from abnormal inferior thoracic paravertebral soft tissues on chest radiography in children. Am J Roentgenol 2000; 175: 477–483.
7. Berquist TH. Imaging of orthopedic trauma. 2nd ed. Lippincott Williams & Wilkins, 1992.
8. Gehweiler JA, Osborne RL, Becker RF. The radiology of vertebral trauma. WB Saunders, 1980.
9. Daffner RH, Deeb ZL, Rothfus WE. The posterior vertebral body line: importance in the detection of burst fractures. Am J Roentgenol 1987; 148: 93–96.
10. Prather H, Watson JO, Gilula LA. Nonoperative management of osteoporotic vertebral compression fractures. Injury 2007; 38 (3): S40–S48.
11. Bernstein MP, Mirvis SE, Shanmuganathan K. Chance-type fractures of the thoracolumbar spine: imaging analysis in 53 patients. Am J Roentgenol 2006; 187: 859–868.
12. Groves CJ, Cassar-Pullicino VN, Tins BJ et al. Chance-type flexion-distraction injuries in the thoracolumbar spine: MR imaging characteristics. Radiology 2005; 236: 601–608.
13. de Lacey G, Morley S, Berman L. The Chest X-Ray: A Survival Guide. Elsevier, 2008.
14. Pfirrmann CW, Resnick D. Schmorl nodes of the thoracic and lumbar spine: radiographic-pathologic study of prevalence, characterization, and correlation with degenerative changes of 1,650 spinal levels in 100 cadavers. Radiology 2001; 219: 368–374.

13 骨　盆

经常被漏诊的伤害

- 无移位的髋臼骨折。
- 髋关节脱位的患者分离的髋臼碎片。
- 骶骨骨折。
- 骨突从股骨近端或无名骨处的撕脱。

标准摄像体位

前后位片。

正常解剖

正常前后位片

骨盆包括三个骨环：

- 主骨盆环。
- 由耻骨和坐骨形成的两个小的骨环。

牢固的骶髂关节和耻骨联合是主骨盆环的一部分。

骶髂关节是人体中最强壮的关节，能抵抗正常垂直和前后方向的位移力；耻骨联合是骨盆环最薄弱的联接[1-4]。

在 X 线片上弓状线是光滑的曲面界线。这些弓状线描绘了骶骨顶的轮廓。

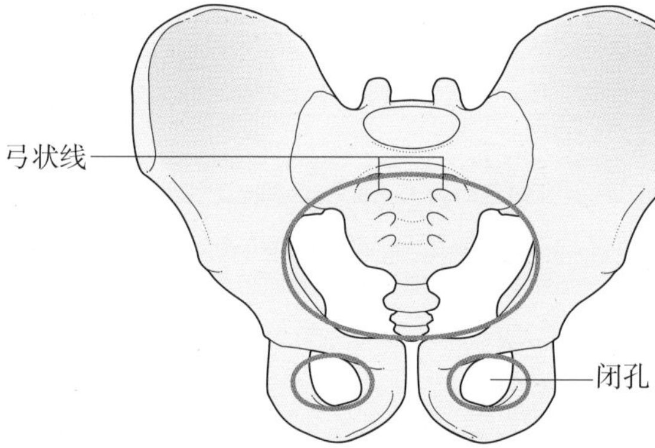

发育期骨骼：软骨结合

儿童期每侧耻骨和坐骨之间的软骨（软骨结合）有时可使诊断混乱。在幼儿期，这些未融合的软骨连接可能类似于骨折线，在 5 ～ 7 岁时则与愈合期骨折类似。

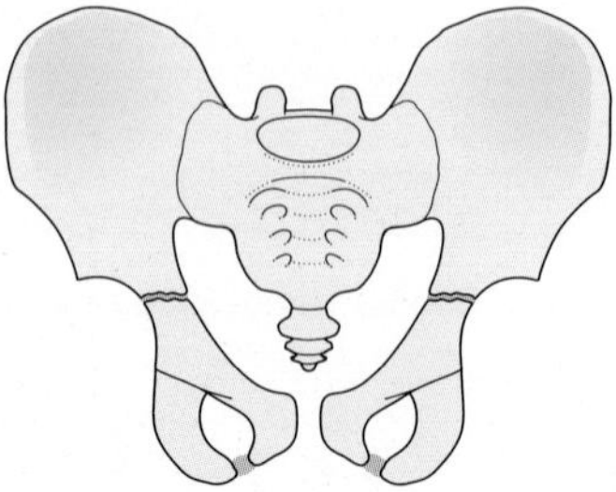
小于5岁

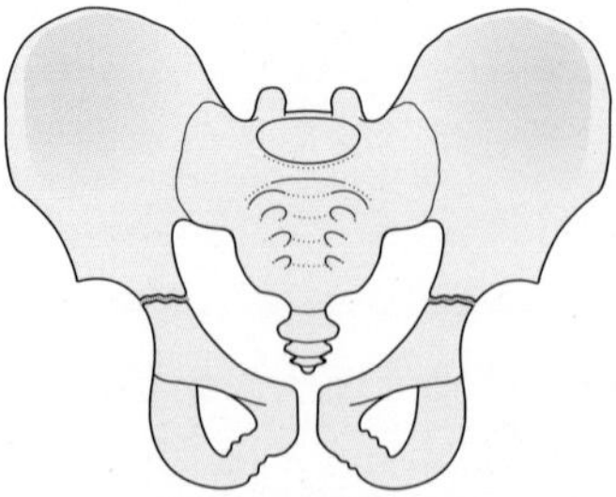
5~7岁

发育期骨骼：骨盆骨突[5-7]

青少年和年轻人的骨盆有几个小的二次中心（突起）。这些在 X 线片上两侧应该是相同的。

骨突是二次化骨中心，促成骨最终的形状、大小以及骨的轮廓的形成，而与长度无关。这些化骨中心形成的骨骺成为肌肉的附着点。它们很容易受到猛烈而短促的肌肉收缩的影响，或者在跳跃、跨栏、突然转向或偶尔在跳舞时受到重复有力的肌肉收缩而受到损伤。

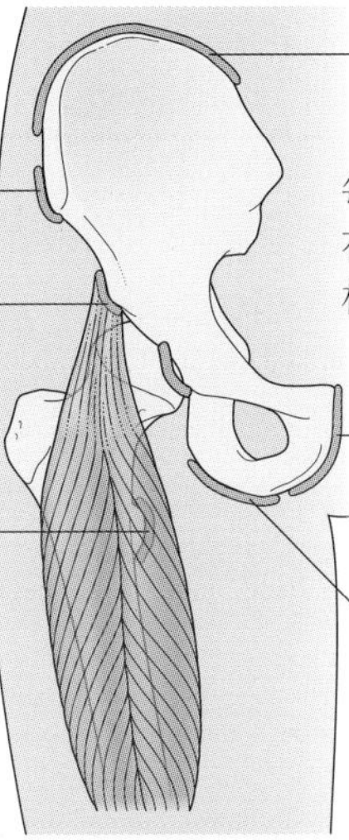

髋关节和骨盆骨突出现和闭合的年龄（年）[5-7]

突起	X 线片上首次出现的年龄（岁）	融合成骨的年龄（岁）
未命名的骨		
髂前下棘	13 ~ 15	16 ~ 18
髂前上棘	13 ~ 15	21 ~ 25
坐骨结节	13 ~ 15	20 ~ 25
髂骨嵴	13 ~ 15	21 ~ 25
股骨		
小转子	11 ~ 12	16 ~ 17
大转子	2 ~ 3	

可以注意到：20 岁时长骨的生长已经完成，而一些骨突正常时仍未融合，仍处于脆弱的状态。

阅片：检查清单

前后位片

评估：

1．主骨盆环：查看内外轮廓。

2．两个小的骨环形成闭孔。

3．骶髂关节：关节间隙应均匀一致。

4．耻骨联合：两侧耻骨上缘在同一水平，关节最大间隙不应超过 5mm。

5．骶孔：光滑的皮质线任一处中断则提示存在骶骨骨折，并需要将受伤侧和未受伤侧的骶孔进行比较。

6．髋臼区：此区结构复杂，骨折易被漏诊[3,8-10]。应将受伤侧与未受伤侧进行对照分析。

青少年和年轻人出现髋关节疼痛但无暴力打击史时也可进行如下评定：

7．骨突（见 215 页）。

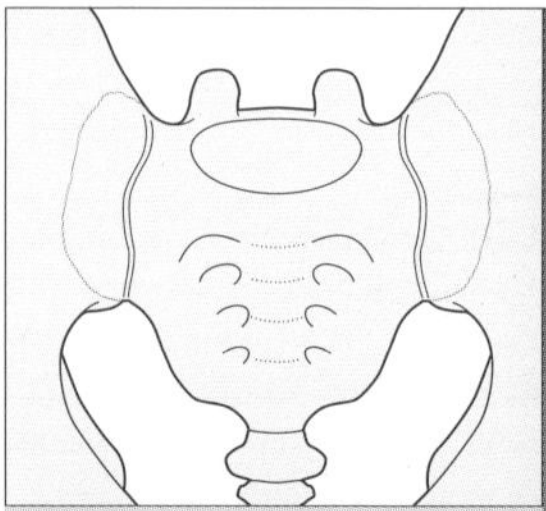

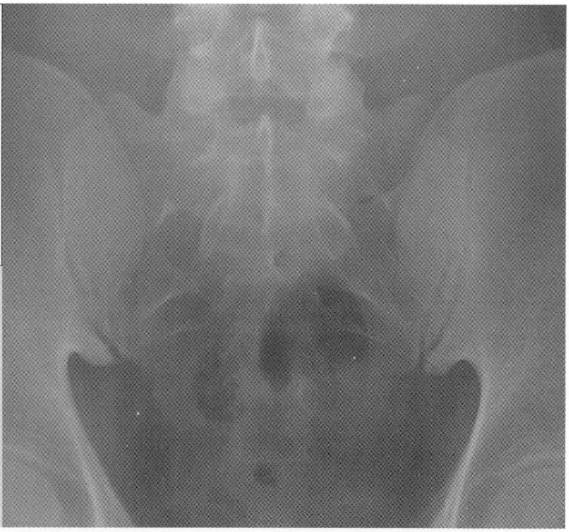

正常的骶髂关节。

宽度大致是相等的。双侧骶髂关节的髂骨下缘与骶骨面相对齐。

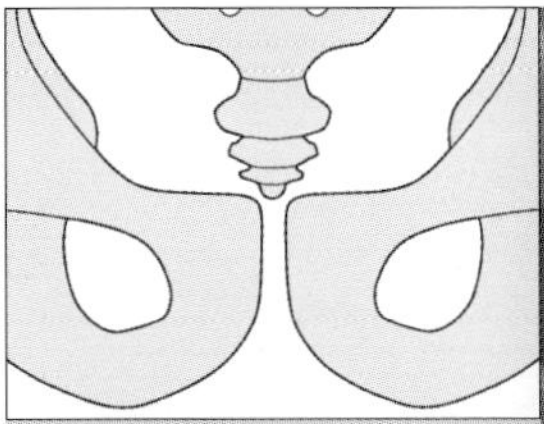

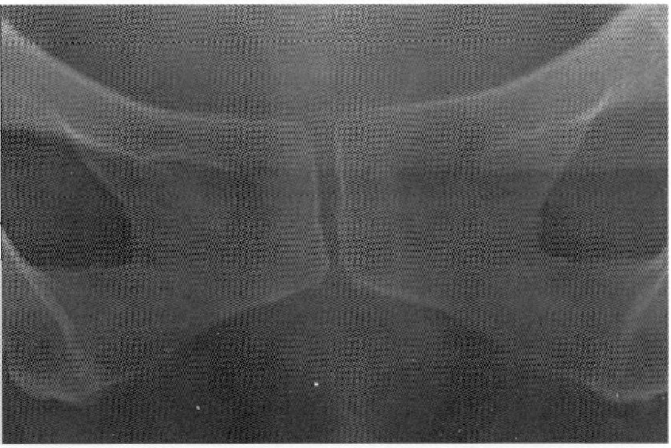

正常的耻骨联合。

没有增宽，上缘约在同一水平。

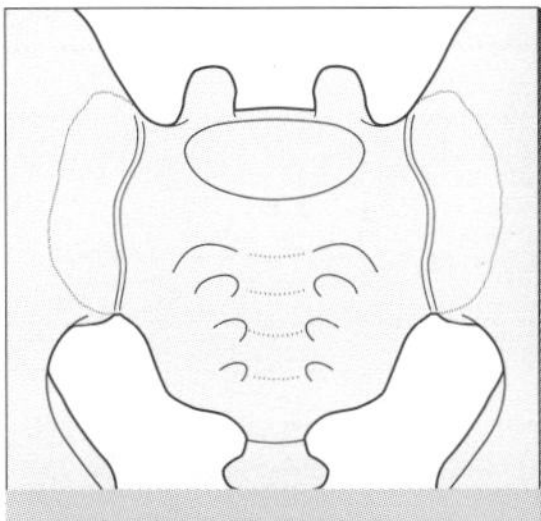

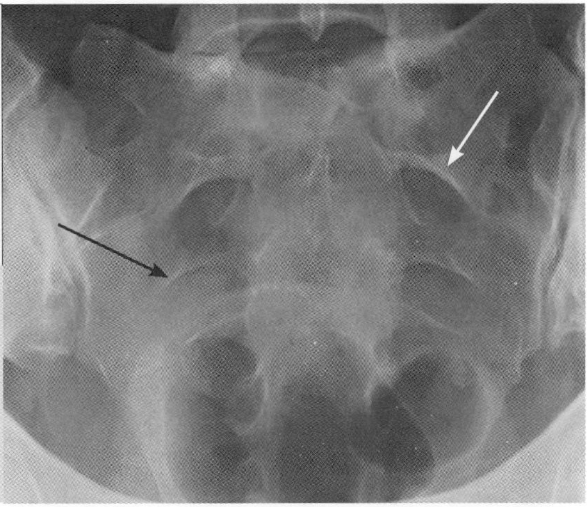

正常的骶骨小孔。

每个骶孔顶部有一个光滑的拱状上缘（↑）。无中断，无骨嵴，形态规则。

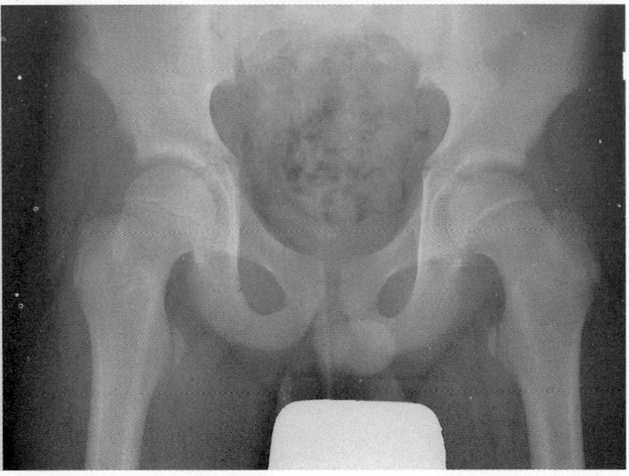

骨突评估。

此图为正常骨盆。重要的是骨盆和股骨的两侧在外观上几乎都是相同。所有部位都没有显著差异，尤其是在髂前上棘和髂前下棘区域（见 215 页）。

常见的骨折，高能损伤

主骨盆环骨折

主骨盆环的双骨折是一种不稳定的损伤。

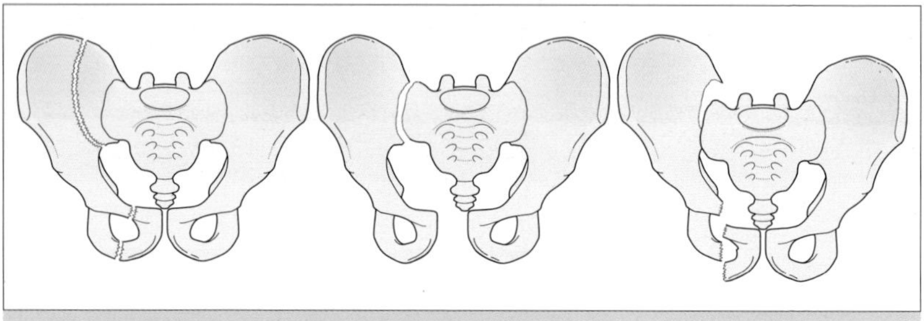

左图：髂骨骨折和耻骨的上下支骨折。不稳定骨盆。
中间：骨盆变形，骶髂关节和耻骨联合分离。不稳定骨盆。
右图：骶髂关节分离，耻骨支骨折。不稳定骨盆。

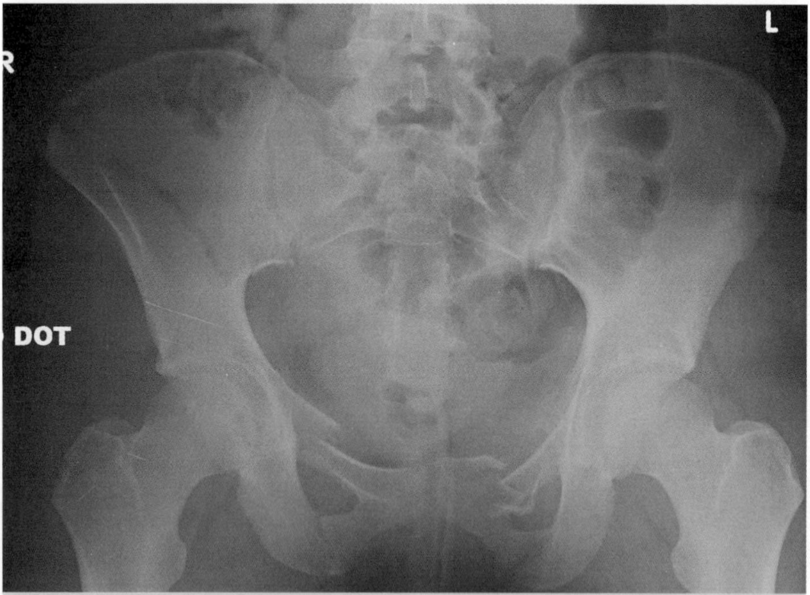

道路交通事故。请注意下面的骨折：骨折线斜行穿过右侧髂骨、右侧耻骨上下支、左侧耻骨上下支以及左侧耻骨。同时，左侧骶髂关节可疑增宽。属于高度不稳定的损伤。

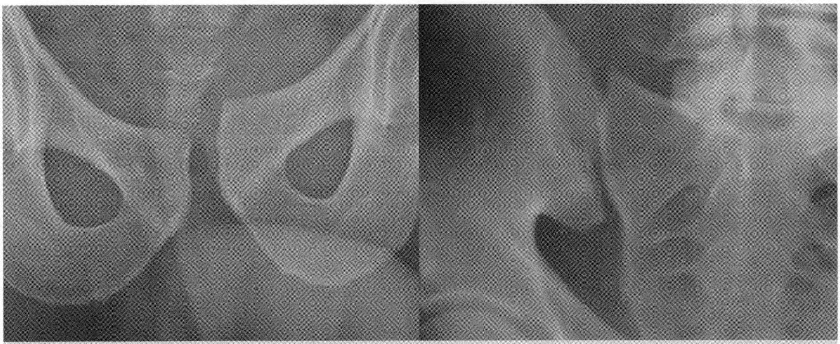

骨盆环的一处骨折可能与骨盆环的另一处中断有关。第二处中断可能是骨折，也可能是耻骨联合（左）或者骶髂关节（右）的韧带断裂。

髋臼骨折[9-10]

- 在公路交通事故中驾驶员或前排乘客曾会受到损伤。患者可能会主诉膝关节以及骨盆疼痛。
- 髋臼后壁骨折是最常见的髋臼损伤。
- 对髋臼的细微骨折有必要透过股骨头进行仔细观察，以获得相应的信息。骨折常为粉碎性骨折，骨折片可嵌入关节腔内。
- 骨折片有重要的临床意义。如果没有发现骨折片，那么结果可能是复原困难或提前发生退行性改变。

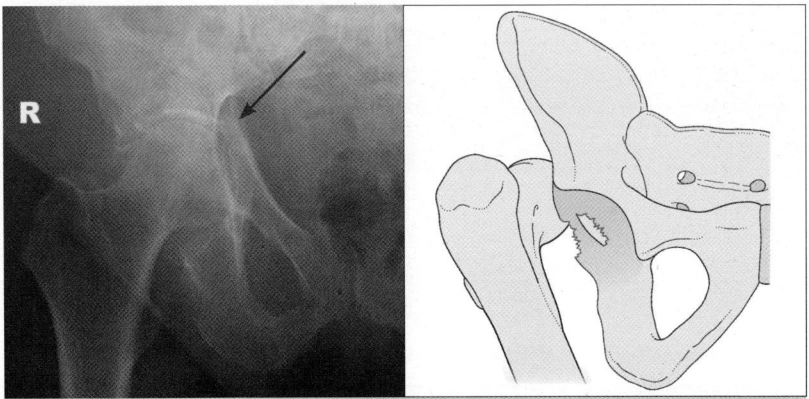

髋臼的骨折（↑）可能是由直接暴力引起的（左图）或者是由于髋关节后脱位引起的（右图）。

骶骨骨折[1.11]

骶骨骨折常难以发现。需要仔细分析判断骶孔的弓状线，并进行两侧对照。

这些骨折在多达 70% 的病例被漏诊。多数骶骨骨折无移位，重叠的肠气也可掩盖这些骨折。此外，经常出现其他损伤，而且这些损伤让人分心或粗心，从而导致一开始就忽视骶骨。

侧方向压缩力会导致骶骨垂直方向的压缩骨折并伴随耻骨支斜行骨折。

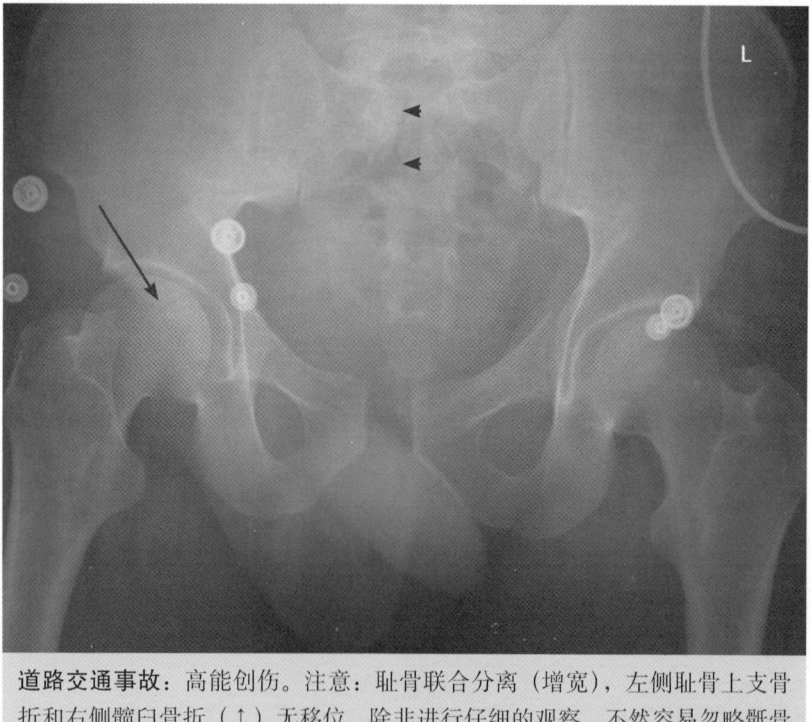

道路交通事故：高能创伤。注意：耻骨联合分离（增宽），左侧耻骨上支骨折和右侧髋臼骨折（↑）无移位。除非进行仔细的观察，不然容易忽略骶骨中央的骨折（▲），骨折线从第一骶椎向下延伸。

提醒：正常的骶骨。

每个骶孔的上缘（↑）是光滑的——无阶梯状改变，规则。

这些光滑的曲线顶通常被称为“弓状线”。

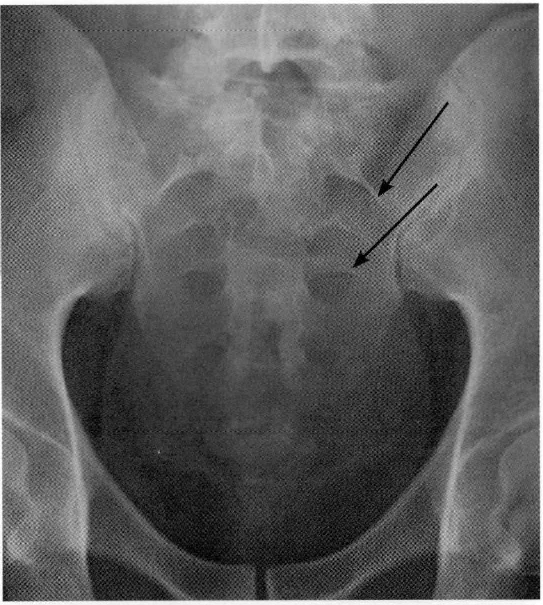

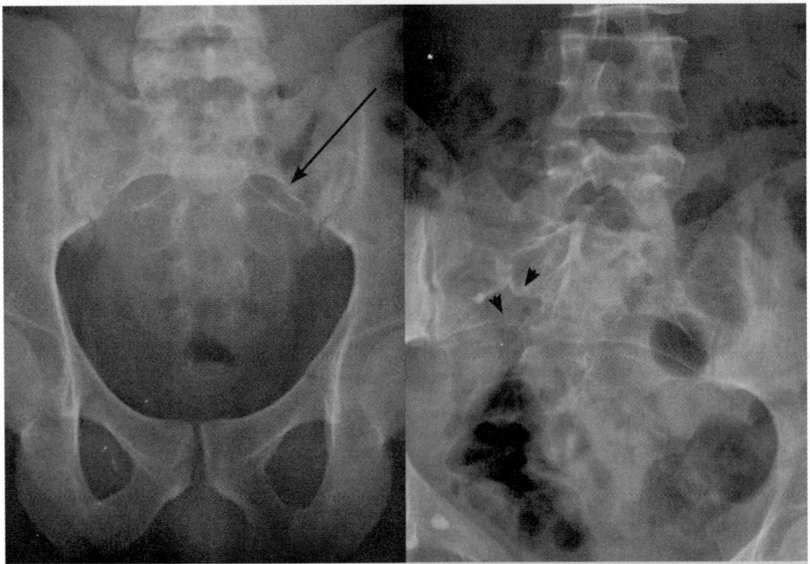

骶骨骨折。左图：骨折累及左侧最上面的骶孔的拱顶（↑）。同时，左侧髋臼轻微骨折，无移位。右图：右侧的几个骶孔的拱顶呈阶梯状，不规则（▲）。

常见骨折，低能损伤

老年人跌倒骨折

出现一个或多个耻骨支骨折。耻骨上支的单独骨折是跌倒后最常见的骨盆骨折。

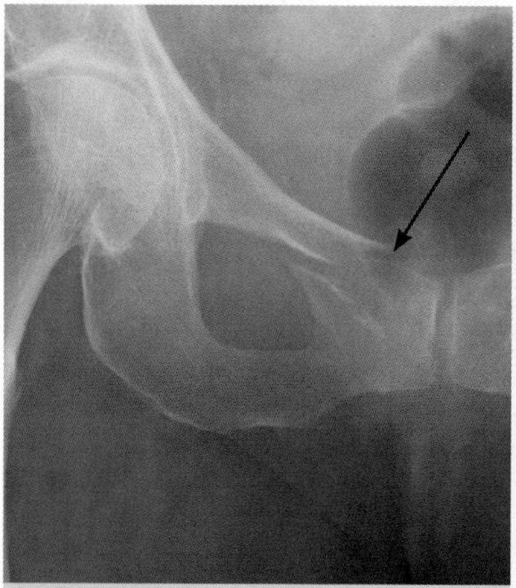

耻骨上支单独骨折（↑）。

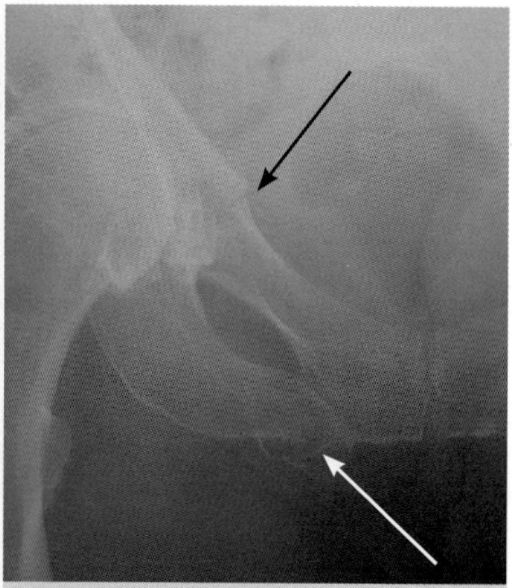

耻骨上下支骨折（↑）。

尾骨损伤

病史：跌倒时臀部先着地，尾骨脆弱。在实际工作中，正常尾骨的X线片可表现为成角或非常不规则，但X线表现不影响治疗。X线检查无价值。

年轻人骨突撕脱[5,7,12]

这些骨折大部分通常是由于肌肉重复或突然收缩引起的。撕裂发生在青春期或刚过青春期，而不是在儿童期。有些撕裂发生在20岁出头，这时主要的骨骼结构还没有融合（见215页）。作用于骨突的很偶然的一次直接外力而不是肌肉收缩是造成损伤的主要原因。

在平片上识别骨突的损伤将有助于避免额外的不必要的检查和（或）治疗不当。对这些损伤一般采取保守治疗：休息和缓解疼痛。

骨突撕脱伤最常见的部位[5,7]是坐骨结节、髂前上棘、髂前下棘和髂嵴。

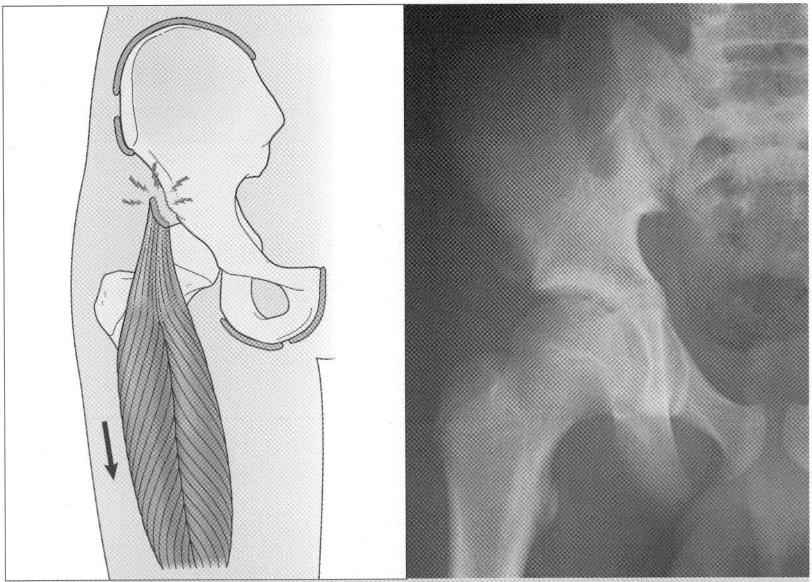

髂前下棘骨突撕脱。

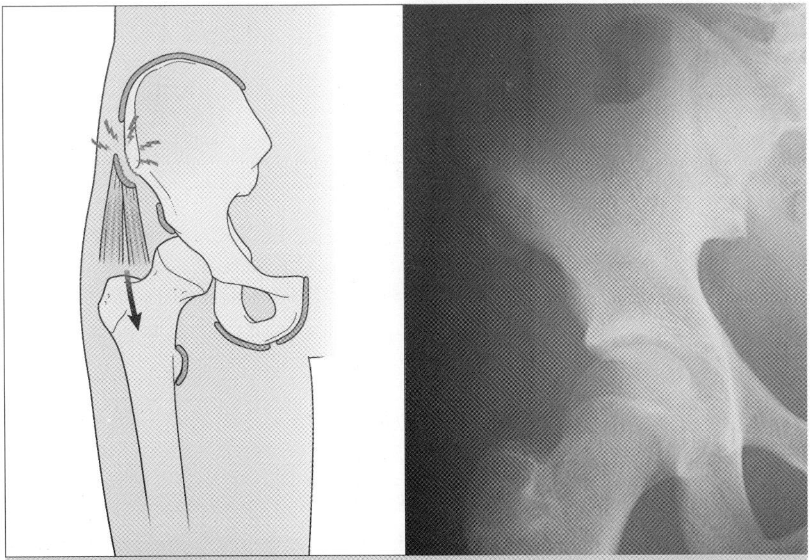

髂前上棘骨突撕脱。

运动性损伤：特殊的与体育运动有关的撕脱[5-7]

骨盆骨突在很多活动中都是特别脆弱的，如足球、橄榄球、体操、舞蹈和跳跃等，即任何快速加速、减速或突然改变方向的活动中。

耻骨联合内收肌骨突撕脱伤在运动员中是很常见的。在X线片上患侧耻骨不规则，可以延伸至耻骨下支。

在剧烈运动和踢的时候可能发生小转子隆起撕脱。

“臀部指针”是指髂嵴擦伤。单纯的擦伤不出现明显的影像学变化。如突起出现单侧部分撕裂或者整体移位则在X线片上能显示[6]。

有时，在一个运动员，X线片可显示多个骨突损伤。

病史：年轻运动员坐骨和耻骨联合区域疼痛。

怀疑骨突的损伤。

■ 坐骨：腘绳肌牵拉（左图）。

■ 耻骨联合：髋关节内收肌牵拉（右图）。

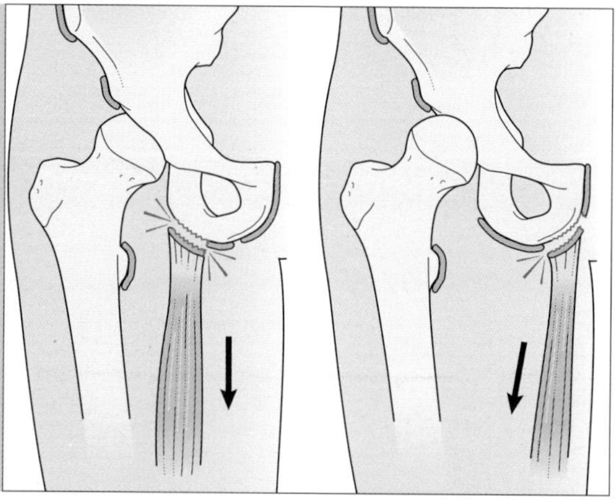

注意：

■ 撕脱伤的愈合可能引起骨化、钙化以及局部畸形。这可能是由于脱位的骨突存在较大的移位或旺盛的钙化所致。不要将其与肿瘤的表现相混淆。

■ 此外，受伤的骨突骨质疏松、虫蛀样改变/局部透明可能会被误认为是骨感染或骨肿瘤[7,13]。

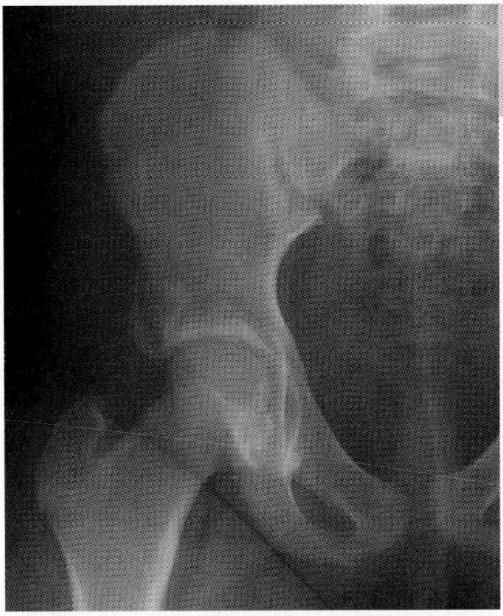

髂前下棘撕脱的愈合。可见大量骨痂。

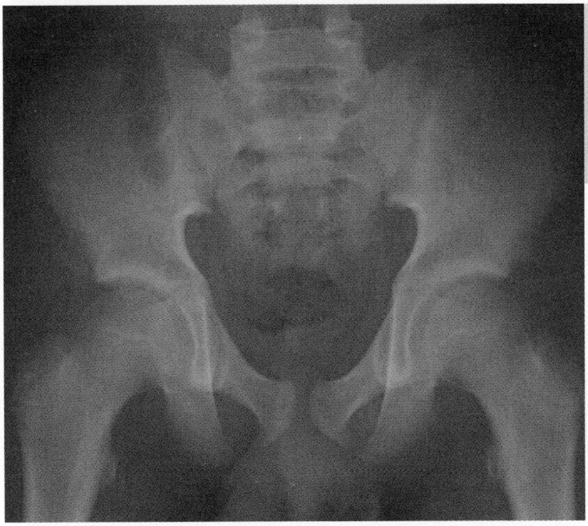

右侧髂前下棘的撕脱。左侧髂前下棘骨密度轻度降低，高度怀疑此处也发生了骨突损伤。

诊断误区

成人：骶骨骨折或骶髂关节脱位可能因为患者体位旋转或过度肠内气体掩盖。

儿童：一个正常的髋臼骨或撞击效应（见226页）可能被误诊为急性骨折片。

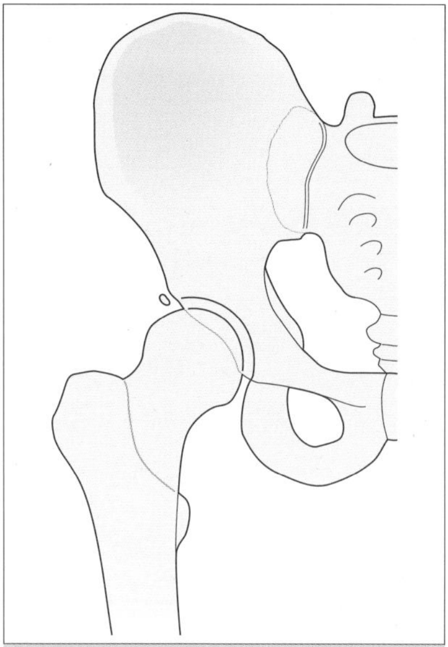

这种髋臼缘的小骨片在儿童和成人都很常见。这是一个未融合的骨化中心……髋臼骨。参见 242 页。

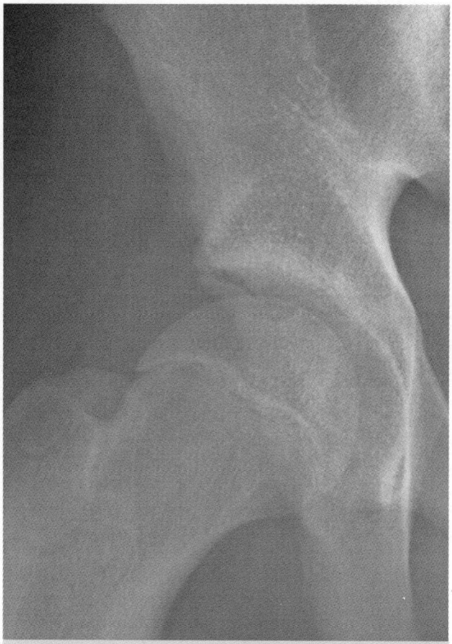

髋臼外侧的影像要么是一个未骨化的化骨中心（一种髋臼骨变异），要么是撞击效应所致[14]。这并不代表存在急性骨折。

参考文献

1. Solomon L, Warwick DJ, Nayagam S. Apley's system of orthopaedics and fractures. CRC Press, 2010.
2. Dyer GS, Vrahas MS. Review of the pathophysiology and acute management of haemorrhage in pelvic fracture. Injury 2006; 37: 602–613.
3. MacLeod M, Powell JN. Evaluation of pelvic fractures: clinical and radiologic. Orthop Clin North Am 1997; 28: 299–319.
4. White CE, Hsu JR, Holcomb JB. Haemodynamically unstable pelvic fractures. Injury 2009; 40: 1023–1030.
5. Anderson S. Lower extremity injuries in youth sports. Pediatr Clin North Am 2002; 49: 627–641.
6. Rossi F, Dragoni S. Acute avulsion fractures of the pelvis in adolescent competitive athletes: prevalence, location and sports distribution of 203 cases collected. Skeletal Radiol 2001; 30: 127–131.
7. El-Khoury GY, Daniel WW, Kathol MH. Acute and chronic avulsive injuries. Radiol Clin North Am 1997; 35: 747–766.
8. Theumann NH, Verdon JP, Mouhsine E. Traumatic injuries: imaging of pelvic fractures. Eur Radiol 2002; 12: 1312–1330.
9. Young JW, Burgess AR, Brumback RJ, Poka A. Pelvic fractures: value of plain radiography in early assessment and management. Radiology 1986; 160: 445–451.
10. Durkee NJ, Jacobson J, Jamadar D et al. Classification of common acetabular fractures: radiographic and CT appearances. Am J Roentgenol 2006; 187: 915–925.
11. Robles LA. Transverse sacral fractures: a review. Spine J 2009; 9: 60–69.
12. Sundar M, Carty H. Avulsion fractures of the pelvis in children: a report of 32 fractures and their outcome. Skeletal Radiol 1994; 23: 85–90.
13. Brandser EA, El-Khoury GY, Kathol MH. Adolescent hamstring avulsions that simulate tumors. Emerg Radiol 1995; 2: 273–278.
14. Martinez AE, Li SM, Ganz R, Beck M. Os acetabuli in femoro-acetabular impingement: stress fracture or unfused secondary ossification centre of the acetabular rim? Hip Int 2006; 16: 281–286.

14 髋关节和近段股骨

经常忽视的外伤

- 股骨颈骨折——轻度错位。
- 股骨颈骨折——在侧位片上不足以评估。
- 耻骨支骨折。
- 发生在年轻人的骨突外伤。

标准的 X 线片

全骨盆前后位片。

疼痛侧髋关节侧位片。

正常解剖

前后位片

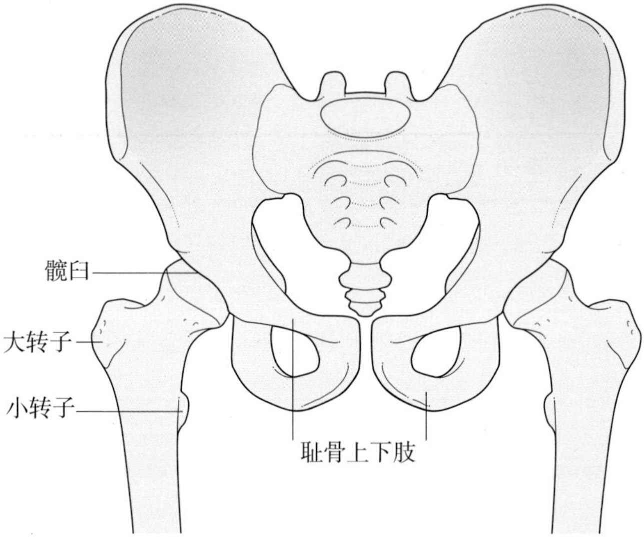

侧位片

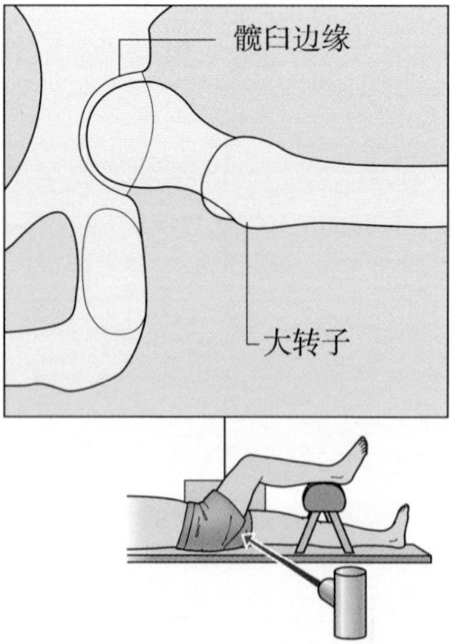

前后位片和侧位片

股骨颈表现为：

- 骨皮质光滑、完整——无扭曲、无阶梯状、无皱褶。
- 无任何横向硬化区表现。

转子间区域表现为：

- 与对侧股骨的同一区域有相同表现。
- 转子间骨骼无透亮线或黑线，并且大转子的骨皮质边缘无中断。

二次骨化中心（骨突）

青少年的股骨和骨盆会表现为几个小的二次骨化中心（骨突）。

- 这些结构在 X 线投影上的表现双侧应该相同。
- 骨突将有助于骨骼的最终形状和轮廓形成而不改变其长度。肌肉起自或嵌入这些骨突。
- 每一个骨突都有一个骨骺生长板，骨骺生长板是生长发育期骨骼特别薄弱的部分。

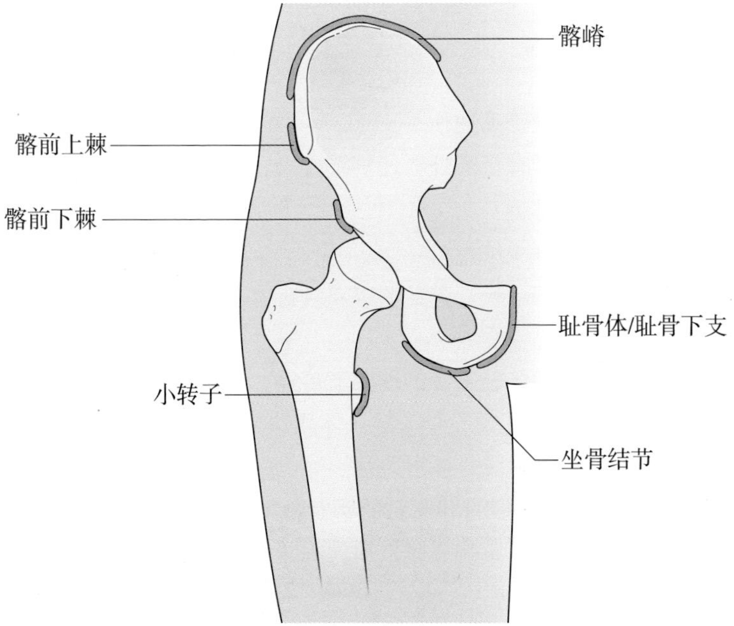

阅片：检查清单

有特殊病史的患者需要详细检查，因此……

一位老年患者单纯的跌倒

检查：

- 一条黑线透过股骨颈——移位骨折。
- 头下区域一条致密线——嵌插骨折。
- 骨折线通过头下区域、转子间区域或者转子下区域。
- 耻骨骨折

有些骨折非常难以发现。若在X线上表面上看起来正常，再次检查并解释以下问题是非常重要的：

- 股骨颈皮质边缘是否光滑连续？是否表现为轻度阶梯状？
- 仔细检查侧位片了吗？

一位青少年在进行体育活动后出现急性或慢性疼痛

检查：

- 疼痛侧股骨骨突与非疼痛侧的表现是否相似。
- 检查髂骨骨突。

任何年龄患者遭受高速伤

除了检查上述所有特征外，还需要检查：

- 髋臼：是否有骨折？
- 股骨头：是否有脱位？
- 是否存在股骨和（或）骨盆的多发骨折。

近期无外伤史的年轻患者的髋关节疼痛

- 4～10岁：考虑儿童股骨头缺血坏死性疾病。
- 青春期前后：股骨头骨骺滑脱症。
- 13～25岁：评估股骨和髂骨的所有骨突。

慢性重复性应力可影响肌腱或肌肉在骨突处的附着，并且可导致软组织的钙化或骨突的不规则。

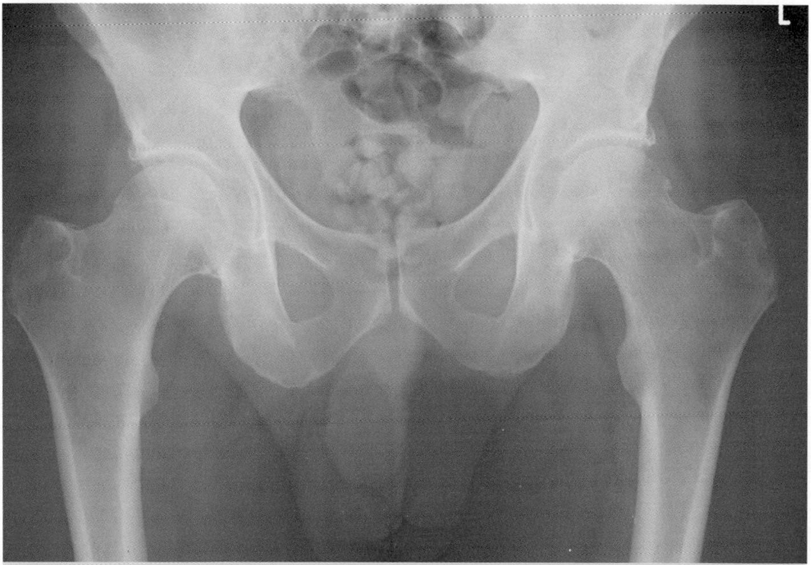

正常前后位片。右侧髋关节外伤。投照技师将相对较低的位置作为 X 线束的中心线，以便于将股骨干近段包含在内。可将伤侧和健侧进行对比。

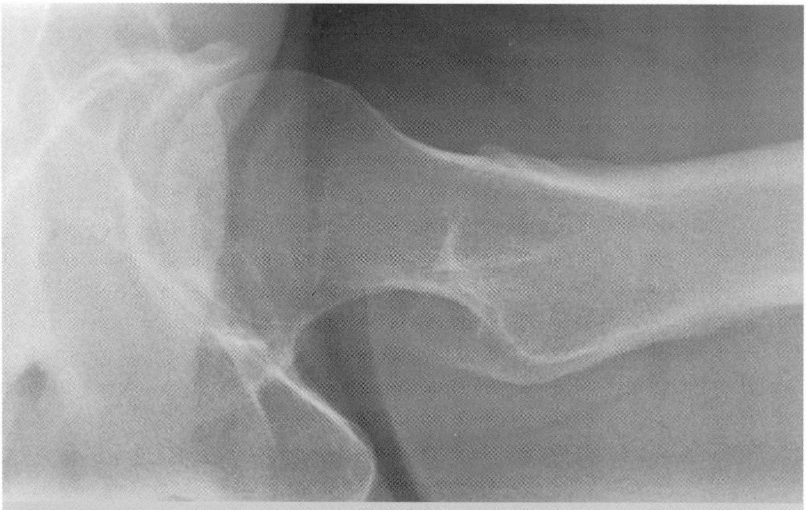

正常侧位片。与上图为同一患者。股骨颈和转子间这两个区域必须包含在内，这个特殊投照影像看上去可能与解剖学上的影像相左，见 228 页。

常见损伤

单纯跌倒的老年患者

股骨颈骨折

这是骨科急诊患者住院的最常见原因。跌倒并非总是先决条件。当髋关节发生扭曲时（如在跌倒过程中）会产生一个旋转力，从而导致骨质疏松处的骨折。

股骨颈和股骨近端骨折发生在特定的区域[1,2]，大约 50% 的髋关节骨折是转子间骨折[3]。

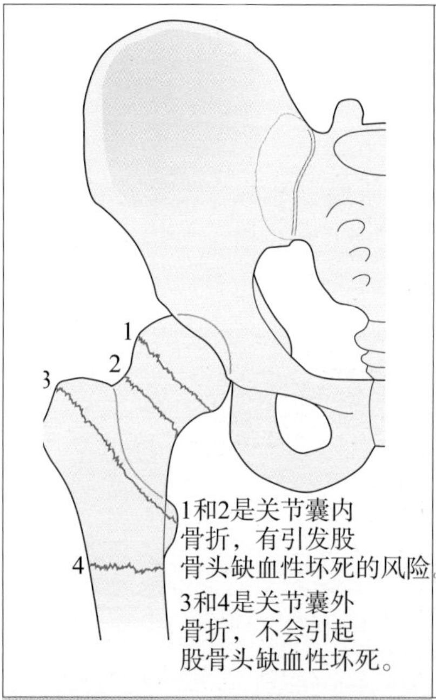

X 线检查可以区分股骨颈骨折是囊内还是囊外。这个划分对于外科治疗的选择起着重要的作用。

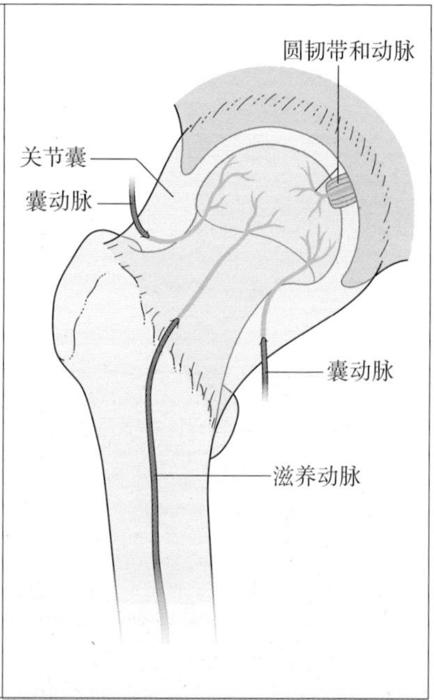

囊内骨折的风险在于影响股骨头的血液供应。通过关节囊的血管非常脆弱。关节囊动脉的损伤或中断会增加股骨头骨不连或股骨头缺血性坏死的风险。囊外骨折不会出现类似的情况。

约 95% 的髋关节骨折会有明显的错位且很容易被发现，但也有一些骨折难以被检出。如果 X 线片表面看上去正常，再次观察并且解答以下问题是非常重要的：

- 股骨颈的骨皮质是否光滑、连续？
- 有没有黑线（透亮线）通过股骨颈？
- 有没有致密白线（压缩性骨折的嵌插）通过股骨颈？
- 与健侧对比，股骨颈有没有成角？
- 在侧位片上是否仔细观察了？

大约 1% 的股骨颈骨折在第一次 X 线片上不能被发现[1]。如果 X 线片上表现正常但临床上高度怀疑骨折（如承重时疼痛）时，应建议行 MRI、CT 或放射性核素检查。MRI 是优先选择的检查方法。

没有移位的囊内骨折是经常被漏掉或忽视的骨折[2]。

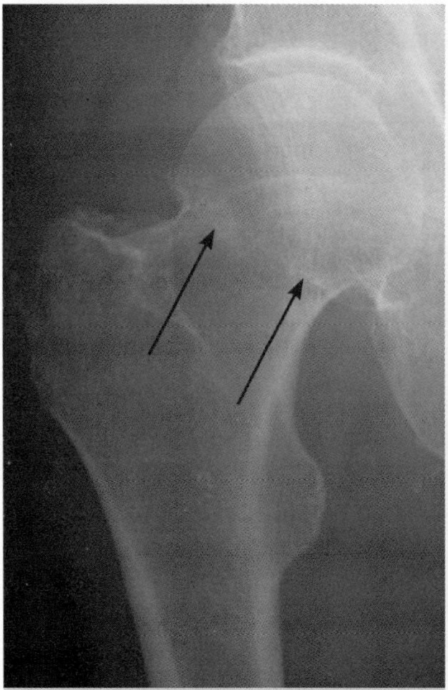

头下骨折。白线（↑）表明有嵌插。

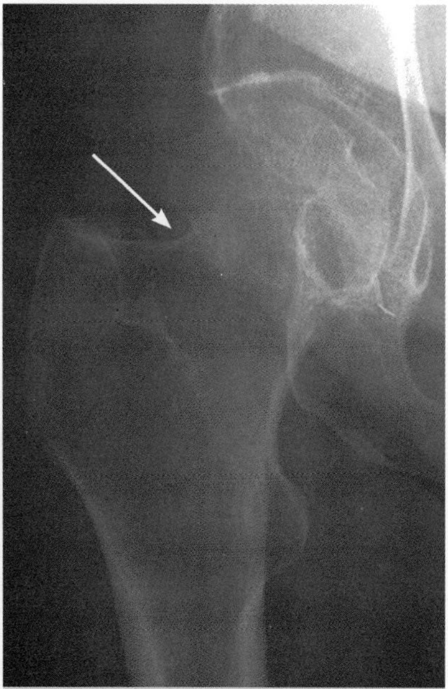

头下骨折。股骨颈明显异常成角（↑）。

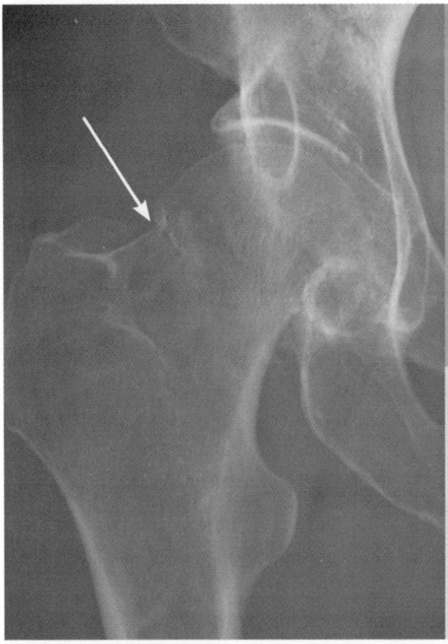
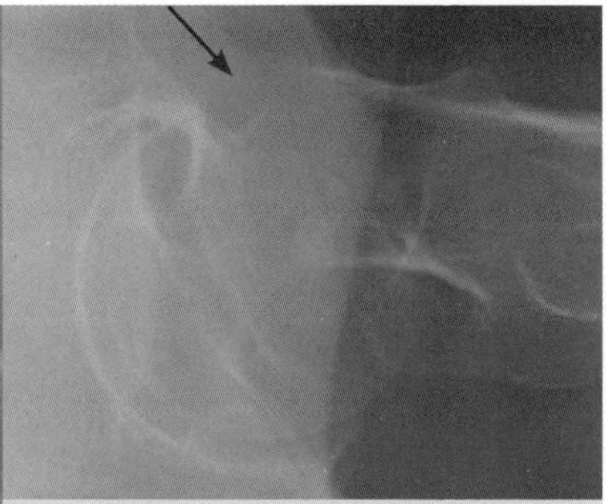

头下骨折：在正位片和侧位片上清晰显示。

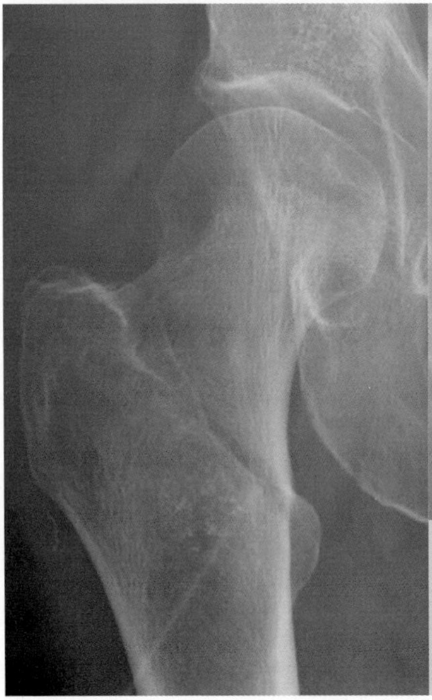
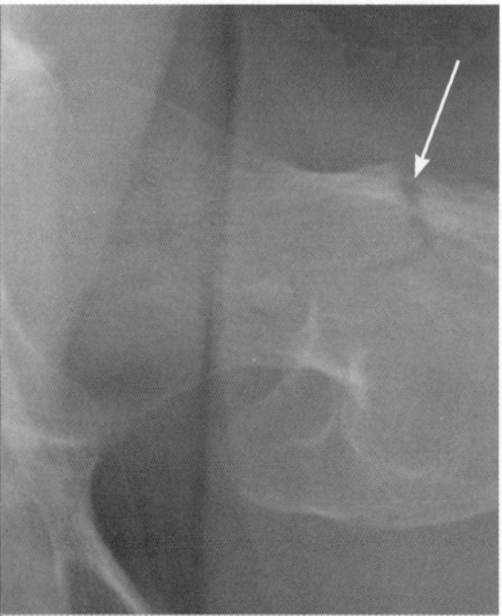

囊外股骨转子间骨折：骨折在正位片上不明显，在侧位片上显示清晰（↑）。

耻骨支骨折

耻骨支骨折与无移位的股骨颈骨折的症状和体征相似。

有帮助的提示：患者单纯跌倒后很少会同时患有股骨颈骨折和耻骨支骨折。

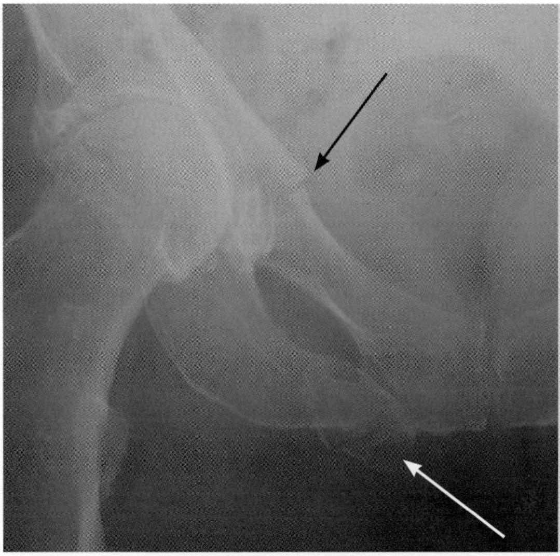

耻骨支形成一个环状结构。骨性环状结构常常在两个位置（↑）发生骨折。故对于累及耻骨的骨折总是要去寻找这两处骨折。

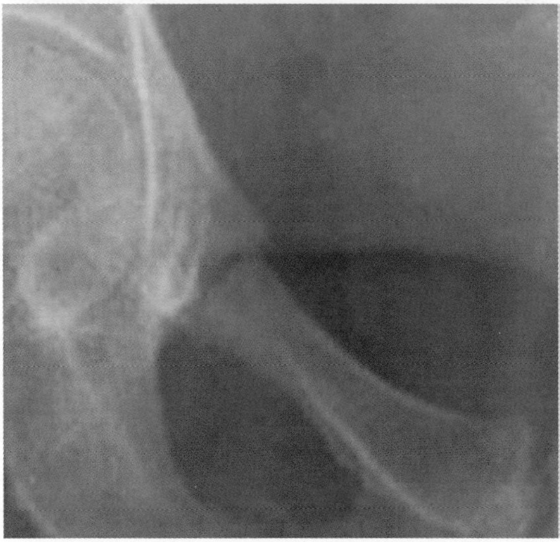

有时耻骨环仅发生一处骨折。实际上，老年患者跌倒后最常见的骨盆骨折是耻骨上支的分离骨折。

有急性髋关节疼痛的青少年患者[4,5]

骨突骨折（另见 222-225 页）

许多情况下这个年龄段的急性髋关节疼痛实际上是由骨盆外伤导致的，因此，对于年轻患者切莫忘记骨突外伤。

撕脱伤最常见于体育运动中突发的快速运动或爆发性动作。骨突在生长中心与其下面的骨完全融合前（16 ~ 25 岁）一直是一个薄弱点，容易受到肌肉收缩的影响。最常受累及的部位是：

- 髂前上棘
- 髂前下棘
- 坐骨结节
- 髂嵴

评估髂骨骨突如同评估股骨上端的骨突一样。

有时外伤部位的骨骼的过度生长、断裂或钙化起初可能会被误认为肿瘤[6]。

临床影响指南：骨突外伤的治疗常常是保守治疗，主要原则是休息和减轻疼痛。尽管如此，正确诊断仍然很重要。

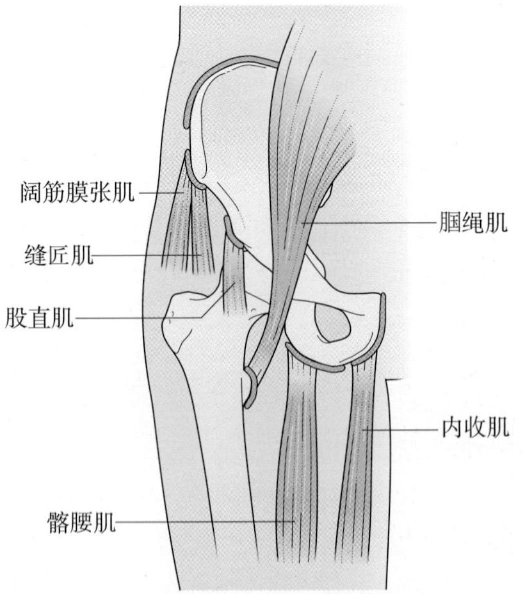

骨突及相连的肌肉。

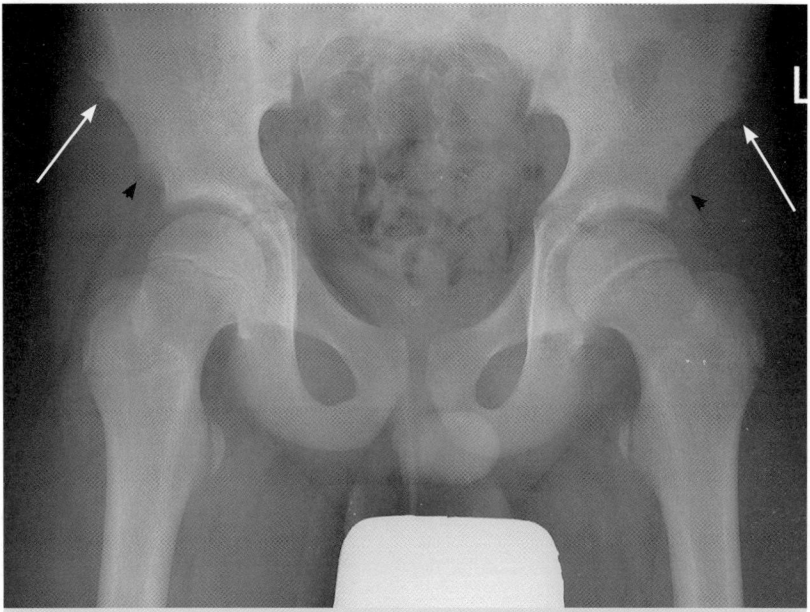

正常骨盆和髋关节。请注意与每个小转子有关的正常骨突，并要注意两侧髂前上棘（↑）和髂前下棘（▲）的正常表现。

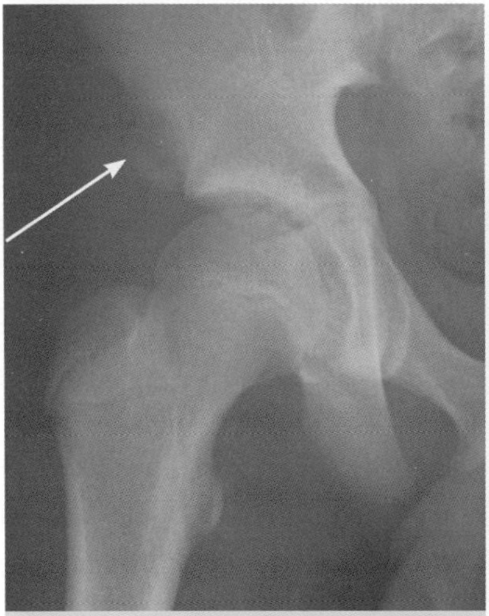

髋关节疼痛。髂前下棘（↑）撕脱伤。

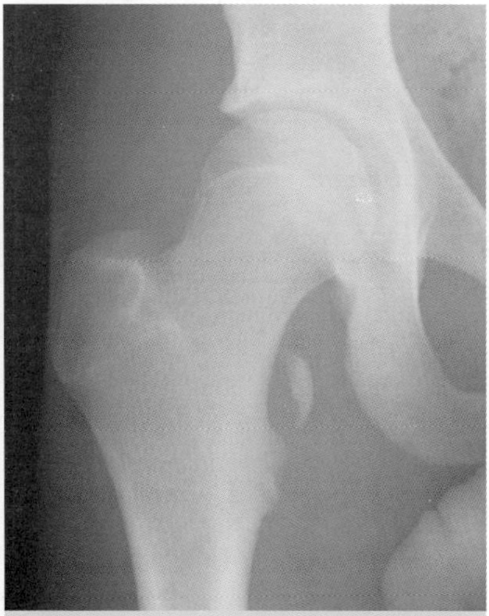

髋关节疼痛。骨突（小转子）撕脱伤。

少见但重要的损伤

髋臼骨折

- 髋臼骨折的临床表现类似于无移位的股骨颈骨折。
- 大多数髋臼骨折是由高能创伤所致。偶尔，一些髋臼骨折是因严重骨质疏松的患者摔倒所致。
- 这些骨折很容易漏诊，仔细观察很重要。

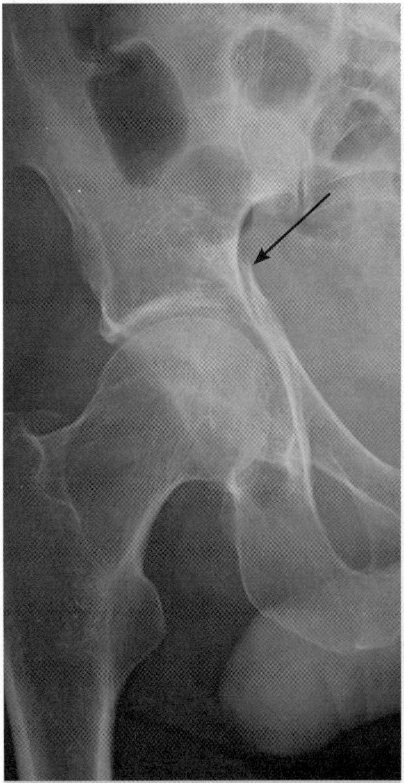

高能创伤。
髋臼骨折（↑）。

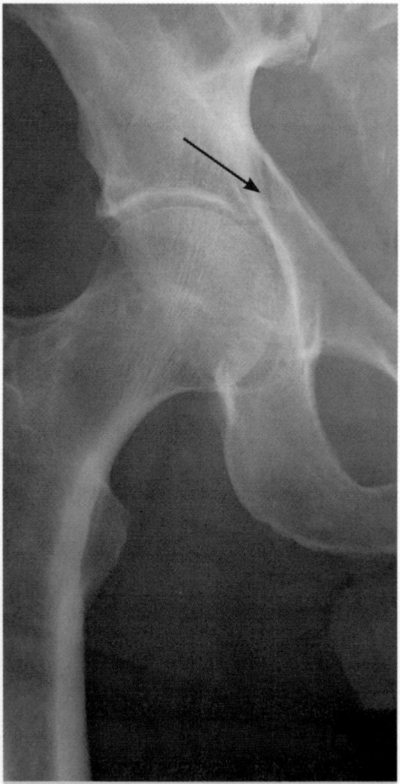

高能创伤。
髋臼骨折（↑）。

脱位 [7,8]

这些损伤是由高能创伤导致的。

脱位可分为后脱位、前脱位和中心脱位，大约 80% 是后脱位。

后脱位。

强大的力通过股骨干传递。典型的可见于在道路交通事故中的驾驶员或前排乘客。前后位片常常清晰地显示脱位。侧位片可以确认该诊断。

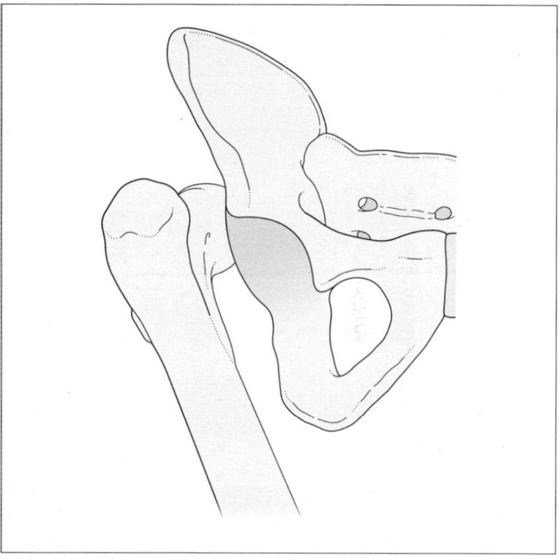

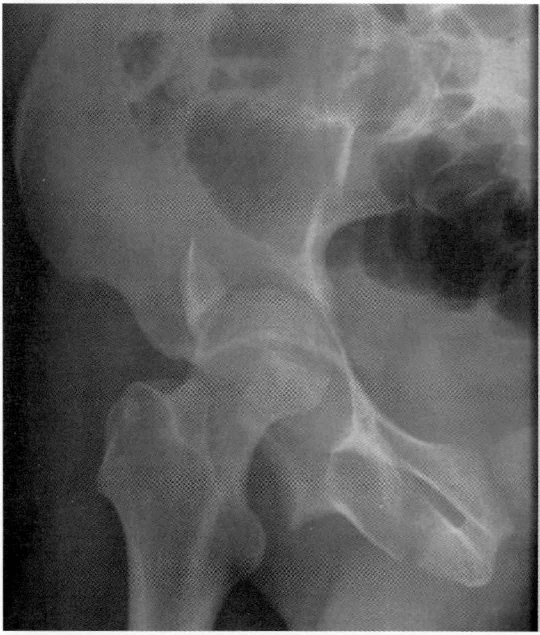

年轻男性。

股骨头向后脱位。

一块大骨片从髋臼边缘分离，并位于股骨头的上方。在此次碰撞中，驾驶员的其他一些骨折也是由于这次剧烈的撞击所致。

髋臼边缘骨折是后脱位常见的并发症。

髋臼骨折中髋臼边缘骨折的发生率可高达70%[7]，也可发生股骨颈或股骨头骨折。不能被确认的髋臼骨折碎片会阻止髋臼的复位。并且，如果髋臼骨质缺损较大，会导致关节不稳。在本例患者，存在髋臼脱位并伴有髋臼边缘的两处骨折。骨片位于髋臼上下缘。

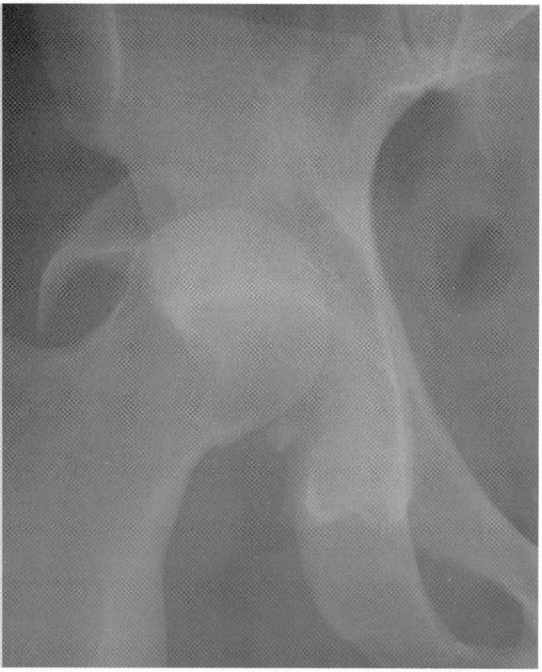

股骨头中心脱位并髋臼骨折。

描述为“中心脱位”是对这种表现的普通说法。它不是真正的脱位，因为股骨头仍然在髋臼窝内，但已穿过髋臼内侧壁而部分进入骨盆腔。

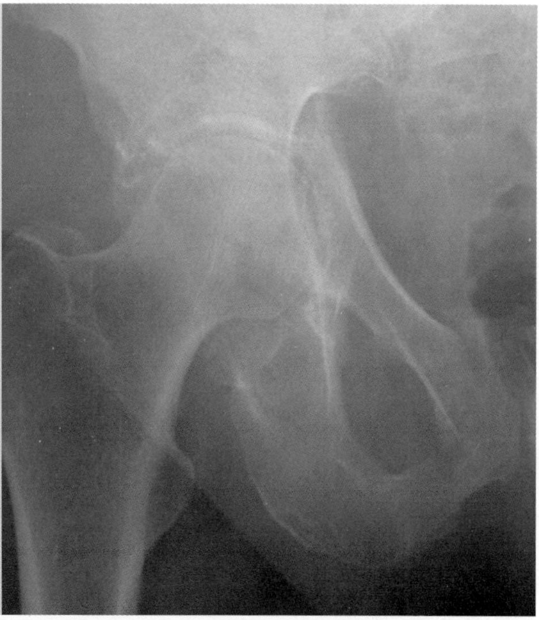

全髋关节置换术后脱位。

很容易识别。与因其他适应证而行全髋关节置换术相比，因股骨颈骨折而行全髋关节置换术发生脱位的概率要更加常见。多数脱位发生在手术后早期，有一些发生在后期并到急诊科就诊，也有一些会成为反复性脱位。

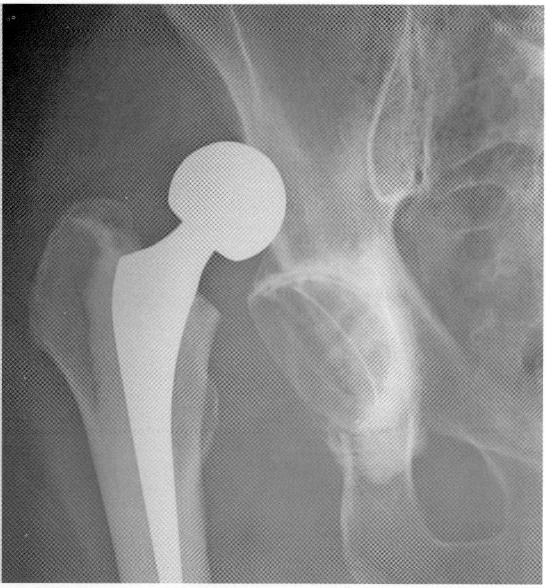

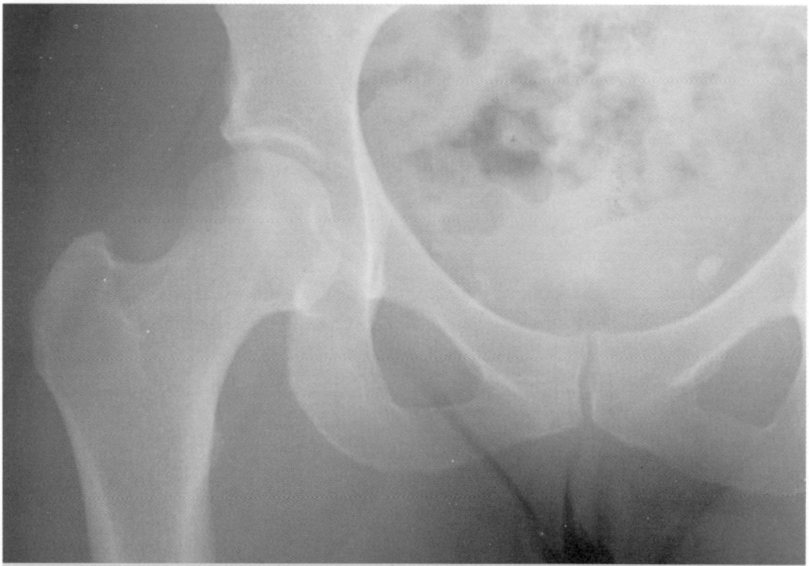

最基本的要求。发现累及髋关节和邻近骨盆细微骨折的能力取决于你对正常X线解剖的认识（见228-229页）。深刻理解是很有必要的，这张X线片是正常的。

诊断误区

髋臼骨。

髋臼上缘的小骨片或骨质结构是一种常见表现，它可能意味着未融合的二次骨化中心（为一髋臼骨）或者股骨髋臼撞击综合征导致的骨片[10]。

该骨性结构 / 小骨片与急性骨折的表现不同。

骨科专家的评估无一例外地能够区分出不重要的小骨片（髋臼骨）以及长期损伤导致的骨片。

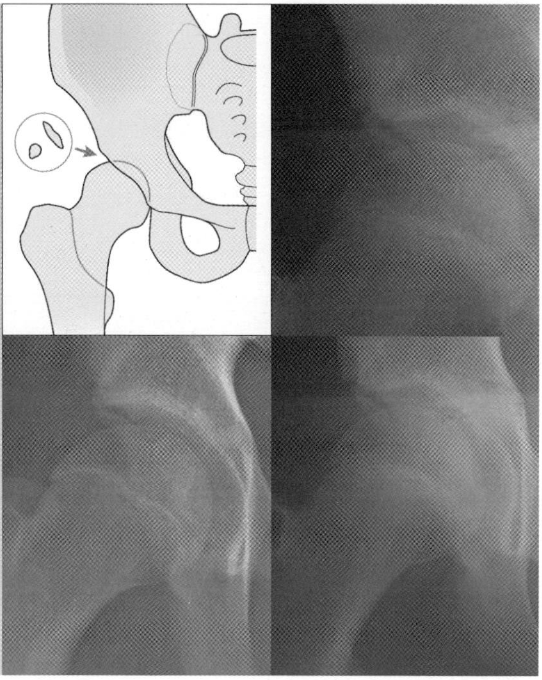

参考文献

1. Parker M, Johansen A. Hip fracture. BMJ 2006; 333: 27–30.
2. Parker MJ. Missed hip fractures. Arch Emerg Med 1992; 9: 23–27.
3. Michaelsson K, Weiderpass E, Farahmand BY et al. Differences in risk factor patterns between cervical and trochanteric hip fractures. Swedish Hip Fracture Study Group. Osteoporos Int 1999; 10: 487–494.
4. Anderson S. Lower extremity injuries in youth sports. Ped Clin North Am 2002; 49: 627–641.
5. Rossi F, Dragoni S. Acute avulsion fractures of the pelvis in adolescent competitive athletes: prevalence, location,and sports distribution of 203 cases collected. Skeletal Radiol 2001; 30: 127–131.
6. Brandser EA, El-Koury GY, Kathol MH. Adolescent hamstring avulsions that simulate tumours. Emerg Radiol 1995; 2: 273–278.
7. Hak DJ, Goulet JA. Severity of injuries associated with traumatic hip dislocation as a result of motor vehicle collisions. J Trauma 1999; 47: 60–63.
8. Clegg TE, Roberts CS, Greene JW, Prather BA. Hip dislocations – Epidemiology, treatment, and outcomes. Injury 2010; 41: 329–334.
9. Gregory RJ, Gibson MJ, Moran CG. Dislocation after primary arthroplasty for subcapital fracture of the hip. Wide range of movement is a risk factor. J Bone Joint Surg Br 1991; 73: 11–12.
10. Martinez AE, Li SM, Ganz R, Beck M. Os acetabuli in femero-acetabular impingement: stress fracture or unfused secondary ossification centre of the acetabular rim? Hip Int 2006; 16: 281–286.

15 膝关节

标准 X 线片

前后位和侧位片。

怀疑髌骨骨折，但是在前后位片和侧位片上不明确：采用**轴位片**。

偶尔，采用**隧道位片**来评估髁间区域。

经常忽视的外伤

- 胫骨平台骨折。
- Segond 骨折。
- 关节内的小骨片。
- 髌骨的纵行骨折[1]。

正常解剖

前后位片

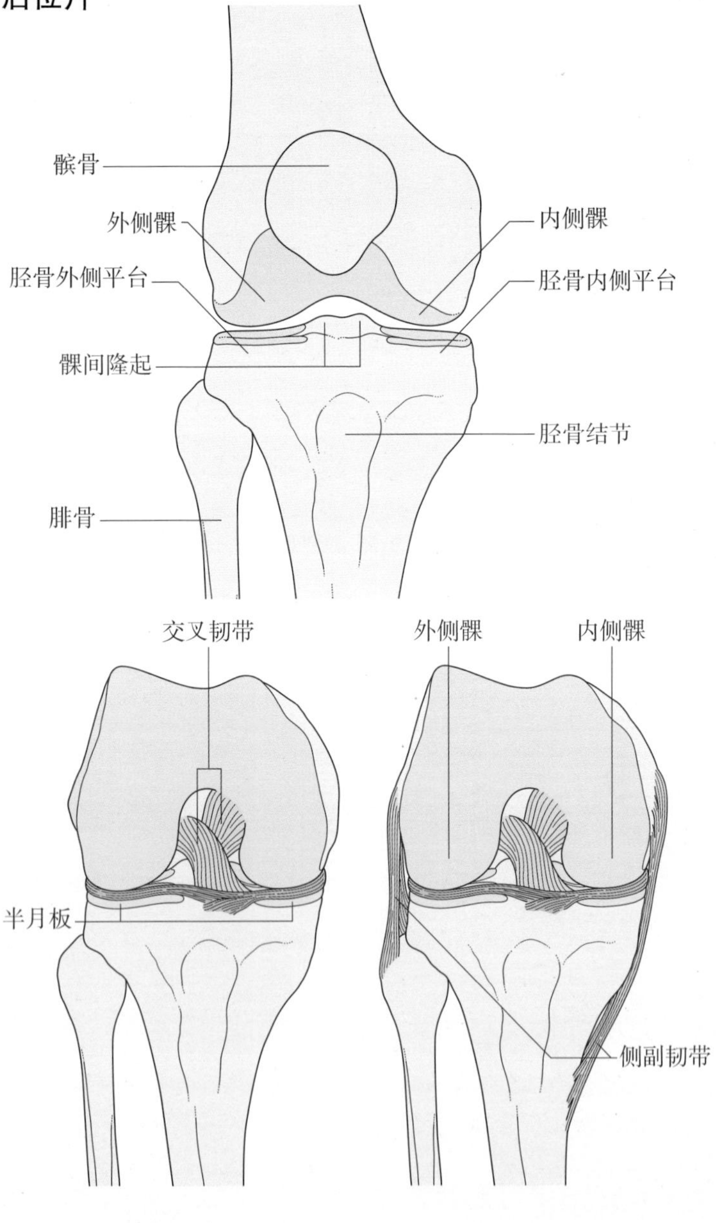

侧位片

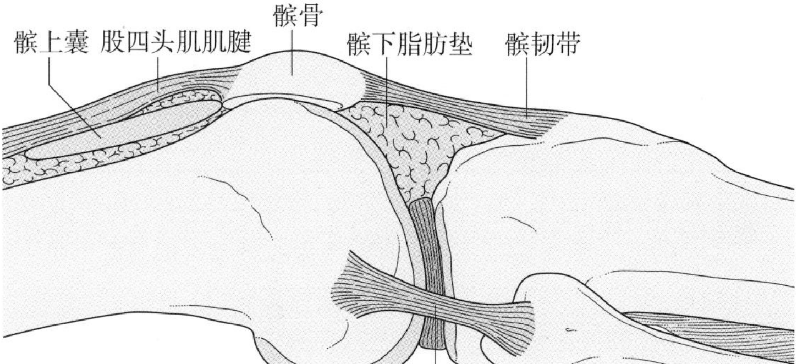

长度（b）= 长度（a）± 20%

髌骨的正常位置——有用的规律

在侧位片上，从胫骨结节（在胫骨前面）到髌骨下极的距离大约等于髌骨本身的长度 ± 其长度的 20%，这个计算规律对诊断髌韧带撕裂有用[1-3]。

阅片：检查清单

前后位片

成人：五点检查条目

检查：

1. 胫骨的“髁间隆起”（即胫骨棘）和股骨髁表面。
2. 腓骨头和颈。
3. 胫骨平台：
    - ❑ 每一个胫骨平台应该是光滑的，无阶梯状、无分层、无断裂。
    - ❑ 软骨下骨不出现局部密度的增高。
    - ❑ 在股骨髁最外侧缘画的垂线与在胫骨髁最外缘画的垂线的距离不超过 5mm。同样，股骨髁内侧缘的垂线与胫骨内侧髁的垂线也是这样。
4. 髌骨：检查与髌骨重叠在一起的股骨。
5. 最后，检查任何位置的所有小骨片。

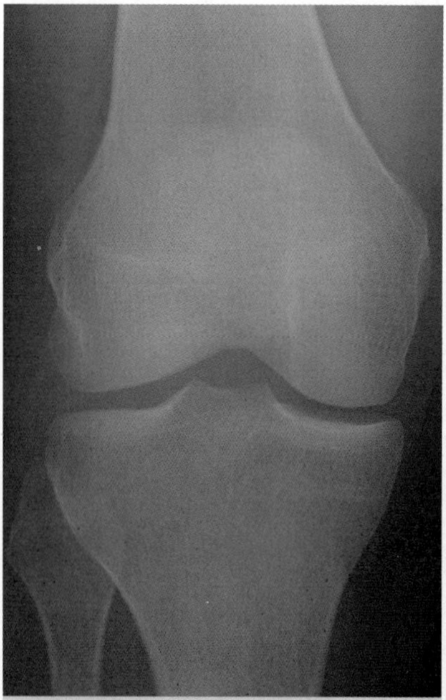

正常前后位片。

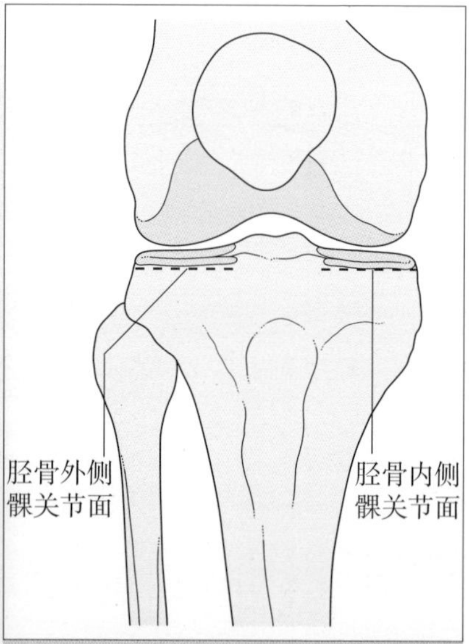

胫骨关节面。表现为在髁间隆起两侧的椭圆形结构。该结构应是光滑的，无阶梯和分层。

在正常膝关节股骨髁最外侧缘与内侧缘所画的垂线与相邻的胫骨髁外侧的垂线之间的距离不超过5mm。如果超过此值，要怀疑该侧胫骨平台骨折。

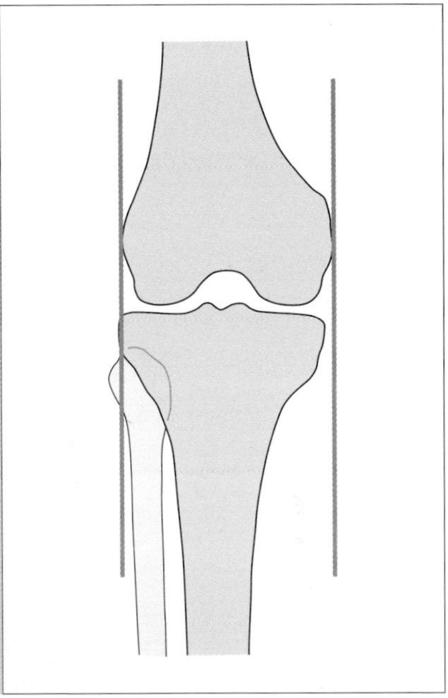

儿童：八点检查条目

1 ~ 5 条同成人，除此之外还应检查：

6. 股骨、胫骨和腓骨的骨骺生长板。是否存在骺离骨折（见 14-17 页）
7. 股骨和胫骨的皮质。是否有青枝骨折或隆起样骨折？（见 18-19）
8. 股骨髁关节面，是否有骨软骨

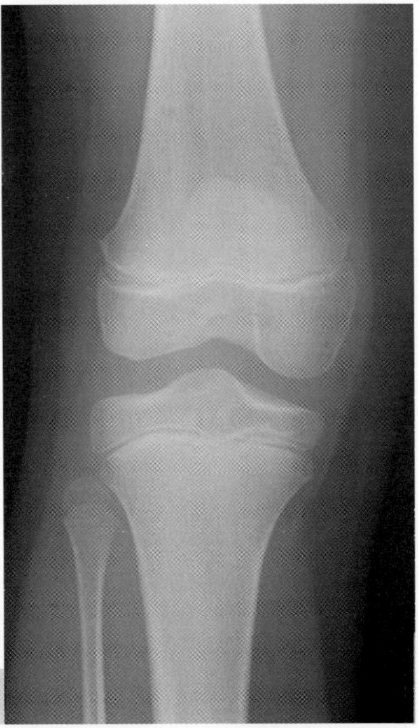

正常 AP 位

侧位片

了解髌上囊的正常和异常表现是非常重要的。如果是异常的，经常预示着骨折或韧带损伤[4-6]。

成人和儿童：六点检查条目

检查：

1. 关节腔积液[4-7]，表现为髌上带超过 5mm（见下）。
2. 髌上囊的脂 - 液平面，提示关节内骨折。
3. 股骨髁关节面：是否光滑？
4. 髌骨：关节面是否光滑？
5. 髌骨的位置。
6. 小碎骨片，不管有多小。

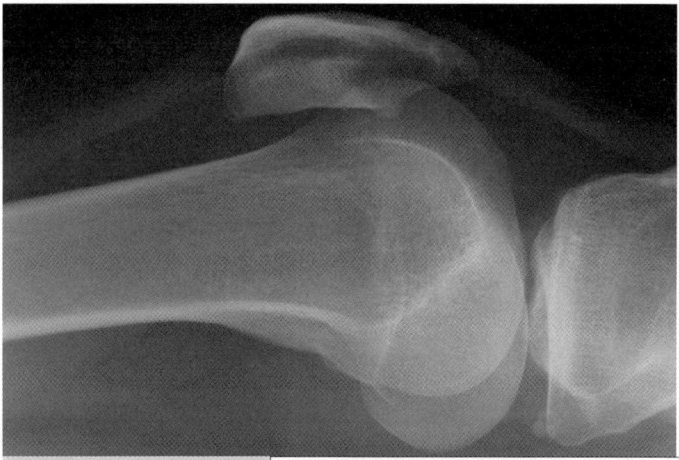

正常侧位片。

一条软组织条带（髌上带）将髌上脂肪垫与股骨前脂肪垫分离。正常前后宽度不超过 5mm[4-7]。

实际上，正常的髌上带是没有扩张的髌上囊。

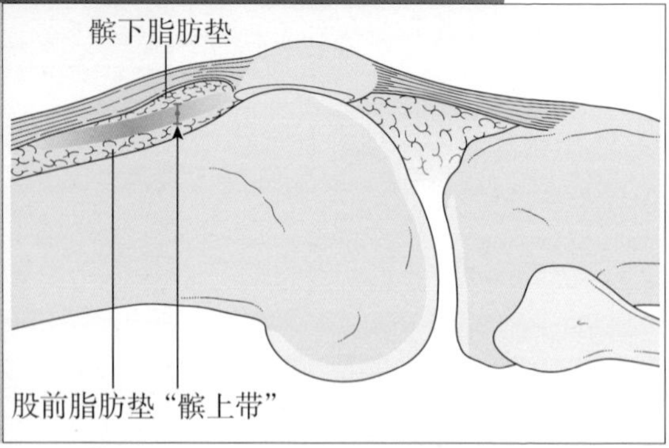

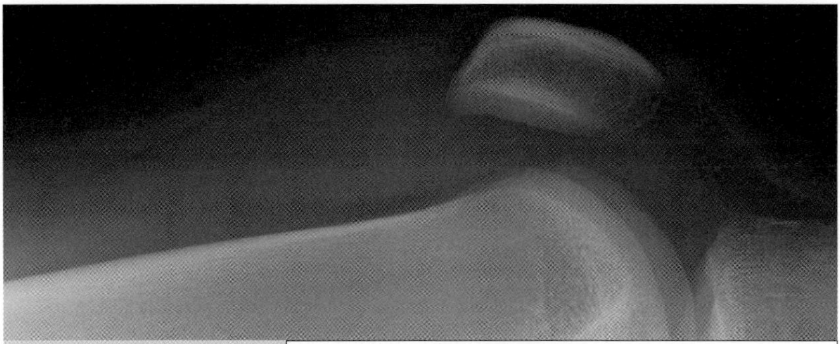

大量积液。

请注意，与前页图中正常的膝关节相比其表现有显著的不同。髌上带明显增宽。

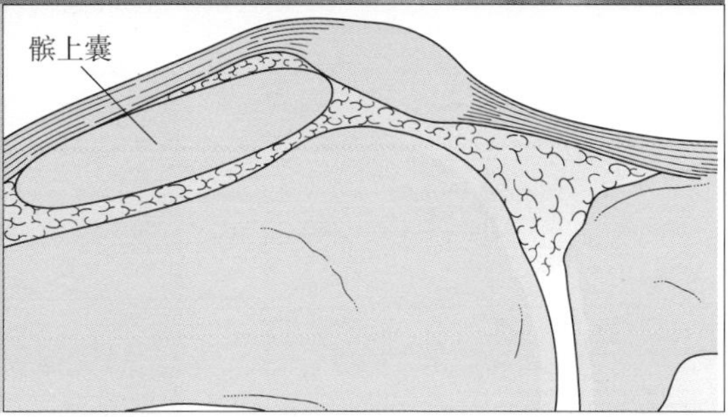

含有脂-液平面的积液。

在急诊科，膝关节的侧位片是X线水平照射得到的。髌上囊内的脂肪在血液之上构成脂-液平面，脂肪来自于骨髓，所以脂-液平面预示着关节内骨折[7-9]。

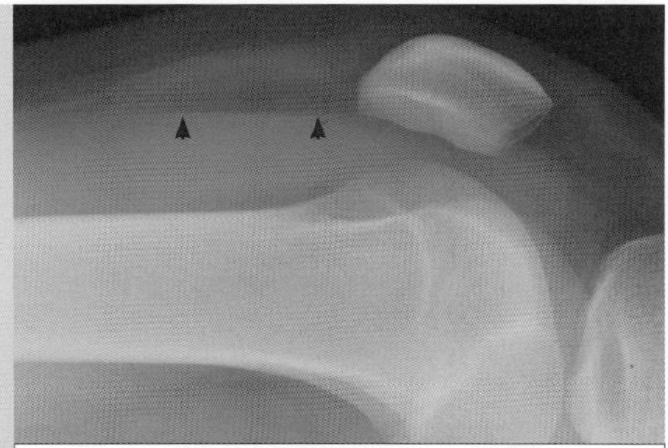

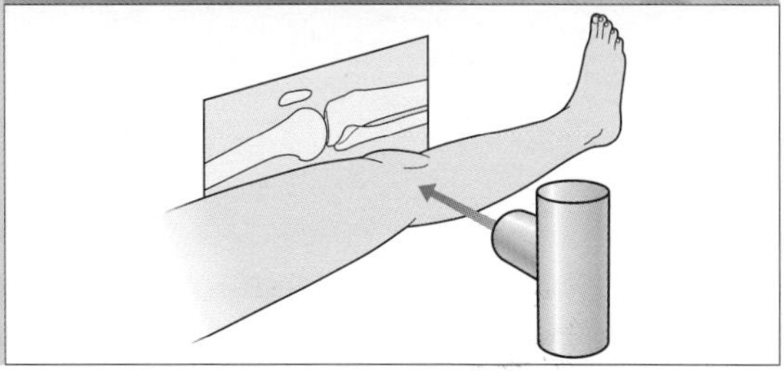

常见骨折

胫骨平台骨折

常见于股骨外侧髁受到剧烈冲击力后外侧胫骨平台的塌陷，也称为“汽车保险杠”或“隔离板”骨折。很多损伤来自于受到汽车保险杠的损伤，但并非全部。体育损伤及在家坠落伤也是常见的原因。

压缩性骨折的X线表现可能很轻微，有四点特征需要仔细观察（见252-253页）。有时只表现出其中一点或两点。

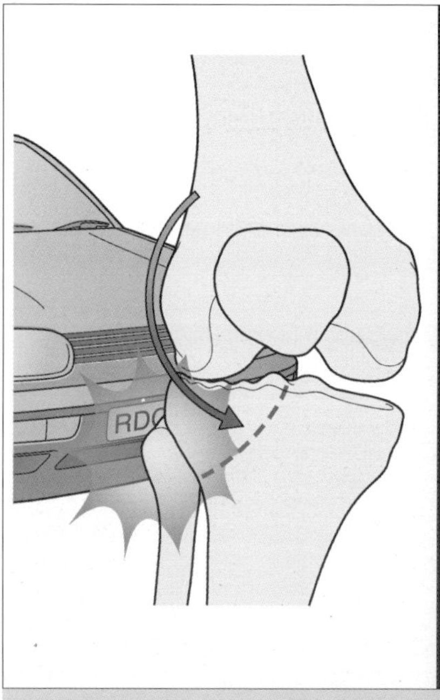

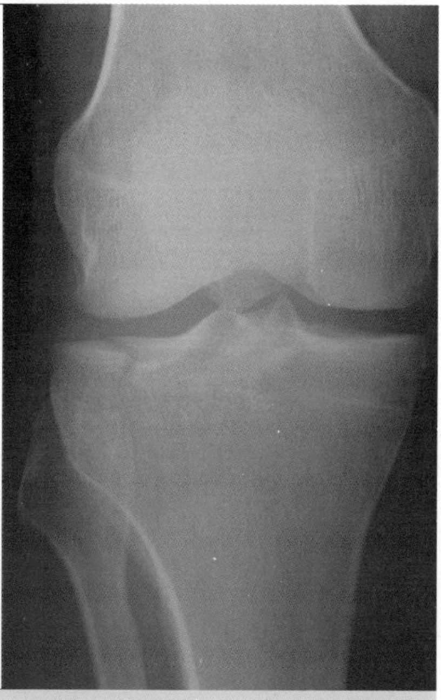

80%的胫骨平台骨折累及外侧胫骨平台，来自于严重的外翻力合并剧烈的压缩力，压缩力使股骨髁压向胫骨平台。

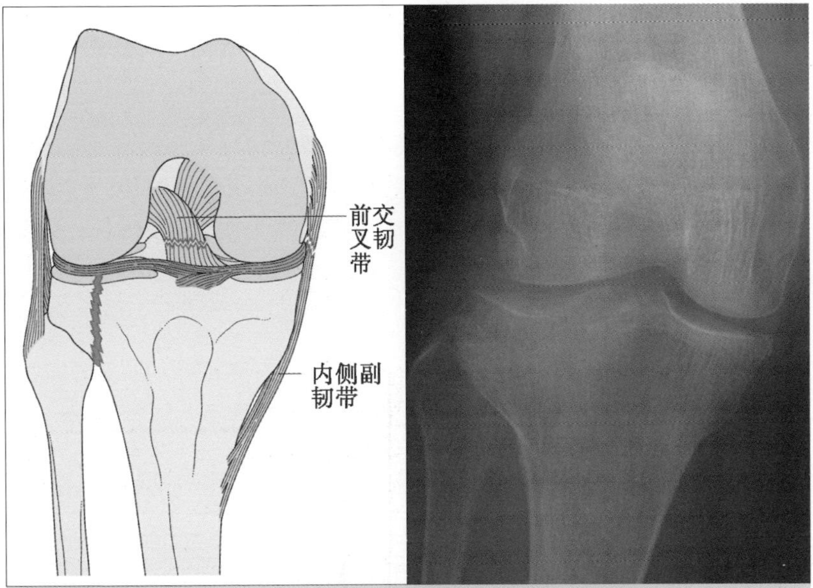

外侧胫骨平台骨折常常合并内侧副韧带或交叉韧带的严重损伤。

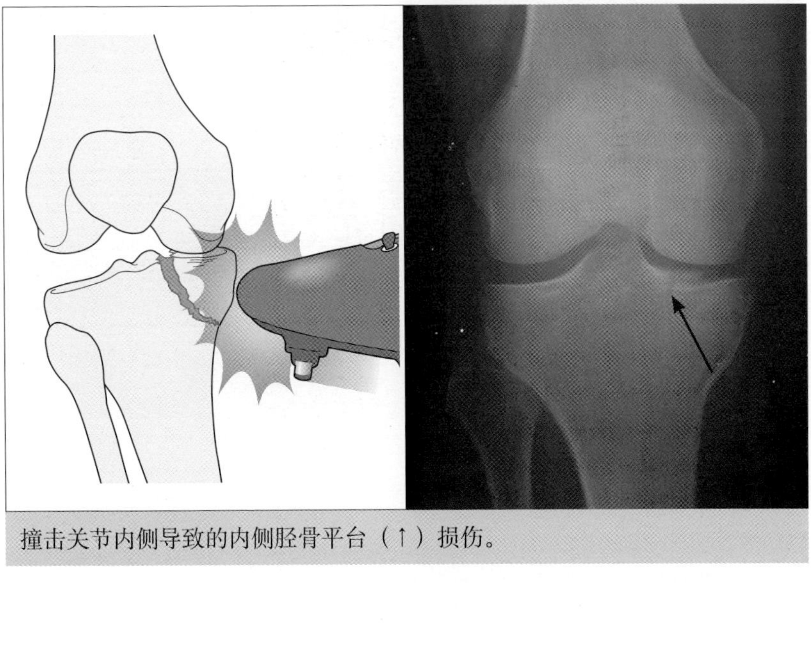

撞击关节内侧导致的内侧胫骨平台（↑）损伤。

胫骨平台骨折——需要观察的四个特征

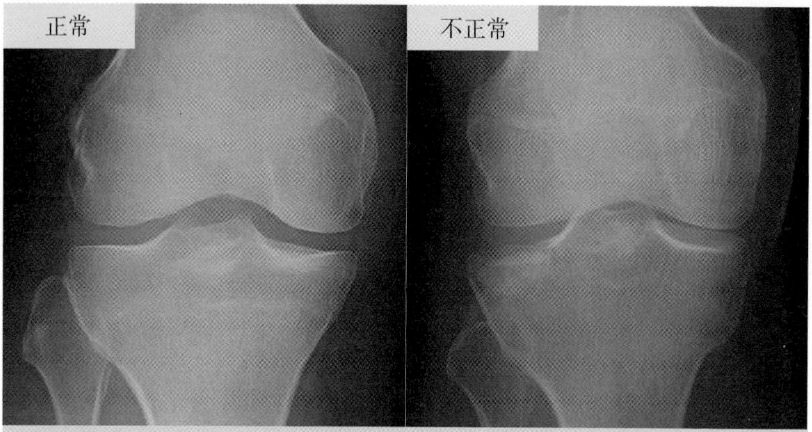

特征 1。正常的胫骨平台是平滑的，但在骨折时会发生改变。骨折的平台表现为不规则或者分层样改变。此外，骨折线可向下延伸。

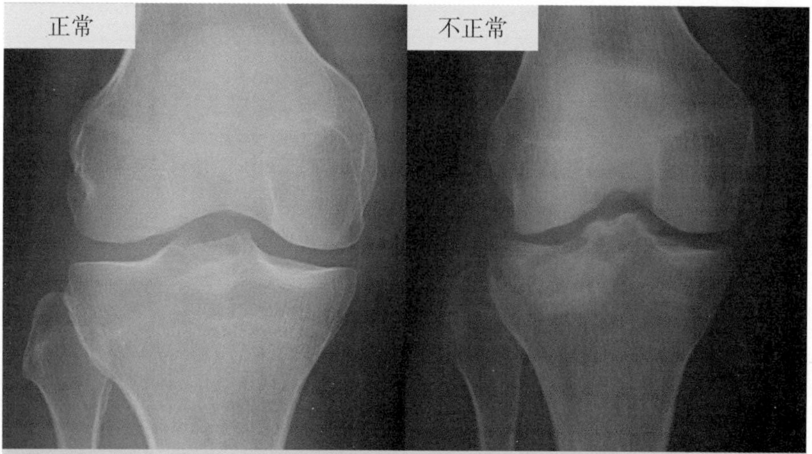

特征 2。由于压缩性骨折引起的骨质嵌插导致胫骨平台局部区域密度增高。图中可见外侧胫骨平台骨折。

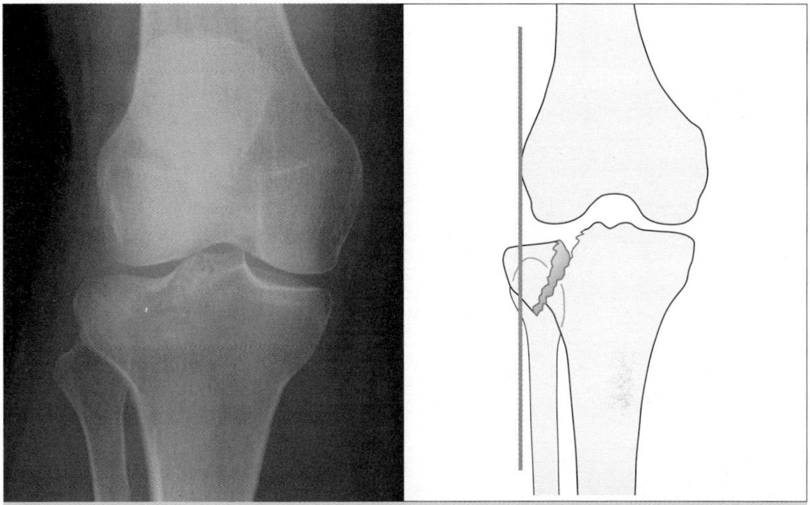

特征 3。胫骨边缘的错位。运用在“股骨髁最外侧所画的垂线与相邻的胫骨髁最外侧的垂线之间的距离不超过 5mm”这个标准。图示外侧胫骨平台骨折。

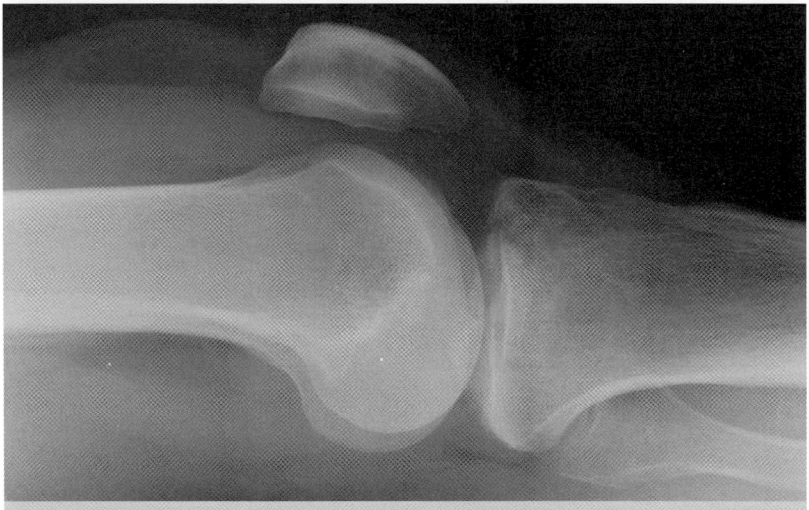

特征 4。在侧位片上，大多数累及胫骨平台的骨折会见到脂 - 液平面[8-9]，如图所示。

髌骨体骨折

髌骨体骨折常常由一个直接撞击力引起，表现为纵行、横行和粉碎性骨折。运动员股四头肌的剧烈收缩可以导致横行骨折。

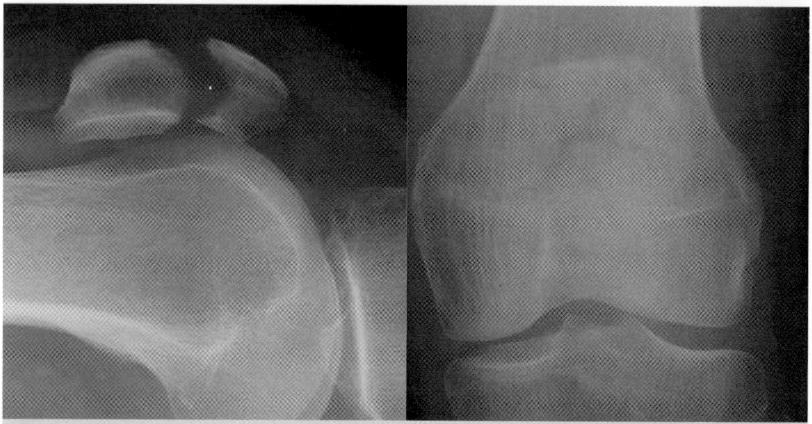

髌骨的横行骨折（左图）及粉碎性骨折（右图）。

注意：此类骨折在膝关节的标准位置上不能被看到。偶尔会出现这种情况，常常伴有无移位的纵行骨折。临床怀疑骨折时需要决定是否需要追加投照位置[1,7]。

此图像是髌骨轴位像。

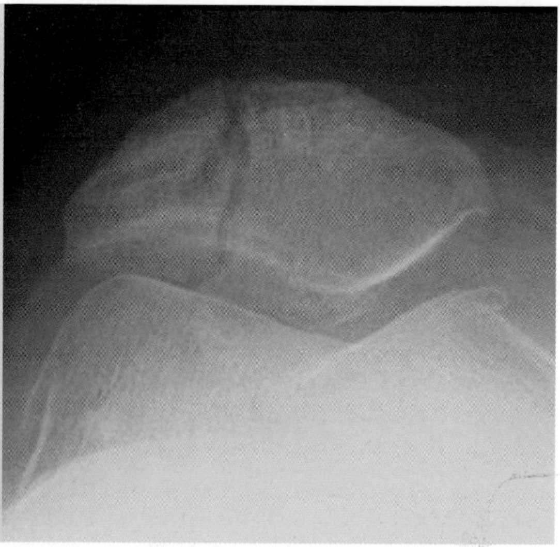

髌骨的骨软骨骨折：髌骨的关节面

此种类型的骨折在年轻患者通常由高能创伤引起。关节面相互剪切，常累及髌骨内侧面。

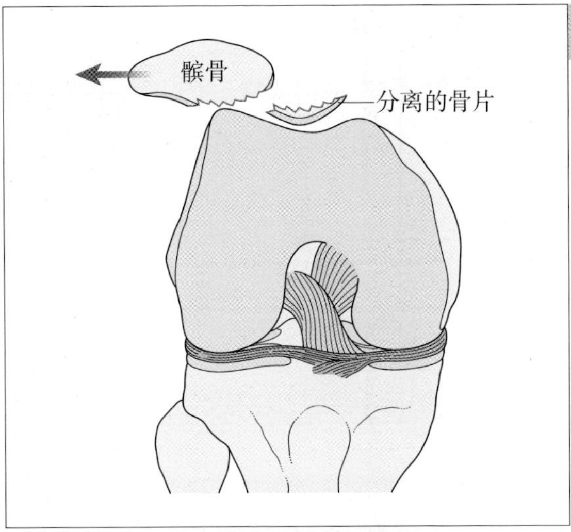

剪切力见图示。

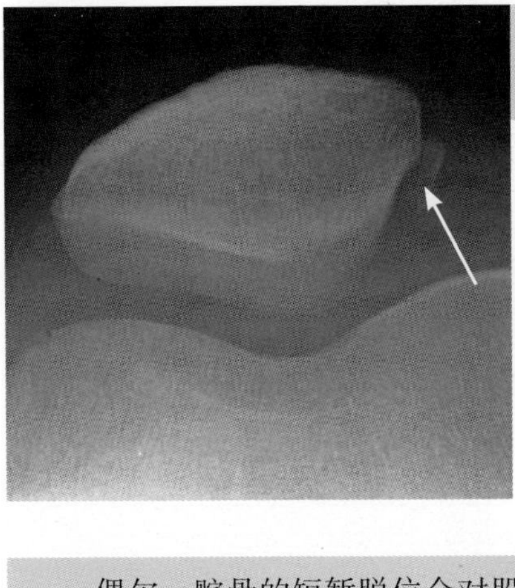

有时关节面的缺损或者分离的骨片（↑）仅在轴位像上能够显示[1,10]。

偶尔，髌骨的短暂脱位会对股骨外侧髁关节面产生一种剪切伤，这会导致股骨骨质缺损和（或）关节内小骨片。

腓骨颈骨折

不要轻易地将腓骨骨折就此简单放过，这些骨折常常是由高能创伤所致。需要仔细辨认与之相关的侧副韧带或关节内交叉韧带的损伤。

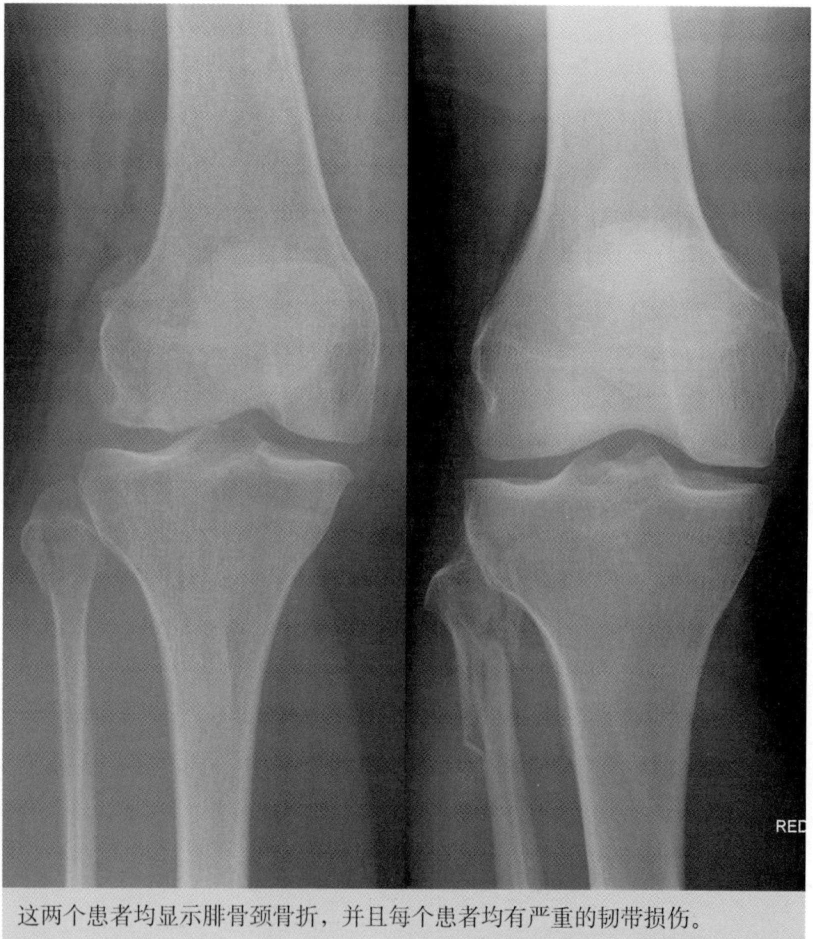

这两个患者均显示腓骨颈骨折，并且每个患者均有严重的韧带损伤。

膝关节的剥脱性骨软骨炎

反复创伤可以导致股骨关节面的缺损，大多数受累的是股骨髁内侧的关节面外侧区域。见 28-29 页。

股骨髁上骨折和股骨髁内骨折

在年轻患者大多数是由高能创伤所致，典型的是道路交通事故，这些骨折也见于患有严重骨质疏松的老年患者跌倒后。X 线片检查这些骨折是简单易行的。

胫骨棘骨折 / 撕脱伤

胫骨棘（髁间隆起）的撕脱骨折提示存在十字韧带损伤，因为该区域是这些韧带的附着点。

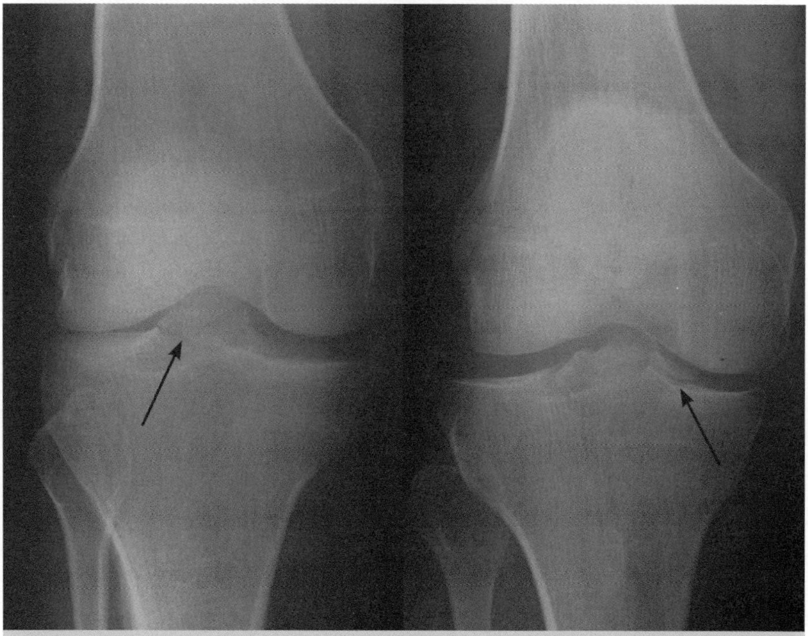

胫骨髁间隆起的撕脱骨折（↑）。

膝关节周围的小骨片

任何小骨片都具有重要意义，提示可能存在重要的软组织损伤。

交叉韧带损伤[11,12]

交叉韧带在胫骨平台的髁间区域走行（即向前和向后），交叉韧带的断裂可能伴有深入胫骨的韧带附着处的撕脱骨片。

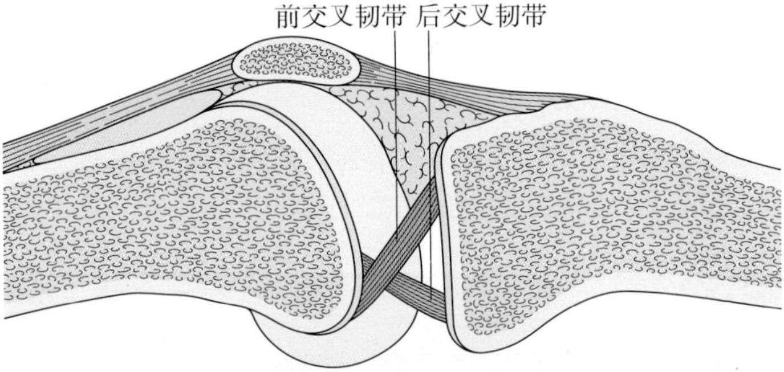

在髁间位置的矢状面图像显示前交叉韧带和后交叉韧带的走向。

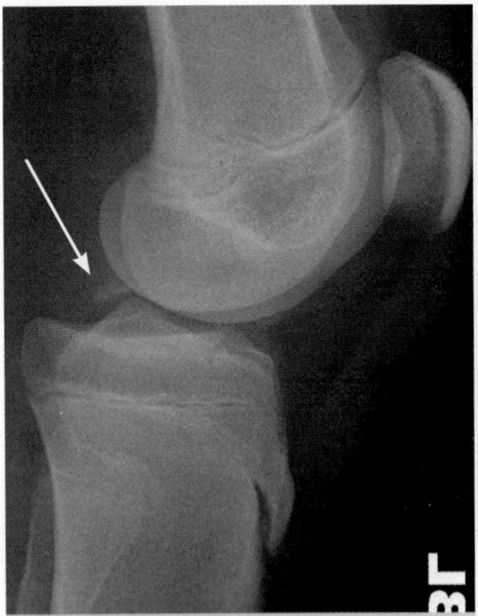

后交叉韧带撕脱骨折。
如果在胫骨后部关节面附近发现小骨片（↑），那么后交叉韧带很可能存在损伤。

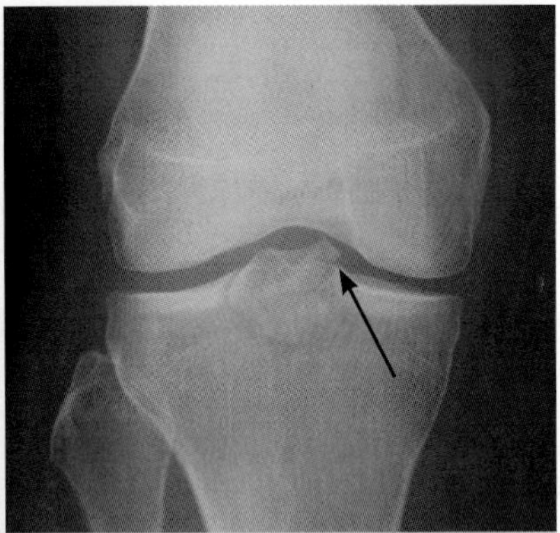

如果在髁间隆起（即胫骨棘）附近发现小骨片（↑），这几乎总是由于前交叉韧带胫骨附着点撕脱骨折所致。偶尔，撕脱骨片的位置较远，可见于关节内的其他位置。

交叉韧带或半月板损伤——Segond 骨折[11-14]

关节的侧副韧带的撕裂伤可以导致胫骨韧带附着处的骨皮质撕脱。撕脱伤来源于强有力的内旋或内翻应力，此种皮质的撕脱被称为 Segond 骨折。

Segond 骨折与前交叉韧带的撕裂伤和（或）半月板的损伤关系密切，75% 以上的 Segond 骨折患者伴有前交叉韧带的撕裂。

在 X 线平片上，Segond 骨折被认为是前交叉韧带撕裂最常见的间接征象。

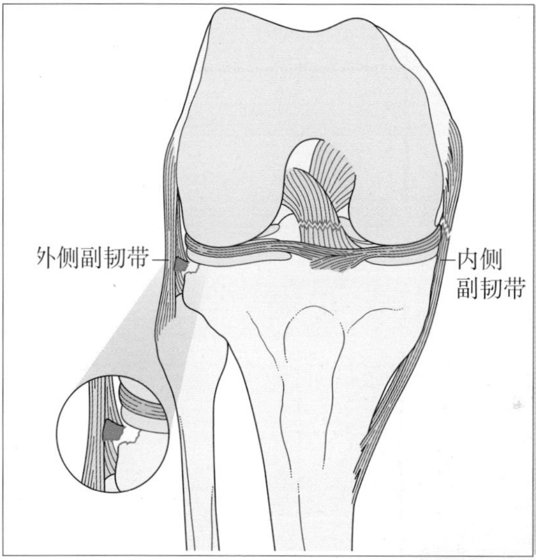

外侧副韧带从胫骨皮质撕下一骨片。此撕裂的小骨片表明存在 Segond 骨折，一些病例可能合并韧带撕裂。

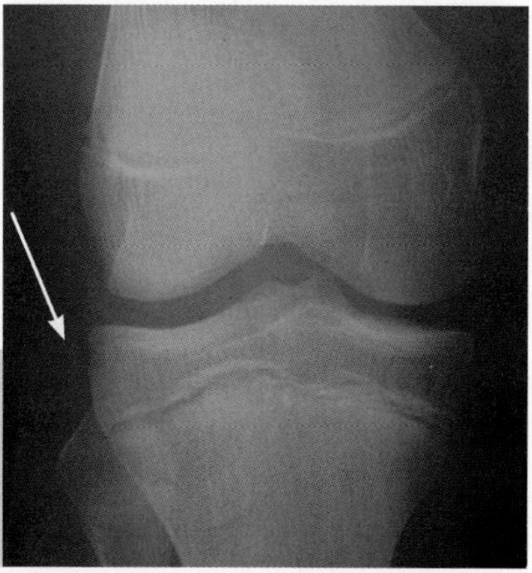

Segond 骨折。骨折片（↑）位于胫骨平台外侧缘，恰位于关节线下方，被撕裂的骨片可能很小，大小为 1 ~ 27mm[14]。

常见脱位

髌骨脱位[15,16]

腿部伸展时膝关节是最容易受到损伤的关节，当有外力作用时髌骨是最不稳定和最易受到损伤的部位。

骨折并发症：大约20%的髌骨脱位患者在X线片上会发现小的银色碎骨片影。这些骨折片来自于髌骨或股骨外侧的关节面，骨片是在脱位过程中剪切伤的一部分。

大多数发生短暂性髌骨脱位的患者因急症来就诊时，脱位已经复位。在这些患者中，投照髌骨轴位片是很明智的。除此之外，膝关节的标准位置对于检测出因脱位过程中剪切伤撕脱的骨片的机会大大增加。

少见但重要的外伤

骨骺生长板骨折。

见14-15页。

Maisonneuve 骨折。

近端腓骨骨折合并踝关节骨折，见284页。

胫骨嵌插骨折。

发生在膝关节周围的嵌插骨折最常见的部位是胫骨近端（↑）。

此患者的嵌插骨折非常典型——表现为硬化带。

有时此带邻近的骨皮质伴有骨膜新生骨。

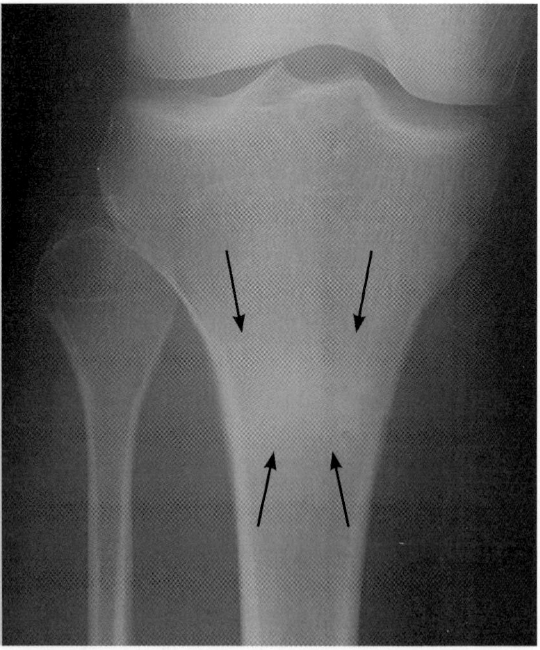

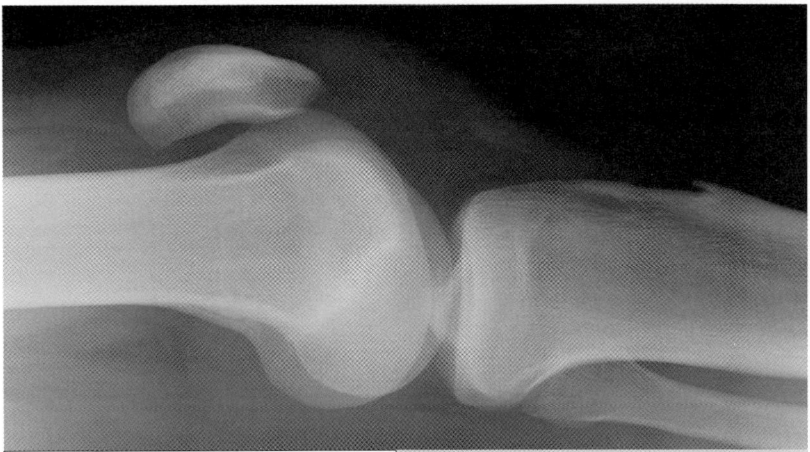

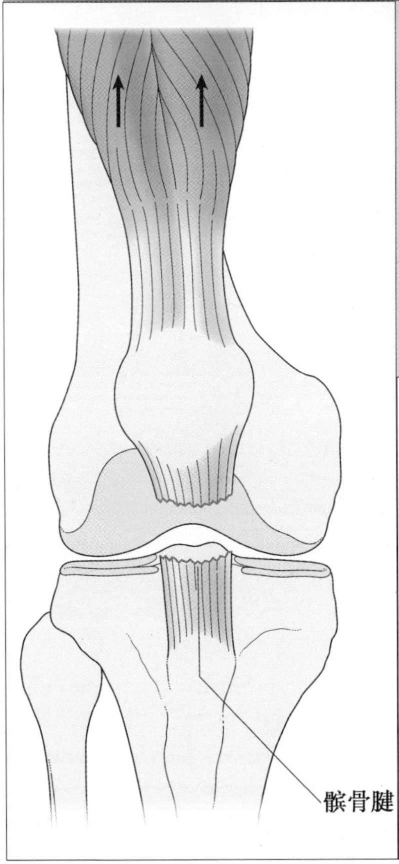

髌韧带撕裂

最常见的原因是直接创伤。撕裂位于髌韧带近端，邻近髌骨下极，在侧位片上发现髌骨高位（见上图）。

何为髌骨高位？运用下列标准：在正常的膝关节，从胫骨结节到髌骨下极的距离不超过髌骨长度加上其长度的20%（见下图）。

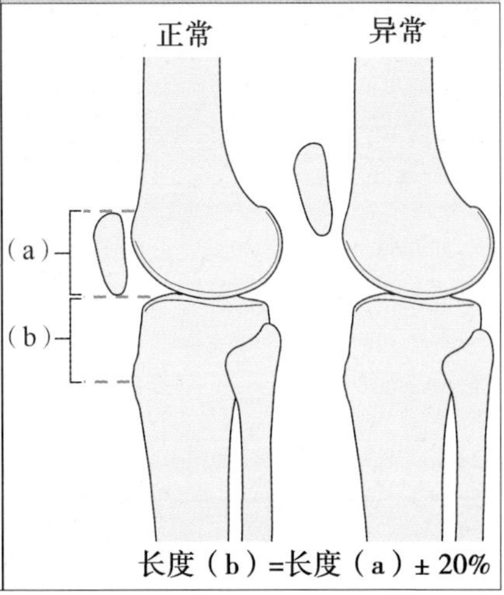

诊断误区

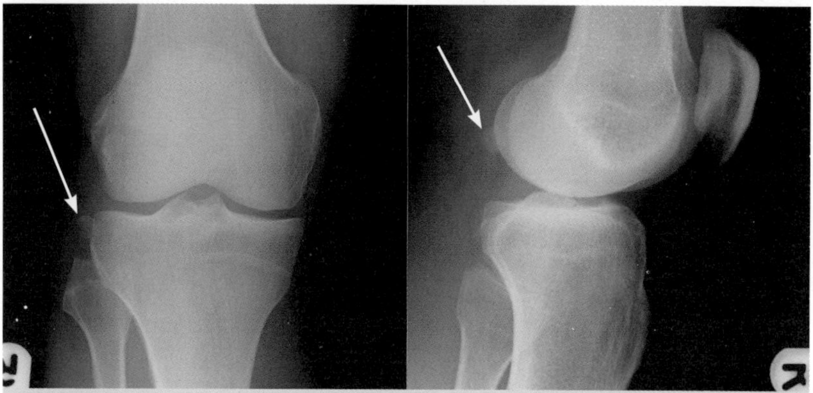

腓肠豆骨：是腓肠肌外侧头肌腱常见的籽骨。其特征性是位于后部，不要将腓肠豆骨（↑）与骨折片或者游离体相混淆。

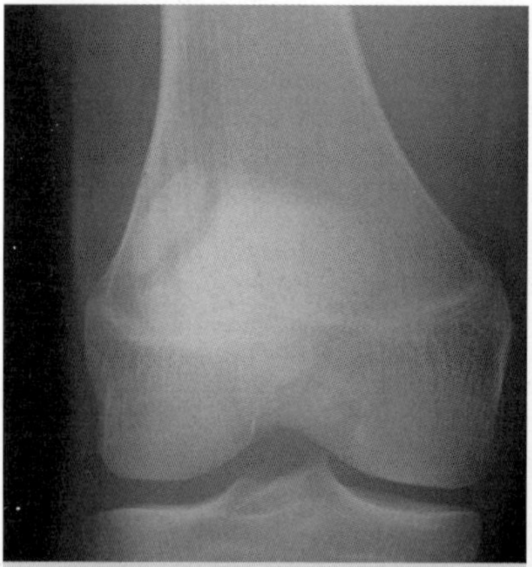

二分髌骨。髌骨是由多个骨化中心发育而来，有时到成年时还未融合。两个未融合的骨化中心是最常见的。其特征性表现是较小的骨化中心位于外上象限，类似骨折。骨化中心有清晰的硬化边（含有骨皮质），并且它的边缘与邻近骨的轮廓相匹配。偶尔也出现三个骨化中心（三分髌骨）。

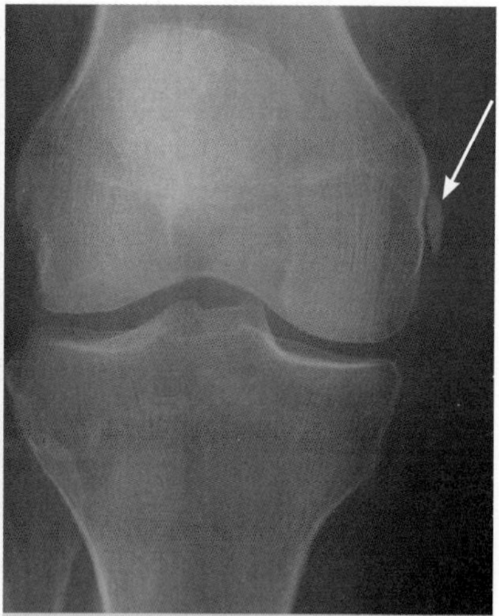

佩 - 施病变：内侧副韧带扭伤后在内上髁附近出现钙化（↑），不要将其误认为是骨折片。

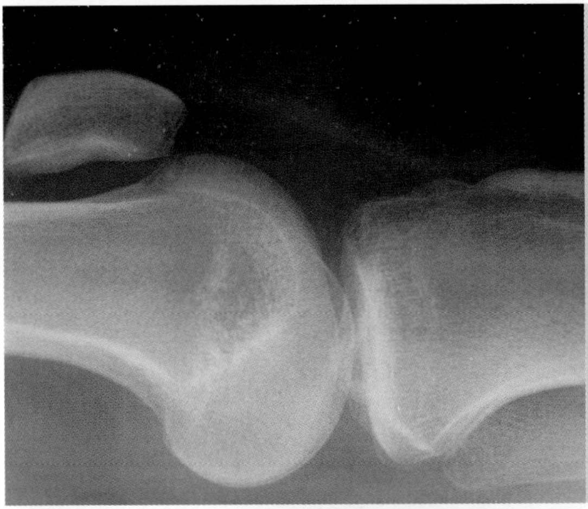

高位髌骨。

高位髌骨是由于髌下肌腱发育性延长所致，不要与髌骨肌腱断裂混淆。高位髌骨可以诱发髌骨半脱位。大致标准为：如果髌骨下极完全位于髁间窝上方，那么符合高位髌骨的表现。

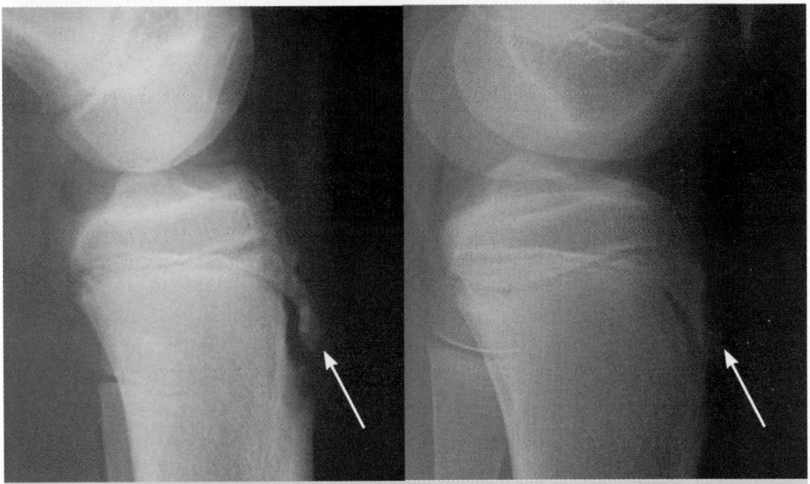

胫骨结节和胫骨结节骨软骨炎（奥 - 施病）：奥 - 施病最常见于青少年，其原因可能是由于轻微外伤的反复发作引起的慢性撕脱伤[11,17]。

平片上不能明确诊断是因为正常的骨化中心表现为碎片状、不规则和分离的，主要通过临床病史和检查明确诊断。

不要将正常表现误判为异常，在此提供的两个病例是正常的表现（↑）。

参考文献

1. Capps GW, Hayes CW. Easily missed injuries around the knee. Radiographics 1994; 14: 1191–1210.
2. Insall J, Salvati E. Patella position in the normal knee joint. Radiology 1971; 101: 101–104.
3. Newberg A, Wales L. Radiographic diagnosis of quadriceps tendon rupture. Radiology 1977; 125: 367–371.
4. Hall FM. Radiographic diagnosis and accuracy in knee joint effusions. Radiology 1975; 115: 49–54.
5. Butt WP, Lederman H, Chuang S. Radiology of the suprapatellar region. Clin Rad 1983; 34: 511–522.
6. Fishwick NG, Learmouth DJ, Finlay DB. Knee effusions, radiology and acute knee trauma. Br J Radiol 1994; 67: 934–937.
7. The Knee. Chan O. (ed). ABC of Emergency Radiology. 3rd ed. Wiley Blackwell, 2013.
8. Ferguson J, Knottenbelt JD. Lipohaemarthrosis in knee trauma; an experience of 907 cases. Injury 1994; 25: 311–312.
9. Lee JH, Weissman BN, Nikpoor N et al. Lipohemarthrosis of the knee: a review of recent experiences. Radiology 1989; 173: 189–191.
10. Rorabeck CH, Bobechko WP. Acute dislocation of the patella with osteochondral fracture: a review of eighteen cases. J Bone Joint Surg 1976; 58: 237–240.
11. Gottsegen C , Eyer B, White E et al. Avulsion Fractures of the Knee: Imaging Findings and Clinical Significance. RadioGraphics 2008; 28: 1755–1770.
12. Delzell PB, Schils JP, Recht MP. Subtle fractures about the knee: innocuous-appearing yet indicative of significant internal derangement Am J Roentgenol 1996; 167: 699–703.
13. Sferopoulos NK, Rafailidis D, Traios S, Christoforides J. Avulsion fractures of the lateral tibial condyle in children. Injury 2006; 37: 57–60.
14. Goldman AB, Pavlov H, Rubenstein D. The Segond fracture of the proximal tibia: a small avulsion that reflects major ligamentous damage. Am J Roentgenol 1988; 151: 1163–1167.
15. Haas JP, Collins MS and Stuart MJ. The "sliver sign": a specific radiographic sign of acute lateral patellar dislocation. Skeletal Radiol 2012; 41: 595–601.
16. Anderson S. Lower extremity injuries in youth sports. Pediatr Clin North Am 2002; 49: 627–641.
17. Rosenberg ZS, Kawelblum M, Cheung YY et al. Osgood–Schlatter lesion: fracture or tendinitis? Scintigraphic, CT, and MR imaging features. Radiology 1992; 185: 853–858.

16 踝关节和足后部

经常忽视的外伤[1]

距骨：距骨穹窿面骨软骨损伤，距骨颈骨折，距骨内侧或外侧突骨折。**跟骨**：急性骨折，应力性骨折。胫腓联合分离（胫腓骨间膜的撕裂）。第五跖骨基底部骨折。

标准 X 线照片

踝关节：前后榫眼位（内旋 20°）和侧位；有时应用垂直前后位[2]。对于跟骨的外伤，另加照轴位。

正常解剖

侧位片——骨与关节

内踝和外踝能够被识别，以下细微征象有助于识别：

- 外踝向下延伸比内踝更低。
- 内踝有一个向下的切迹。

传统意义上，我们不准确地将胫骨的后唇（或结节）称为后踝，后唇能够被很好地显示。

跟骨和载距突能够被显示，测量 Bohler 角可以用来判断是否正常。

第五跖骨基底部也常常被包含在侧位片内。

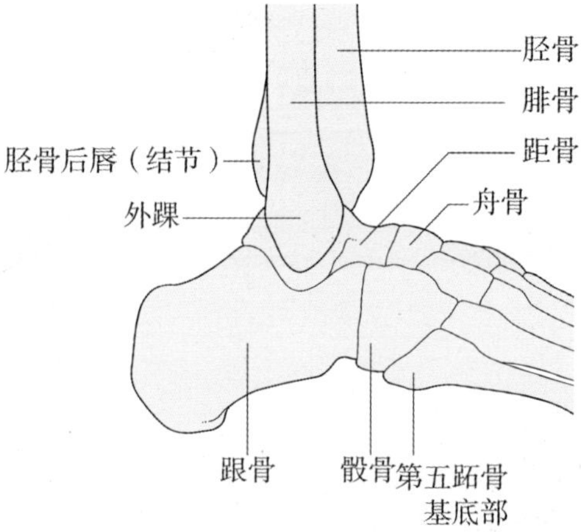

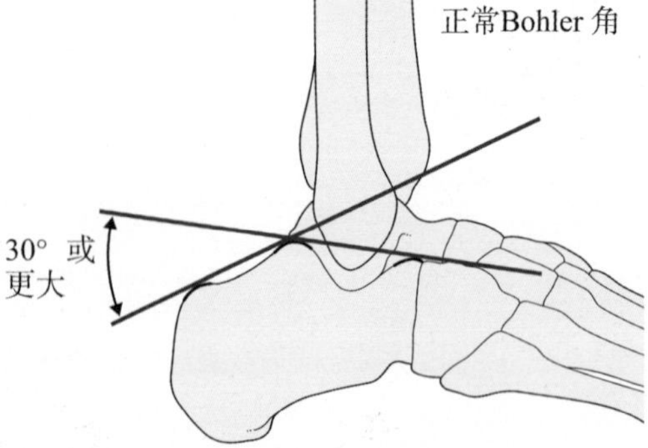

侧位片——韧带

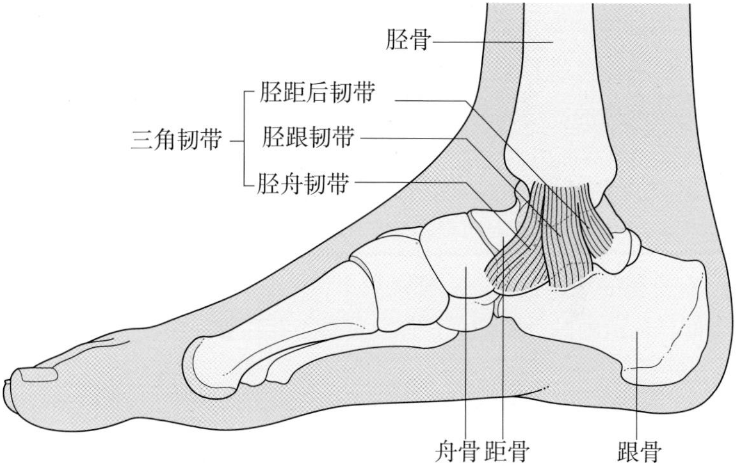

内侧主要韧带

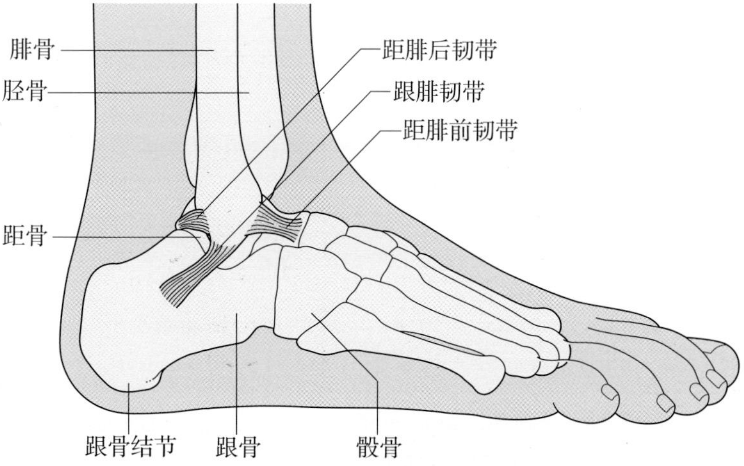

外侧主要韧带

前后榫眼位片

采用前后榫眼位投照时，将踝关节轻度内旋 20° 以便腓骨和距骨不重叠在一起。

关节间隙的宽度应该始终均匀一致，从内侧关节间隙可显示地清晰，在距骨圆顶上部延续，直到关节的侧面。

关节间隙的宽度大约为 4mm²。

踝关节穹窿面应当光滑、光整、连续，无不规则、无凹陷、无缺损。

距骨侧突起（外侧结节）是非常重要的结构。跟距韧带就附着于此骨。

有价值的规律：在前后榫眼投影位上胫骨和腓骨总是会重叠的，二者间任何清晰的分离都应让你质疑是否存在骨间膜撕裂。

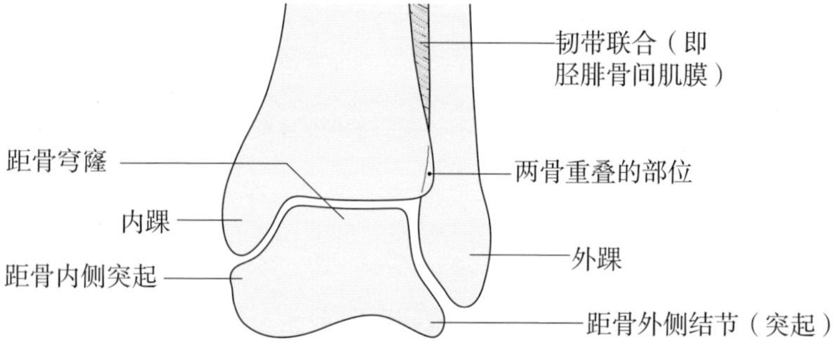

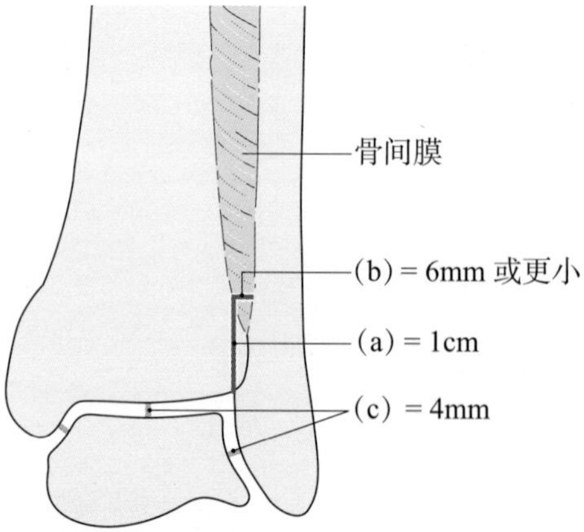

轴位片——跟骨

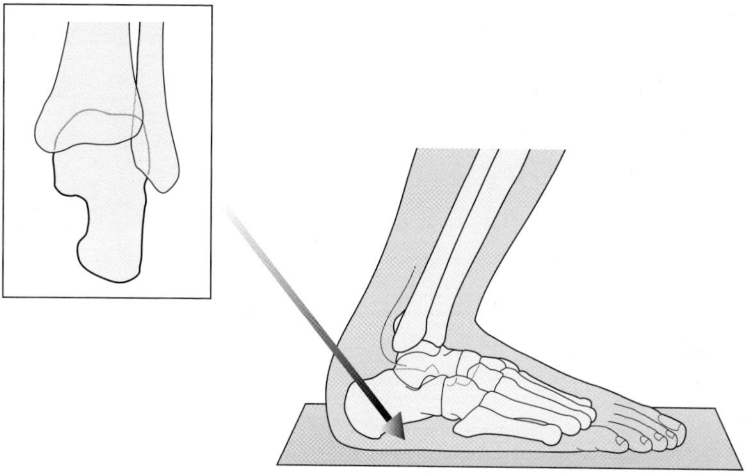

在平片上跟骨的后 2/3 显示较好，前部的载距突通常显示地不如前者清晰。

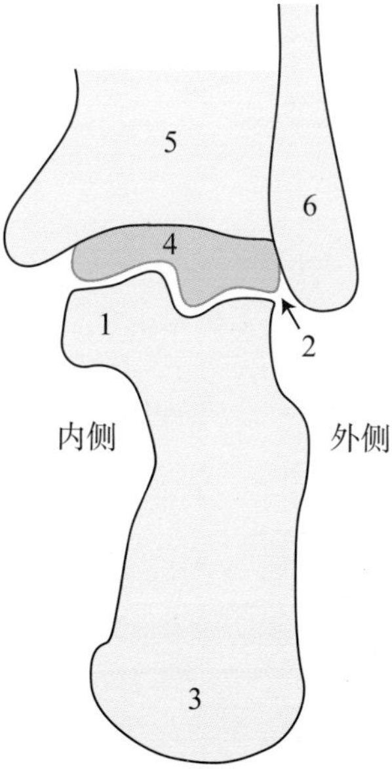

1 = 载距突
2 = 跟距关节后部
3 = 跟骨体后部
4 = 距骨
5 = 胫骨
6 = 腓骨

阅片：检查清单[1,3,4]

前后榫眼位片

检查

- 足踝部：是单发还是多发骨折？
- 胫腓骨间膜——有无撕裂的迹象？
  - 如果正常，胫骨和腓骨应在一定程度上显示重叠。
  - 测量：距离胫骨关节面 1.0cm 处测量胫骨和腓骨之间的宽度不应超过 6mm[5]。
- 距骨
  - 距骨穹窿顶——是否光滑？
  - 内侧和外侧突起（即距骨结节，见 268 页）是否有碎裂？
- 关节间隙宽度：是否任何部位的宽度超过正常的 4mm[3]？
- 在儿童，骨骺和骨骺生长板正常吗？（见 15 和 280 页）

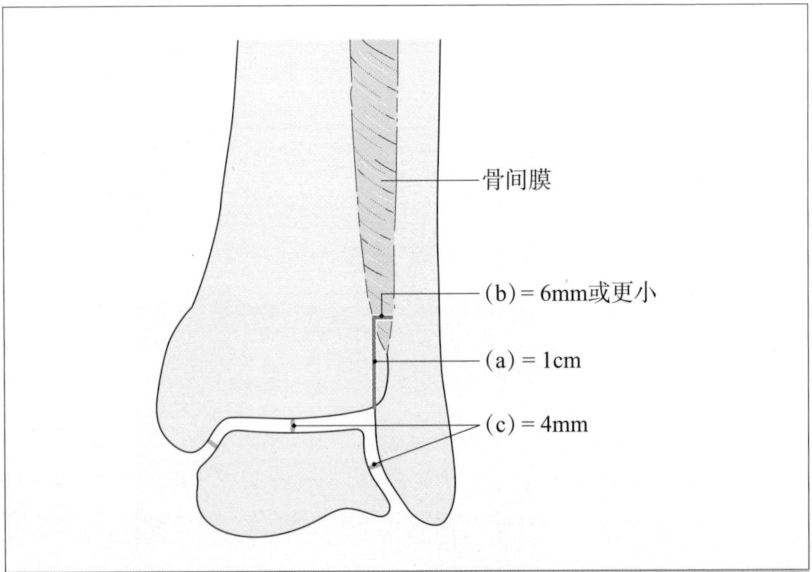

与骨间膜和榫眼位关节各处相关的正常特征和测量（经验方法）。

正常前后榫眼位片。

所有的观察点均正常。请注意，腓骨和胫骨部分重叠。这是前后榫眼位片上特征性的正常表现。

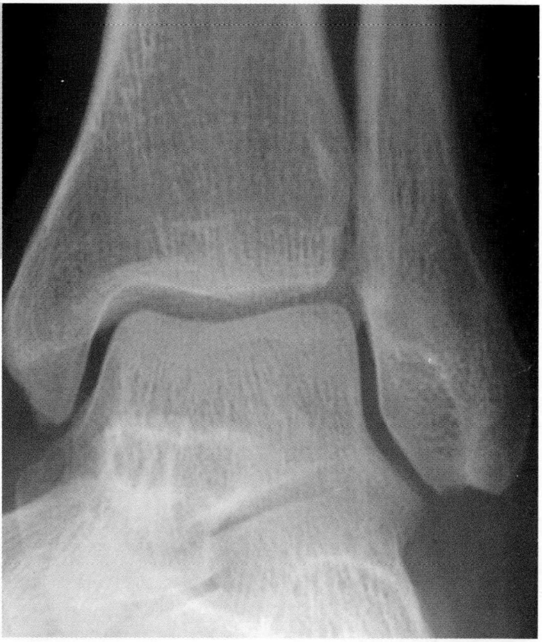

儿童正常前后榫眼位片。

骨骺生长板和所有的检查点均正常。

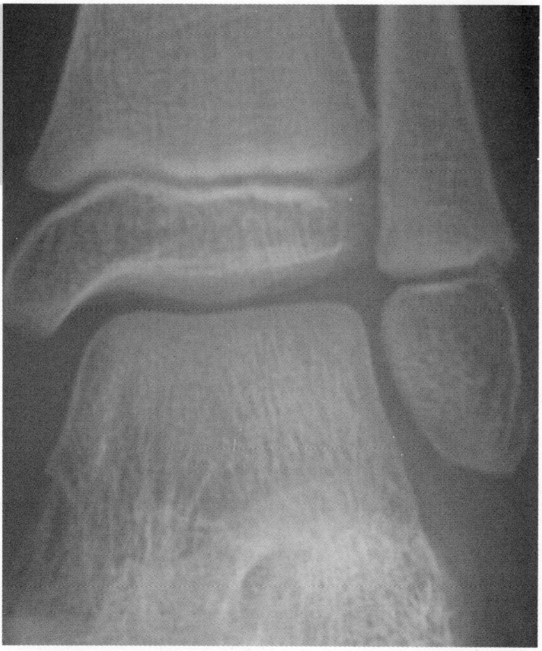

侧位片

检查：

- 胫骨：
  - ❑ 皮质是否完整？
  - ❑ 关节面是否光滑？
- 腓骨：
  - ❑ 有无斜行骨折线？
- 距骨：
  - ❑ 距骨颈是否完整？
  - ❑ 足舟骨构成的关节——是否看到正常的关节？
- 跟骨：
  - ❑ 有无骨折线？
  - ❑ Bohler 角是否正常？
  - ❑ 前突是否正常？
- 第五跖骨：
  - ❑ 基底部是否有骨折？

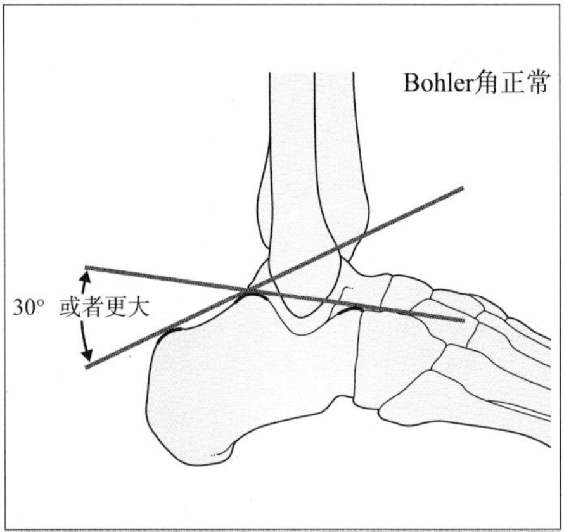

测量 Bohler 角

从跟骨前部最高点和中间最高点画一条线，再从中间最高点和后部最高点画一条线。两线之间的夹角应该是 30° 或者更大。

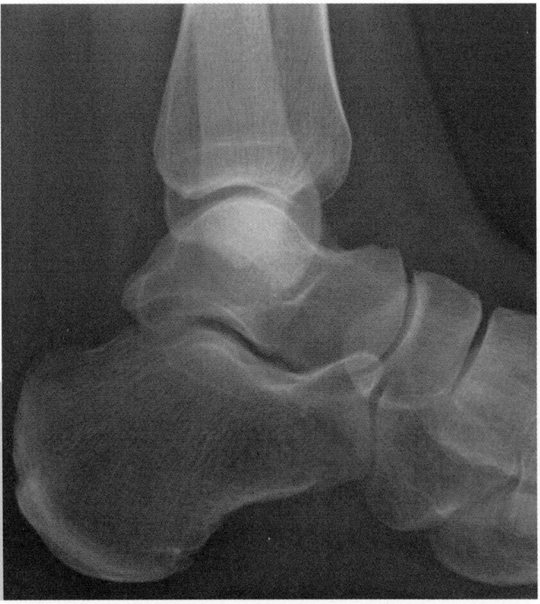

正常侧位片。

所有检查点正常。
关节正常。
Bohler 角正常。
第五跖骨基底部正常。

轴位片

检查：

- 跟骨。
  - 是否有骨折线？
  - 皮质是否完整？

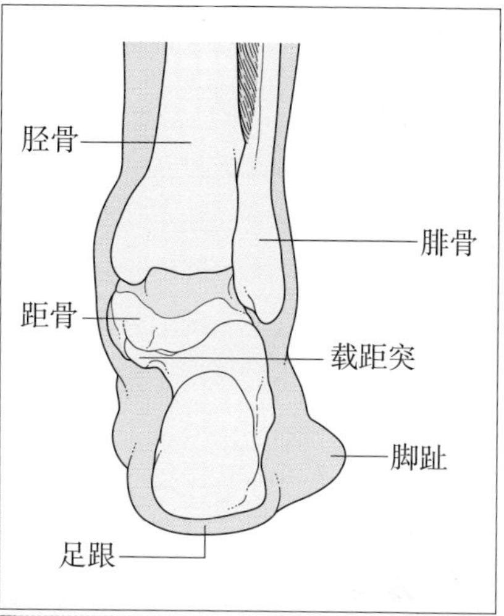

正常站立足后面观。此线条图有助于了解跟骨轴位片上的解剖。载距突类似搁架板，是跟骨的一部分，这部分向内侧延伸以支撑距骨头的一部分。

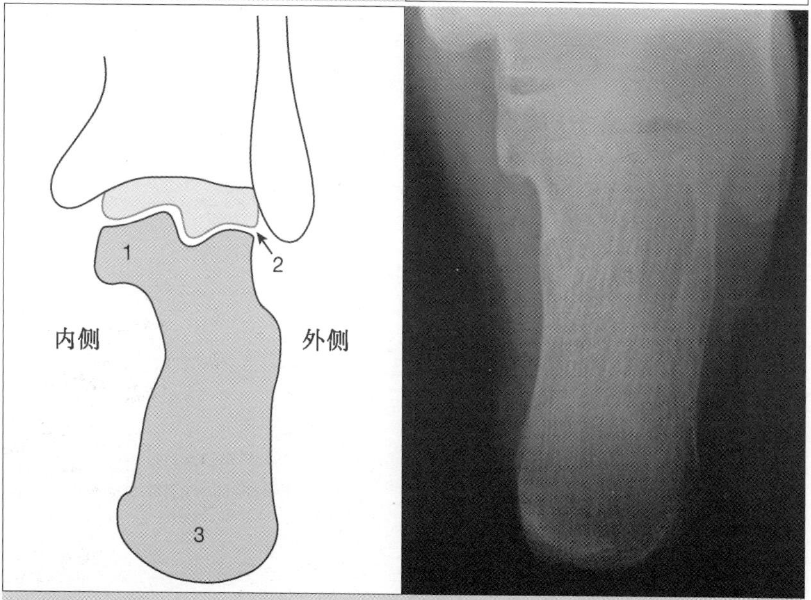

正常轴位片。

1 = 载距突

2 = 距跟关节后部

3 = 足后跟

常见骨折和韧带撕裂

踝[3,6]

- 大多数踝部骨折累及一个或两个踝。这些骨折通常很容易诊断，因为你能精确地判断哪块骨骼有触痛。
- 应力的方向决定着特定的骨折以及伴随的韧带损伤：
  - 下图（a）显示了外展和外旋力。
  - 下图（b）显示了内收外力。

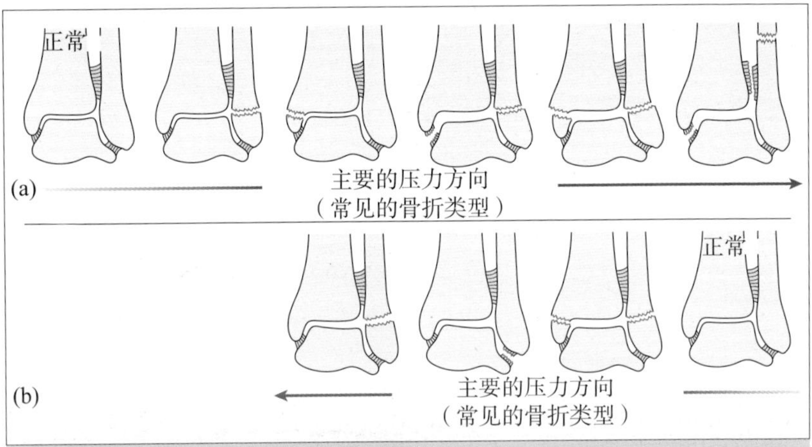

此图解适应于从 Tidy 物理疗法改良来的模式[7]。

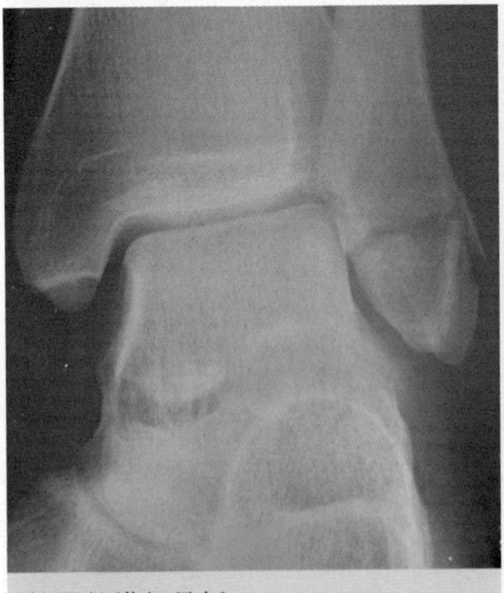

外踝的横行骨折。

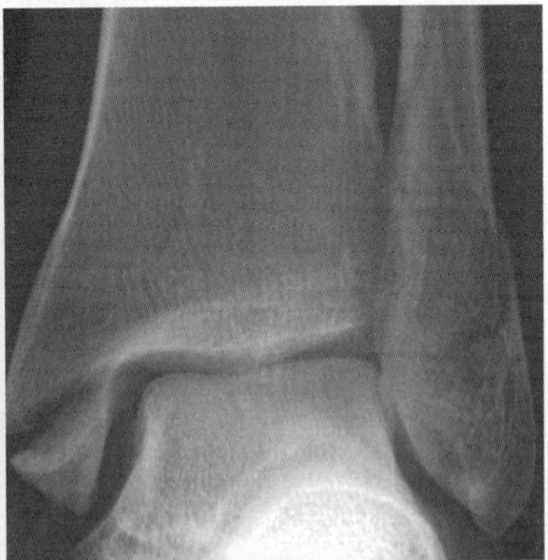

内踝的横行骨折，腓骨远端以及外踝的横行和斜行骨折，距骨的横向半脱位。

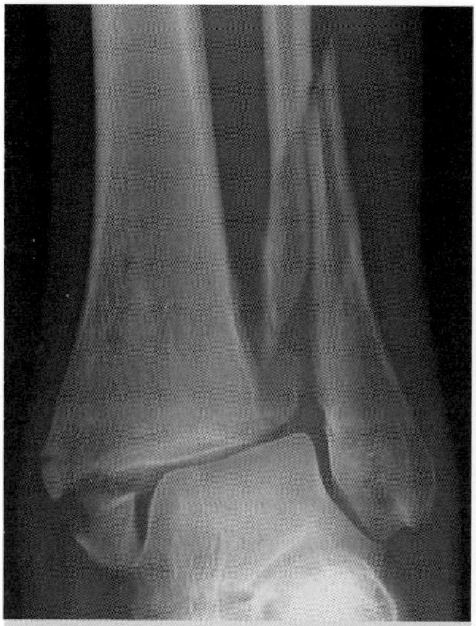

累及胫骨和腓骨的多发性骨折。注意：胫腓关节的增宽分离意味着骨间膜的撕裂。

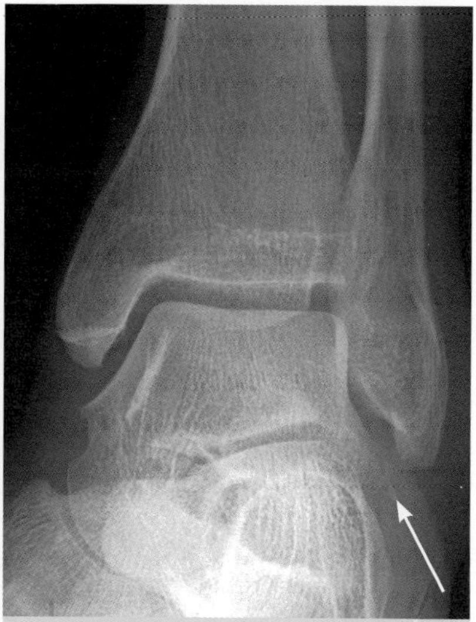

从距骨外侧突撕脱的小骨片（↑），预示着韧带的损伤。

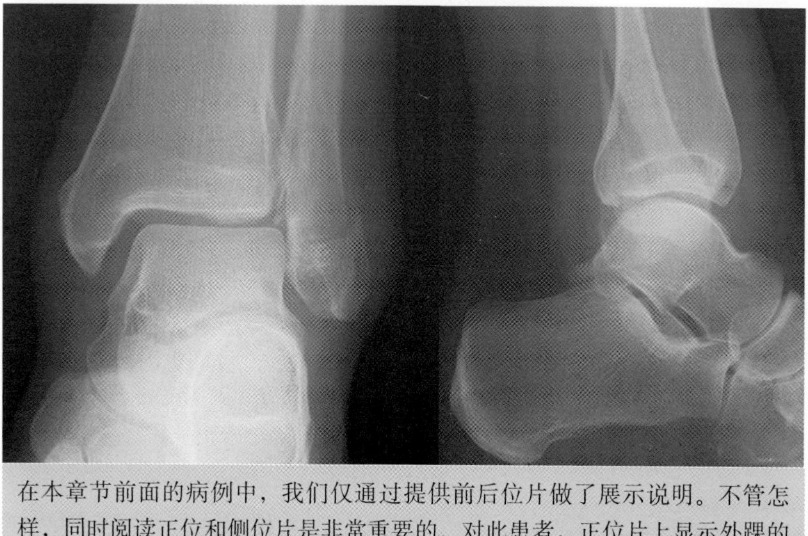

在本章节前面的病例中，我们仅通过提供前后位片做了展示说明。不管怎样，同时阅读正位和侧位片是非常重要的。对此患者，正位片上显示外踝的横行骨折和距骨的横向半脱位。侧位片上显示腓骨骨折的范围和移位，同时也对胫骨后唇、距骨和跟骨进行了评估。

第五跖骨基底部

撕脱骨折。这种常见的外伤是由于腓骨短肌附着处的跖骨粗隆撕脱导致的。骨折是由于强大的内翻力所致。

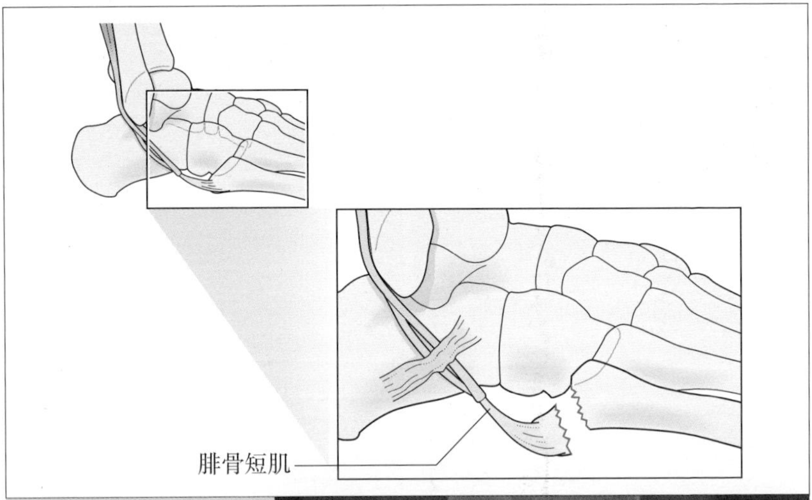

第五跖骨基底部骨折。

踝关节扭伤（即强大的内翻力伤）常常引起第五跖骨基底部骨折。X线片上表现典型。

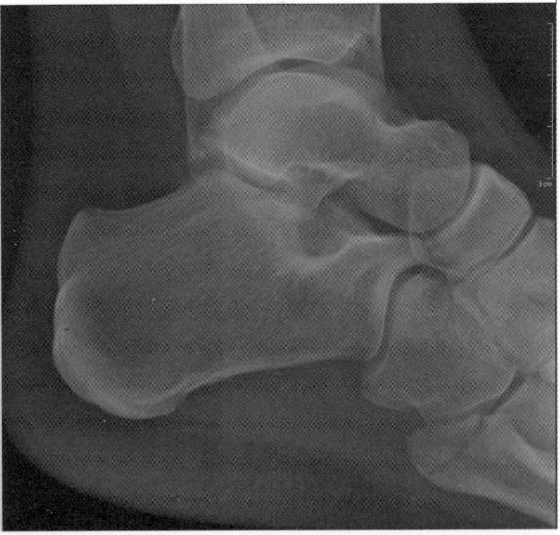

跟骨

跟骨是足后部最易受伤的骨骼。跟骨骨折的类型见 278-279 页，少见的跟骨损伤见 288 页。

最严重的外伤见于高处坠落伤。

部分骨折是由距骨撞击跟骨引起的，就像一个钢楔凿入木块一样。

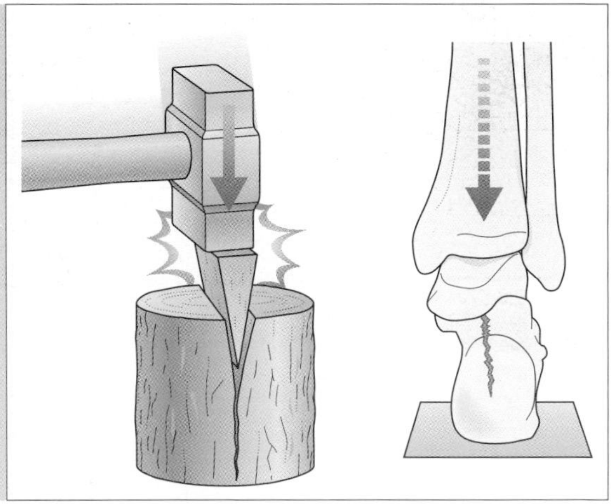

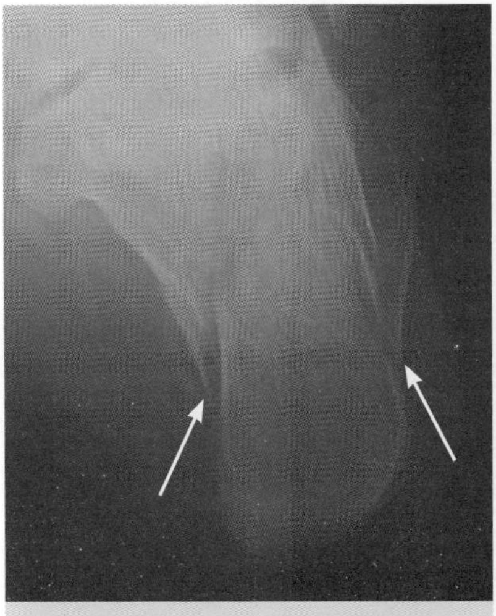

如果跟骨骨折不确定，需加照轴位像。

贯穿跟骨体的骨折（↑）被清晰地显示。

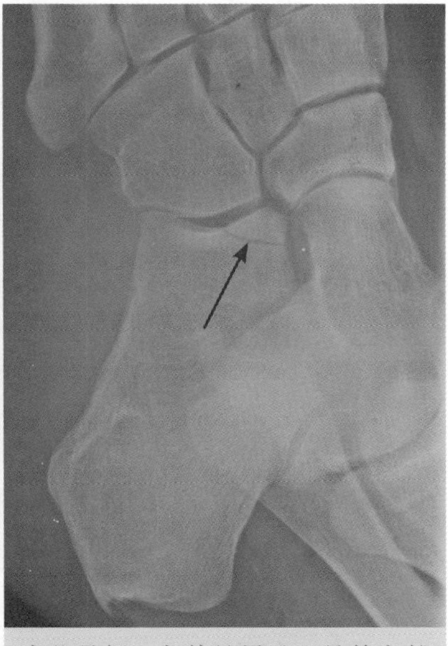

有些骨折，尤其是累及跟骨前突的骨折（↑），可仅由扭伤所致。

跟骨骨折的几种类型

关节内骨折（75%）

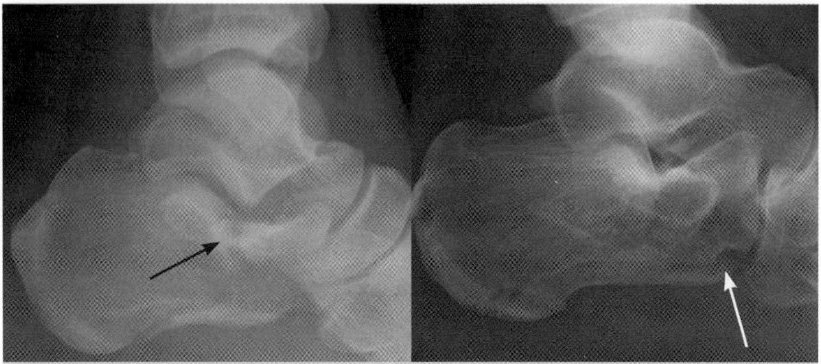

关节内骨折（↑）累及距下关节（左图）或者跟骰关节（右图）。

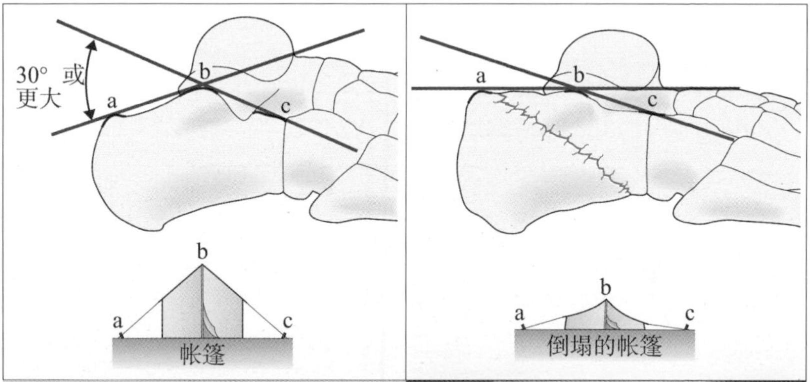

有些骨折只有当在侧位片上测量 Bohler 角后才得以明确（上图）。

正常此角度为 30° ~ 40° ，如果骨折导致骨骼变扁，那么此角度明显小于 30° （上右图）。

在右侧平片中，Bohler 角变扁是跟骨骨折的显著特征。

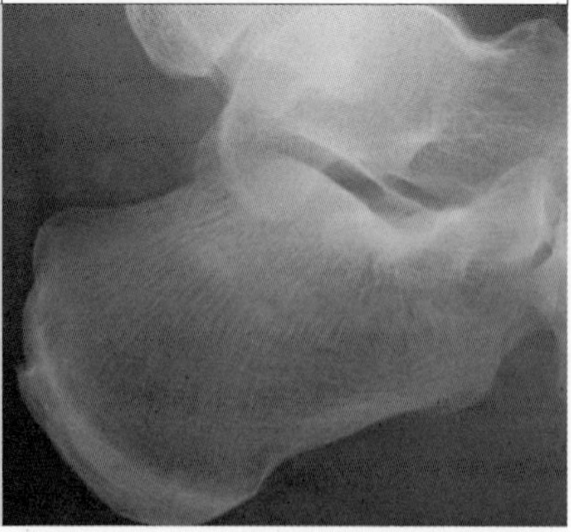

关节外骨折（25%）

与关节内骨折相比，关节外骨折通常更难以发现。

关节外骨折累及跟骨后部或者跟骨前突[1,4,8]。大多数这些骨折是坠落伤导致的，但不是从特别高的地方坠落。偶尔扭伤也是引起这种骨折的原因。

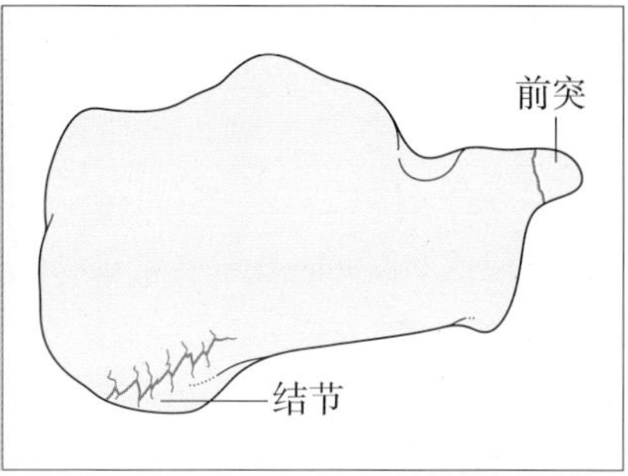

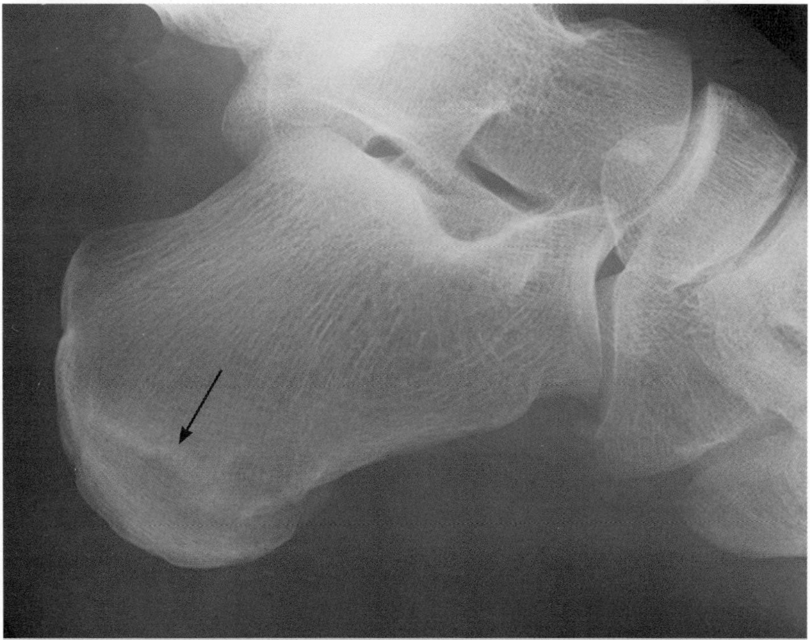

跟骨体（↑）的硬化线或致密线或许是跟骨嵌插骨折的直接证据。这是一例通过跟骨粗隆的关节外骨折，由对足跟部来说相对较小的坠落所致。

骨骺生长板（Salter-Harris 分型）骨折

- 在儿童相对常见，胫骨远端生长板损伤的发生率位居第二位，仅次于桡骨远端生长板损伤。
- 骨骺生长板骨折已经在第 14-17 页详细描述。
- 最常见的骨骺生长板骨折（分型 1-4 型）见下图。

累及骨骺生长板的骨折 Salter-Harris 分型和描述。

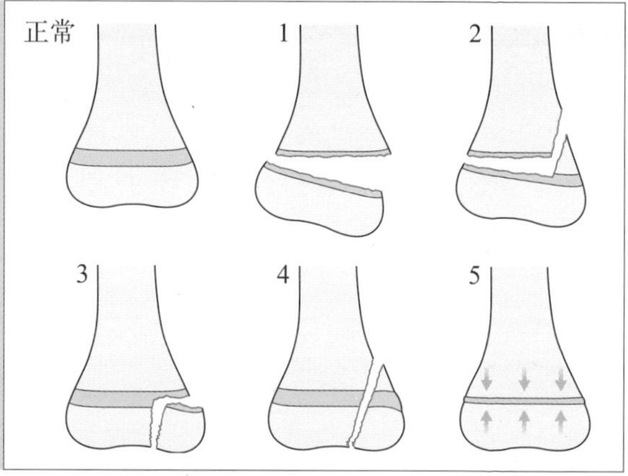

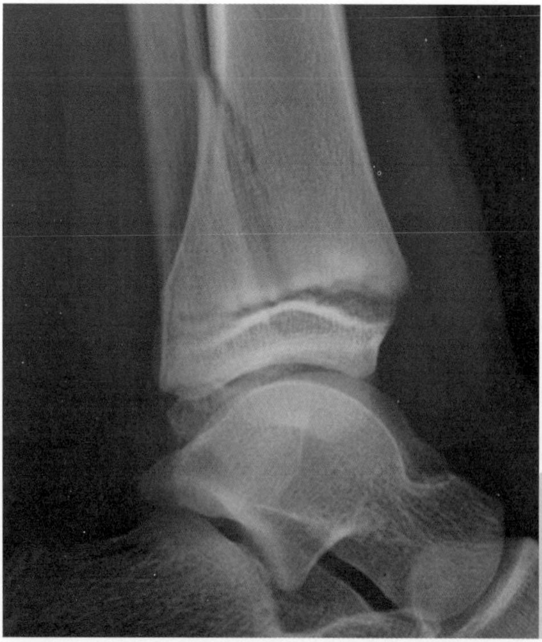

胫骨 **Salter-Harris 2 型骨折**。Salter-Harris 2 型骨折是累及骨骺生长板最常见的骨折。

韧带损伤

内侧和外侧韧带撕裂

如果一侧关节间隙增宽，那么通常会有与之相关的某处骨折。如果关节间隙内侧或外侧宽度超过 4mm，那么则怀疑其增宽[3]。**注意**：即使韧带有严重的损伤，X 线片上也表现正常，有时也需加照着力位片。

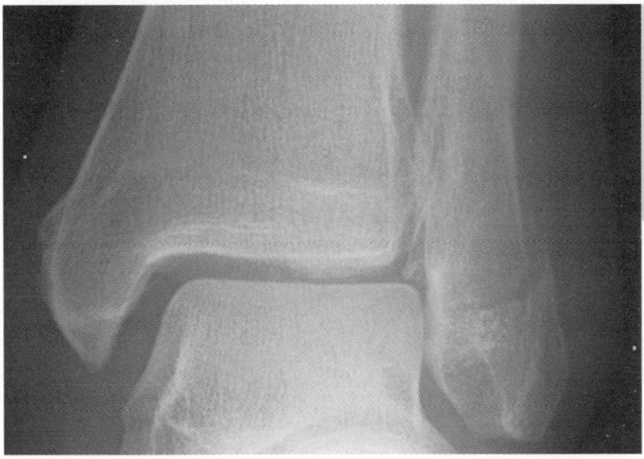

腓骨骨折。

内侧关节间隙增宽预示着伴有韧带的撕裂或断裂（内侧三角韧带）。

骨间膜撕裂

此种损伤容易被忽视[1,5,9,10]，前后位 X 线片常常可以提供韧带撕裂或断裂的某些证据。查看远端胫骨和腓骨之间的间隙是否增宽。可以参照以下有用的经验法则：当怀疑坚韧的胫腓韧带联合体撕裂时，在前后榫眼位片上远端胫骨和腓骨任何时候都不会有轻微的重叠，也可运用 6mm 法则（见 270 页）。

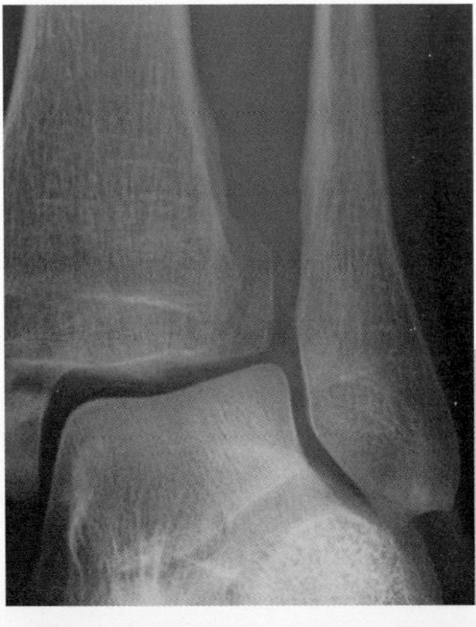

胫骨和腓骨的增宽和分离预示着骨间膜（韧带联合）的大部撕裂。

此膜结构相当坚韧，将胫骨和腓骨干连接在一起，并从胫腓关节上部向下延伸。

少见但重要的损伤

距骨骨折

距骨骨折罕见，多数起因于高能外伤，多数是道路交通事故或者坠落伤引起。

距骨体[4,11]：

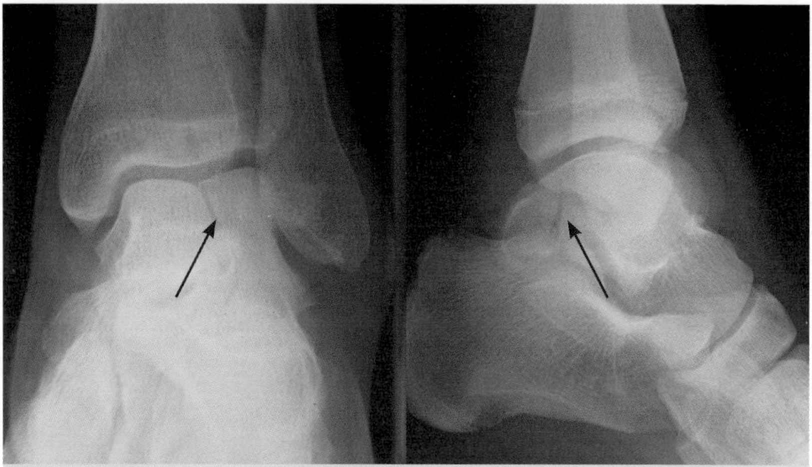

骨折线（↑）可表现为冠状、矢状或横断状。

距骨颈[4,11]：

距骨颈损伤是一种重要的损伤，原因为骨折是引发继发性缺血性坏死和继发退行性关节炎的高危因素。缺血性坏死是由供应距骨的血管断裂所致，骨折移位会增加缺血性坏死的可能性。移位的骨折容易发现，无移位的骨折则易漏诊。

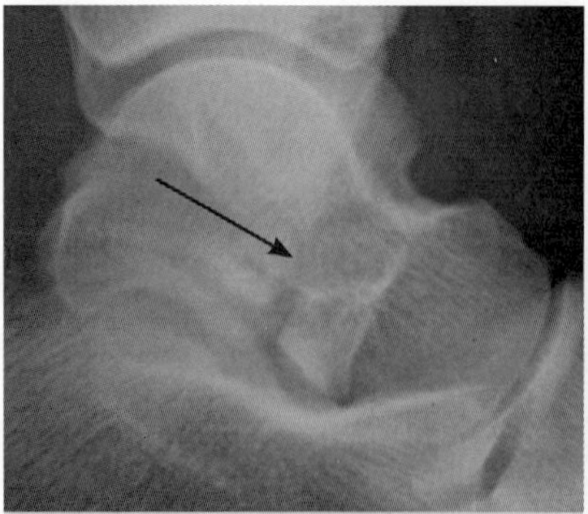

距骨颈的移位骨折（↑）。

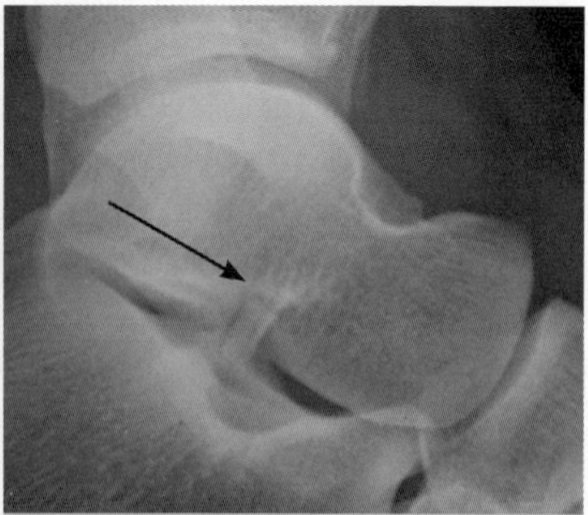

无移位的距骨颈骨折（↑）。

踝关节穹窿骨软骨骨折

此种骨折较小。但在临床上是重要的嵌入骨折，通常由内翻外伤导致[1,12]。术语“剥脱性骨软骨炎”是对此病变的早期描述，当时假定距骨穹窿在病理学上出现自发性骨质坏死。现在普遍认为，这些损伤的大部分实际上是骨软骨骨折造成的创伤。

在多数病例，距骨病变不是急性损伤，但起因于早期剪切伤和压缩伤。

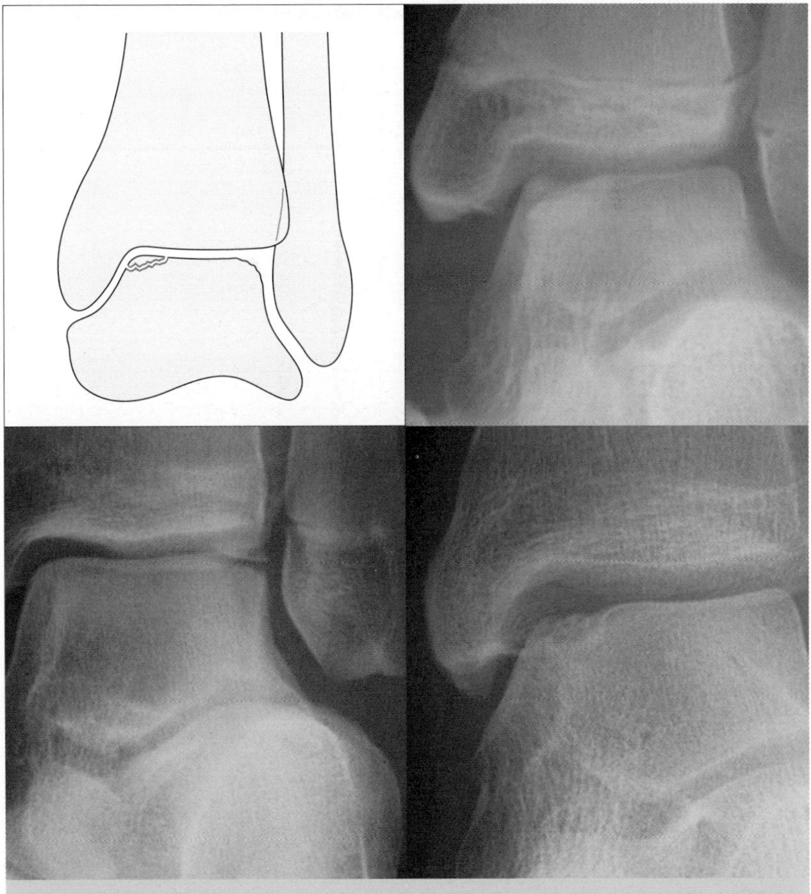

骨软骨骨折表现为局部的缺损（透亮区）或骨皮质不规则。多数位于踝关节穹窿的内侧或者外侧区域，有时可见到小的骨片从穹窿部分离并游离在关节内。

Maisonneuve 骨折

踝关节实际上是一个骨环，此特殊环因为坚韧的胫腓骨间膜而延伸到膝关节。有时外旋损伤可引起踝关节的损伤，作用于骨间膜的外力和能量延伸到大腿并导致近端腓骨骨折[13]。高位腓骨骨折容易漏诊，是因为临床症状主要表现在踝关节周围。

这种复杂性骨折被称为 Maisonneuve 骨折，当临床检查发现大腿疼痛时则怀疑此骨折。

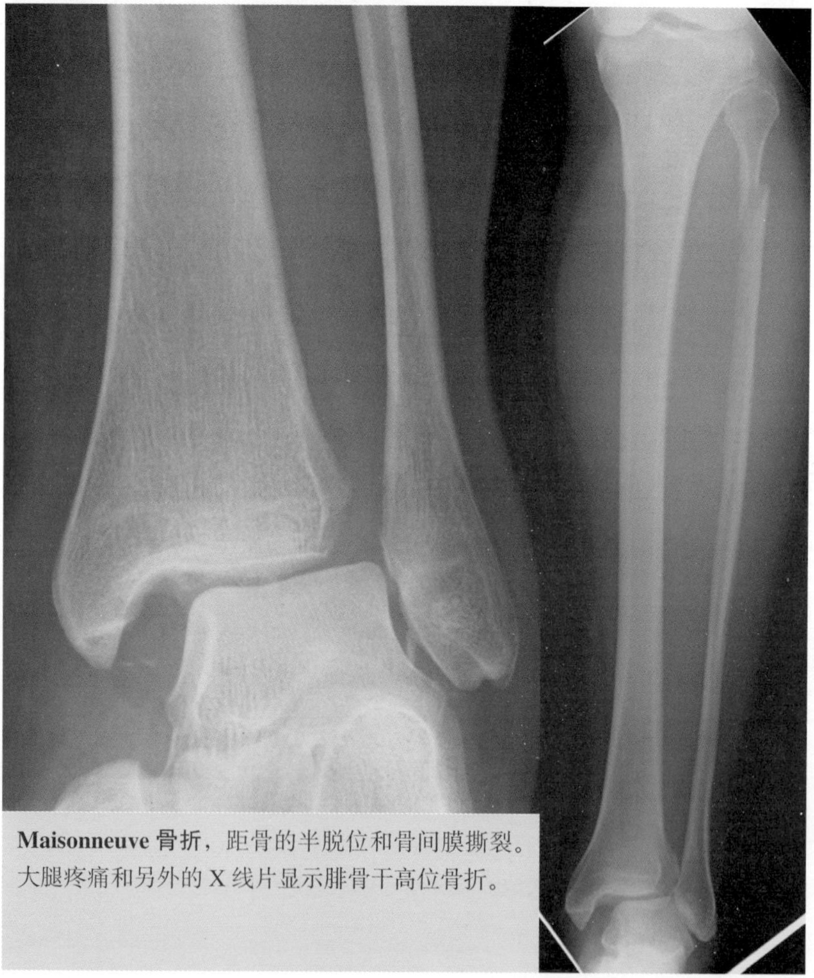

Maisonneuve 骨折，距骨的半脱位和骨间膜撕裂。大腿疼痛和另外的 X 线片显示腓骨干高位骨折。

累及关节面的胫骨远端骨折

这些骨折很少见，占下肢骨折的不到 1%[14]。

常见原因：高处坠落伤和道路交通事故产生的压缩性骨折，经常是粉碎性。胫骨压缩性骨折罕见，通常是因为垂直力主要被跟骨所接受和承受，并导致骨折。

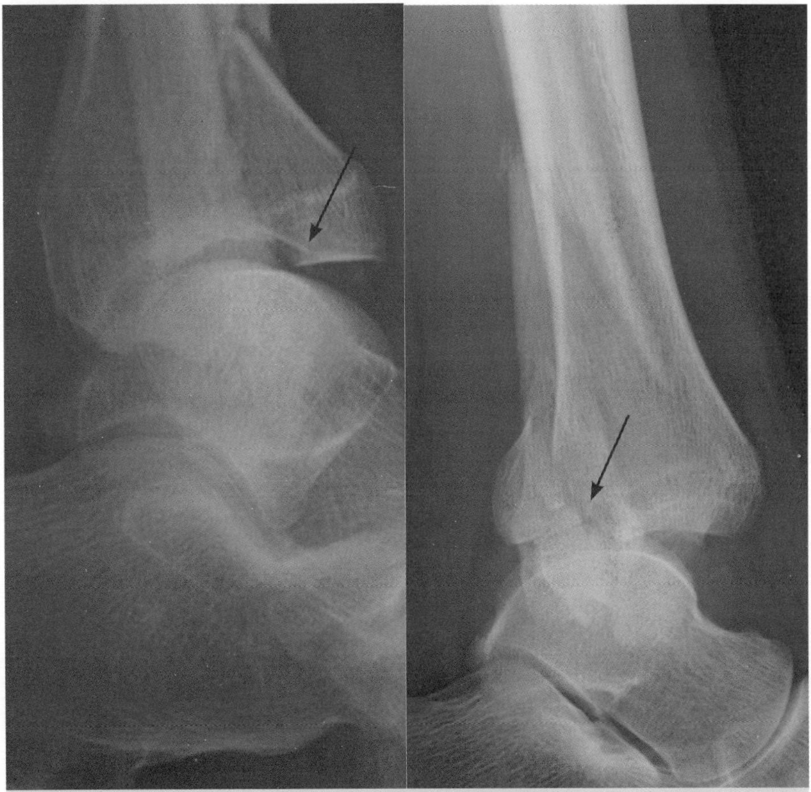

两患者均是从高处坠落，发生胫骨粉碎性骨折并累及关节面（↑）。

复杂的 Salter-Harris 骨折分型

这些骨折罕见但是需要早期识别，因为准确复位对于确保正常生长以及避免后期的踝关节畸形至关重要。

三踝骨折[3,15,16]

Salter-Harris 4 型骨折是一种复杂的多方向的胫骨骨骺骨折。它是一个三平面的骨折。表现为：

- 矢状面：骨骺的垂直骨折。
- 水平面：骨骺生长板的横行骨折。
- 冠状面：干骺端的垂直骨折。

无论何时，当前后位片显示垂直骨折通过胫骨骨骺时一定要怀疑到此种复杂骨折，需要通过 CT 全面评估。

诊断误区：在平片上损伤程度往往不够明显。

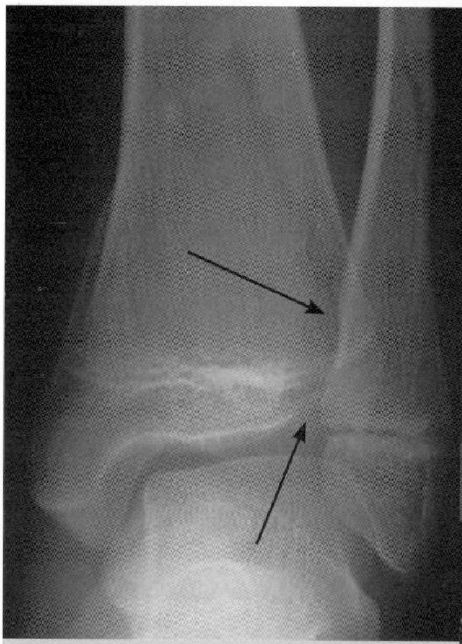

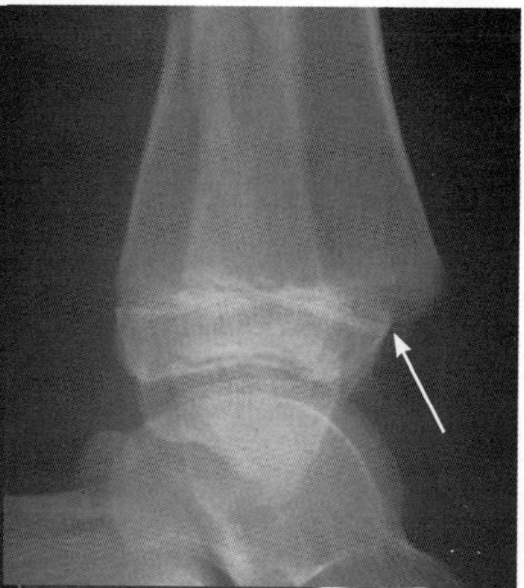

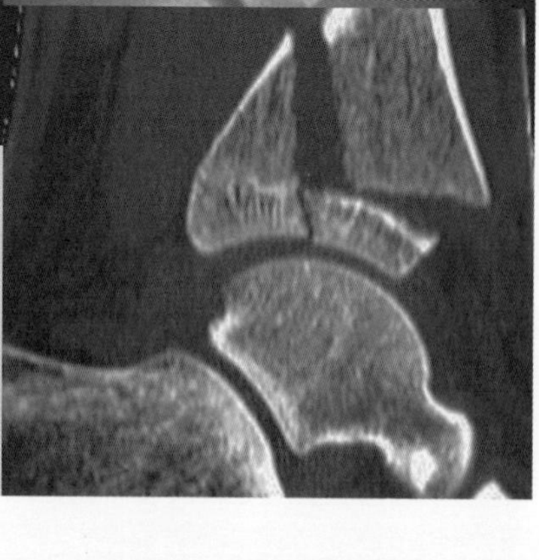

三踝骨折：骨折线见箭头所示。

随后的 CT 检查（右图）显示骨折的细节。

Tillaux 骨折（蒂奥骨折）[3,16]

此 Salter-Harris 3 型骨折是胫骨骨骺的撕脱骨折。骨折局部累及闭合的骨骺（11 ~ 15 岁）。骨折发生在青少年时期，此时内侧部骨骺生长板已经融合，但正常的融合尚未达到骨骺生长板外侧面。这是一个两平面骨折。表现为：

- 垂直面：通过骨骺。
- 水平面：通过外侧部骨骺生长板。

诊断误区：在平片上有时此骨折容易与三踝骨折相混淆，CT 可以鉴别。

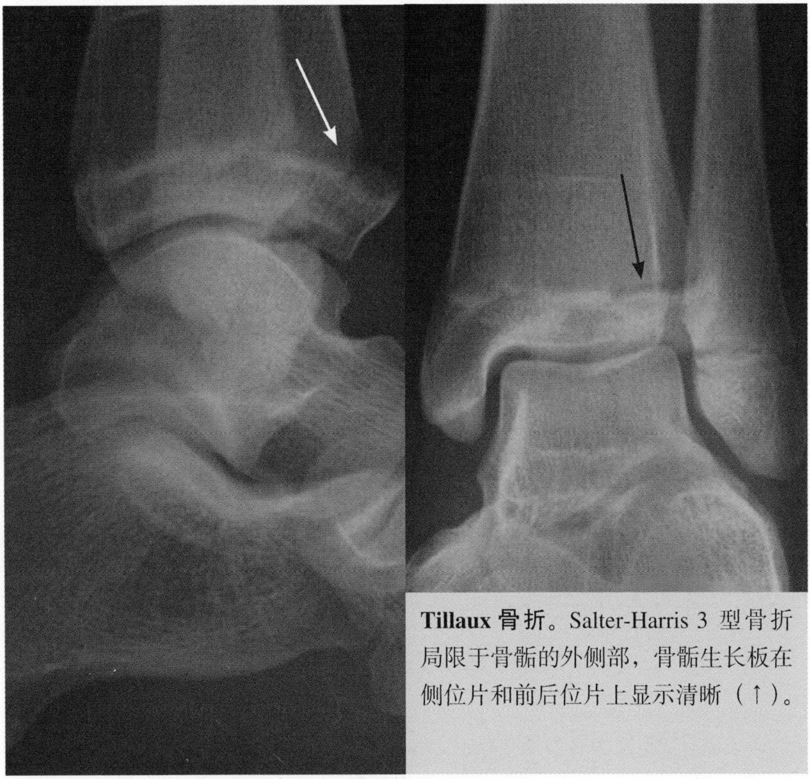

Tillaux 骨折。Salter-Harris 3 型骨折局限于骨骺的外侧部，骨骺生长板在侧位片和前后位片上显示清晰（↑）。

少见的跟骨骨折

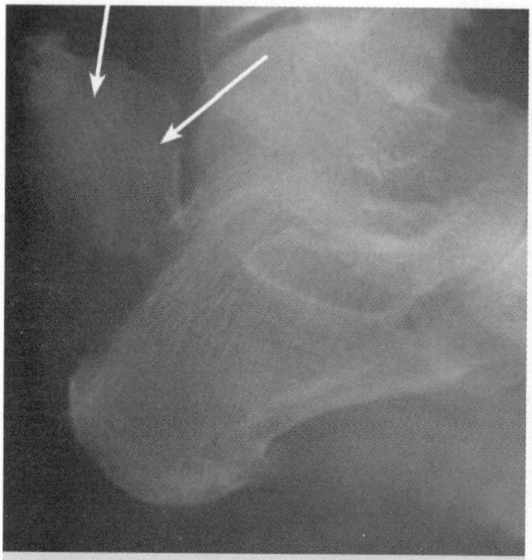

跟骨结节的撕脱骨折（↑）表现为跟腱的撕脱伤伴有部分跟骨的撕脱，最常见于严重骨质疏松的老年患者。

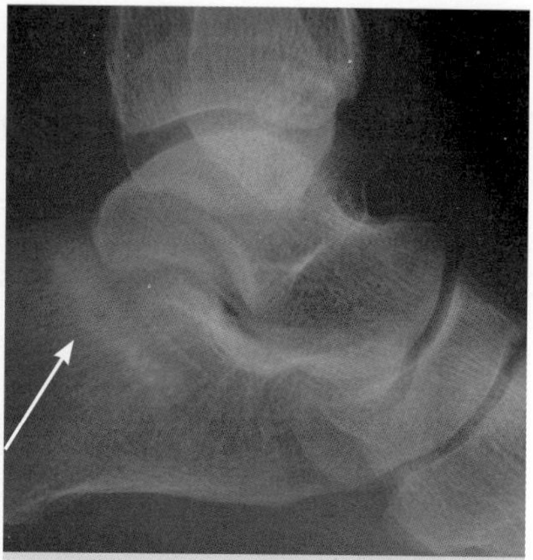

由反复应力导致的疲劳性骨折罕见，但是有时也会发生。通常在侧位片上显示为某个区域的骨质硬化而被发现（↑）。

跗三角骨骨折[17]

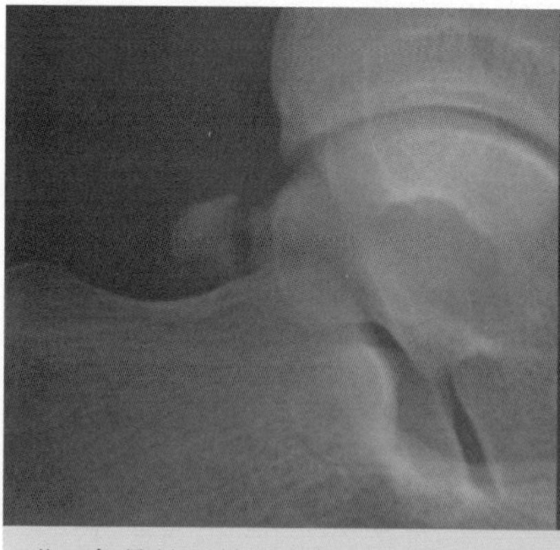

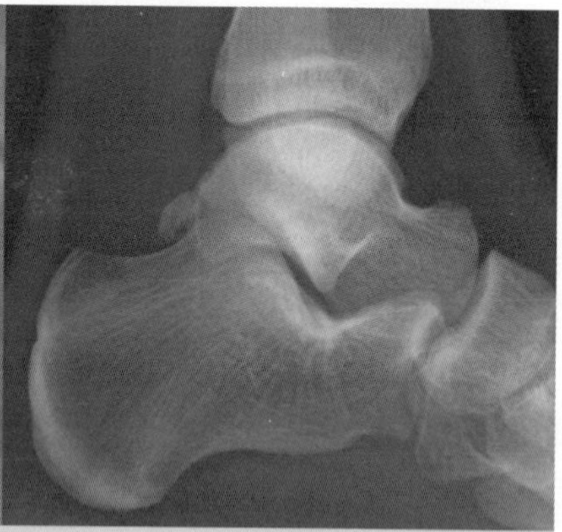

跗三角骨是距骨后突的一个延伸或扩大，大约 50% 的足可以出现此结构，并且可以与距骨后部融合或者成为一个游离骨。融合的跗三角骨在踝关节扭伤时可发生骨折。在很大程度上，临床怀疑骨折对于确认骨折是非常重要的，此处两病例是正常表现。

距关节脱位——不常见但重要

距下关节有两部分，当受到高能量外力作用时每一部分均可脱位。

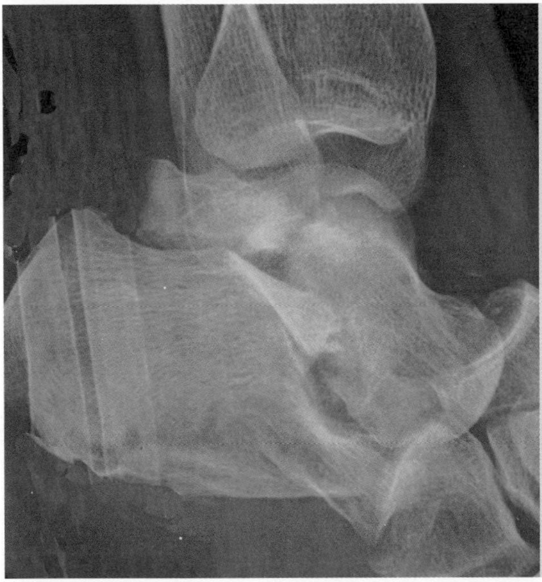

距下关节脱位。

与前一页正常关节对比，距舟关节和跟距关节失去正常的解剖结构，可见多发骨折或骨折片。

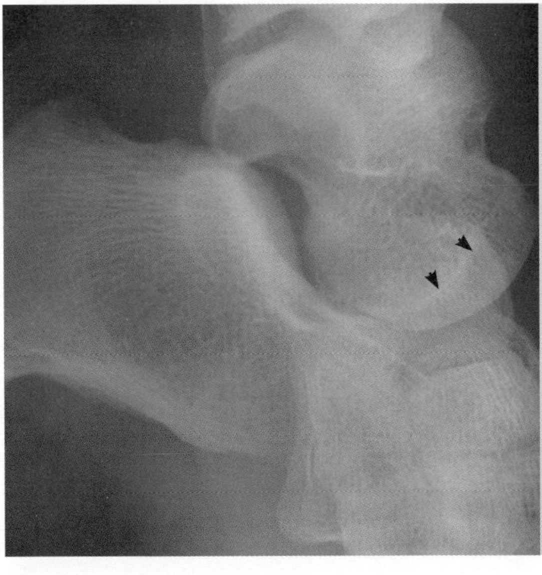

距下关节脱位。

请注意距骨头与足舟骨的关节面（↑）重叠，即向前移位。

距舟关节的正常表现在前一页有所显示。

诊断误区

跟骨：跟骨结节

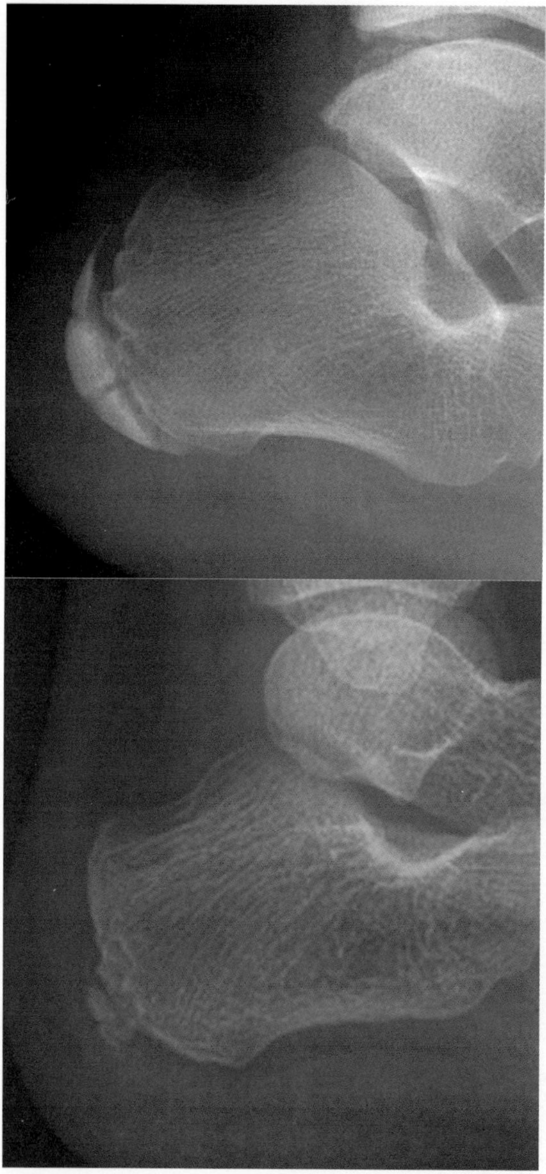

正常的跟骨结节可表现为非常不规则、碎片状和（或）具有硬化边，如这两个病例所示。

跟骨：跟骨前突

跟骨前突骨折（见 279 页）是一种常见的骨折。然而，跟骨前突可发育成二次骨化中心。如果此骨化中线未与跟骨融合，那么容易误诊为骨折，鉴别骨折和此骨化中心有赖于临床表现。

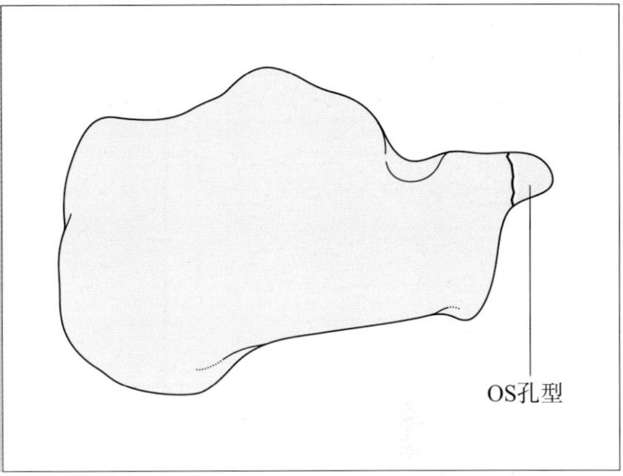

正常副骨

位于内踝和外踝尖部的小骨骼很常见。它们可能被误解为撕脱小骨片影。有时很难鉴别副骨和骨折，相关临床很重要。骨折锐利，而副骨则相反。并且：

- 副骨有良好、明确的轮廓（即具有骨皮质）。
- 急性骨折某一边无明确的轮廓（即无骨皮质）。

10 岁小孩的内、外踝尖部可见正常的副骨，是常见表现。

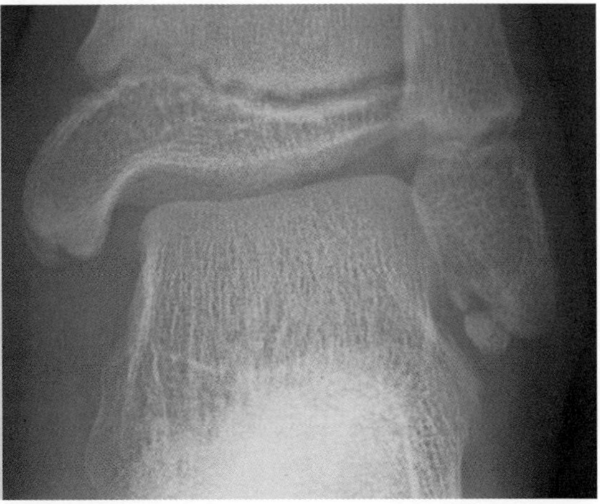

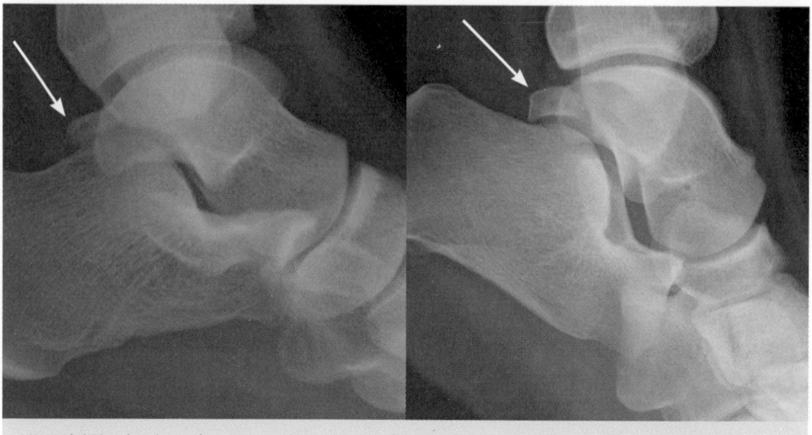

跗三角骨（↑），常见的正常变异（见 288 页），它可以与距骨相连或分离。

参考文献

1. Brandser EA, Braksiek RJ, El-Khoury GY et al. Missed fractures on emergency room ankle radiographs: an analysis of 433 patients. Emergency Radiology 1997; 4: 295–302.
2. Brandser EA, Berbaum KS, Dorfman DD et al. Contribution of Individual Projections Alone and in Combination for Radiographic Detection of Ankle Fractures. Am J Roentgenol 2000; 174: 1691–1697.
3. Daffner RH. Ankle Trauma. Semin Roentgenol 1994; 29: 134–151.
4. Prokuski LJ, Saltzman CL. Challenging fractures of the foot and ankle. Rad Clin North Am 1997; 35: 655–670.
5. Harper MC, Keller TS. A radiographic evaluation of the tibiofibular syndesmosis. Foot Ankle 1989; 10: 156–160.
6. Hamblen DL, Simpson HR. Adams's Outline of Fractures including joint injuries.12th edn. Churchill Livingstone, 2007.
7. Tidy's Physiotherapy. Porter S (ed.) 15th edn. Churchill Livingstone, Elsevier, 2013.
8. Slatis P, Kiviluoto O, Santavirta S, Laasonen EM. Fractures of the calcaneum. J Trauma 1979; 19: 939–943.
9. Ramsey PL, Hamilton W. Changes in tibiotalar area of contact caused by lateral talar shift. J Bone Joint Surg Am 1976; 58: 356–357.
10. Edwards GS, Delee JC. Ankle diastasis without fracture. Foot Ankle 1984; 4: 305–312.
11. Rammelt S, Zwipp H. Talar neck and body fractures. Injury 2009; 40: 120–135.
12. Canale ST, Belding RH. Osteochondral lesions of the talus. J Bone Joint Surg Am 1980; 62: 97–102.
13. Anderson S. Lower extremity injuries in youth sports. Pediatr Clin North Am 2002; 49: 627–641.
14. Calori GM, Tagliabue L, Mazza E et al. Tibial pilon fractures: which method of treatment? Injury 2010; 41: 1183–1190.
15. ABC of Emergency Radiology. Chan O (ed.) 3rd edn. Wiley Blackwell, 2013.
16. Weinberg AM, Jablonski M, Castellani C et al. Transitional fractures of the distal tibia. Injury 2005; 36: 1371–1378.
17. Anwar R, Nicholl JE. Non union of a fractured os trigonum. Injury Extra 2005; 36: 267–270.

17 足中部和足前部

经常忽略的外伤

- 利斯弗朗半脱位。
- 累及第 2、3 跖骨的疲劳骨折。
- 第 5 跖骨基底部撕脱骨折——在踝关节片上容易漏诊。

标准 X 线片

摄片规范存在不同。在英国常用两个位置的拍片：前后片和斜位。在美国和其他国家常用三个位置的拍片[1,2]：前后位、斜位和侧位。

正常解剖

足中部的诸骨呈拱形，由几块跗骨组成，特别是三块楔骨和跖骨基底部。它们在前后位片和斜位片上互相重叠。当在前后位和斜位片上同时观察时，骨与骨之间可相互区分开。

前后位

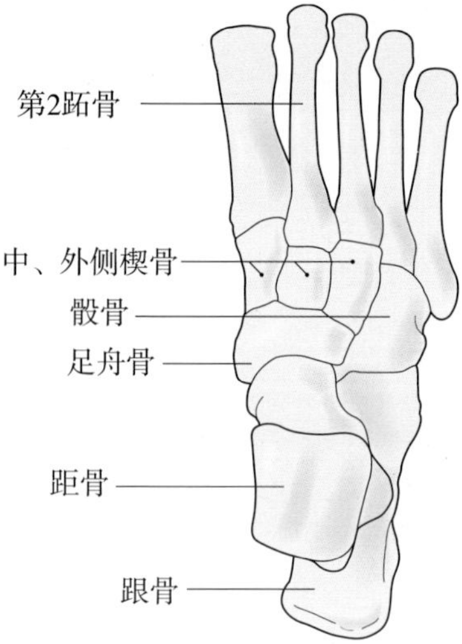

斜位

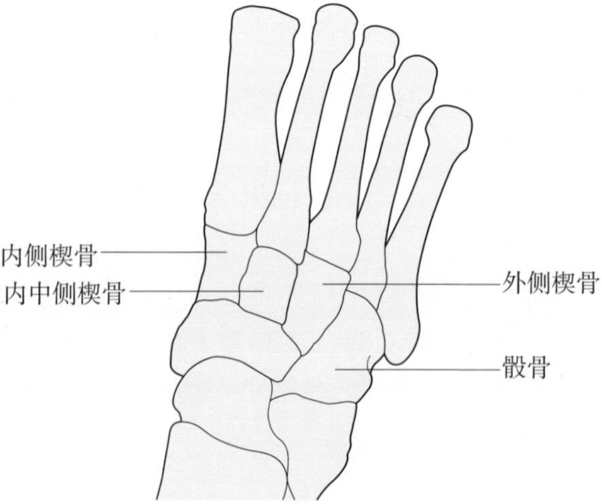

楔状骨和利斯弗朗关节

第 2 跖骨基底部被固定在由三块楔骨构成的榫眼内，这种构造有助于防止跖骨基底部在承重时横行滑移。

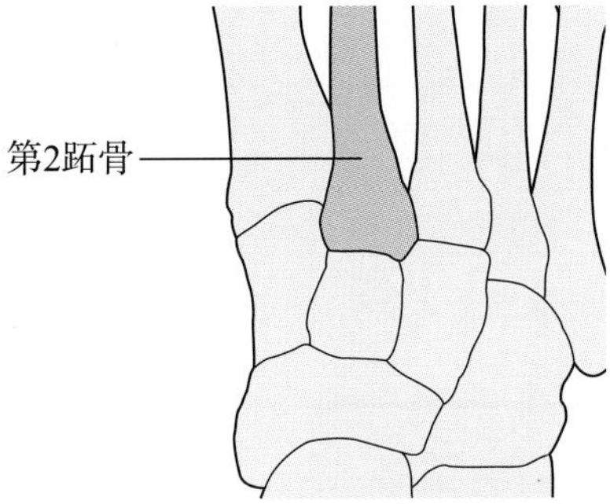

第 2 跖骨和中间楔骨的排列，可呈现凹槽状。

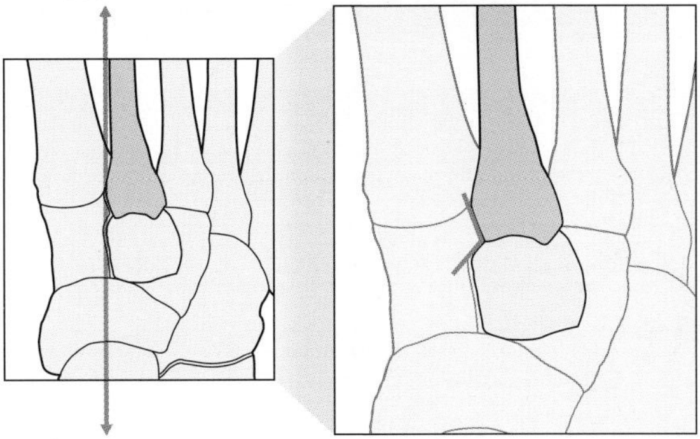

第 3 跖骨和外侧楔骨的排列，可呈现凹槽状。

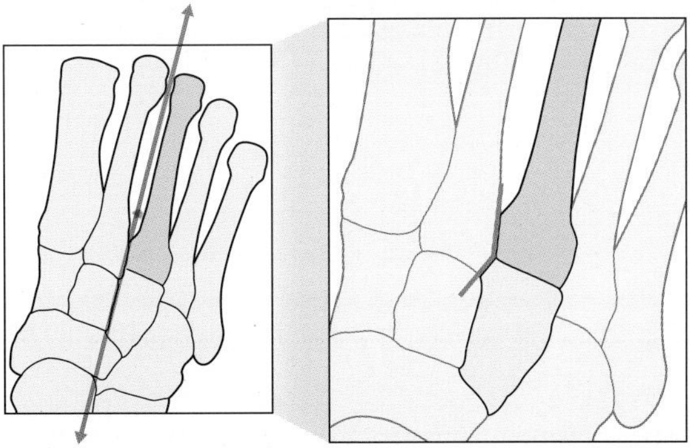

阅片：检查清单

某些临床表现如肿胀、瘀青、触痛和疼痛的准确定位等影响着图像分析。

前后位片

检查：

1．跖骨和趾骨干。

2．利斯弗朗关节：总是要提醒自己 ...... 第 2 跖骨基底部的内侧缘和楔骨的内侧缘是否排列整齐？

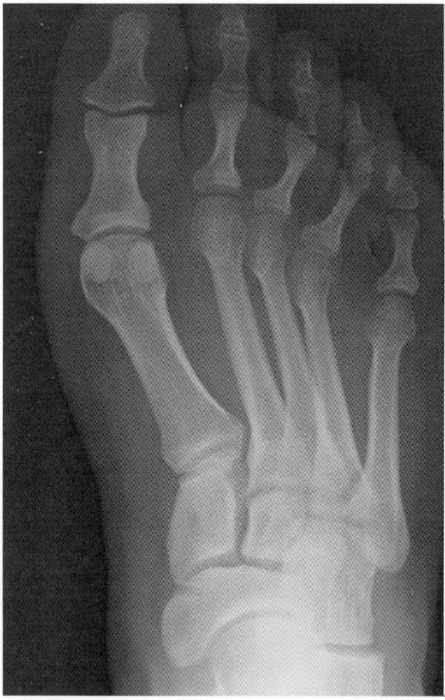

前后位片。

跖骨轴线——正常，第 2 跖骨与内侧楔骨排列正确且整齐。

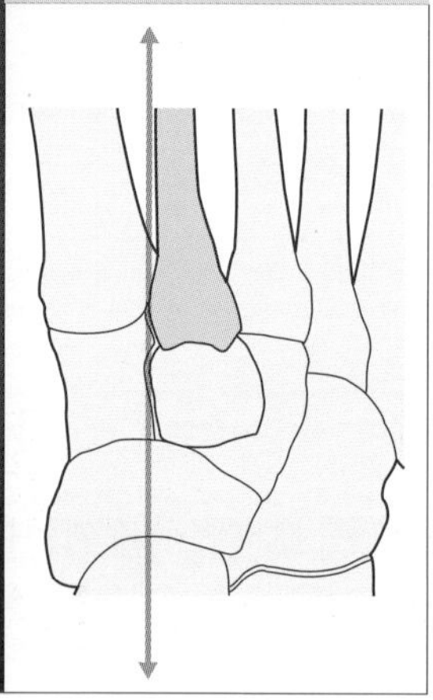

斜位片

检查：

1．跖骨轴线。

2．利斯弗朗关节。第 3 跖骨基底部的内侧缘和相邻的楔骨排列是否整齐？

3．足后部骨骼和足后、足中段关节。

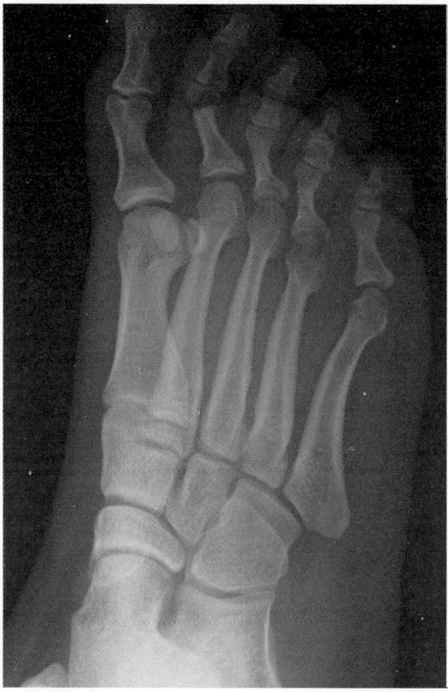

斜位片。

跖骨轴线——正常，第3跖骨和外侧楔骨排列整齐。

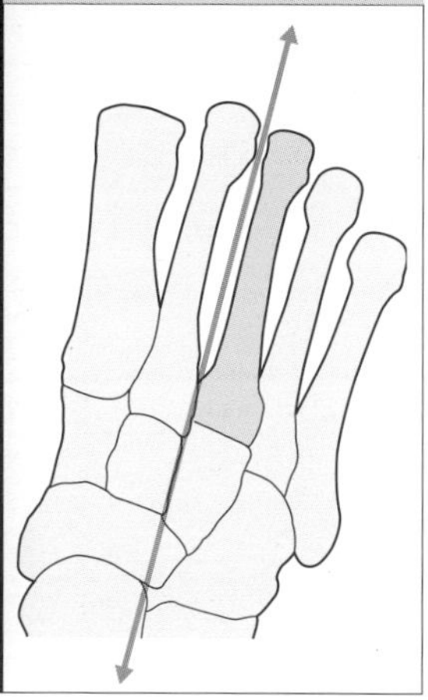

侧位片

检查：

1. 第5跖骨基底部。
2. 足后和足中段关节。

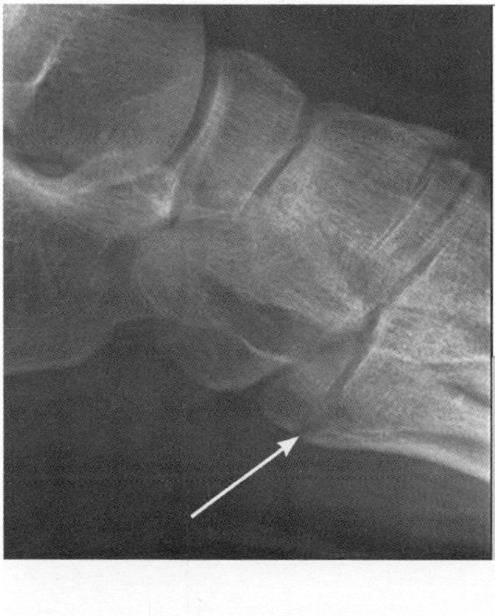

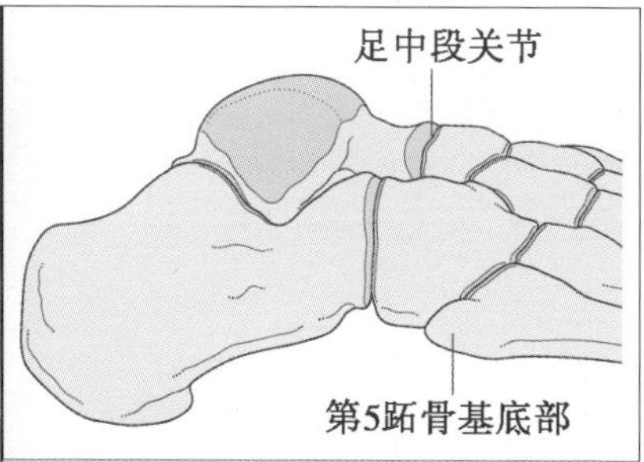

侧位片。

第5跖骨基底部——骨折（↑）。

足中段关节——正常。

常见骨折

跖骨和趾骨

- 非常常见，约 35% 的足部骨折是跖骨损伤[3]。一般地，在内侧四个跖骨中，骨折累及任何一个都很容易被检出。
- 多达 70% 的跖骨骨折累及第 5 跖骨[2]。

第 5 跖骨基底部

第 5 跖骨基底部粗隆的骨折意味着腓骨短肌收缩和足底腱膜牵拉导致的撕脱骨折，由跖屈 - 内翻外伤引起。

患者因踝关节扭伤就诊时：对第 5 跖骨基底部仔细的临床检查会表明何时进行足部而不是踝关节 X 线检查是必要的。

潜在误区：第 5 跖骨基底部粗隆未融合见于所有的儿童，不要将其误诊为骨折。

有用的法则：撕脱骨折片与第 5 跖骨长轴成横向或者斜向移位。正常的儿童粗隆远离关节面，其长轴线与跖骨干长轴方向几乎平行。

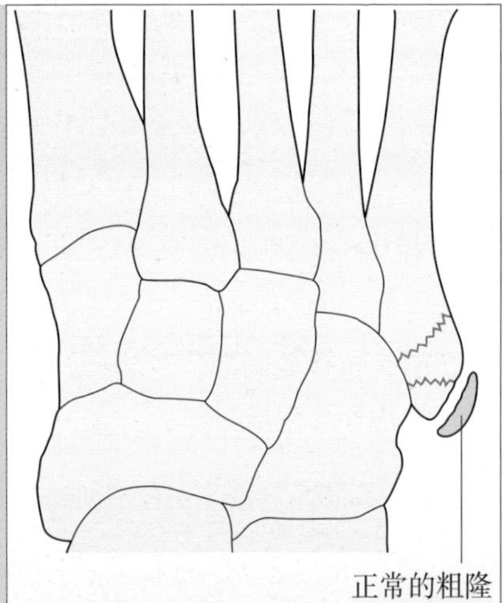

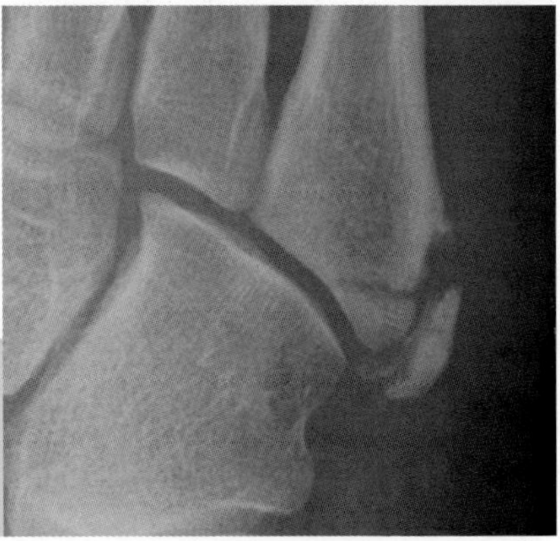

第 5 跖骨基底部损伤。

通过干骺端的水平线是骨折线，分离的骨片是正常发育中的粗隆。

疲劳骨折（行军骨折 / 应力性骨折）

这些骨折经常容易被遗漏、误诊、误治和误解[4]。

骨折最常见于第 2、3 跖骨。

当骨折已经形成后，X 线平片上表现为仅有的异常。症状出现 2 周或更多周后异常表现可能还会不明显。

如果临床上高度怀疑疲劳骨折而最初平片表现正常，很有必要考虑行放射性核素骨扫描。结合局部放射性药物的摄取增加以及相关的病史可诊断疲劳骨折。另外，对专业的运动员或者足球运动员同样怀疑疲劳骨折时，可以通过 MRI 快速证实或排除疲劳骨折。

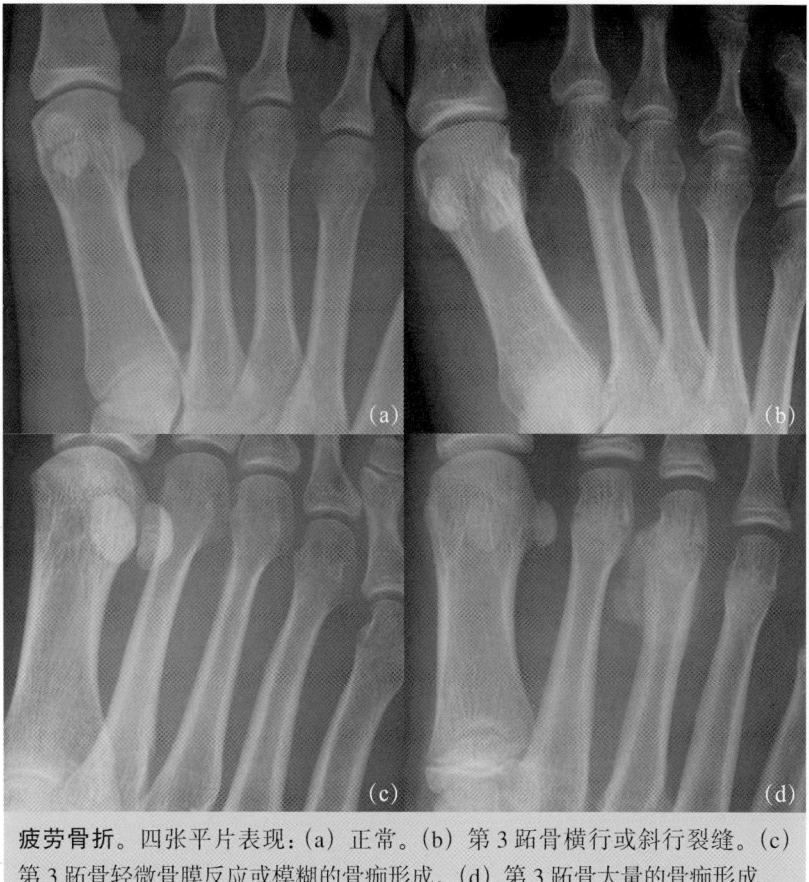

疲劳骨折。四张平片表现：(a) 正常。(b) 第 3 跖骨横行或斜行裂缝。(c) 第 3 跖骨轻微骨膜反应或模糊的骨痂形成。(d) 第 3 跖骨大量的骨痂形成。

少见但重要的骨折

跗骨骨折

足中部跗骨骨折不常见，多数是由高能量创伤所致，严重损伤临床上表现明显。

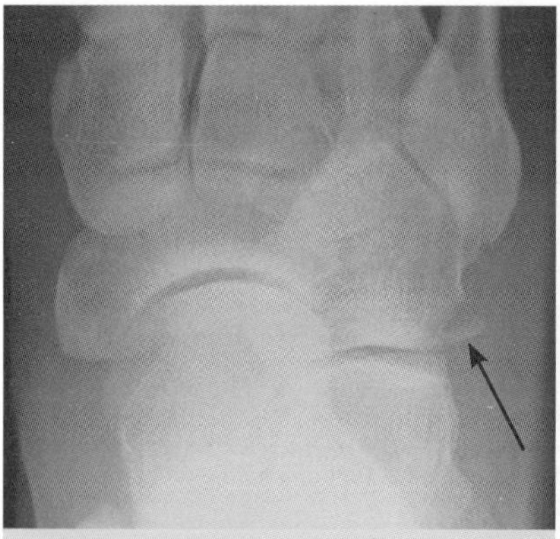

骰骨外侧面分离的骨片（↑），其他所有的骨骼和关节正常。

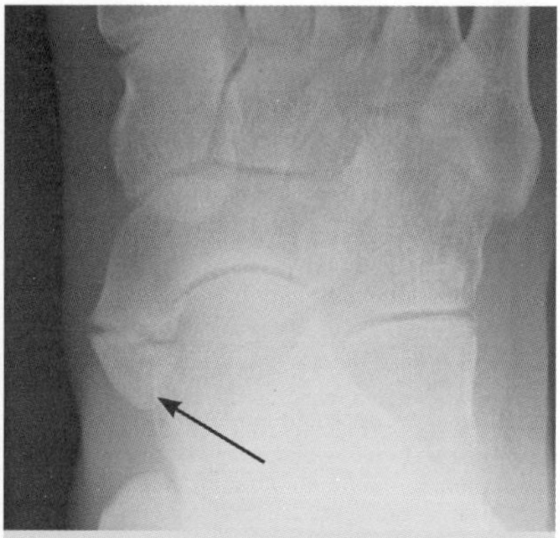

并非骨折，这是很正常的表现（↑），它是一个副骨（足舟骨）。

第 2、3、4 跖骨基底部骨折

任何骨折，不管是大的骨折还是一个非常小的骨片，只要骨折发生在这些部位都提示跗跖关节的严重损伤（利斯弗朗关节）。见 302-303 页。

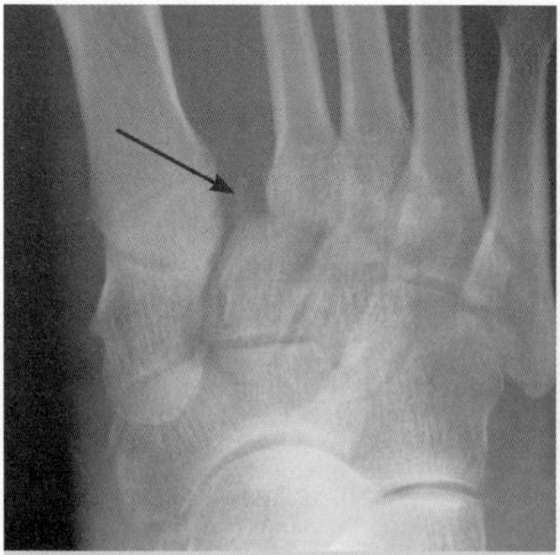

从第 2 跖骨基底部撕裂的骨片影（↑），此跖骨基底部向外侧半脱位。

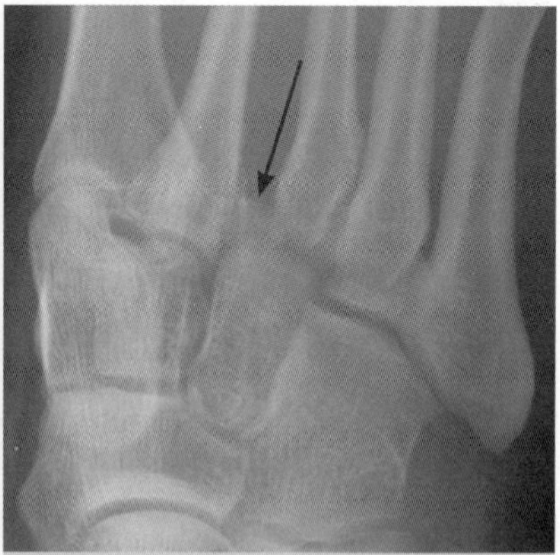

从第 3 跖骨基底部撕裂的较大骨片影（↑），第 3 跖骨骨干（即远段）向外侧半脱位。

Jones 骨折[1,2,4-6]

累及第 5 跖骨骨干近端的骨折有两种：最常见的撕脱伤（见 298 页）以及非常少见但是临床上非常重要的 Jones 骨折。重要的是不能混淆这两种骨折。

Jones 骨折不是简单的撕脱伤所致。Jones 骨折是由矫形外科医师 Robert Jones 首次描述。他支持这种骨折并随后发表了他的经验[7]。文献中对这种骨折的描述经常混淆。

说明：Jones 骨折是位于第 5 跖骨茎突远端的横行骨折，也就是在第 4 和第 5 跖骨关节远端，特征性表现是骨折线在距跖骨粗隆 1.5cm 内。

Jones 骨折可发生于急性外伤，也可发生于反复应力作用的跖骨。因此，某些 Jones 骨折是疲劳骨折。

- 发生于急性外伤者是由于一个垂直或中间外侧的力作用于跖骨基底部所致。
- 发生于疲劳骨折者是由于慢性超负荷应力作用于跖骨所致，常见于年轻运动员。

延迟愈合和不愈合是常见的并发症，尤其是 Jones 疲劳骨折。对于专业运动员常常需要通过植入内固定钢钉来固定。

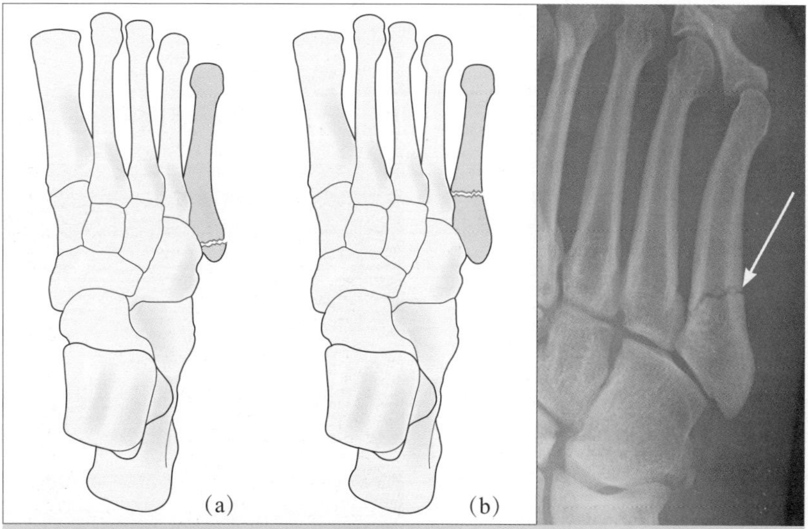

（a）典型的跖骨粗隆撕脱骨折，预后良好。
（b）Jones 骨折（↑），不愈合是相对常见的并发症。

脱位 / 半脱位

直接外伤通常导致跖趾关节或趾间关节脱位，诊断并不困难。

跗跖关节损伤 [5,8-11]

少见但非常重要，人体行走及承重依赖于跗跖关节的精确排列（见 295 页），即使很轻微的半脱位也需要精确的复位和处理以维持和恢复其功能。

- 跖骨基底部的创伤性半脱位（即利斯弗朗外伤）容易被疏忽，除非仔细评估各骨的正常排列。X 线表现通常轻微，因而总是要询问以下两个问题：

1. 在前后位片上，第 2 跖骨基底部内侧缘与中间楔骨内侧缘是否排列在一条线上？
2. 在斜位片上，第 3 跖骨基底部内侧缘与外侧楔骨内侧缘是否排列在一条线上？

- 利斯弗朗关节的半脱位可伴有或不伴骨折。
- 每当在内侧四个跖骨基底部发现分裂的小骨片影时，不管多小，都应怀疑跗跖关节的半脱位。

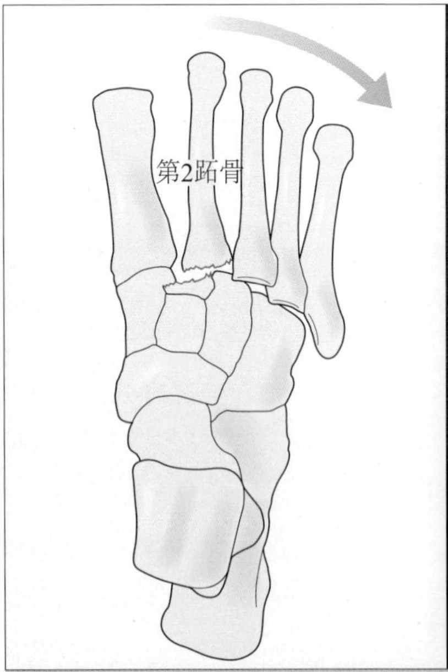

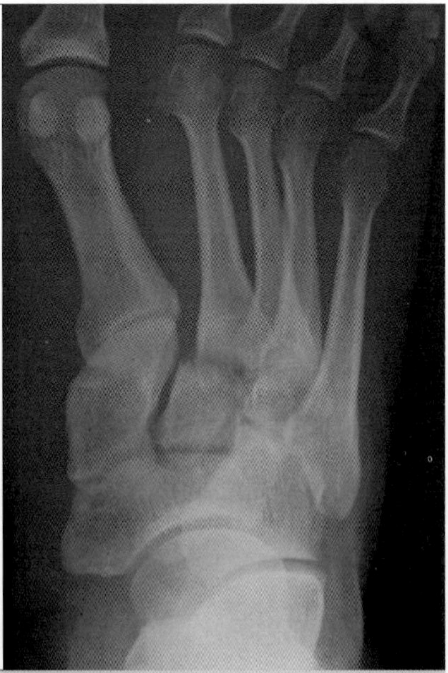

利斯弗朗半脱位：邻近第 2 跖骨基底部的骨折使跖骨骨干偏离正常楔骨的对应位置。此患者跖骨基底部发生侧移。

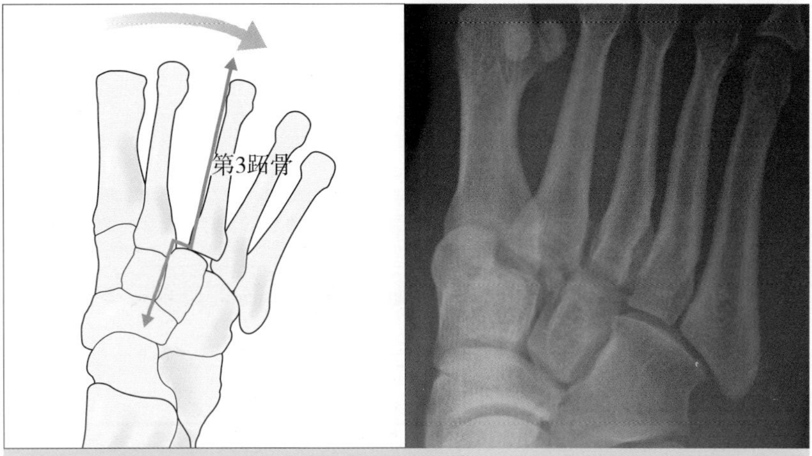

利斯弗朗关节半脱位：固定在第 3 跖骨和外侧楔骨的韧带断裂，从而导致第 3 跖骨向外半脱位。因此，对于 296 页底部的第二个问题的回答是否定的。

容易导致利斯弗朗关节半脱位在 X 线上漏诊的原因有[8-10]：

- 医生：X 线检查不够仔细。
- 医生：忽视了从第 2、3 跖骨基底部撕裂的微小骨片的重要性。小骨片大警示。
- 技术：半脱位可能会暂时复位，这是是由于患者在摄片时因取仰卧位而不承重。可应用此规则：每当临床上怀疑有利斯弗朗关节外伤的可能但平片上表现正常，复查时应承重摄片。另外，CT 或者 MRI 成像有诊断价值[11]。

术语[8,9]：

利斯弗朗是拿破仑军队的一名外科医生。他发明了前足截肢术，此手术仅用一分钟来处理冻伤和其他外伤的士兵。此截肢术是通过跗跖关节进行截肢。用他的名字来命名，以褒奖他的想象力和技术。

- 利斯弗朗关节或连接：跗跖关节。
- 利斯弗朗关节复合体：对于某些跗跖关节的一种描述。
- 利斯弗朗外伤：低强度足中段扭伤。在运动员为相对常见的外伤，包括美国足球运动员。
- 利斯弗朗半脱位：高能量外伤引起的利斯弗朗关节半脱位。

诊断误区

籽骨和副骨

在足的 X 线片上可以见到许多小骨性结构影，可能被误诊为骨折片。

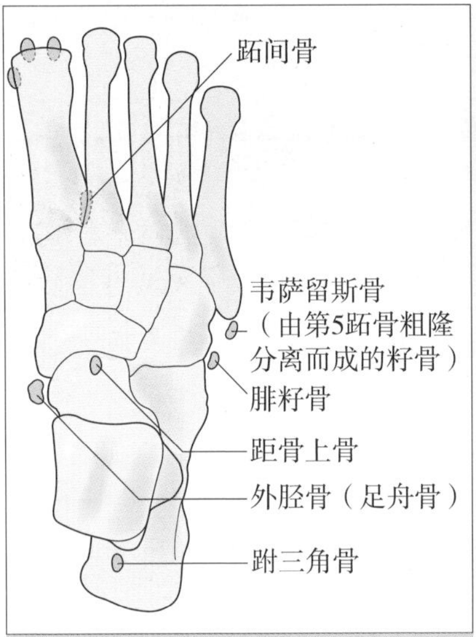

最常见的籽骨和足舟骨。

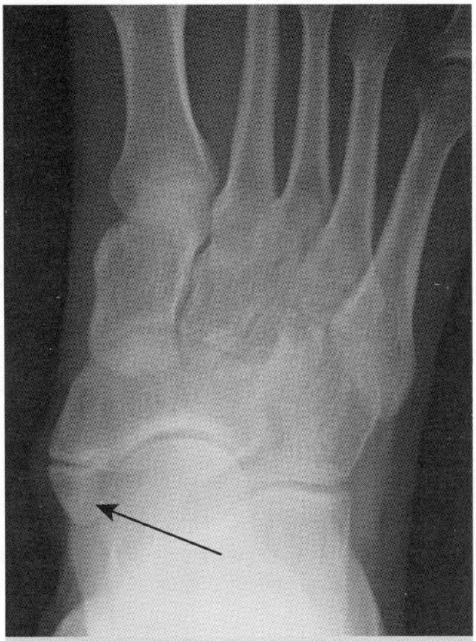

足舟骨（↑），另一个术语是外胫骨。

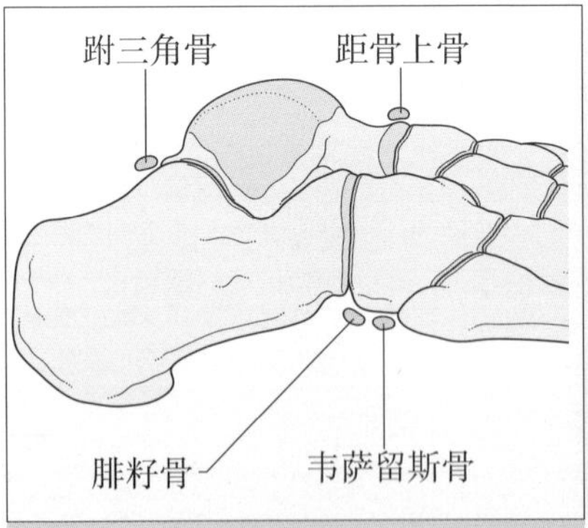

三块籽骨和跗三角骨；这些都是正常骨，但经常引起关注和疑问。

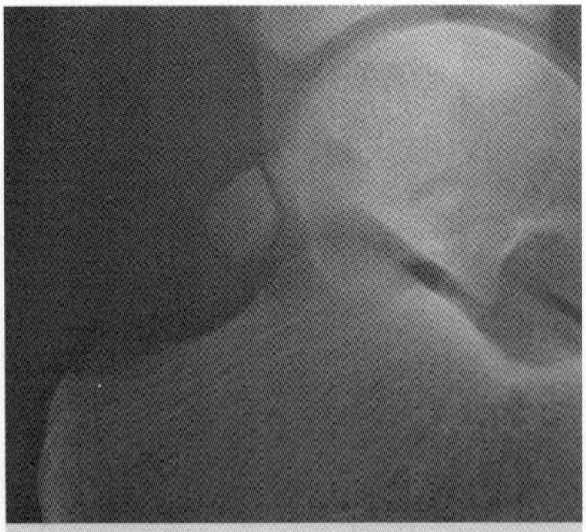

另一个常见的副骨是跗三角骨，位于距骨后方，有时与距骨融合在一起。

隆起

第 5 跖骨基底部的正常隆起被诊断为撕脱骨折（见 298 页）。

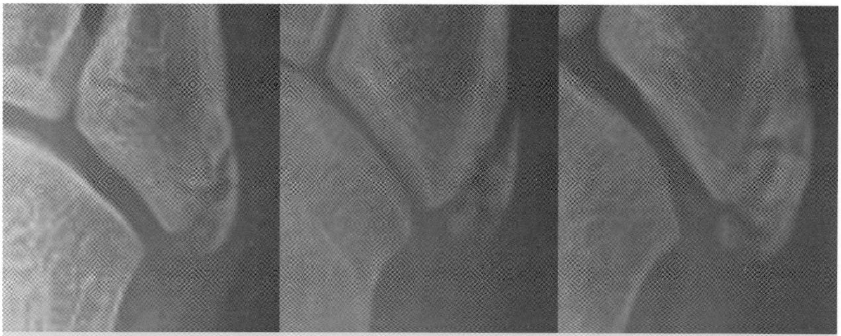

正常隆起。100% 的儿童有此隆起。此隆起通常骨化成一个单个的小骨，但是也可像这三张图一样表现为多个骨化影。

骨骺裂缝[12,13]

正常情况下一些骨骺可有裂缝或裂隙，多发生于青春期。大拇趾的近节趾骨骨骺基底部是相对常见的部位。不要将这些裂缝与骨折线相混淆。

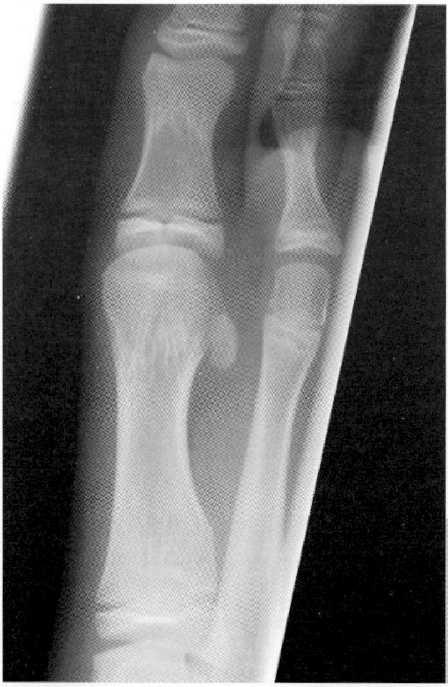

骨骺裂缝。

一个正常的解剖变异，此处是最常见的骨骺裂缝发生部位。

可扰乱诊断的不相关变异

仔细询问病史和临床检查对于 X 线片的评估起决定性作用。有时不相关的变异将扰乱诊断。

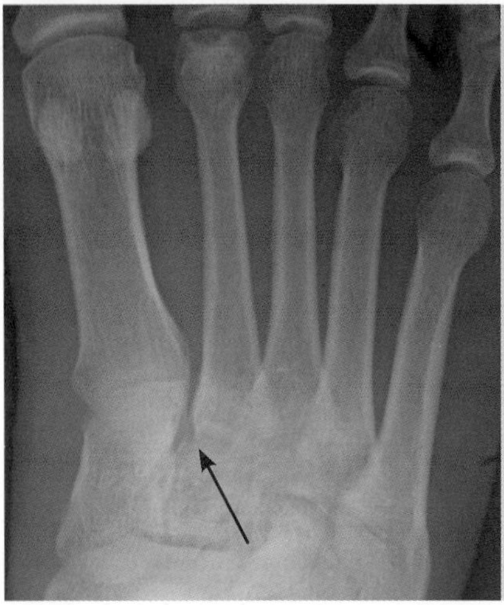

足中段外伤。

第 2 跖骨头的不规则和骨片并不是近期的外伤。在此特殊患者中它会扰乱诊断，这是弗莱伯不全骨折。重要的外伤部位位于第 2 跖骨基底部，并且此处利斯弗朗关节有半脱位（↑）。

弗莱伯不全骨折：表现为跖骨头的扁平和骨片影，常伴有肿胀、压痛和疼痛。最常见于年轻女性，病因学不明。

需要反复强调的错误或诊断误区 [8-10]

临床上可能存在的足外伤和利斯弗朗关节的损伤在平片上可以表现为正常。如果发生半脱位后自发性复位，韧带的损伤会仍然存在。记住：X 线片是在非承重情况下得到的，关节也没有承受像站立时所承受的压力。当临床对利斯弗朗关节仍然怀疑时，需要摄承重位片，或者采用 CT 或 MRI 进一步检查。

参考文献

1. Berquist TH. Imaging of the foot and ankle. 3rd ed. Lippincott Williams and Wilkins, 2010.
2. Zwitser EW, Breederveld RS. Fractures of the fifth metatarsal; diagnosis and treatment. Injury 2010; 41: 555–562.
3. Spector FC, Karlin JM, Scurran BL, Silvani SL. Lesser metatarsal fractures. Incidence, management and review. J Am Podiatry Assoc 1984; 74: 259–264.
4. Anderson EG. Fatigue fractures of the foot. Injury 1990; 21: 275–279.
5. Prokuski LJ, Saltzman CL. Challenging fractures of the foot and ankle. Radiol Clin North Am 1997; 35: 655–670.
6. Shereff MJ, Yang QM, Kummer FJ et al. Vascular anatomy of the fifth metatarsal. Foot Ankle 1991; 11: 350–353.
7. Jones R. Fracture of the base of the fifth metatarsal bone by indirect violence. Ann Surg 1902; 35: 697–700.
8. Hatem SF. Imaging of Lisfranc injury and midfoot sprain. Radiol Clin North Am 2008; 46: 1045–1060.
9. Punwar S, Madhav R. Subtle Lisfranc complex injury: when not to trust normal Xrays. Injury Extra 2007; 38: 250–254.
10. Sherief TI, Mucci B, Greiss M. Lisfranc injury: How frequently does it get missed? And how can we improve? Injury 2007; 38: 856–860.
11. Kalia V, Fishman EK, Carrino JA, Fayad LM. Epidemiology, imaging, and treatment of Lisfranc fracture-dislocations revistied. Skel Radiol 2012; 41: 129–136.
12. Keats TE, Anderson MW. Atlas of normal Roentgen variants that may simulate disease. 9th ed. Elsevier, 2012.
13. Harrison RB, Keats TE. Epiphyseal clefts. Skel Radiol 1980; 5: 23–27.

18 胸　部

正常解剖

阅片：检查清单

10 个临床问题

胸部 X 线片

并于胸部 X 线片所能提供的影像信息的全面描述需要一本专门的教科书。我们这本《胸部 X 线诊断指南》（*The Chest X-Ray Survival Guide*）将会帮助你从急诊科的普通放射检查研究方面获得最好的信息。

在本章，我们重点介绍急诊科胸部 X 线检查涉及的 10 个最普通的临床问题。

标准 X 线摄片

后前位、侧位。

正常解剖

正位胸部 X 线片——双肺

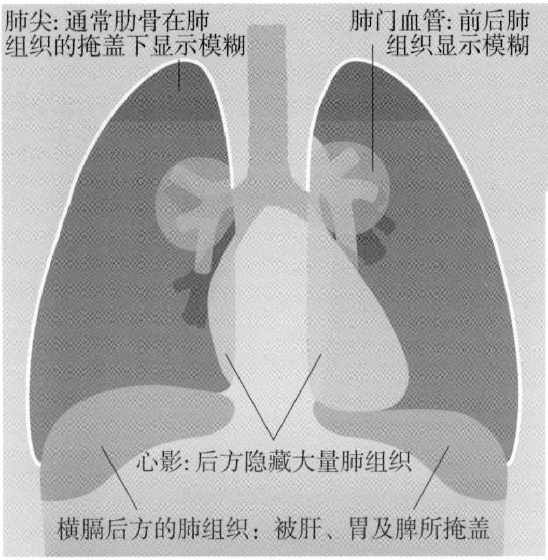

肺组织显示模糊区域。

四个易漏诊的小（和大）的肺组织病灶区域。

正位胸部 X 线片——肺纹理

对正常的肺纹理我们只能看到血管。正常的支气管壁、小间隙及淋巴结是观察不到的。

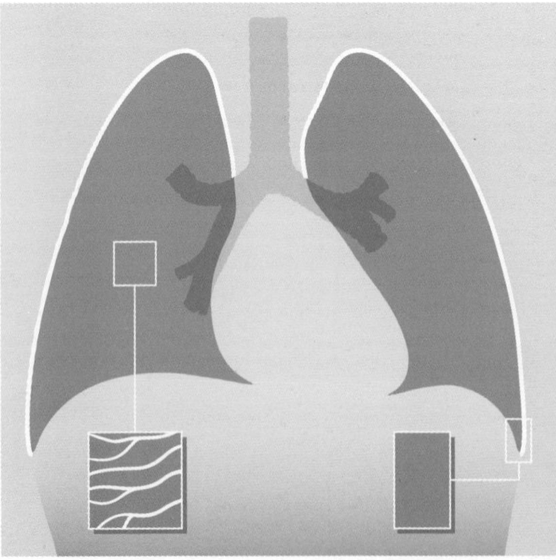

在紧靠双侧肋隔角处完全不显示肺纹理。在这个区域，肺血管太细小以至于看不到。如果我们在肋膈角发现肺纹理，那就说明很有可能存在肺间质性病变或肺水肿[1]。

正位胸部 X 线片——肺门

肺门是指支气管和血管进出肺的位置。

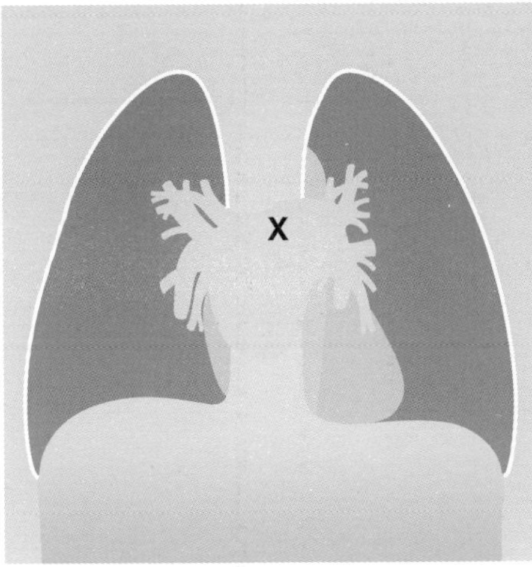

两个肺门的大小和密度大致相同。

肺门影是由肺动脉和肺静脉组成的。图中“X”标所示的为主肺动脉干。

正位胸部 X 线片——心胸比率

在吸气末状态下后前位胸部摄片时大部分的心脏心胸比率小于 50%[2]。

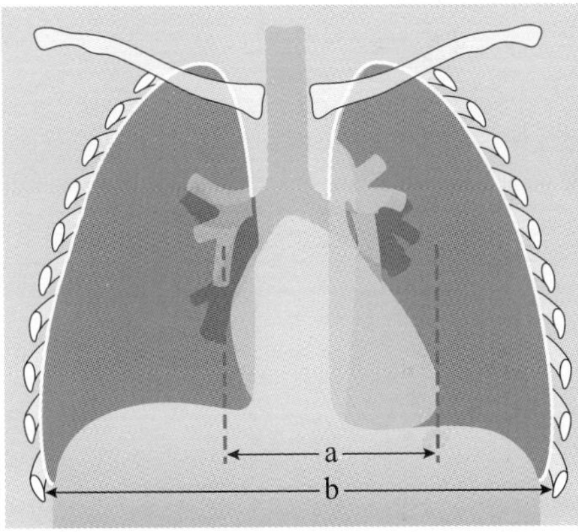

心胸比率的测量。

分别沿心脏的左右最外缘画两条切线，并测量心脏的最大宽度。

胸廓横径是测量的胸腔最大宽度（例如肋骨皮质内侧缘之间的距离）。

a/b ＜ 50%。

心影。心脏的左右边界能够被周围包绕的肺内气体较好地分辨清楚。

侧位胸部 X 线片——肺的分叶

右肺中两条叶间裂将右肺分成三叶。

左肺中一条叶间裂将左肺分成两叶。

因为两肺斜裂都是斜行走形，因此，我们在正常的侧位胸部 X 线片上只能偶尔看到斜裂的一部分。

另一方面，因为水平裂是水平的，所以大部分水平裂在侧位胸部 X 线片上能够看到。同样的原因，我们在正位胸部 X 线片上也能经常观察到此裂。

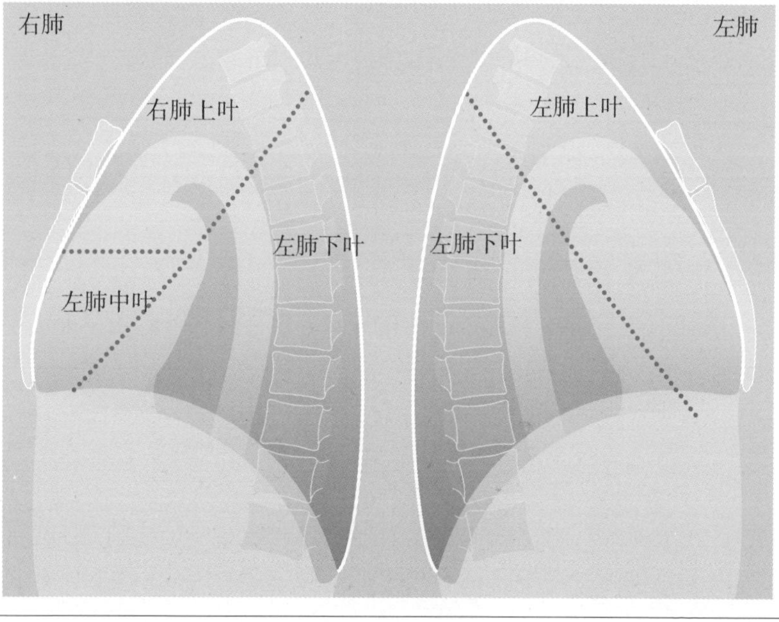

侧位胸部 X 线片——骨骼影

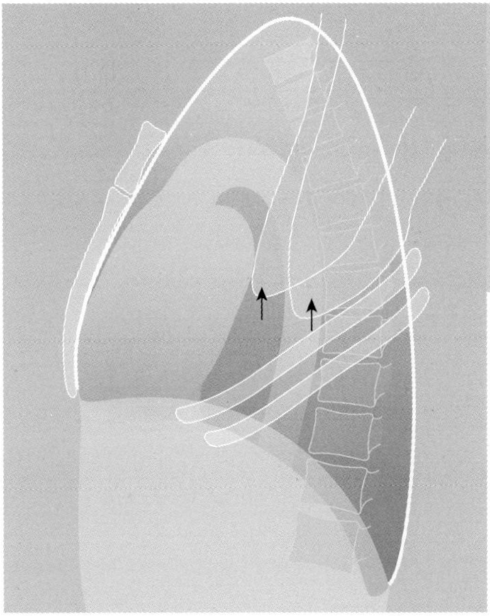

肩胛骨阴影（↑）显示比较明显，但对诊断肺部疾病基本没有影响。

斜行的肋骨影显示通常比较清楚。

脊柱显示清楚。

侧位胸部 X 线片——三个正常征象

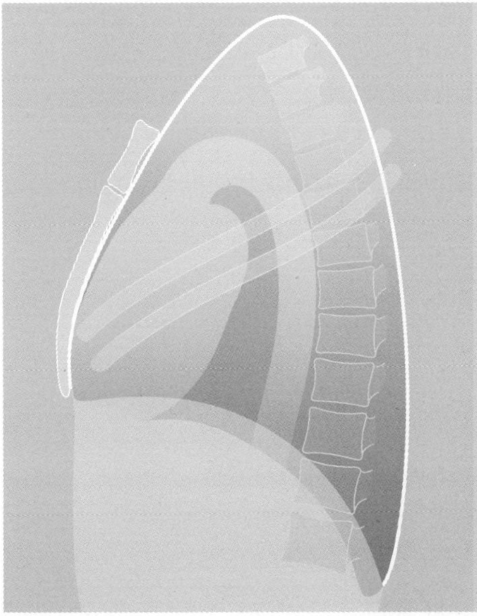

一个正常的侧位胸部 X 线片能够显示三个与两肺相关的正常特点（由投射重叠造成）：

（1）脊柱从 T3 到 T12 椎体颜色逐渐变黑，最上面是灰色，最下面是黑色。

（2）两侧膈顶清晰可见。值得注意的是正面观左侧膈顶逐渐消失，因为心脏占据了一部分膈顶位置。

（3）心影密度基本均匀，不会出现突然改变（当然，重叠的肋骨影应忽略不计）。

阅片：检查清单

正位胸部 X 线片

四步法支持准确分析

1. 检查胸部 X 线片是后前位还是前后位，并检查是直立位还是仰卧位摄片。前后位胸部 X 线片会放大心影，俯卧位胸部 X 线片会改变气胸或胸腔积液的位置。
2. 检查吸气是否适当。一个小小的吸气能够改变心脏及肺底的正常形态。
3. 你的初步分析指导主要的临床关心问题。

哪个是你主要的关心问题：左侧气胸？右侧胸腔积液？食管硬币滞留？

4. 现在可以有组织、系统地评估 X 线片，见下：
   - ❑ 心影是否增大？后前位片成人心胸比率应＜ 50%（见 309 页）。
   - ❑ 两侧膈顶 X 线是否清晰可见，并且轮廓清晰？如果部分膈顶显示不清，则怀疑邻近肺下叶存在病变。
   - ❑ 心脏双侧边界是否可见并且轮廓清晰？
     如果否，则可能在邻近肺处存在病变。
   - ❑ 肺门的位置、大小及密度是否正常？
   - ❑ 检查肺部不易观察的区域：双侧肺尖、心影后方、肺门周围和横膈下方（见 308 页）。
   - ❑ 骨骼是否正常？
   - ❑ 最后，再自问一遍，是否将患者的特殊临床问题处理好？

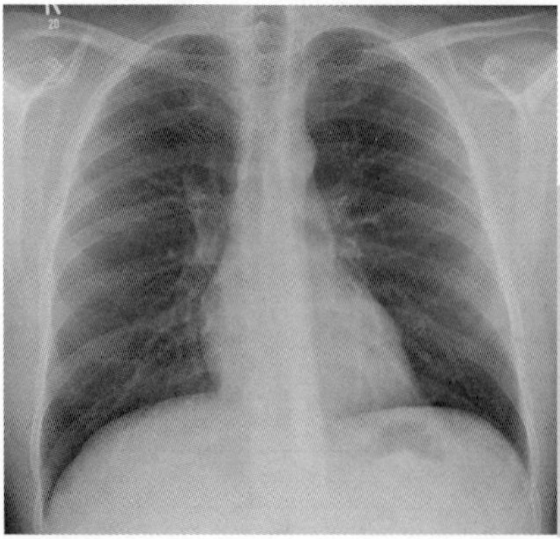

正常后前位胸部 X 线片。

- 良好的吸气状态。
- 心脏大小正常。
- 双侧膈顶 X 线轮廓清晰。
- 心脏边界清晰。
- 肺门不显著。

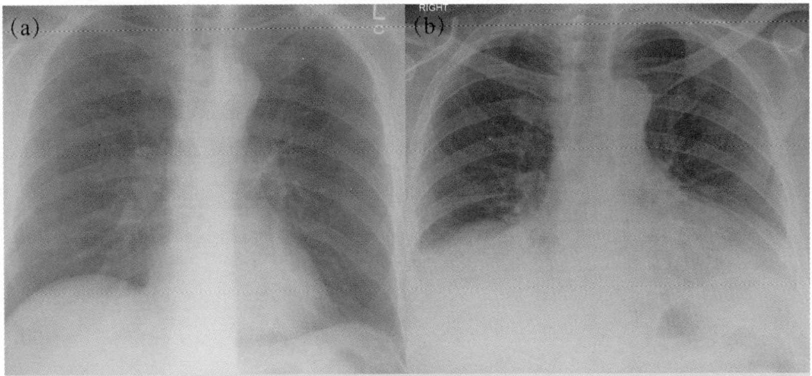

吸气量是否合适？上图为同一患者的后前位胸部X线片：(a) 吸气量较好；(b) 吸气量严重不足。在 (b) 图中，心脏似乎增大，肺底显示模糊并伴有血管聚集。这些表象都是假的，是由于吸气量极其不足造成的。(a) 图所示的胸部X线片是正常的。

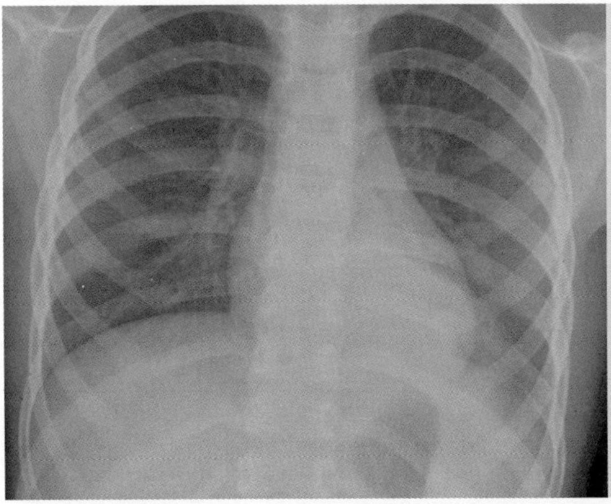

两侧膈顶X线片是否可显示并且轮廓清晰？

如果邻近肺组织正常，则膈顶轮廓清晰。该患者有胸痛伴发热，左侧膈顶部分显示模糊。这是因为邻近肺泡含有脓液所致。
诊断：左肺下叶肺炎。

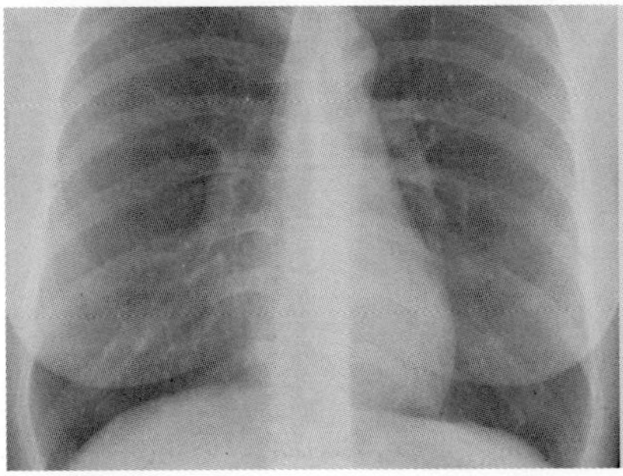

心脏的双侧边界是否可见并轮廓清晰？

如果邻近肺组织正常，心脏边界的轮廓应该清晰。该患者有咳嗽、发热，心脏右侧边界模糊，因为邻近肺组织内的气体被脓液所取代。
诊断：右肺中叶肺炎。

侧位胸部 X 线片

四个问题支持准确分析：

1. 椎体自上而下是否逐渐变黑？如果没有（如变白或变灰），则肺下叶或胸膜腔存在可疑病变。
2. 膈顶 X 线摄片是否清晰可见？记住，因为心脏收缩，左侧横膈前面部分消失。如果任意一侧横膈显示模糊，则怀疑邻近肺组织存在并发症或肺不张。
3. 心影密度是否存在突然改变？密度突然发生改变说明很有可能肺部存在异常。
4. 是否将看到的问题结合正位胸部 X 线片和侧位胸部 X 线片一起观察？

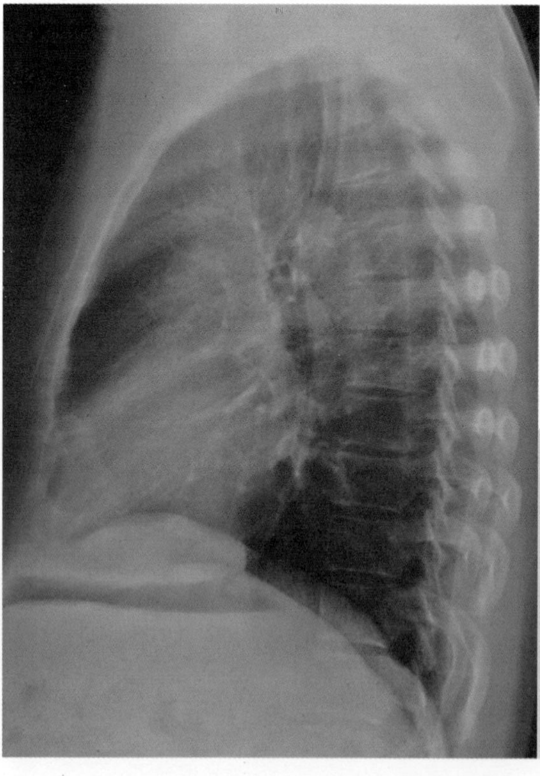

正常侧位胸部 X 线。

- T9 ~ T12 水平椎体"变黑"。请记住这个规则："肺尖灰色，肺底黑色"。
- 两侧膈顶边缘锐利。
- 心影密度无突然改变。

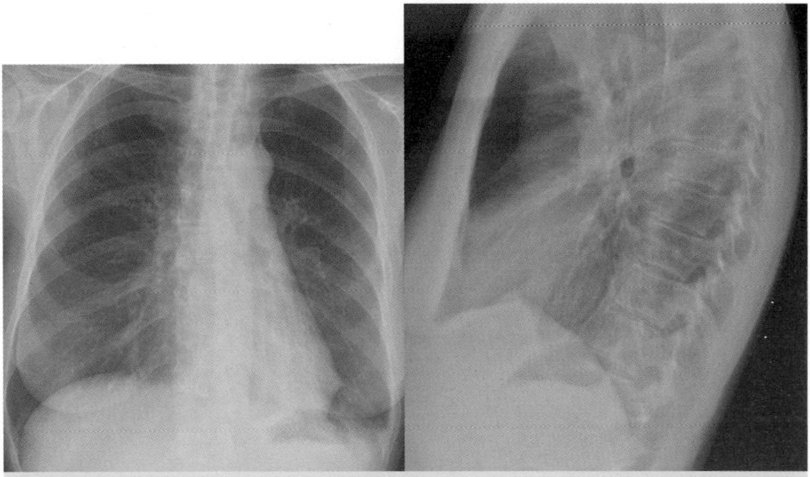

患者女性，伴咳嗽，最近发热。侧位胸部 X 线片显示异常：① T9 ~ T12 水平椎体似乎变白；②只有一侧膈顶边缘锐利。结论：肺下叶肺炎。正位胸部 X 线片证实肺炎位于心脏后方的左肺下叶。

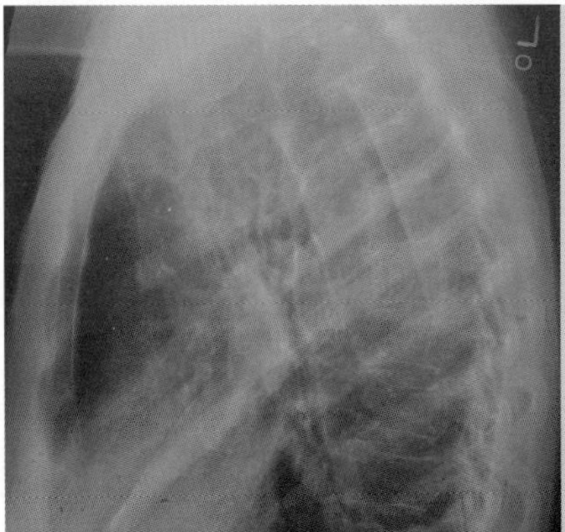

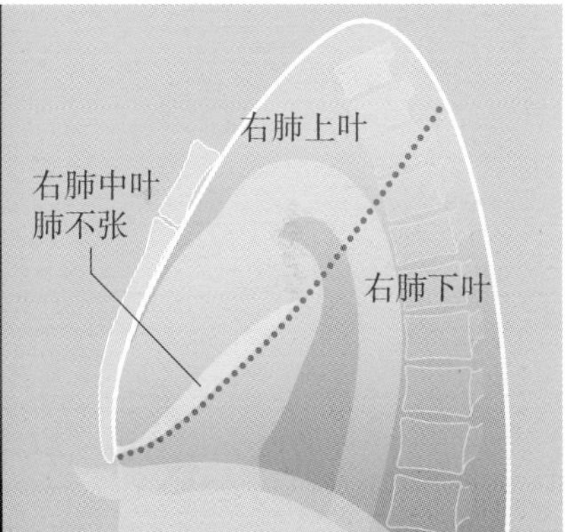

患者发热，伴右侧胸痛。侧位胸部 X 线片显示异常。主要问题是“心影部分存在密度突然改变”。密度影为白色，由肺门向下延伸，上下边界清晰。该密度影是右肺中叶塌陷所致。(示意图所示，虚线代表右肺斜裂的位置。)

10 个临床问题

由平扫胸部 X 线片所显示的胸部疾病放射学所有内容都记录在《胸部 X 线诊断指南》中[1]。在本章中，我们无法覆盖所有的内容。

然而，我们将考虑在急诊科超过 90% 需要做胸部 X 线片的临床问题。我们依次列举每一个问题并提出每一个正位胸部 X 线片的临床问题。

问题 1：是否存在肺炎（实变）

体格检查对证实或排除肺炎诊断并不总是十分准确[3]。许多肺炎在正位胸部 X 线片上非常明显，有些则更加难以发现，如隐匿性肺炎。

探查隐匿性肺炎

- 寻找胸部 X 线片上轮廓征的证据[1,2,4]。
- 评估纵隔和横膈的边界。
- 当边界不清时，可将合并的隐藏区域的精确位置显示出来。对肺炎来说，有时边界的缺失比实际空腔密度更明显。

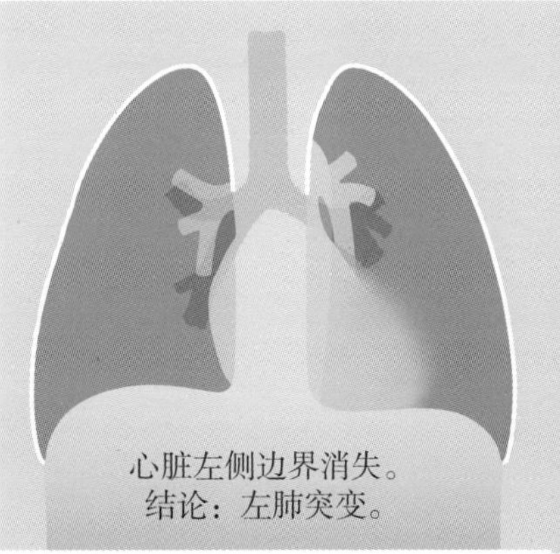

轮廓征。胸部 X 线片上与心脏、主动脉或横膈邻近的胸内病灶或密度，部分边界会消失[1,2]。

说明：在正常胸部 X 线片上心脏和双侧膈顶的边界是可见的。因为肺内空气与心脏、横膈的水密度形成对比。如果肺内空气被脓液（肺炎）所代替，那么邻近边界立即消失或边界不清。这种边界消失称作轮廓征。

“实变”是什么意思？

当肺泡内充满液体（脓液、水或血液）时，在 X 线片上会产生阴影。尽管“实变”经常用作“肺炎阴影”的同义词，但这不完全正确。还有其他原因造成的空气阴影（如实变）：肺出血、肺水肿及液体吸入。

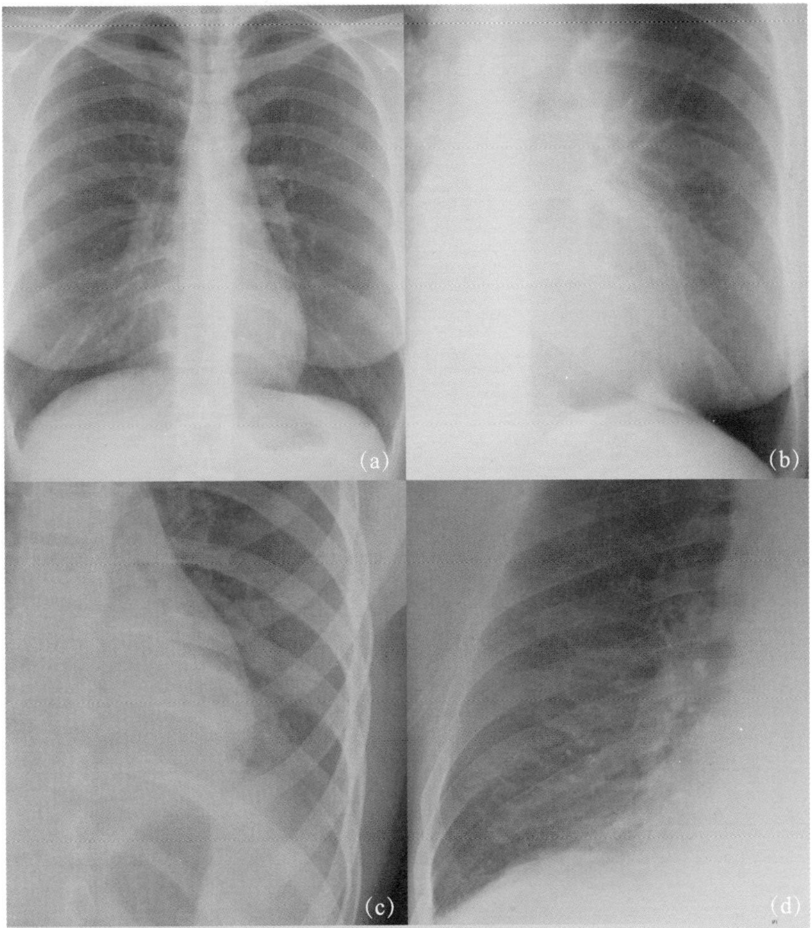

隐匿性肺炎：检查边界

部分边界不清或边界缺失	可疑并发症和（或）肺不张 ……
右侧心脏边界	中叶（a）
左侧心脏边界	左肺上叶（b）
左侧膈顶	左肺下叶（c）
右侧膈顶	右肺下叶（d）

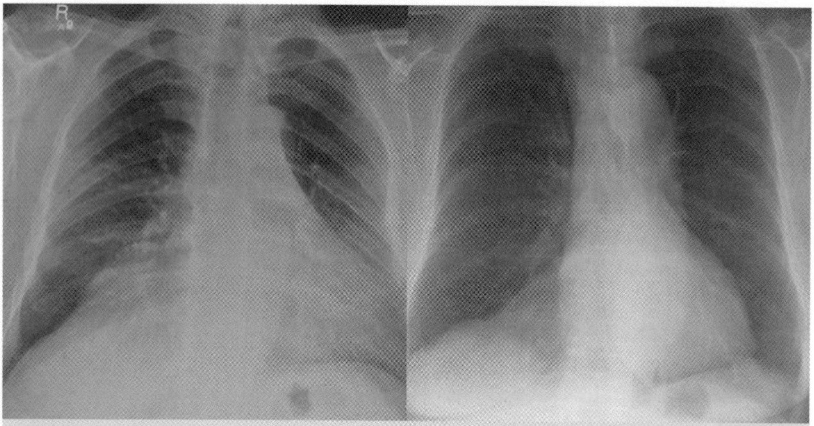

轮廓征—诊断误区。纵隔脂肪[1]。

一些中年人因在心脏附近堆积大量脂肪而导致心脏边界不清。脂肪密度要比肺实变的水密度低。这种差别可以帮助我们避免这种诊断误区。

左图患者的右侧心影边界和膈顶边界已经消失。右图患者的右侧膈顶边界部分消失。这两个病例都是大量脂肪堆积所造成的。

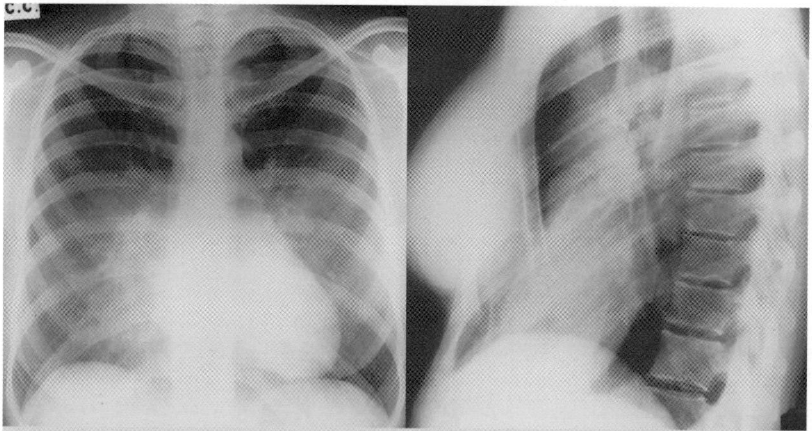

轮廓征——诊断误区。胸骨凹陷。

右侧心影边界消失，且密度增加，提示右肺中叶肺实变。侧位胸部 X 线片可以显示正位胸部 X 线片上存在的造成非正常表象的胸骨凹陷[1]。肺叶显示清晰。

问题 2：是否存在气胸？

在拍摄站立位胸部 X 线片时嘱受检者深吸气。正常肺在呼气末胸部 X 线片上会更不透亮（或略微变白）。因此，当出现气胸时，胸膜腔内的空气（黑）与邻近的肺组织（白）形成对比。与吸气末摄片比较，这种差异对比更显著，有时会让我们更容易发现气胸。

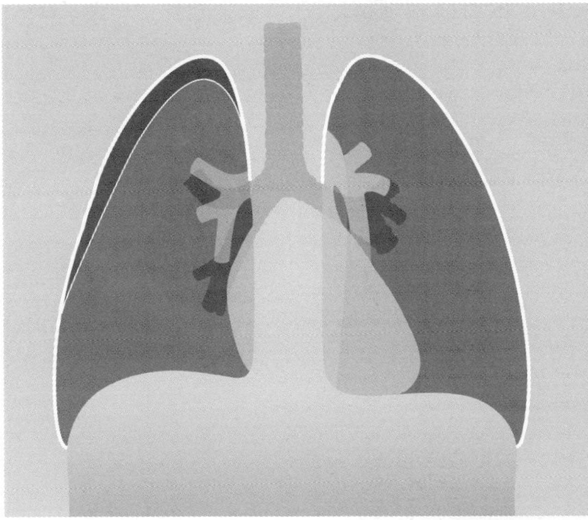

在站立位胸部 X 线片上，气胸有三个特点：

- 边界清楚的一条线（即脏胸膜）。这条线与胸壁平行。
- 这条线的上面部分在肺尖处呈弧形弯曲。
- 在肺缘与胸壁之间无肺纹理（即血管）。

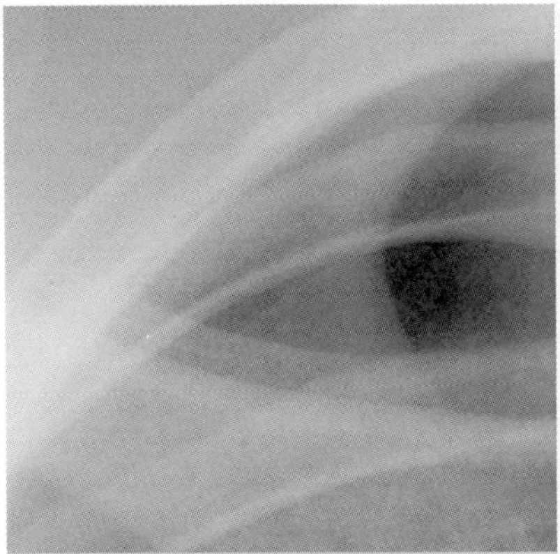

浅层气胸。可见脏胸膜线。

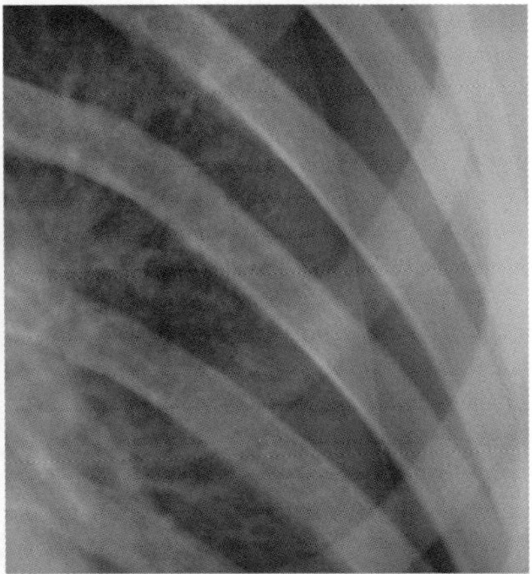

气胸。请注意，边界清晰的线代表肺边缘（即脏胸膜）。这条线的外侧也没有血管。

仰卧位胸部 X 线片。受伤严重的患者不可避免地采用仰卧位胸部 X 线片。在仰卧位胸部 X 线片上，胸膜腔内的气体会上升到胸腔的最高位置，即胸部前方。因此，对肺底和心脏周缘需要仔细观察[4]。

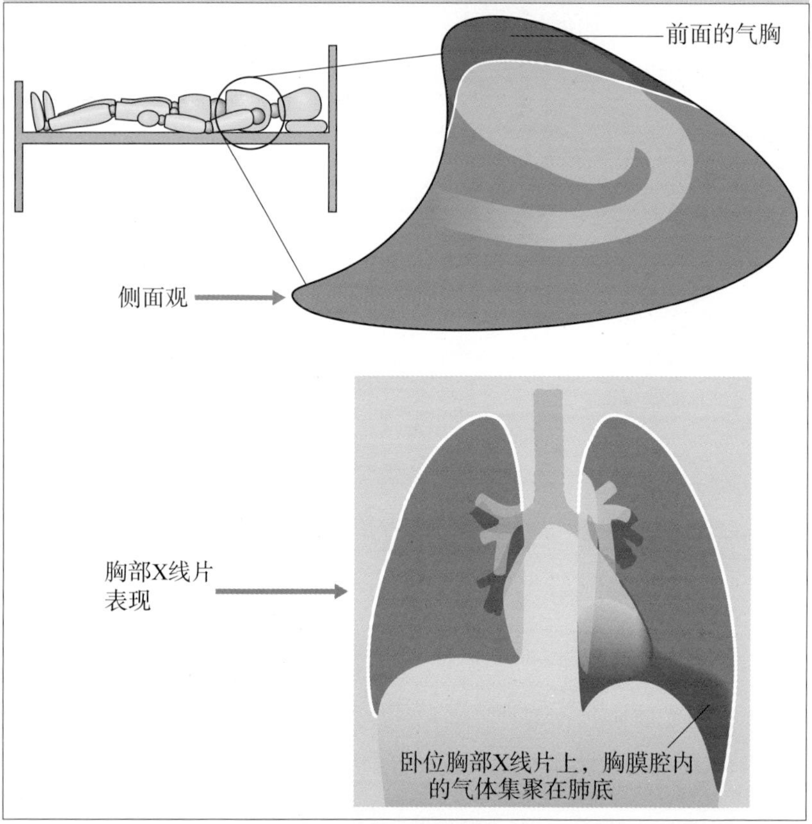

诊断误区。以往报道在气胸急性期阅读仰卧位胸部 X 线片时，外科医生探查气胸的误差率超过 70%[5]。当气胸并不明显但需要明确排除时，超声、直立位胸部 X 线片或早期 CT 检查是必需的。

诊断误区。婴儿或老年人的皮肤皱褶、穿着的衣服、被单或静脉注射与脏胸膜边缘相似。无论何时，对推测的肺边缘的精确位置存在怀疑时，去除可能存在的伪影后再重新摄胸部 X 线片。

问题 3：是否存在左心衰竭征象？

寻找心影增大、肺和胸膜的改变。

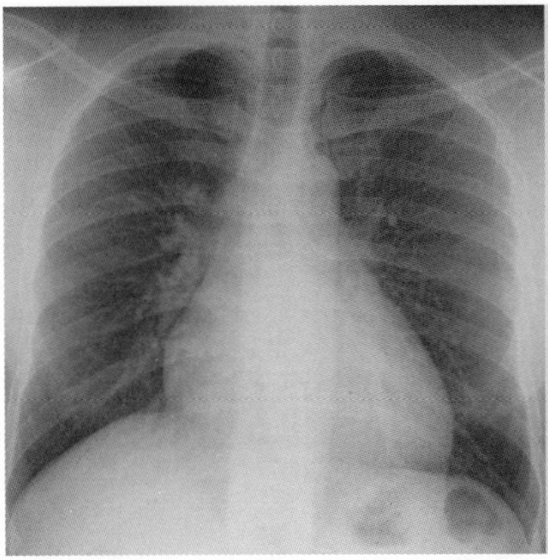

心影增大。

几乎所有左心衰竭的患者都存在心影增大。患有急性心肌梗死的患者偶尔除外。

大部分心影增大的患者后前位胸部 X 线片上心胸比率都超过 50%（见 309 页）。
该患者的心胸比率大大超过 50%。

说明：

- 不能把以下心胸比率误认为异常
  - 前后位胸部 X 线片——因为放大效应原因。
  - 胸骨凹陷，或胸廓前后径异常狭窄。
  - 在一些老年人中，因为骨质（肋骨）变软，胸廓横径会减小。
- 在正常胸部 X 线片上，心脏也有可能被放大。如果心脏正常，但心脏横径非常窄，即使心脏横径并未达到胸廓横径的 50%，也会存在放大效应。
- 少量正常人（大约 2%）的心胸比率超过 50%[2]。

左心衰竭；心脏、肺和胸膜在站立时后前位胸部 X 线片表现	
早期	心影增大
	水肿：肺门血管边界不清（略模糊不清）
	水肿：间隔线（Kerley B 线）
	少量胸腔积液，通常两侧都有
晚期	肺间质阴影
	和（或）肺泡阴影（红色水肿）
	和（或）大量胸腔积液，通常两侧都有

早期左心衰竭。间隔线（Kerley B lines）是由于小叶间隔水肿所致。这些短而直的线延伸到胸膜表面，并且特点是出现在肺底部。

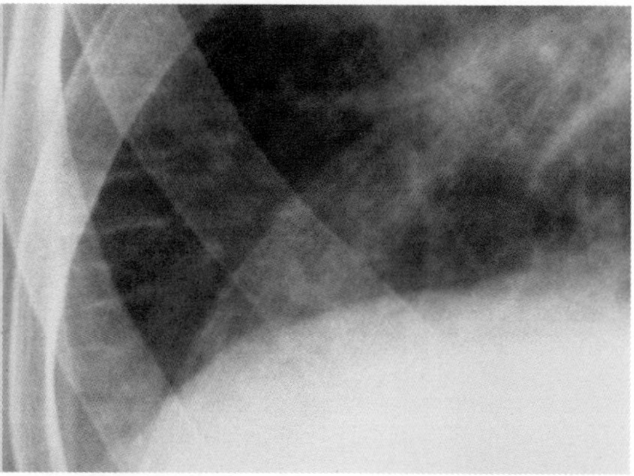

早期左心衰竭。少量胸腔积液。肋膈角略变钝。左心衰竭时，通常双侧都有胸腔积液。

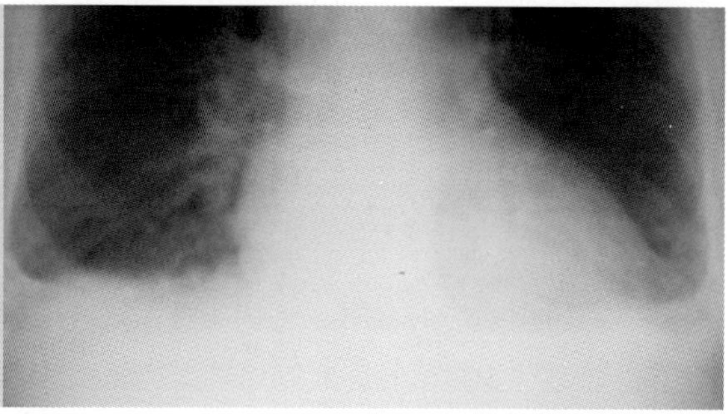

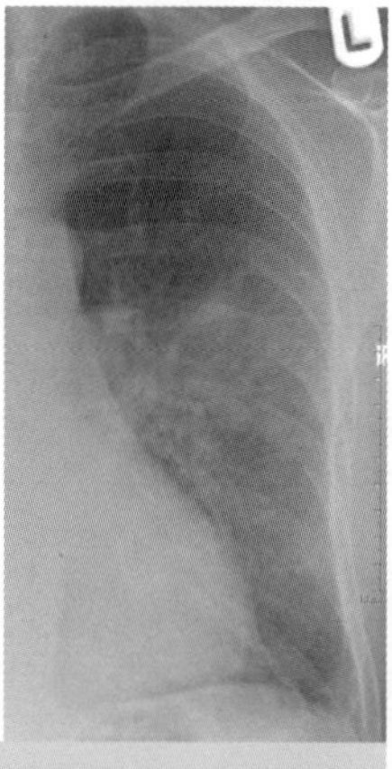

肺间质水肿。这些液体主要分布在肺间质内（即肺泡内水肿较不明显）。因此，肺内阴影主要呈结节状或线样。

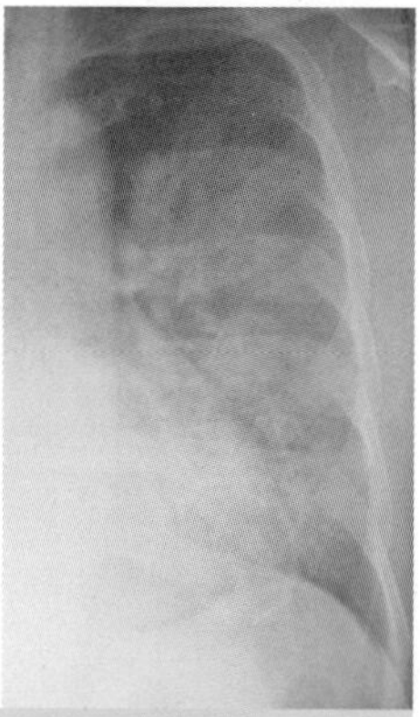

大量/广泛肺泡。液体主要分布在肺泡腔内（即肺间质水肿很不明显）。因此，肺内阴影多为绒毛样或棉絮状。

问题 4：严重的哮喘发作
——是否存在并发症？

需要查找的并发症包括肺实变、肺不张、气胸和纵隔积气。

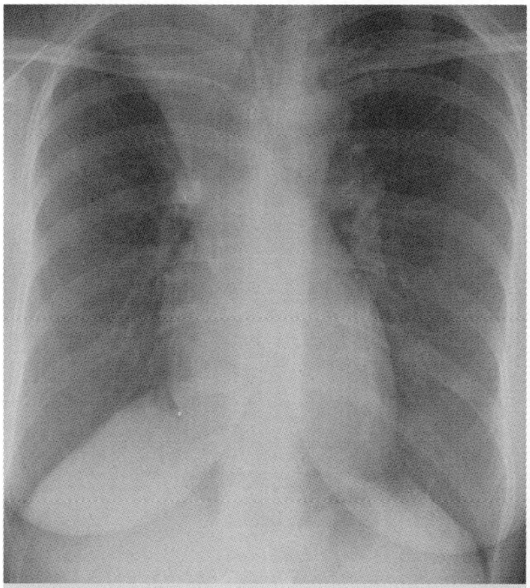

肺不张。右肺上叶肺不张。

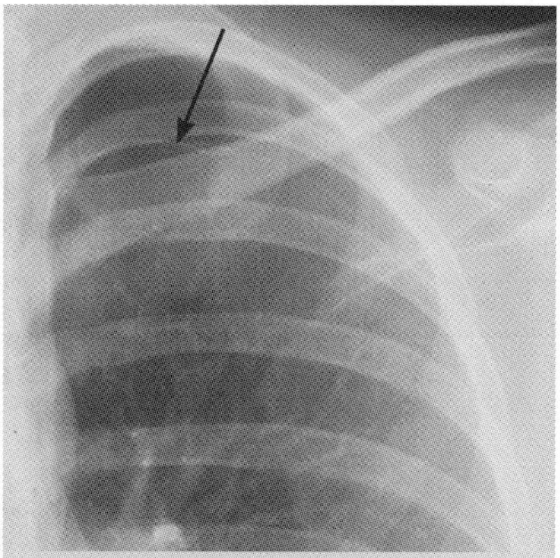

气胸。气体能穿过肺组织，在肺门区域，气体能够进入胸膜腔。箭头指示脏胸膜线。

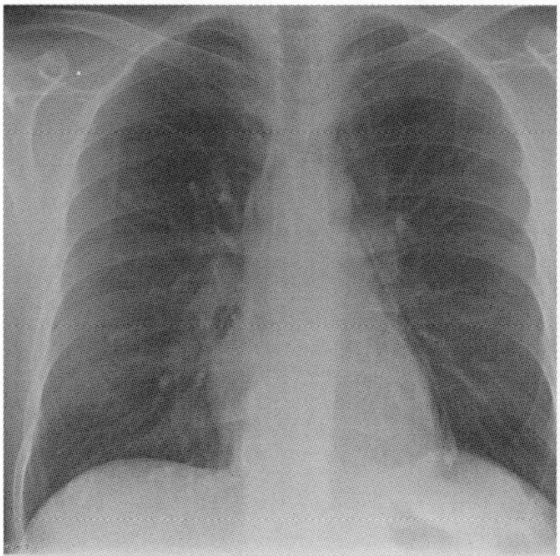

纵隔积气。纵隔软组织内条状气体。条状阴影有时可以延伸到颈部。在该患者，气体已进入心脏左缘周围的软组织中。

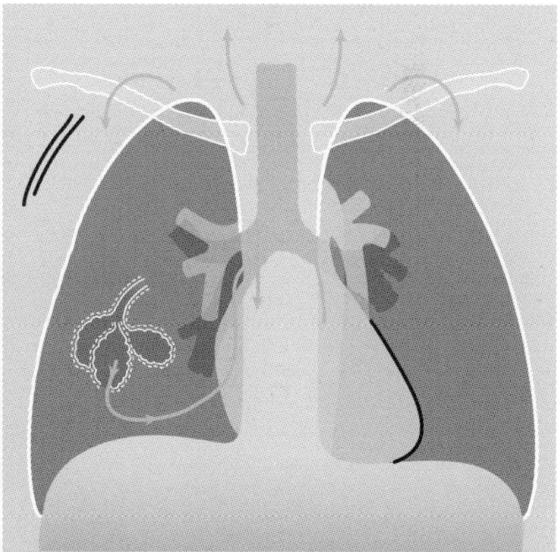

纵隔积气。气体穿过肺进入肺门并到达颈部。气体可以出现在胸壁软组织内。另外，纵隔内的气体有时可以勾勒出心脏的边缘。

问题 5：是否存在胸腔积液？

胸腔内的气体存在几种不同的形态。

直立正位胸部 X 线片[1]

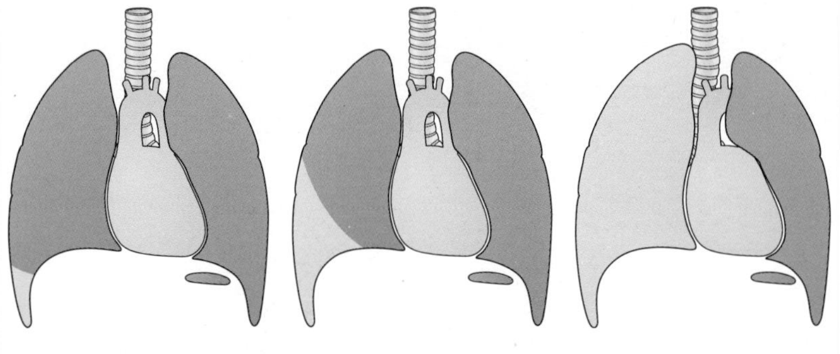

胸腔积液最常见的表现是肋膈角新月形阴影。200 ~ 300ml 胸腔积液集聚在横膈和肋骨之间即会使肋膈角不再锐利。如果积液填充一侧胸腔全部，则心脏向健侧移位。

胸腔积液其他表现形式：

上图：肺下积液相对常见，且通常比较容易出现在左侧，胸膜腔内液体可导致胃泡似乎与横膈上缘分离（这是一种表象）。

左下角图：线状（层状）积液。

右下图：液体位于胸膜腔。在该病例中，液体位于水平裂处。

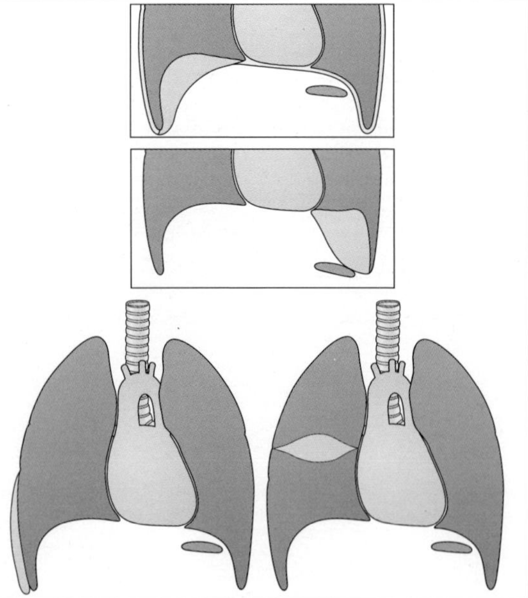

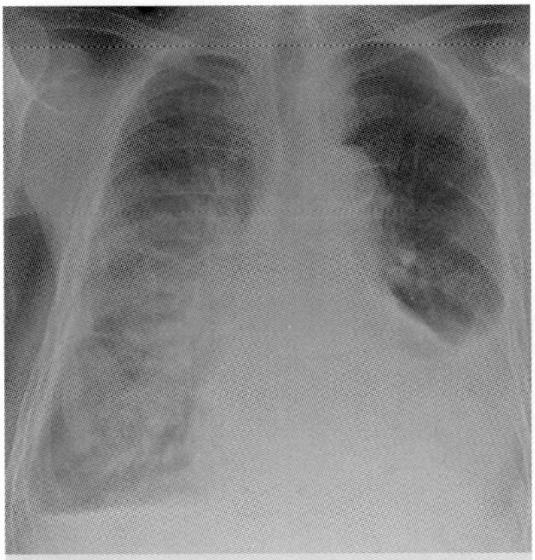

患者右侧少量胸腔积液（新月形）。

左侧大量胸腔积液，也呈新月形。注意肺内阴影是肺泡和间质水肿。

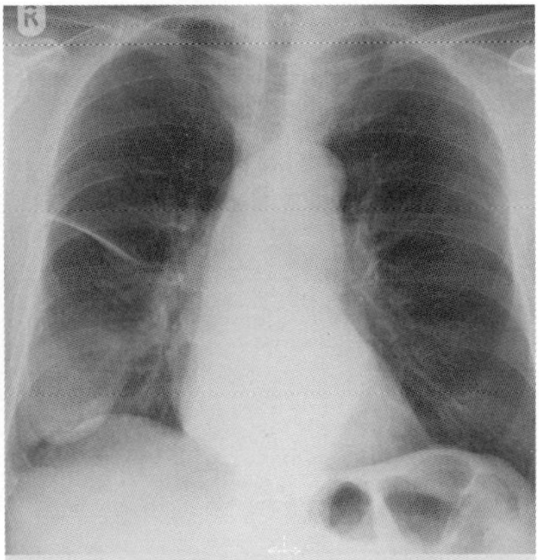

包裹性胸腔积液。

（1）在水平裂处。

（2）其次，位于胸膜腔。胸膜腔呈团状（无锐利的上缘），覆盖右肺下部分区域。

仰卧位胸部 X 线片[1]

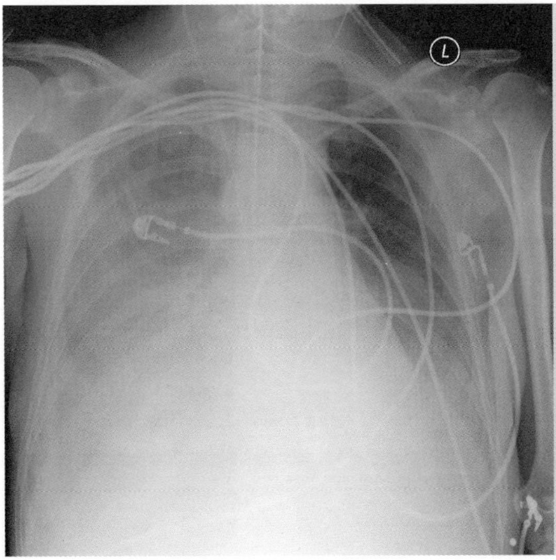

仰卧位胸腔积液胸部 X 线片[1]。

液体蔓延到胸膜腔的大部分区域（即胸腔的后半部分）。这导致右半胸看起来比对侧更灰或更白。

在该患者中，几乎所有的超过右半胸的阴影都是由胸腔积液导致。

问题 6：

是否存在主动脉夹层？或外伤导致的主动脉破裂？

在正位胸部 X 线片上，纵隔异常扩大并没有绝对的测量标准。

主动脉夹层 [4,6,7]

- 在胸部 X 线片上通常是正常的。
- 临床可疑纵隔扩大，伴或不伴左侧胸腔积液，高度提示主动脉夹层。
- 经常将当前胸部 X 线片与以往胸部 X 线片比较，如果存在主动脉夹层，纵隔改变会比较明显。
- 如果胸部 X 线片表现正常，但临床上仍怀疑主动脉夹层，对所有的病例必须采用其他的影像检查。

外伤性主动脉破裂 [8-10]

- 约 30% 主动脉破裂的患者在胸部 X 线片上的表现是正常的。如果胸部 X 线片表现正常，临床怀疑主动脉破裂程度将决定是否需要加做更有价值的 X 线检查（如 CT）。
- 纵隔扩大并不一定预示胸部钝挫伤后所致主动脉破裂。在胸部 X 线片上，纵隔内小静脉撕裂通常是纵隔扩大最常见的原因。

诊断误区。

在中老年中，主动脉经常表现为与年龄相关的演变。而且，在前后位投射方向上主动脉无皱褶，但另一方面，正常的主动脉被放大。

该患者的主动脉是展开的。

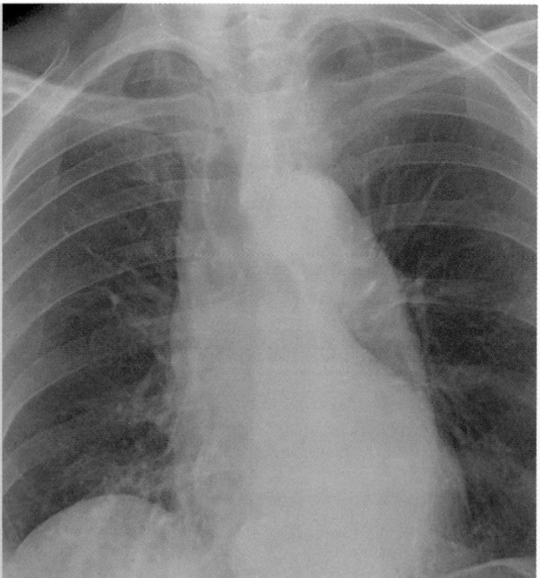

问题 7：是否存在肋骨骨折？

肋骨斜位片并不显示胸部相对轻的轻伤。临床上很少因一根单纯的肋骨骨折而改变治疗方案。采用正位胸部 X 线片排除严重的并发症，如气胸。

诊断误区。

当记下“无肋骨骨折”诊断时，请记住：

1. 肋软骨骨折在胸部 X 线片上是不可见的。与骨头不同，X 线是可穿透软骨的。
2. 可能存在未被发现的骨折，除非骨折段有移位。许多肋骨骨折早期不存在骨折断端移位。

问题 8：非特异性胸痛有没有原因？

对这些患者，无法解释胸痛的原因，并且胸部 X 线片表现正常。

胸部 X 线片的系统分析（见 312 页）有时会揭示一些意想不到的胸痛原因（如气胸、自发性纵隔积气[11]及肋骨骨折）。

主要的诊断误区。

误读或漏读胸部 X 线片征象。

- 误读：将展开的主动脉误认为主动脉夹层。
- 漏读：随机检查忽略了肺尖部气胸。

问题 9：是否存在肺栓塞的证据？[1,4]

90% 的栓子发生并不伴肺梗死，胸部 X 线片上通常表现为正常。有时会出现一些非特异性胸部 X 线片征象，包括小区域线样肺不张、少量胸腔积液和轻度膈顶升高。

无论何时，如果临床怀疑存在肺栓塞，无论胸部 X 线片上有何发现，此时患者需要更有价值的确定性影像检查方法，通常是 CT 肺血管造影。

诊断误区。

单侧透亮（即透射）是由于部分区域肺灌注减少并大量肺梗死造成的。这种情况罕见。更多的透射情况是因为技术原因，比如患者的体位改变[1]。

问题 10：是否存在异物吸入的证据？

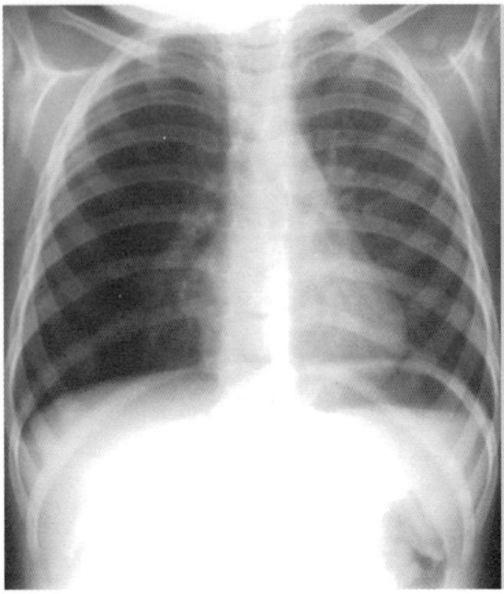

该患者因误吸花生就诊于急诊。这个胸部 X 线片是异常的，存在气管阻塞的迹象。再加上特殊体位摄片，胸部 X 线片证实气管内存在异物阻塞。最后花生被取出。

关于胸部 X 线片分析在 30 页。

参考文献

1. de Lacey G, Morley S, Berman L. The Chest X-Ray: A Survival Guide. Saunders Elsevier, 2008.
2. Goodman LR. Felson's Principles of Chest Roentgenology. 3rd ed. Saunders Elsevier, 2007.
3. Wipf JE, Lipsky BA, Hirschmann JV et al. Diagnosing pneumonia by physical examination: relevant or relic? Arch Intern Med 1999; 159: 1082–1087.
4. Hansell DM, Lynch DA, McAdams HP, Bankier AA. Imaging of Diseases of the Chest. 5th ed. Mosby Elsevier, 2010.
5. Ball CG, Ranson K, Dente CJ et al. Clinical predictors of occult pneumothoraces in severely injured blunt polytrauma patients: A prospective observational study. Injury 2009; 40: 44–47.
6. Jagannath AS, Sos TA, Lockhart SH et al. Aortic dissection: a statistical analysis of the usefulness of plain chest radiographic findings. Am J Roentgenol 1986; 147: 1123–1126.
7. Fisher ER, Stern EJ, Godwin JD et al. Acute aortic dissection: typical and atypical imaging features. Radiographics 1994; 14: 1263–1271.
8. Schnyder P, Wintermark M. Radiology of blunt trauma of the chest. Berlin. Springer-Verlag, 2000.
9. Mirvis SE, Templeton PA. Imaging in acute thoracic trauma. Semin Roentgenol 1992; 27: 184–210.
10. Gavelli G, Canini R, Bertaccini P et al. Traumatic injuries: imaging of thoracic injuries. Eur Radiol 2002; 12: 1273–1294.
11. Iyer VN, Joshi AY, Ryu JH. Spontaneous pneumomediastinum: analysis of 62 consecutive adult patients. Mayo Clin Proc 2009; 84: 417–421.

19 腹痛和腹部外伤

适当的成像方法

- CT 通常是急诊检查的最佳首选。
- 超声有时会成为首选。
- 腹部 X 线片存在一定的局限性，偶尔会有用。

腹部 X 线片的用途

腹部平片检查对腹部创伤患者并不是必要的检查项目。腹部 X 线片对辅助临床诊断的作用并不大。

腹部 X 线片在诊断、评价急腹症患者上作用有限。这主要是因为腹内容物为软组织，腹部 X 线片不能提供适宜的软组织分辨率，所以不能发现并区别腹内软组织病变是炎症还是肿瘤。由于腹部 X 线片并不是腹部恰当的检查方式，所以被超声和 CT 检查所取代。超声 CT 能够更精确地评价腹内不同的软组织结构。

在现在的临床实践中，腹部 X 线片在证实临床可疑大肠梗阻或小肠梗阻（如下图所示）及证实危险的异物吞入方面存在很大限制。所以，CT 在许多可疑肠梗阻病例中作为首选检查方法。当临床怀疑肾绞痛时，CT 也被优先选择并且是唯一的影像检查方法。

如果我们优选的影像检查方法并没有立即达到有价值的诊断结果该怎么办？胸部 X 线片检查也不能有效地替代其他影像检查方法，因为我们会从看起来正常的胸部 X 线片上得到错误的结果。相比较而言，我们更需要详尽的临床病史和仔细的外科体检。而且，有经验的外科医生能够辨认出需要治疗的急诊患者。

下表右边部分显示了一些腹部 X 线片有价值的相对少见的情况。

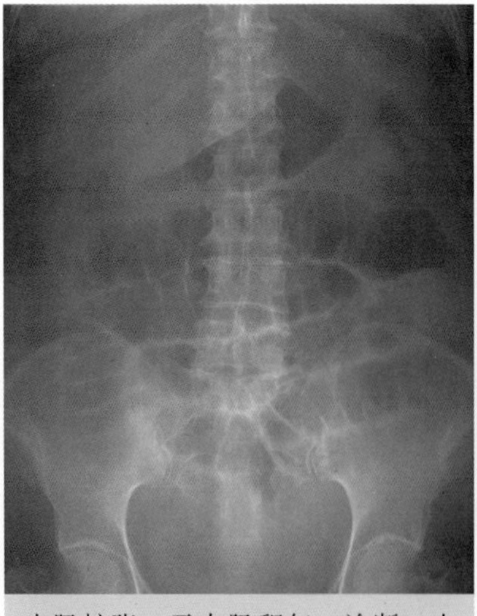

小肠扩张，无大肠积气。诊断：小肠梗阻。

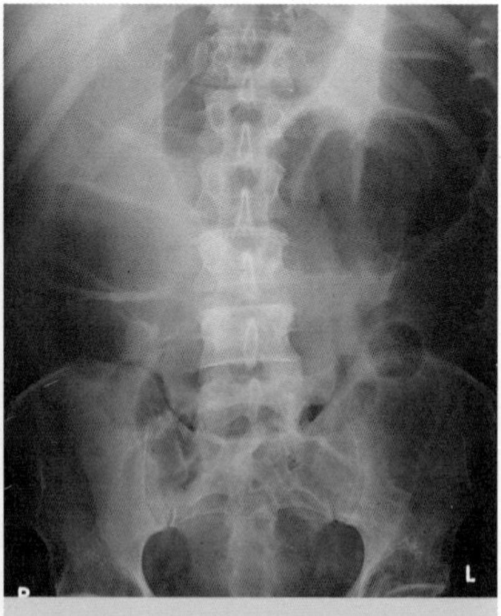

大肠明显扩张并延至乙状结肠。诊断：大肠梗阻。

放射学与腹痛		
临床问题	最好的检查方法	腹部 X 线片是否有用？
小肠梗阻	■ 最好的检查方法是 CT，能够显示梗阻部位或原因	是。在大部分病例中能够证实临床印象
大肠梗阻	■ CT——能够显示梗阻部位或原因	是能够证实临床印象
穿孔	■ 直立位胸部 X 线片 ■ CT	否
阑尾炎	■ 临床检查 ■ 超声 ■ CT	否
胆绞痛	■ 超声	否
胆囊炎	■ 超声	否。偶尔能够显示钙化的胆结石，但不能显示胆囊壁增厚或炎症
憩室炎	■ CT	否
胰腺炎	■ CT	否
呕血	■ 内镜	否
急性低位胃肠出血	■ CT 血管造影	否
肠壁缺血	■ CT	否
主动脉瘤	■ 临床检查 ■ 超声 ■ CT	否
急性结肠炎	■ 乙状结肠镜检查	是。能够排除中毒性巨结肠
便秘	■ 临床病史和临床检查；直肠检查	否
肾绞痛	■ CT 尿路平片	否。就其本身而言，此检查不精确且无特异性

阅片：腹部平片的检查要点

直立位胸部 X 线片

在进入急症室的腹痛患者中，在胸部 X 线片上需要仔细观察是否存在以下两个问题：

1. 直立位胸部 X 线片是否显示横膈下存在游离气体？
2. 是否存在肺炎？

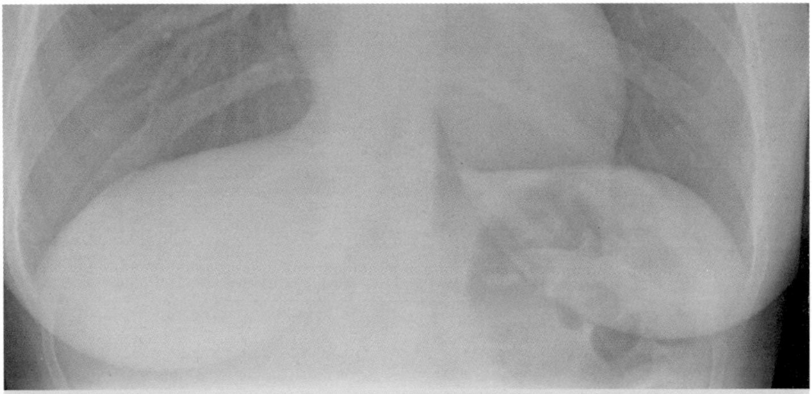

直立位胸部 X 线片显示：正常肺底，横膈下无游离气体。双肺的正常表现在 308-313 页已描述。

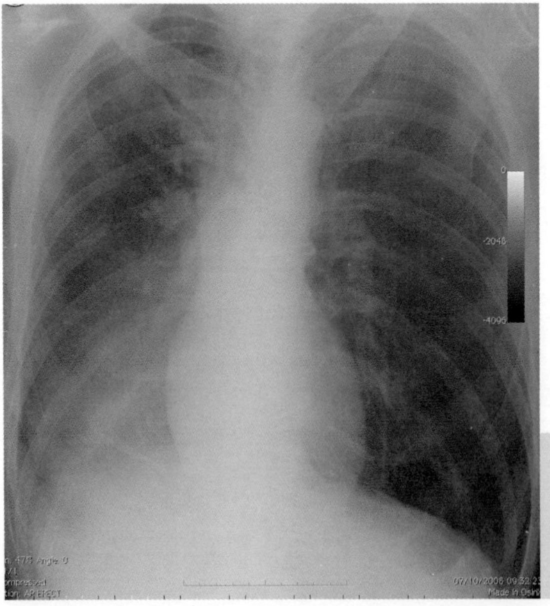

腹痛。病史和临床检查方面无具体的诊断特征。直立位胸部 X 线片显示右肺下叶大面积肺炎。

仰卧位腹部 X 线片

当分析腹部 X 线片时，一些正常的腹部特征见下所述：

- 在左上腹，胃内气体能够勾勒出胃内黏膜皱襞；在小肠内见到气体罕见。
- 正常情况下结肠和直肠内的气体总是不断游离变化的。有时气体节段可显示，但没有较长的连续的气体节段（肠扩张）。
- 肝或胆囊内无钙化，胰腺、肾、输尿管或膀胱也不存在钙化。
- 主动脉钙化可能与年龄有关，钙化通常出现在老年人中，并且并不会表现为局限性突起。

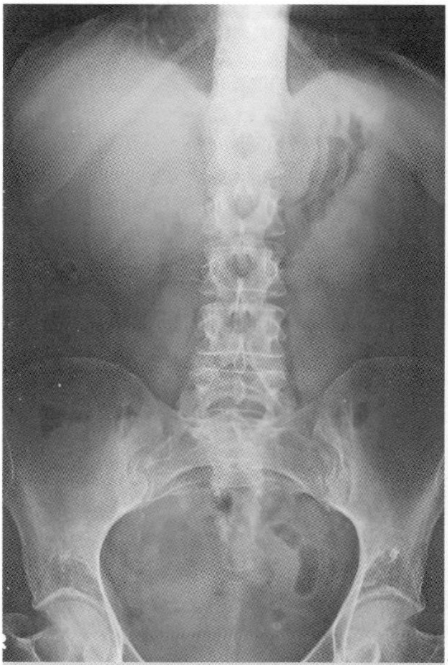

卧位腹部 X 线片。

腹部 X 线片上的正常特征为：胃皱襞轮廓；升结肠内粪便；无肠扩张；无病理性钙化。

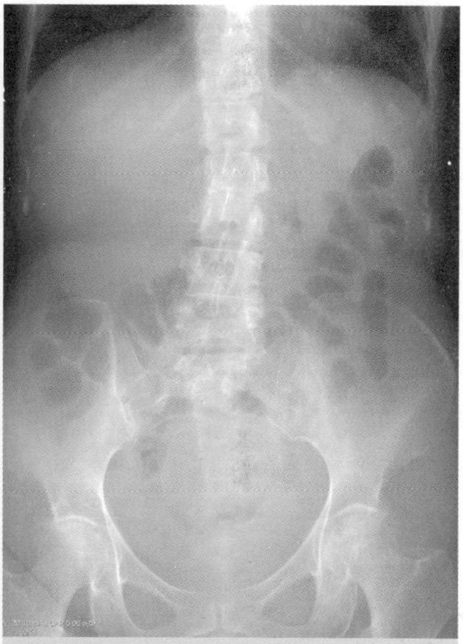

卧位腹部 X 线片。

老年患者。腹部 X 线片上大部分显示正常。大肠无扩张，但充满气体（升结肠、横结肠和降结肠）；主动脉上老年人钙化（肝阴影可能较明显，在临床检查时，通过触诊可疑肝增大能够更好地评估）。

常见问题检查[1-10]

特殊的诊断以及临床关注水平都会决定选用哪种专业的放射学检查。在某些情况下不需要进行影像学检查，当地仪器的可用性或特殊技能也会影响首选检查方法的选择。

以下叙述单纯指 X 线平片，即急诊室内仰卧位腹部 X 线或胸部 X 线摄片。

非特异性腹痛

直立位胸部 X 线片主要用来排除肺底部肺炎或膈下游离气体，卧位腹部 X 线片无诊断价值，原因是：

- 正常腹部 X 线片表现不能排除存在严重疾病。
- 详细的临床病史和物理检查比腹部 X 线片更有用。

除临床检查外，最有用的影像检查是 CT 或超声。在没有这些设备的情况下，由有经验的外科医生进行临床检查会比腹部 X 线片更好。

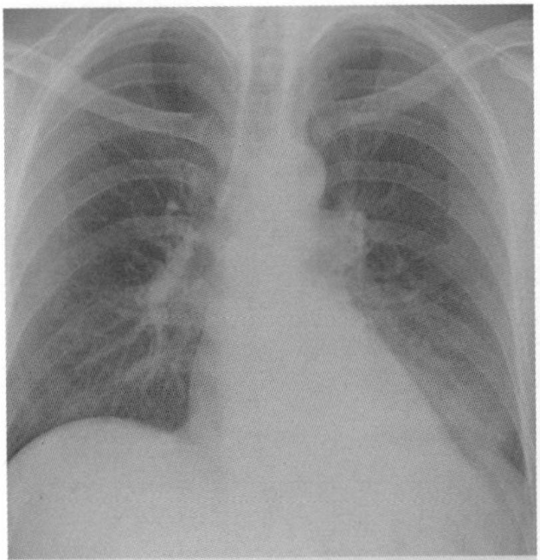

直立位胸部 X 线片。左肺下叶大面积肺炎。

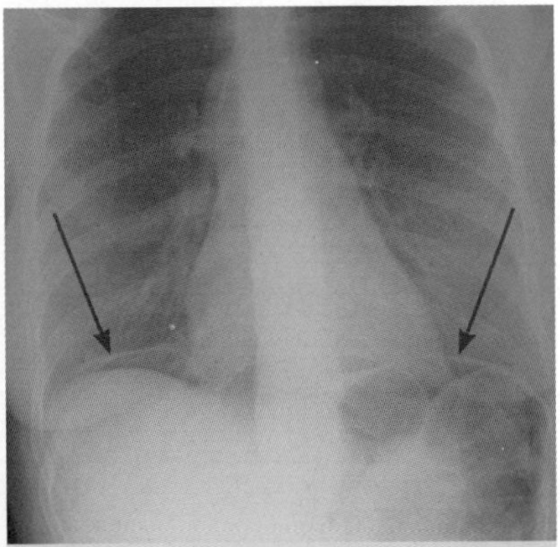

直立位胸部 X 线片。双侧膈顶下游离气体（↑）。双侧肺底显示清楚。

肺炎的诊断

肺炎是造成急性腹痛比较容易发现的原因，尤其是在儿童。过度依赖单独胸部临床检查作为排除肺炎方法的做法是不明智的。前瞻性研究[1]得出如下结论：

“传统的胸部物理检查对证实或排除肺炎诊断评估并不十分准确。”

可疑穿孔

最有用的X线片是穿透力较好的直立位胸部X线片。直立位腹部X线片并不意味着在探查游离气体时比胸部X线片更可靠，很少量的自由气体（如1.0 ml）能够在直立位胸部X线片上显示[2]。

如果患者不能站立做直立位胸部X线片，则需要选择另外一种检查方法：患者躺下，在左侧卧位水平投照腹部X线片。

其他检查方法：

- 在北美的一些医疗中心，CT被要求作为第一线的检查方法。CT是诊断腹腔积气最敏感的成像方法，具有较高的诊断准确率，通常能够显示穿孔的精确位置。
- 在少量的医疗中心，超声被用来探查腹腔内游离气体[3]。执业医师常常遵循循序渐进的检查方案。步骤为：首先是X线平片检查；其次是超声，超声只用于那些平片X线检查（通常是直立位胸部X线片）正常的患者。最后是CT，用于超声仍然不能作出诊断的情况[6]。

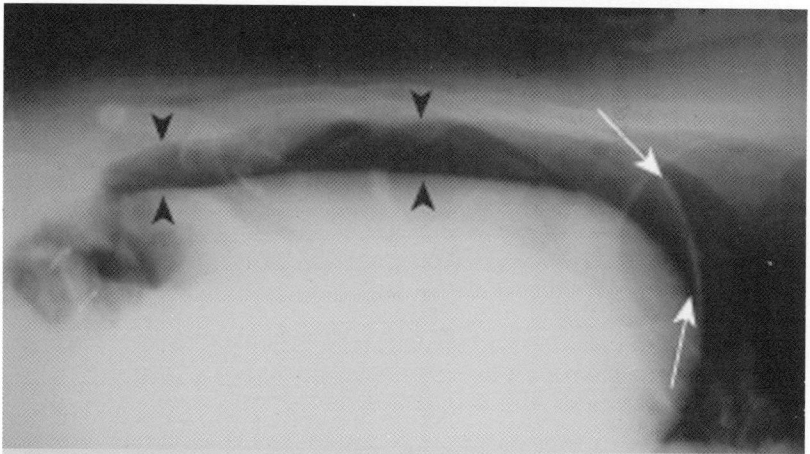

可疑穿孔。患者因不适而无法站立，躺下后左侧卧位腹部X线片显示腹腔内肝外侧缘上方大量游离气体影（箭头之间）。气体勾勒出右侧膈顶下表面的轮廓（↑）。

可疑肠梗阻

检查方法：

1．CT　CT 在证实或排除肠梗阻方面具有很高的准确性[4,5]。另外，CT 常常能够界定肠梗阻的精确位置和可能原因。在个别患者中，外科医生更喜欢把 CT 作为首选影像检查，因为 CT 能够很好地显示细节结构并能够提供附加信息。

2．仰卧位腹部 X 线片

一些基本特征能够帮助诊断。

- 如果小肠扩张，结肠内无气体，提示小肠完全机械性肠梗阻或几乎完全机械性小肠梗阻。
- 小肠扩张积气，结肠无扩张，提示小肠不完全机械性肠梗阻，或局限性无动力性（即麻痹性）肠梗阻。
- 大肠扩张，但小肠无扩张，提示大肠机械性肠梗阻，但回盲瓣功能良好。
- 大肠和小肠同时扩张，提示伴回盲瓣麻痹的机械性肠梗阻，或广泛无动力（即麻痹性）肠梗阻，这两者的区别通常在临床上比较明显。

诊断误区。

仰卧位腹部 X 线片对于无经验的观察者来说，在以下两种情况下看起来是正常的：

1．非常高位的小肠梗阻。

2．在一些很偶然的情况下，小肠梗阻会导致肠腔扩张并且充满液体（无气体）。因此，寻找充满气体的多环状扩张的肠袢对诊断肠梗阻并无帮助。

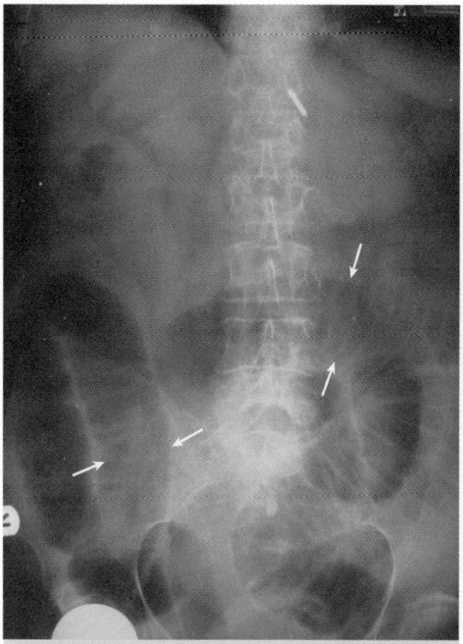

腹部绞痛。

小肠环状扩张（↑）。一些环状扩张的直径达50mm（正常上限为30mm）。大部分大肠内没有气体。存在机械性小肠梗阻。

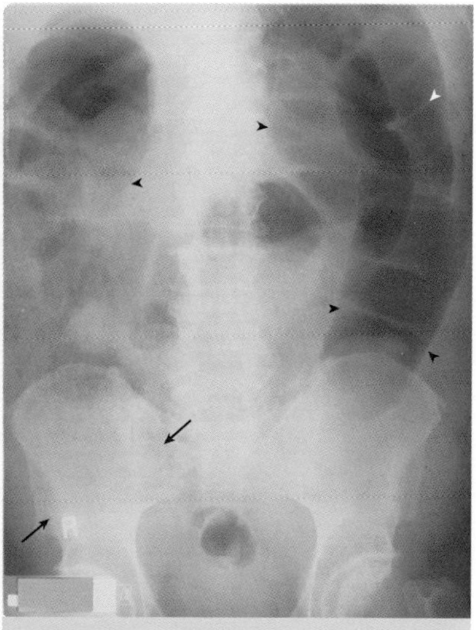

腹部绞痛。

横结肠和降结肠扩张（↑）。远侧乙状结肠内见少量气体。盲肠和升结肠也扩张，内含粪便残渣（↑）。这些征象表明降结肠远侧或乙状结肠内存在高度机械性肠梗阻。小肠无扩张是因为回盲瓣功能良好。如果梗阻持续存在，小肠最后也会充满气体扩张。

可疑便秘

腹部X线片对于可能由便秘造成的腹痛诊断帮助很少，因为：

- 对于大便频率和大便硬度改变，相关的临床病史和直肠检查通常能够做出诊断。
- 直肠内的成形粪便的数量因人而异，在腹部X线片征象基础上做出的主观量化可能存在错误。

可疑肾绞痛

检查方法：

1. 平扫多层螺旋 CT　通常指 CT 尿路平片。当怀疑存在肾绞痛时，CT 尿路平片为优先选择的影像检查方法[5-9]。这种检查方法准确且迅速，不需要静脉内注射对比剂。
2. 超声　若女性患者有一侧腹痛并怀疑肾绞痛，超声应该作为首选检查，目的是探查是否存在肾盂积水[6]。这种选择方法是由于：① CT 放射剂量对卵巢的影响。②超声擅长探查可能造成女性临床症状的盆腔深部疾病。
3. 腹部 X 线片和超声　也有人提出对患者应该腹部 X 线片和超声联合检查，如果检查为阴性，患者采取保守治疗，病情会仍无改善，则需要做 CT 检查[10]。与单独超声检查相比较，附加腹部 X 线片能够提高肾绞痛诊断的准确性[10]。
4. 局限性尿路静脉造影　采用两个平片检查：当在尿路走行区存在明显不透明的结石时，一张腹部 X 线片便可诊断。当平片表现正常时，则腹部 X 线片检查无用，结石有可能被叠加的骨质所掩盖，或与盆腔静脉石相混淆，或只是简单的结石不够不透明以至于不能被发现。尽管 90% 的肾结石含有钙质，但在腹部 X 线片上能够被看到的不足 50%。因此，在静脉注射对比剂 10 分钟后加拍一张腹部 X 线片，在证实或排除输尿管结石方面精确度更高。如对比剂排泄正常并且肾盏、输尿管无扩张，将排除肾绞痛的诊断，疼痛侧对比剂延迟排泄和（或）肾盏 / 输尿管扩张将证实肾绞痛的诊断。

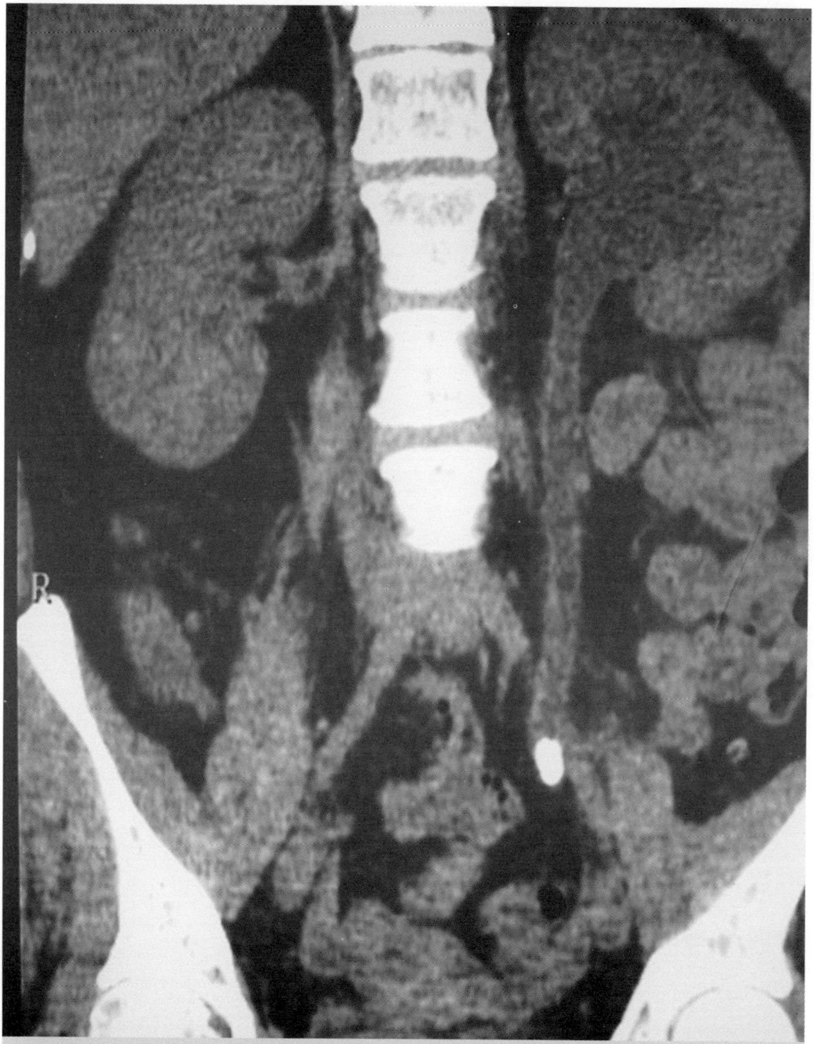

临床怀疑：急性左侧输尿管绞痛。

此患者直接做了 CT 检查，冠状位重建图像示输尿管下 1/3 处存在结石梗阻。

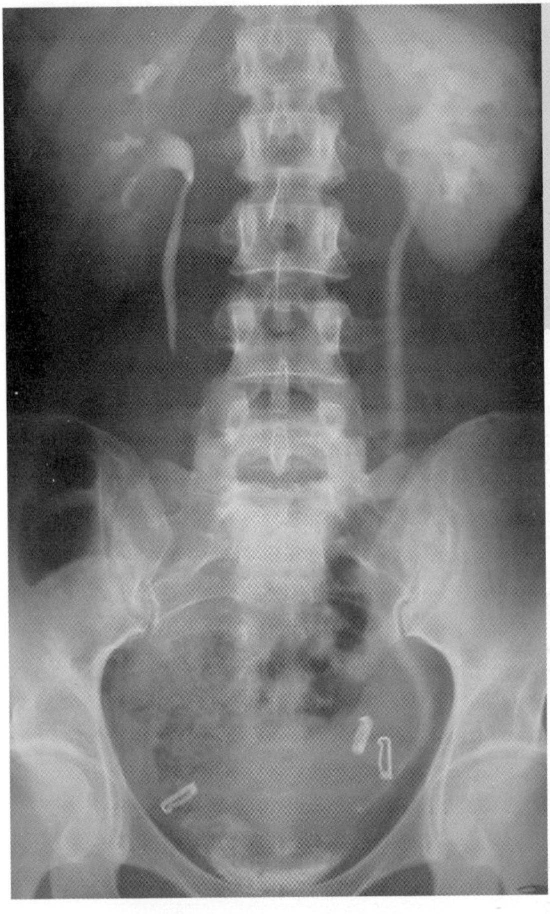

临床怀疑急性左侧输尿管绞痛。在仰卧位腹部X线片上，真骨盆内可以看到模糊的钙化影。注入对比剂10～20分钟后再次摄片证实是一枚结石导致输尿管梗阻。

可疑急性胆道疾病

当怀疑胆绞痛或胆囊疾病史时，超声为首选的检查方法。

可疑腹主动脉瘤/腹主动脉破裂

超声为首选的检查方法。

可疑异物吞入

胸部X线片、腹部X线片和手持金属探测器扫描对异物吞入的重要作用在第21章会有描述。

少见但重要的问题

腹部钝挫伤

对持续腹部或盆部创伤的患者快速评估是很关键的，延迟处理会增加死亡率和致残率[11]。

- 当检查腹部钝挫伤或贯通伤时，腹部 X 线平片是无用的。不鼓励使用腹部 X 线片，因为它会延误其他有用的检查。
- 相关影像检查推荐[11]：
  - 血流动力学稳定的患者：需要证实或排除腹内伤。CT 检查为首选。
  - 血流动力学不稳定的患者：此时需要确定患者腹腔内是否存在出血，需要做一个聚焦于腹部的创伤超声检查（focused abdominal sonogram for trauma，FAST）超声检查。这个检查非常迅速，如果探查到游离液体（血液），则患者需要外科检查。

FAST。

FAST 是探查腹腔或心包有无液体或液体是否增加的超声评估方案的缩写，可判断是否存在腹部及心脏损伤。它并不探查外伤的准确位置。一项 FAST 研究（经适当培训后）表明其在提高急诊室内住院医师和记录者的工作能力方面作用较大[12-14]。

腹部穿通伤

- 血流动力学稳定的患者：如果医生没有立即选择对伤口进行外科探查，那么 CT 是最有用的影像学检查。CT 能够证实器官损伤。
- 血流动力学不稳定的患者：需要立即手术而非影像学检查。

参考文献

1. Wipf JE, Lipsky BA, Hirschmann JV et al. Diagnosing pneumonia by physical examination: relevant or relic? Arch Intern Med 1999; 159: 1082–1087.
2. Miller RE, Nelson SW. The Roentgenologic demonstration of tiny amounts of free intraperitoneal gas: experimental and clinical studies. Am J Roentgenol 1971; 112: 574–585.
3. Chen SC, Yen ZS, Wang HP et al. Ultrasonography is superior to plain radiography in the diagnosis of pneumoperitoneum. Br J Surg 2002; 89: 351–354.
4. Smith JE, Hall EJ. The use of plain abdominal X rays in the emergency department. Emerg Med J 2009; 26: 160–163.
5. Maglinte DDT, Kelvin FM, Rowe MG et al. Small bowel obstruction: optimizing radiologic investigation and non-surgical management. Radiology 2001; 218: 39–46.
6. Patatas K, Panditaratne N, Wah TM et al. Emergency Department imaging protocol for suspected acute renal colic: re-evaluating our service. Brit J Radiol 2012; 85: 1118–1122.
7. Kennish SJ, Bhatnagar P, Wah TM et al. Is the KUB radiograph redundant for investigating acute ureteric colic in the non-contrast enhanced computed tomography era? Clin Rad 2008; 63: 1131–1135.
8. The Royal College of Radiologists. iRefer: Making the best use of clinical radiology. London. The Royal College of Radiologists, 2012. [http://www.rcr.ac.uk/content.aspx?PageID=995]
9. British Association of Urological Surgeons (BAUS) guidelines for acute management of first presentation of renal/ureteric lithiasis. 2008. http://www.bauslibrary.co.uk/PDFS/BSEND/Stone_GuidelinesDec2008pdf
10. Ripolles T, Agramunt M, Errando J et al. Suspected ureteral colic: plain film and sonography Vs unenhanced helical CT. A prospective study in 66 patients. Eur Radiol 2004; 14: 129–136.
11. Jansen JO, Yule SR, Loudon MA. Investigation of blunt abdominal trauma. BMJ 2008; 336: 938–942.
12. Lingawi SS, Buckley AR. Focused abdominal US in patients with trauma. Radiology 2000; 217: 426–429.
13. Weishaupt D, Grozaj AM, Willmann JK et al. Traumatic injuries: imaging of abdominal and pelvic injuries. Eur Radiol 2002; 12: 1295–1311.
14. Ingeman JE, Plewa MC, Okasinski RE et al. Emergency physician use of ultrasonography in blunt abdominal trauma. Acad Emerg Med 1996; 3: 931–937.

20 穿透性异物

X 线平片的表现形式

疑似异物

眼眶损伤

标准 X 线片

软组织异物

- 由于标准片由两张不同角度的 X 线片组成，所以骨骼不会影响受伤部位软组织异物的成像。

眶内异物

- 眶内异物的标准片是由眼睛向上凝视和向下凝视所拍摄的两张 X 线片组成。

其他成像方法

软组织异物

- 浅表性异物：超声。
- 位置较深的异物：CT 或 MRI。

眶内异物

- CT 或 MRI。

通常被漏诊的异物

- 被骨骼挡住的玻璃。
- 位置较深的异物。

X 线平片的表现形式

玻璃

所有的玻璃在 X 线片上是显像的。玻璃在 X 线片上的密度不依赖于它的铅含量[1,2]。

不同类型的玻璃在 X 线片上的密度不同。成像技术很重要，一张软组织暴露是必要的。

阅片时，对数字图像进行缩放通常是有必要的，否则非常小的碎片很容易被漏诊。

金属

大多数金属在 X 线片上可以显像，但是铝不显像。

木制品或塑料

仅仅在少数情况下，例如木制品表面有油漆涂层时，在 X 线片上才显像[3-5]。

为什么木制品在 X 线片上几乎不显影?

- **解释**：异物的检测依赖于与正常人体组织组成形成对比的不同原子的原子数。木制品和软组织基本上都是由碳原子和其他相似的、能级低的、具有相近原子序数的原子组成。因此，它们不易被 X 线所区分。

在临床实践应用中，我们最好认为所有的木头芯碎片刺和塑料碎片在 X 线片上都是不显像的。

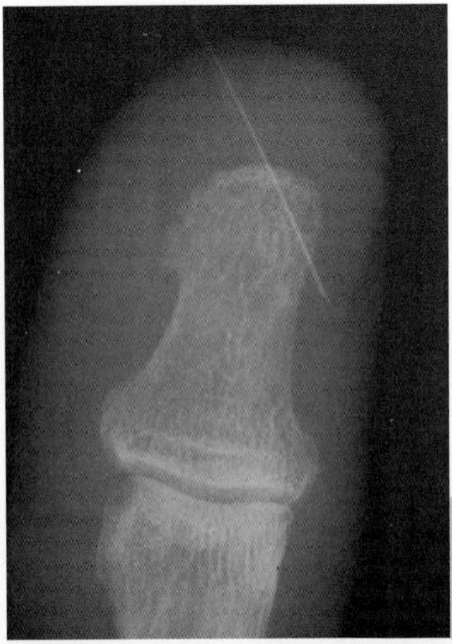

这根木条之所以显影是因为其表面涂有一层厚厚的油漆，这种现象在 X 线平片上是很难见到的。

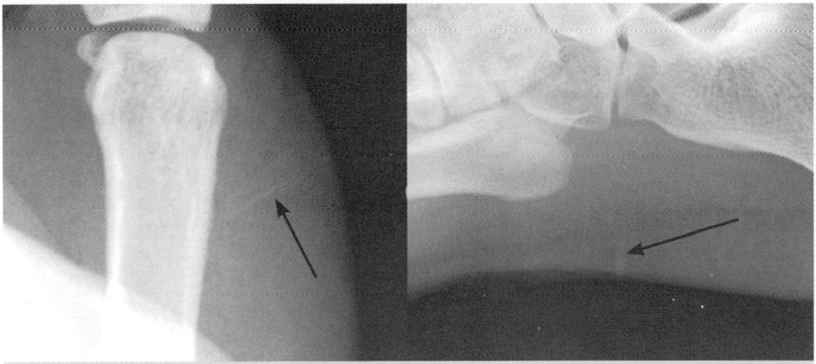

木质碎片在平片上通常不显影或很少显影。左图，一根木刺（↑）；右图，牙签（↑）。

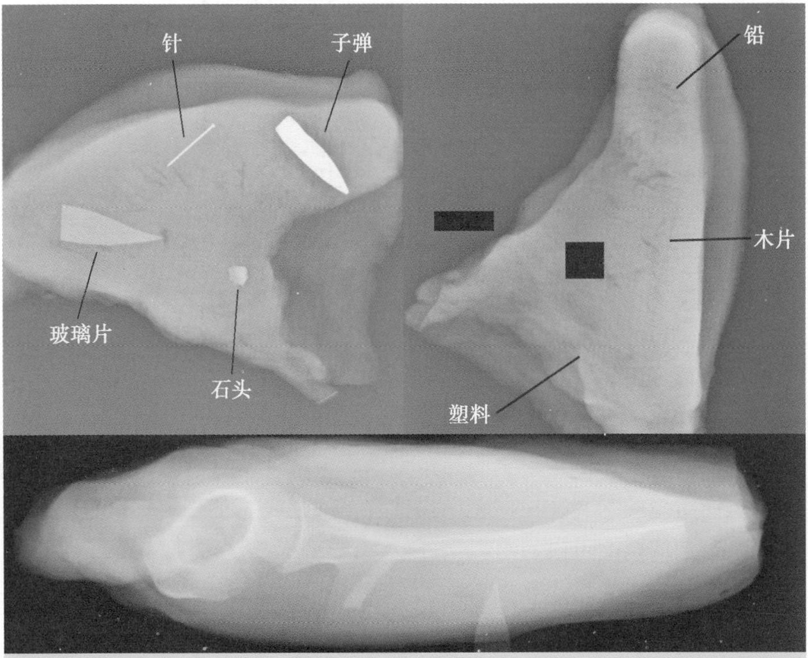

穿透性异物的密度。左上方的图像，在软组织（火鸡肉）里显示了四种不同的异物，玻璃碎片来自一个破碎的相框。在右上方的图中，其他三种异物在火鸡肉里都是不显影的。下面的图像显示了埋在羔羊肩部软组织里的两块玻璃。值得注意的是，被骨骼掩盖的玻璃碎片是很难发现的。

疑似异物

软组织损伤[6-8]

异物检测

急诊的第一选择：平片。

- ❑ 玻璃和金属（铝除外）可以很容易发现。
- ❑ 木制品、塑料和铝不显影。

在特定情况下其他检查方法：

- 超声检查。
  - ❑ 玻璃、金属、木制品和塑料可以很好地显示。
  - ❑ 但是超声检查具有操作依赖性，并且只适用于检测浅表异物。
- CT
  - ❑ 大多数异物可以很好地显示。
  - ❑ 木制品很难显示。
- MRI
  - ❑ 木制品可以很好地显示。
  - ❑ 如果异物具有磁性，行 MRI 检查是很危险的。

诊断误区：玻璃金属异物[2,3,8,9]

- **误区（1）**：在平片上，叠压在骨骼上的玻璃异物（包括很致密的碎片）很难发现或较为模糊。对远离骨骼的损伤部位的检测需要两种或两种以上的检查方法。
- **误区（2）**：如果是严重高能量创伤，像高处坠落，玻璃异物会刺入裂伤组织的深部，根据玻璃损伤有关的精确病史决定扫描范围，必要时扫描范围可以超出损伤部位。
- **误区（3）**：发生枪伤时如果没有伤口，子弹可以位于远离入口点，需要加大扫描范围。有时，透视检查对于寻找 X 线片未显示的子弹非常有帮助。

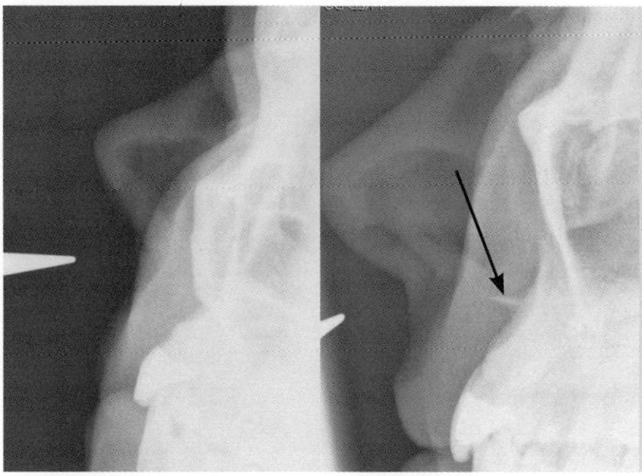

脸部玻璃伤。

左边的图像显示指针指示的伤口位置没有发现玻璃异物。第二张照片是用上颌骨旋转远离损伤部位片，显示存在一个玻璃异物（↑）。需要注意的是，叠加骨会遮掩或隐藏玻璃异物。

异物去除术

有时，在对皮肤下面的玻璃碎片或木片进行手术探查前，超声检查对其精确定位是很有必要的。这时，超声检查可以对移除异物的手术提供指导。如果异物位于深部软组织，超声检查不能提供所需的信息，那么 CT 或 MRI 可以对其进行精确定位。

眼眶损伤

异物检测 [10,11]

裂隙灯检眼镜可以对大多数异物进行检测。在特定情况下，X 线平片、CT 或超声检查是有帮助的。

- **玻璃或金属碎片**

  建议使用 X 线平片。

- **木制品或塑料碎片**

  建议使用超声检查。检查的准确性取决于操作人员的经验和设备的质量。有时 CT 是替代超声的首选检查方法，在球后空间的显示上 CT 的敏感性优于超声，并且较少依赖于操作员的经验 [10]。当 CT 对异物诊断不明确时，可以行 MRI 检查 [11]。对有铁磁性异物损伤史的患者行眼眶 MRI 检查是禁忌的。

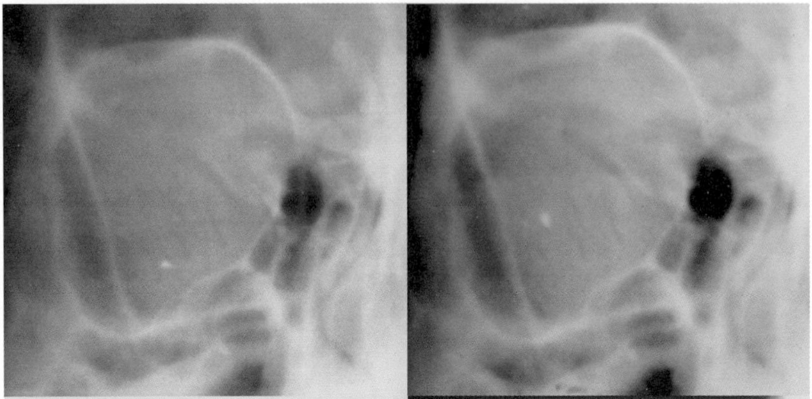

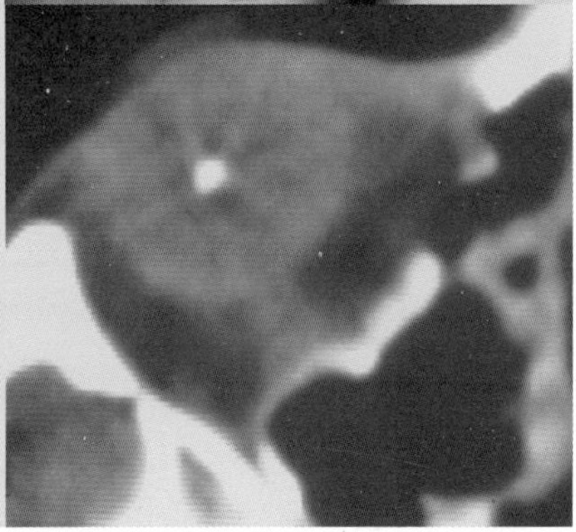

眼眶平片。

两个正面投影：向下凝视（左上图），然后向上凝视（右上图）。向上或向下凝视运动拍片或缺乏运动的拍片将对异物位于球内或球外进行定位诊断。对于平片检查不能确定异物位置的可以使用 CT 检查对其定位。右图是一个不同患者的 CT 图像。

异物去除术

在手术探查眼眶前，超声或 CT 可以提供准确的定位。

参考文献

1. Tandberg D. Glass in the hand and foot. Will an X-ray film show it? JAMA 1982; 248: 1872–1874.
2. de Lacey G, Evans R, Sandin B. Penetrating injuries: how easy is it to see glass (and plastic) on radiographs? Br J Radiol 1985; 58: 27–30.
3. Hunter TB, Taljanovic MS. Foreign Bodies. Radiographics 2003; 23: 731–757.
4. Peterson JJ, Bancroft LW, Kransdorf MJ. Wooden Foreign Bodies. Am J Roentgenol 2002; 178: 557–562.
5. Horton LK, Jacobson JA, Powell A et al. Sonography and Radiography of soft tissue Foreign Bodies. Am J Roentgenol 2001; 176: 1155–1159.
6. Ginsburg MJ, Ellis GL, Flom LL. Detection of soft-tissue foreign bodies by plain radiography, xerography, computed tomography, and ultrasonography. Ann Emerg Med 1990; 19: 701–703.
7. Gilbert FJ, Campbell RS, Bayliss AP. The role of ultrasound in the detection of non-radiopaque foreign bodies. Clin Radiol 1990; 41: 109–112.
8. Wilson AJ. Gunshot injuries: what does a Radiologist need to know? Radiographics 1999; 19: 1358–1368.
9. Boyse TD, Fessell DP, Jacobson JA et al. US of soft tissue foreign bodies and associated complications with surgical correlation. Radiographics 2001; 21: 1251–1256.
10. Etherington RJ, Hourihan MD. Localisation of intraocular and intraorbital foreign bodies using computed tomography. Clin Radiol 1989; 40: 610–614.
11. Kubal WS. Imaging of orbital trauma. Radiographics 2008; 28: 1729–1739.

21 异物吞入

最为常见的异物

少见但重要的异物

吞食后会造成的危险伤害

- 将硬币误吞食管内可能会造成轻微的伤害。
  - 拍摄胸片时必须包含颈部。
- 纽扣电池误入食管内会造成高度伤害。
  - 晕征是非常重要的。
- 两个带有磁性的物品误入肠道内会非常危险。
  - 使用指南针也许至关重要。

检查工具

- X 线机。
- 手持金属探测器。
- 指南针。
- CT 扫描仪。

最为常见的异物[1]

儿童：硬币

X线片

- 后前位胸片应包括下颌骨角以下所有的颈部。
- 硬币在腹部平片上不显影[2,3]。

偶尔，硬币会误入食管。某些患者是没有症状的。硬币可以引起黏膜的侵蚀等病变，黏膜的侵蚀可以导致脓肿或纵隔炎[4]。确认吞食的硬币是否越过食管是很重要的。如果在X线胸片上看不到硬币，家长可以放心，硬币会在几天内排出体外。

需要检查大便吗？有时会忽视在大便里的硬币。只要儿童有症状，家长最好带着孩子到急诊室进行检查。

硬币的组成：在英国和欧洲，硬币是由钢或多种金属的合金组成的，有时硬币表面涂有铜。实际上，这些硬币都是惰性的，但这并不适用于世界各地。例如，在1982年，由于铜的成本比较高，在美国，一分硬币（通常称为便士）主要是由锌芯和一个薄的铜涂层所铸造而成。

胃酸与锌的相互作用可以对胃黏膜造成腐蚀。这可能引起各种瘢痕，以及随后对X线的过量使用。便士的成分没有发生改变，但是最终推出了一项实用性的建议并被广泛采用：在儿童，如果吞入了一枚美国便士并且随后出现了消化道症状，如胸部X线检查显示清楚，那么只需要再加一张腹部X线检查。

手持金属探测器扫描[5-7]

手持金属探测器扫描被认为是另一种射线照相法。手持金属探测器扫描的优势包括：

- 它消除了拍胸片的需要。
- 没有电离辐射。
- 所用的培训时间少，并且可以准确、容易地使用。
- 患者和家长花在急诊室的时间减少。
- 成本低。
- 有效，并且这种诊断程序已经很有经验。

诊断误区：如果使用手持金属探测器扫描，最重要的是需要知道患者吞下硬币异物的病史。如果病史不确定，异物可能是一个磁体或一串磁性物体（见359页），那么手持金属探测器扫描会提供错误的诊断。我们可以在患者的腹部放一个指南针以排除吞下的异物是否为磁体伪装成硬币[8]。如果指南针不运动则可以排除异物为磁体。

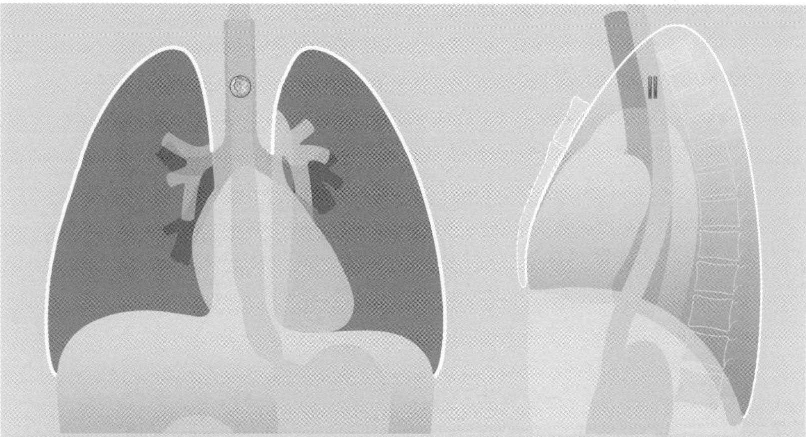

缺陷 1：两枚吞下的硬币可以位于食管的同一水平。在胸部正位片上硬币可以相互重叠而显示为一个异物。侧位胸部平片可以确定异物为一枚还是两枚硬币。

缺陷 2：大多数吞下的硬币都停留在上段食管[9-11]，位于环咽肌水平。如果整个颈部位于下颌角以下并且没有被胸部平片所包括，那么硬币将被漏诊。

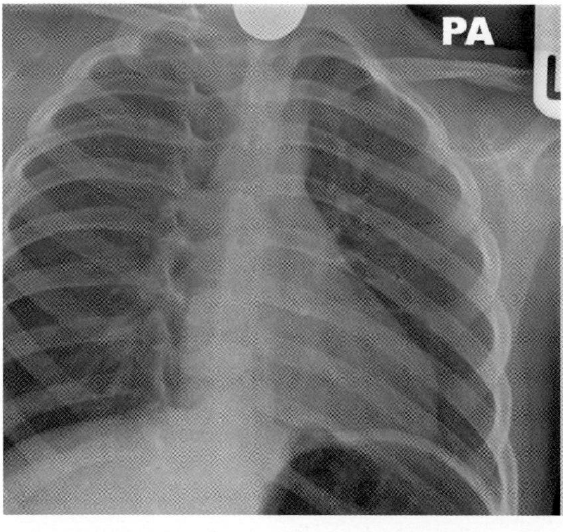

在这个患儿的胸部平片中，刚好看到硬币的一部分，之所以没有完全显示，是因为没有遵守拍片的基本原则：“胸部平片必须包括下颌角以下所有的颈部”。

成人：鱼刺

鱼刺在所有异物中占 70% 以上，随后患者会去急诊室就诊[12,13]。鱼刺产生的并发症很少，但是可以很严重，包括颈部脓肿、纵隔炎和肺脓肿。

鱼刺的嵌顿与其他异物的嵌顿是完全不同的[14,15]。

- 鱼刺嵌顿在舌骨下少见。一项调查认为[15]，大约 90% 的鱼刺位于口咽部，而大约 90% 的其他异物（家禽骨头、义齿、木材碎片、硬币、猪骨和羊骨头）则位于喉咽部或食管上段。

X 线片

- 口咽部和舌骨水平下的软组织在侧位 X 线片上呈高密度，所以在颈部侧位片上在这些密度较高的区域很难发现鱼刺异物。
- 应该限制颈部侧位片的使用，在诊断程度的基础上有选择性地使用（见 353 页）。

寻找什么

- 鱼刺出现在舌骨平面以下的机会很少。
- 并发症的证据：
  - 软组织中出现条形或囊袋状气体影时，表明已经并发穿孔。
  - 颈前软组织增宽表明出现了脓肿。

不同的鱼刺在 X 线片上有不同的密度[14,16,17]：

- **常见的鱼有：**鳕鱼、黑线鳕、科尔鱼、鲆鱼和鲂鱼。
- **不常见的鱼有：**鲻鱼、鲽鱼、安康鱼和红鲷鱼。
- **罕见的鱼有：**鲱鱼、腌鱼、鲑鱼、鲭鱼、鳟鱼、梭子鱼。

正常颈前软组织宽度：

- **C4 椎体以上：**达 7 mm。
- **C4 椎体以下：**达 22 mm。

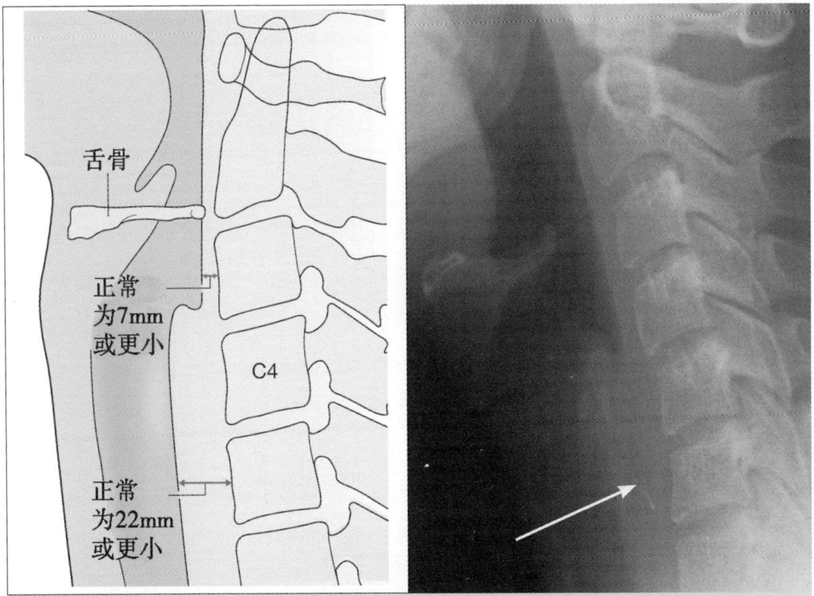

如何寻找鱼刺

颈前软组织宽度在正常范围内（左图）。

寻找鱼刺：C6 椎体前方（↑）隐约可见一根鱼刺（右图）。

因疑诊鱼刺嵌顿的检查方案

1. 用探照灯检查口咽部可以发现大多数鱼刺，因而就没有必要拍摄 X 线片。
2. 如果在口咽部没有发现鱼刺，将根据临床和当地的指导手册拟定下一步的检查方法。

❑ 要求拍摄颈部侧位片

采用以下原理：如果 X 线片正常，认为患者没什么症状，可以告知患者回家，如果第二天症状持续存在，则需要患者回来进行检查。再诊的患者需要立即找耳鼻喉专家做检查。

❑ 直接转诊内镜检查。

❑ 直接做颈部 CT。

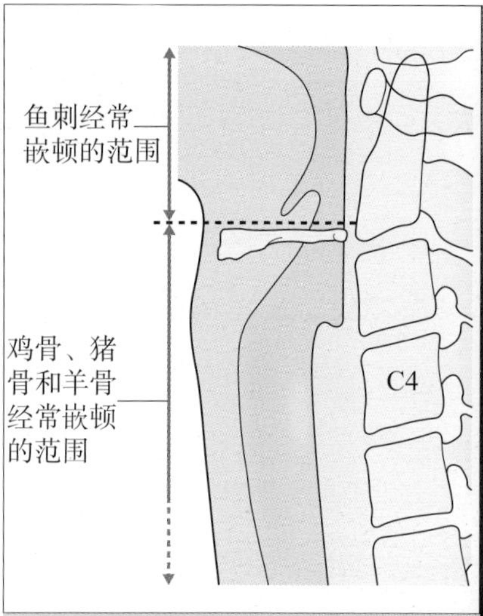

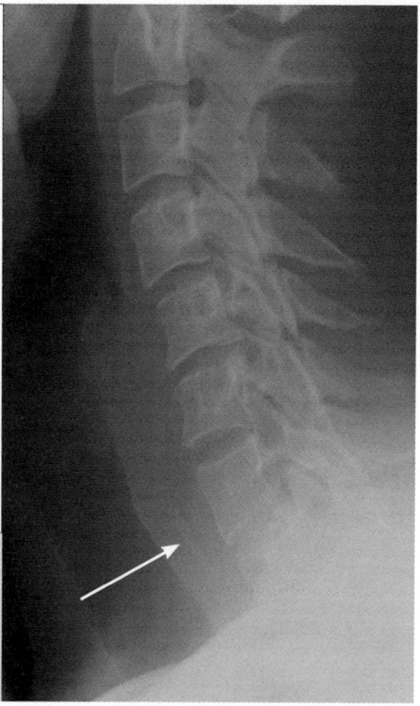

与鱼刺相比，鸡骨经常嵌顿的位置稍低。此图中鸡骨（↑）位于 C7 ~ T1 水平。

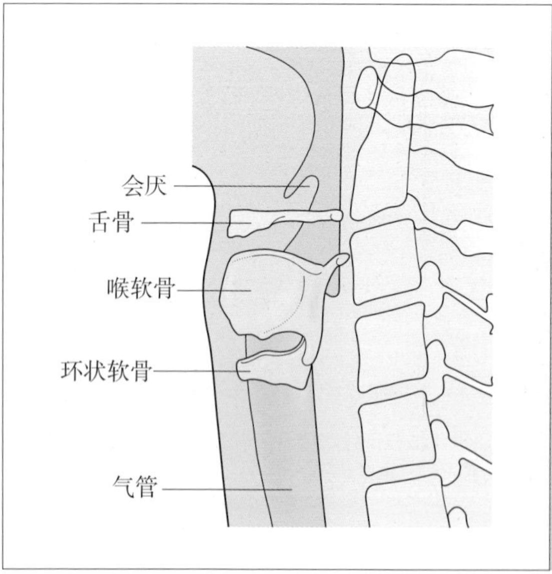

喉软骨和环状软骨可以部分或几乎完全骨化，没有固定的模式。

局部骨化会导致假阳性诊断。同样，可以排除受影响骨是部分骨化的软骨。

仔细分析并结合临床症状是非常重要的。

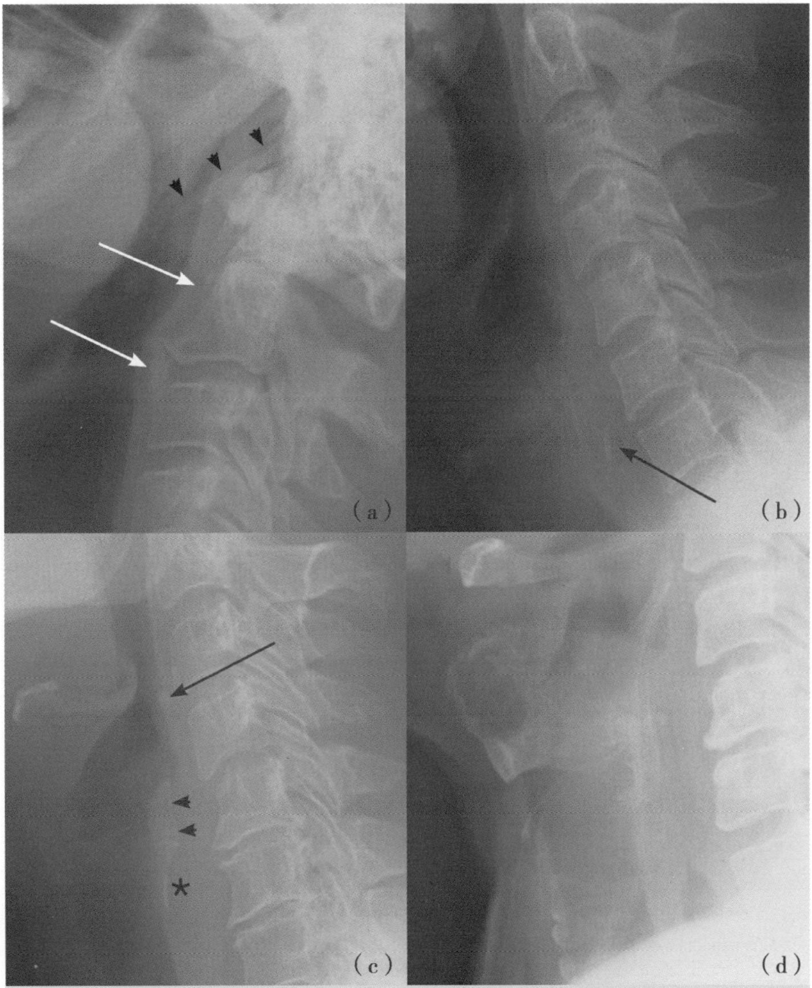

需要注意正常的钙化和骨化。

(a) 钙化的茎突舌骨韧带（▲），前纵韧带的钙化（↑）。

(b) C6 ~ C7 水平的钙化（↑）是环状软骨后部的骨化（⋆）。

(c) 麦粒软骨的骨化（↑），甲状软骨的骨化（▲），环状软骨的骨化（⋆）。

(d) 在舌骨、喉软骨、环状软骨及几个气管环上非常广泛的骨化。

少见但重要的异物

除鱼刺外的尖锐物

很多尖锐物可通过肠道而不会导致损伤。不过，尖锐或尖头物体可以穿透食管或肠管，需要确认或排除患者是否有吞下异物的病史。

X 线片：

- 胸片或腹部平片可以检查出钉子、针、螺丝或刀片等金属异物。
- 颈部侧位片可以看到鸡骨、猪骨[18]或羊骨。这些异物大约 90% 是卡在喉咽或者上端食管内[15]。与鱼刺所造成的影响相比，嵌塞的位置明显不同（见 353-335 页）。
- 对于木制品和塑料异物，射线是可以穿透的，在 X 线片上不显像。如果临床高度怀疑（如吞下铅笔或牙签），那么需要做 CT、钡餐检查或内镜检查。
- 铝（如饮料拉环）在 X 线片上的密度很低[19]，很少被检测出来。铝拉环（又名铝卡）将由手持金属探测器检测[5-7]。许多国家生产了拉环，克服了铝罐被打开后拉环扔留在铝罐上的缺点，从而解决了吞食拉环的问题。尽管如此，拉环仍然可能由于摆动而从铝罐上分离的。因此，拉环误吞情况尚未完全消除[20]。

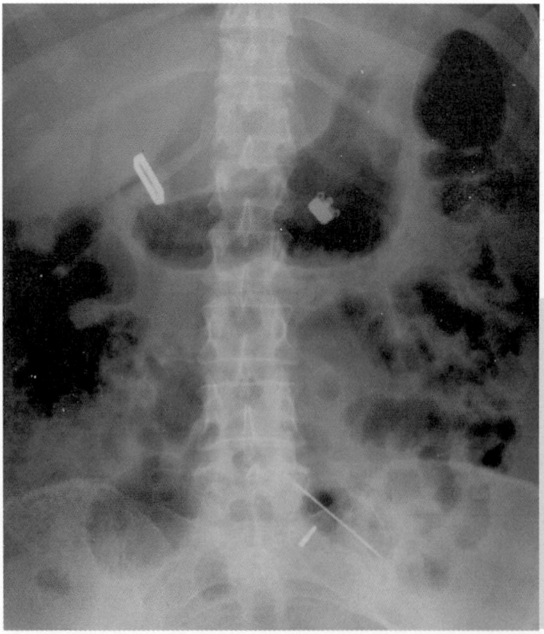

当怀疑可能误吞一个尖锐的金属物体时，必须做一个腹部平片。

这是一例习惯性吞食异物的患者。本片显示了四个金属异物。在针所处的位置患者有穿孔的危险。

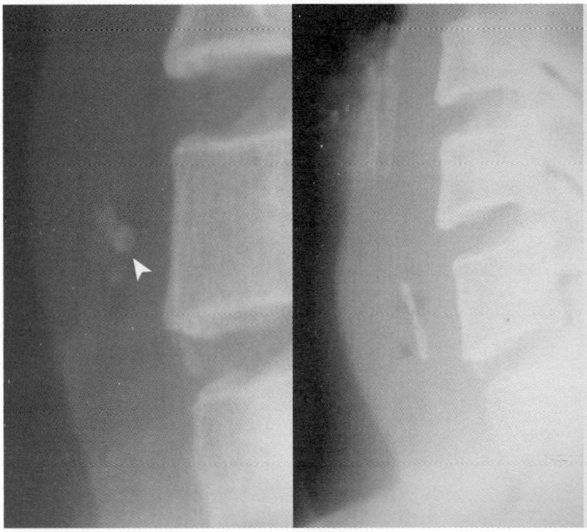

需要警惕的是，异物的方向会弄错。

嵌塞的鸡骨头。

左图显示水平位置的骨头并且被漏诊。

几天后（右图）骨头呈垂直位，能清楚地观察到。请注意软组织发生肿胀且隐隐可以看到气泡，说明周围存在脓肿并有穿孔。

肠穿孔为什么比较罕见？[10,21]

90% 的误吞异物（包括许多钉子和刀片）可穿过肠道而不会产生损害。

尖锐的金属异物很少能穿透肠壁。肠道能抵抗部分穿孔和撕裂伤，是因为它内衬黏液且非常柔韧。当尖锐的金属异物到达结肠时会被粪便包裹。

大头针或针通过肠道时往往都是钝端向下[21,22]。研究表明，吞下的针会出现翻滚和旋转，直到钝端面向下。

当发生穿孔时可以不出现症状。针停留在肠外的软组织内可能在几年后因其他原因所拍摄的腹部平片上发现[21]。

纽扣电池 [23-27]

一旦吞入纽扣电池，拍摄胸片至关重要。患者到达急诊室后需立即拍摄。倘若纽扣电池不停留在食管内，大多数小尺寸的纽扣电池被摄入后不会产生损伤。随着 20 ~ 25mm 直径的锂电池的广泛使用，吞入纽扣电池的报道正在增加。纽扣电池卡在食管里能引起严重的黏膜损伤，损伤是由电流水解软组织并使其液化性坏死所造成的，而不是电池内容物泄漏所造成的。损伤可以很快发生，有时在一两个小时内发生 [22,23]。黏膜损伤可导致食管穿孔、气管 - 食管瘘、食管狭窄或者死亡 [24]。快速诊断并紧急移除电池至关重要。

注：如果将纽扣电池放进耳朵或鼻子里也会造成同样严重的伤害 [23,24,27]。

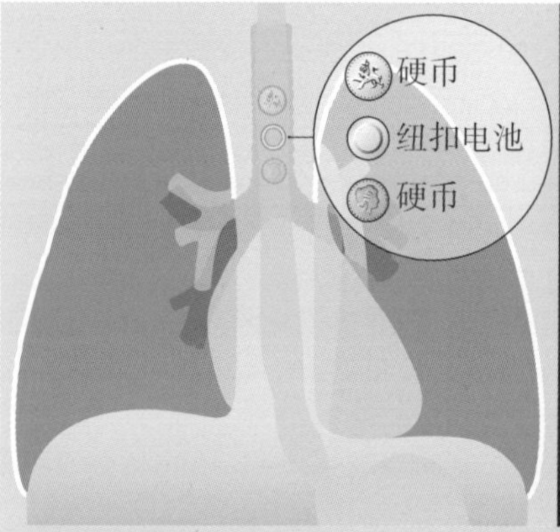

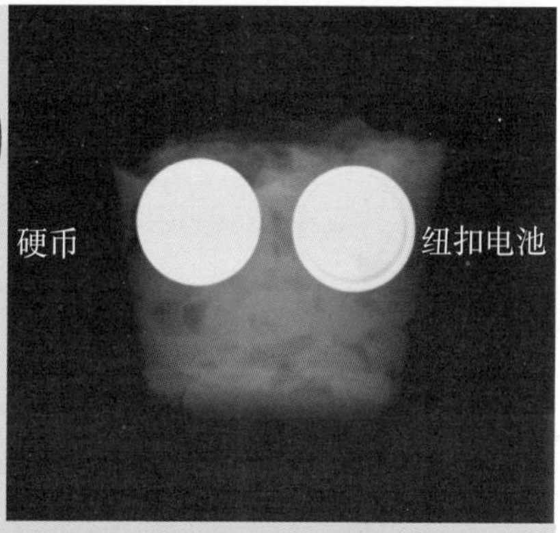

若不熟悉的纽扣电池在后前位 X 线胸片上出现，应寻找双重边缘或晕征，而硬币在胸片上不出现晕征。晕征是纽扣电池的特征性表现。右图是一枚硬币和一个纽扣电池的超声凝胶（软组织）的 X 线片。

诊断误区

1. 儿童因误食而未被察觉到很常见，纽扣电池最初可能会引起非特异性的症状。对那些不明原因的不适、可能会吞咽异物的小孩子来说高度怀疑吞食了纽扣电池是有必要的。
2. 如果在不包括所有低于下颌角的颈部的胸片怀疑异物时，停留在食管较高位置的纽扣电池将会被漏诊。
3. 胸部平片上的纽扣电池可能被误认为硬币或体外的心电图电极 [23]。在急诊室的重要工作是检查是否有异物或金属密度的物体覆盖在食管上，若 X 线胸片上显示了无可争辩的晕征，则证明为纽扣电池。

磁铁 [6,10-12,28]

强大的稀土磁铁可以用在玩具、珠宝首饰、珠子、鼻钉、舌钉、螺柱、桌子玩具、压力缓解装置、顺势疗法、自然驱动器以及民间医学用的手镯上。吞食磁铁似乎在接触磁性物体的自闭症儿童中比较常见[8]。

急诊室检查的目的是确定患者是否吞下一个以上的磁铁。如果儿童误吞了一个以上的磁铁，磁铁可通过幽门，并在不同的肠袢中可以相互吸引。潜在的严重后果是肠壁坏死、穿孔、瘘、出血和肠扭转。另外，如果孩子吞下一个磁铁和另一块金属，它们之间也可以相互吸引，这也是危险的。

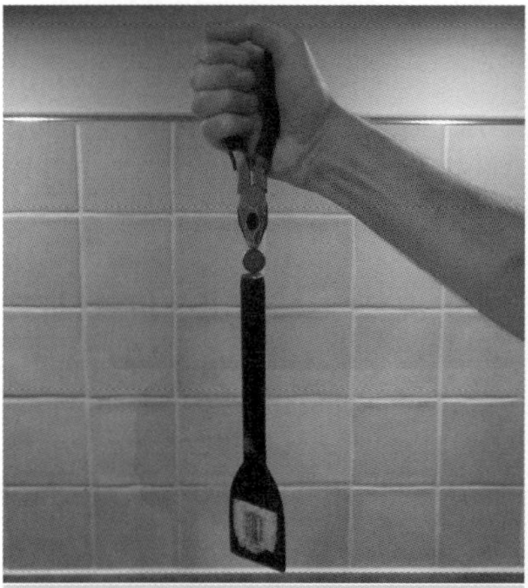

小稀土磁铁的磁力是非常强大的。

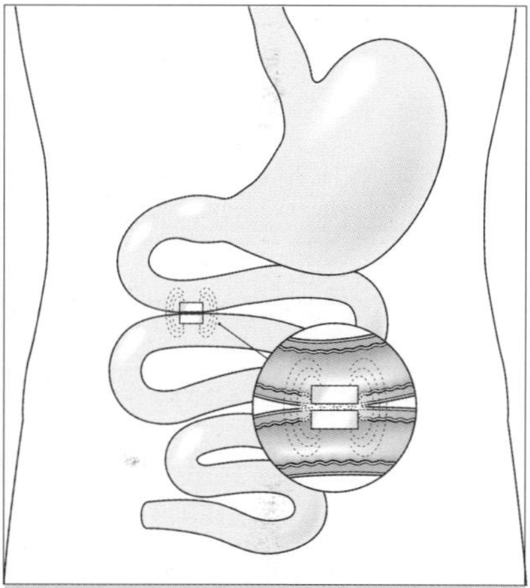

肠管中出现两个或多个磁体是高度危险的。

诊断误区

1. 在腹部 X 线平片中，多个磁体在不同的肠袢中紧紧的积聚可能会被误认是无害的项链或其他单个物体。为了避免这种风险，可以在患者腹部放一个指南针加以鉴别[8]。如果指南针确定异物是一簇磁体，那么需要做外科急诊手术。
2. 使用金属探测器检查（见 350 页）存在类似的风险。如果不确定吞下的异物是什么，用金属探测器检测可能会把异物错误地认为是一枚硬币。在腹部放置指南针将协助诊断异物的性质，如果指南针不运动，将排除异物为磁铁。

大的异物—义齿[29-31]

义齿的 X 线表现

- 甲基丙烯酸甲酯是丙烯酸塑料，大部分义齿都是它所制成的，射线可以透过。
- 一些义齿（但不是全部）是用金属作为固定和支撑，因此，在 X 线片上是显像的[31]。
- 注意：陶瓷、塑料牙齿在 X 线片上的密度非常低[30]。

义齿或器具等比较大的物体可以停留在颈段或胸段食管内。受到它的影响，可能侵蚀黏膜而引起脓肿或纵隔炎。进行 X 线片检查时：

1. 最好拍摄包括颈部的后前位和侧位胸片。
2. 如果胸片正常，需要拍摄腹部平片。
3. 如果胸片和腹部平片正常，但是有明确的病史或临床症状，需要做钡餐或内镜检查。

如果胸片为阴性，也不能排除义齿的存在，因为不是所有的义齿都在胸片上显像。

食入的义齿并不仅限于部分义齿，整套义齿也可以被误吞。

CT 和 MRI 可以帮助确定丙烯酸义齿。但是，丙烯酸义齿在 CT 和 MRI 图像上并不总是能直接显示，有时诊断也很困难[30]。

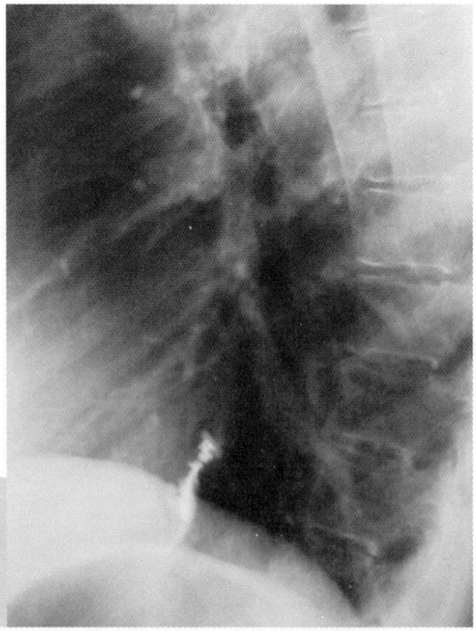

义齿出现在食管较低的位置时，正位胸片上不能确诊，侧位片是不可缺少的。

硬质塑料夹

吞食面包袋夹可引起肠穿孔、肠狭窄或肠梗阻。

- 有些国家已经禁用了面包袋夹，而用胶带来代替；有些国家改变了夹子的设计；还有一些国家仍然在使用这种夹子。
- 嵌塞的机制似乎是由于脱垂的黏膜进入夹子的狭窄入口，嵌塞可以侵蚀胃黏膜[32]。嵌塞的并发症可能会延迟，在摄入后多年以后才会出现。误食面包袋夹子的大多数病例发生在老人和无牙颌患者。患者通常不知道已经吞入该异物。
- 坚固的塑料面包袋夹子是透亮的，在X线片上不显像。放射线的贡献仅限于对于产生像穿孔或肠梗阻的患者提供帮助。

粪石[33]

粪石是食入的异物在胃肠道内积聚所形成的。

- 最常见的粪石是植物粪石（难以消化的水果和蔬菜纤维）和毛粪石（摄入的头发）。植物粪石是最常见的。
- 通常有以前的胃肠道手术史。
- 肠梗阻是常见的并发症。

X线片：

- 一般情况下，当患者的肠梗阻是由粪石引起时，X线平片是没有帮助的。
- 另一方面，超声或CT可帮助快速诊断粪石引起的肠梗阻[33]。

参考文献

1. Remedios D, Charlesworth C, de Lacey G. Imaging of foreign bodies. Imaging 1993; 5: 171–179.
2. Swallowed coins. Editorial. Lancet 1989; 2: 659–660.
3. Stringer MD, Capps SN. Rationalising the management of swallowed coins in children. Br Med J 1991; 302: 1321–1322.
4. Nahman B, Mueller CF. Asymptomatic oesophageal perforation by a coin in a child. Ann Emerg Med 1984; 13: 627–629.
5. Lee JB, Ahmad S, Gale CP. Detection of coins ingested by children using a hand held metal detector: a systematic review. Emerg Med J 2005; 22: 839–844.
6. Seikel K, Primm PA, Elizondo BJ, Remley KL. Hand-held metal detector localisation of ingested metallic foreign bodies; accurate in any hands? Arch Pediatr Adolesc Med 1999; 153: 853–857.
7. Ramlakhan SL, Burke DP, Gilchrist J. Things that go beep: experience with an ED guideline for use of a HHMD in the management of ingested non-hazardous metallic foreign bodies. Emerg Med J 2006; 23: 456–460.
8. CDC. Gastrointestinal injuries from magnet ingestion in children. United States, 2003–2006. MMWR 2006; 55: 1296–1300.
9. Koirala K, Rai S, Shah R. Foreign Body in the esophagus: comparison between adult and pediatric population. Nepal J of Med Sci 2012; 1: 42–44.
10. Hunter TB, Taljanovic MS. Foreign Bodies. Radiographics 2003; 23: 731–757.
11. Chung S, Forte V, Campisi P. A review of pediatric foreign body ingestion and management. Clin Pediat Emerg Med 2010; 11: 225–230.
12. Nandi P, Ong GB. Foreign body in the oesophagus: review of 2394 cases. Br J Surg 1978; 65: 5–9.
13. Lue AJ, Fang WD, Manolidis S. Use of plain radiography and computed tomography to identify fish bone foreign bodies. Otolaryngol Head Neck Surg 2000; 123: 435–438.
14. Ritchie T, Harvey M. The utility of plain radiography in assessment of upper aerodigestive tract fishbone impaction: an evaluation of 22 New Zealand fish species. NZ Med J 2010; 123: 32–37.
15. O'Flynn P, Simo R. Fish bones and other foreign bodies. Clin Otolaryngol Allied Sci 1993; 18: 231–233.
16. Ell SR, Sprigg A, Parker AJ. A multi-observer study examining the radiographic visibility of fishbone foreign bodies. J R Soc Med 1996; 89: 31–34.
17. Davies WR, Bate PJ. Relative radio-opacity of commonly consumed fish species in South East Queensland on lateral neck X-ray: an ovine model. Med J Aust 2009; 191: 677–680.
18. Liu J, Zhang X, Xie D et al. Acute mediastinitis associated with foreign body erosion from the hypopharynx and esophagus. Otolaryngol Head Neck Surg 2012; 146: 58–62.
19. Valente JH, Lemke T, Ridlen M et al. Aluminium foreign bodies: do they show up on X-Ray? Emerg Radiol 2005; 12: 30–33.
20. Donnelly LF. Beverage can stay-tabs: still a source for inadvertently ingested foreign bodies in children. Pediatr Radiol 2010; 40: 1485–1489.
21. Rahalkar MD, Pai B, Kukade G, Al Busaidi SS. Sewing needles as foreign bodies in the liver and pancreas. Clin Rad 2003; 58: 84–86.
22. Ward A, Ribchester J. Migration into the liver by ingested foreign bodies. Br J Clin Pract 1978; 32: 263.
23. Litovitz T, Whitaker N, Clark L et al. Emerging battery ingestion hazard: clinical implications. Pediatrics 2010; 125: 1168–1177.
24. Lee SL. Recognition of esophageal Disc battery on Roentgenogram. Arch Otolaryngol Head Neck Surg 2012; 138: 193–195.
25. Litovitz T, Whitaker N, Clark L. Preventing battery ingestions: an analysis of 8,648 cases. Pediatrics 2010; 125: 1178–1183.
26. Litovitz T, Schmitz BF. Ingestion of cylindrical and button batteries: an analysis of 2382 cases. Pediatrics 1992; 89: 747–757.
27. Premachandra DJ, McRae D. Severe tissue destruction in the ear caused by alkaline button batteries. Postgrad Med 1990; 66: 52–53.
28. Oestreich AE. Danger of multiple magnets beyond the stomach in children. J Nat Med Assoc 2006; 98: 277–279.
29. Hashmi S, Walter J, Smith W, Latis S. Swallowed partial dentures. J R Soc Med 2004; 97: 72–75.
30. Haidary A, Leider JS, Silbergleit R. Unsuspected swallowing of a partial denture. Am J Neuroradiol 2007; 28: 1734–1735.
31. Abu Kasim NH, Abdullah BI, Mahadevan I, Yunus N. The radio-opacity of dental prostheses (fixed and removeable) on plain radiographs—an experimental study. Annals Dent Univ Malaya 1998; 5: 35–39.
32. Morrissey SK, Thakkar SJ, Weaver ML, Farah K. Bread Bag Clip ingestion. Gastroenterol Hepatol (NY) 2008; 4: 499–500.
33. Ripolles T, Garcia-Aguayo J, Martinez MJ, Gil P. Gastrointestinal bezoars. Sonographic and CT characteristics. Am J Roentgenol 2001; 177: 65–69.

22 自我测试

本章的主要目的是通过一些影像图片考察自己对知识和技能的掌握情况。每一位患者均因外伤或主诉疼痛到急诊科就诊，测试一下你能否正确指出每张 X 线片的外伤改变或异常所在。需要注意的是，其中有一部分可能是正常的。答案在第 376 页。

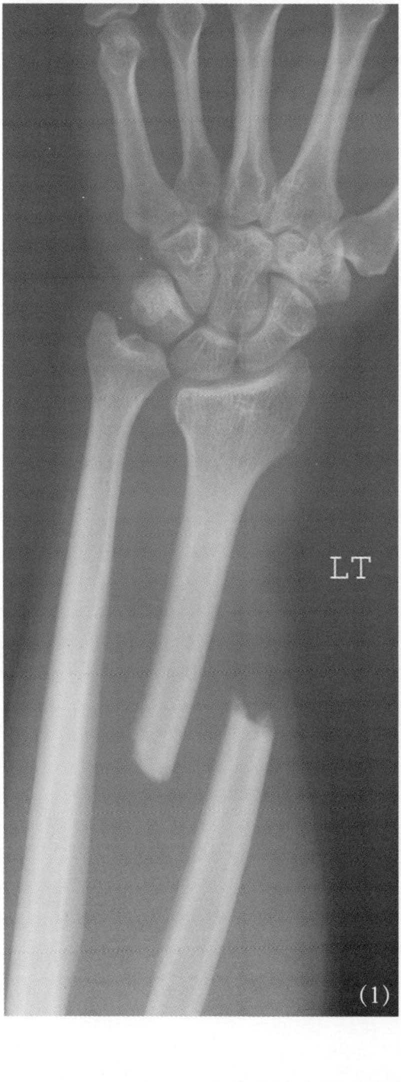

(1)

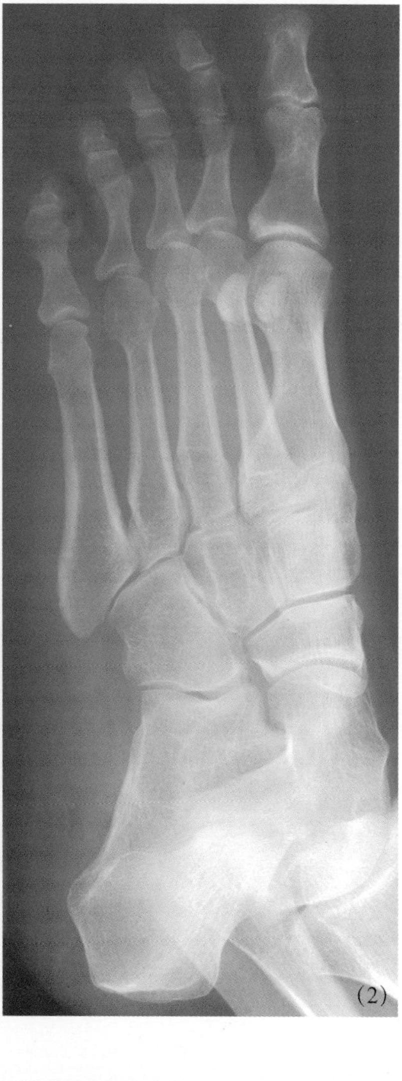

(2)

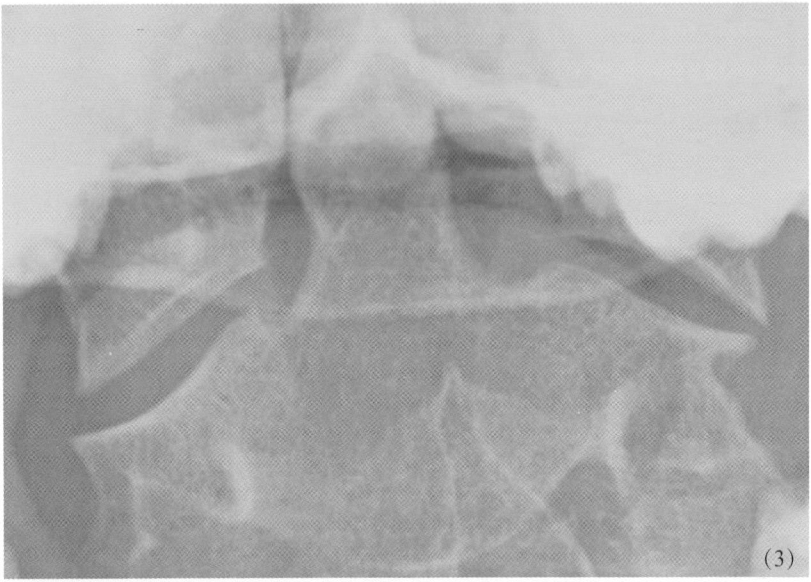

(3)

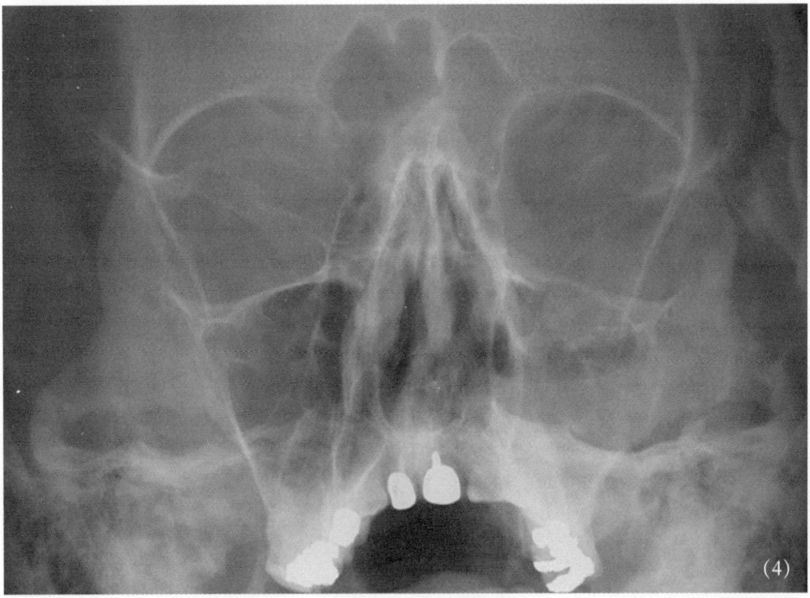

(4)

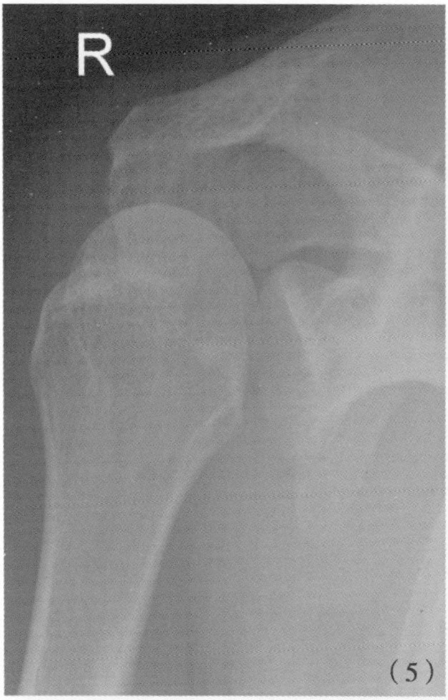

（5）

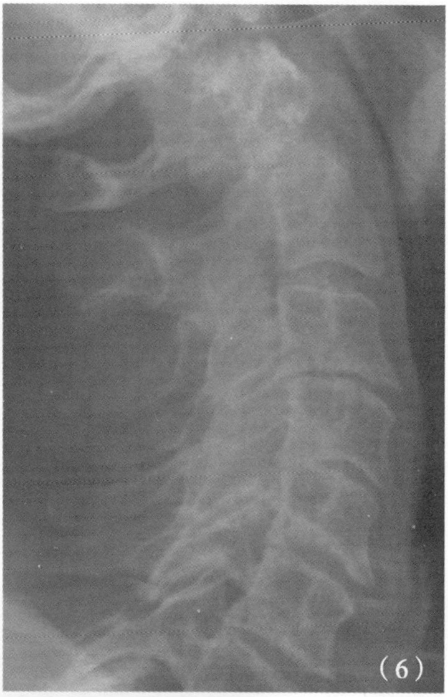

（6）

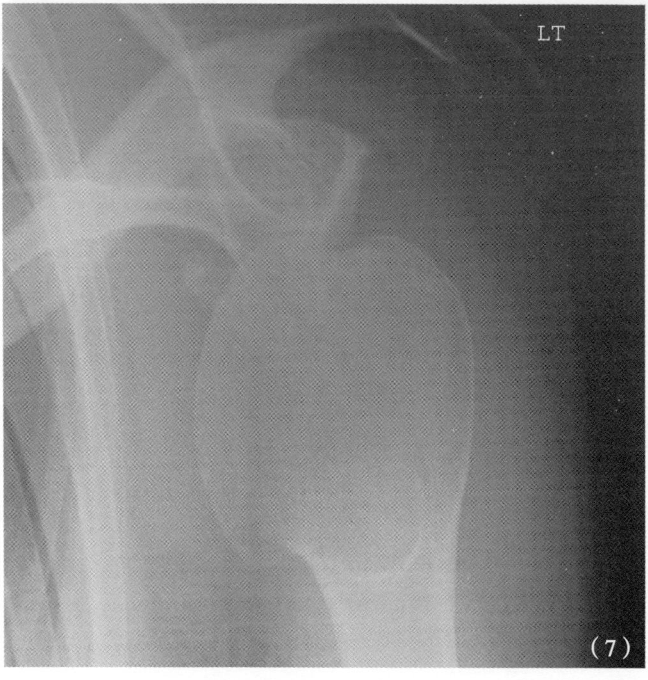

（7）

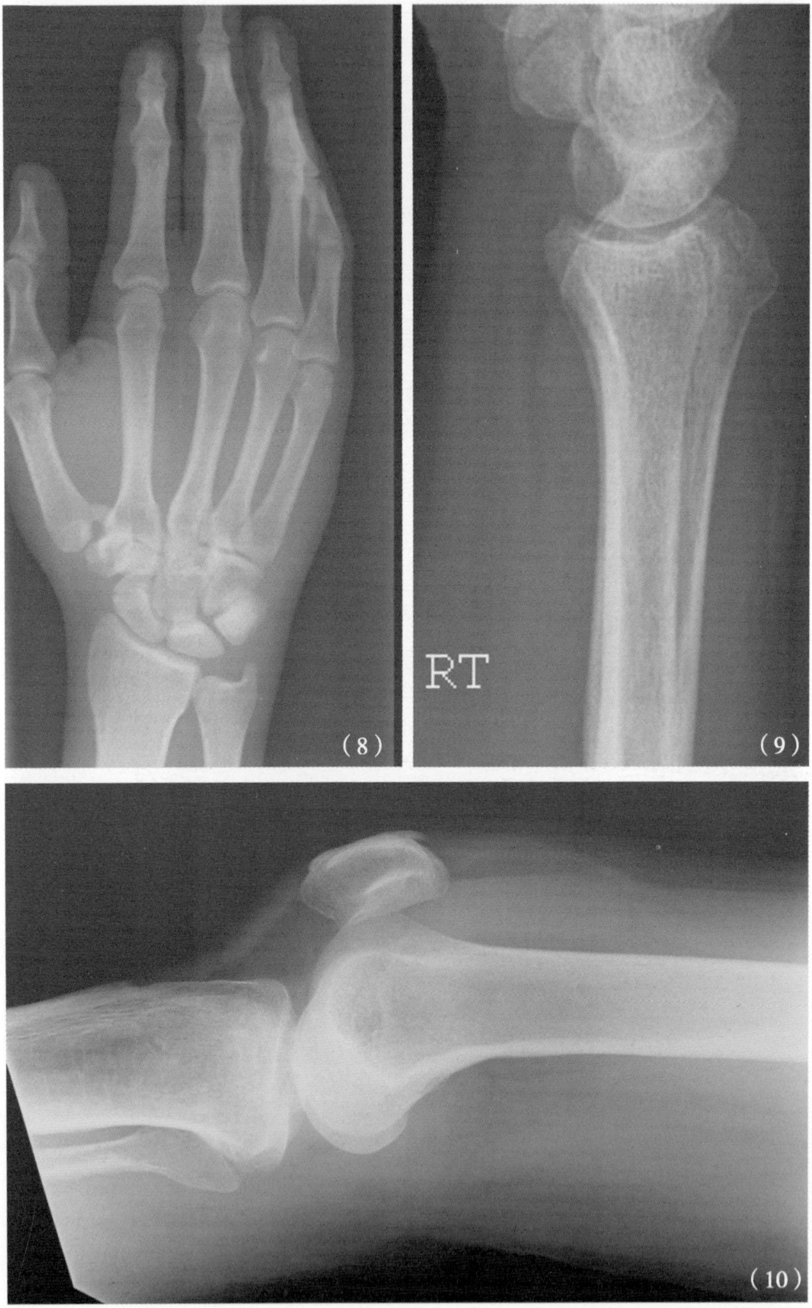
(8)
RT
(9)
(10)

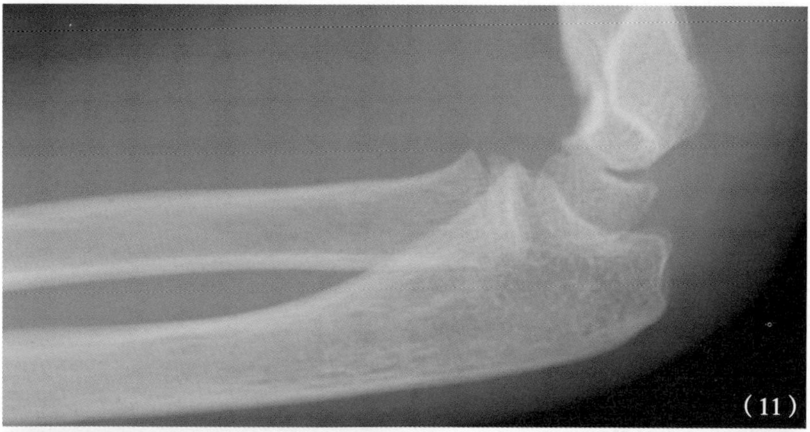
(11)

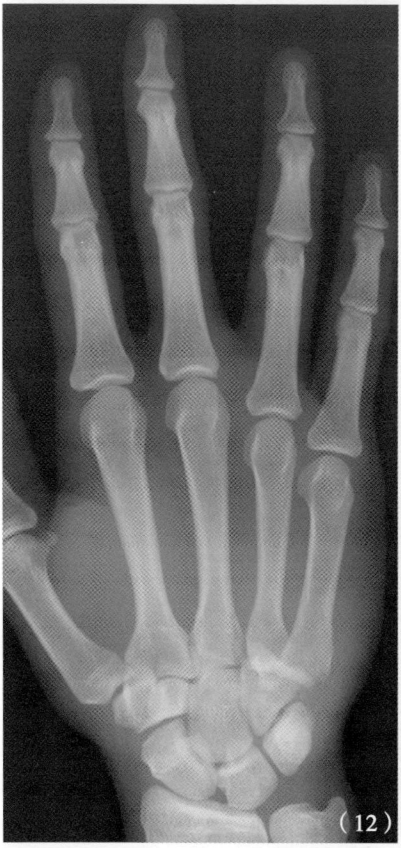
(12)

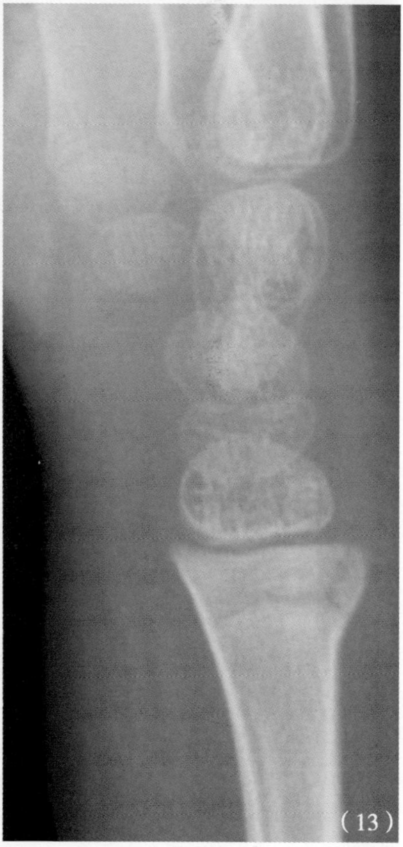
(13)

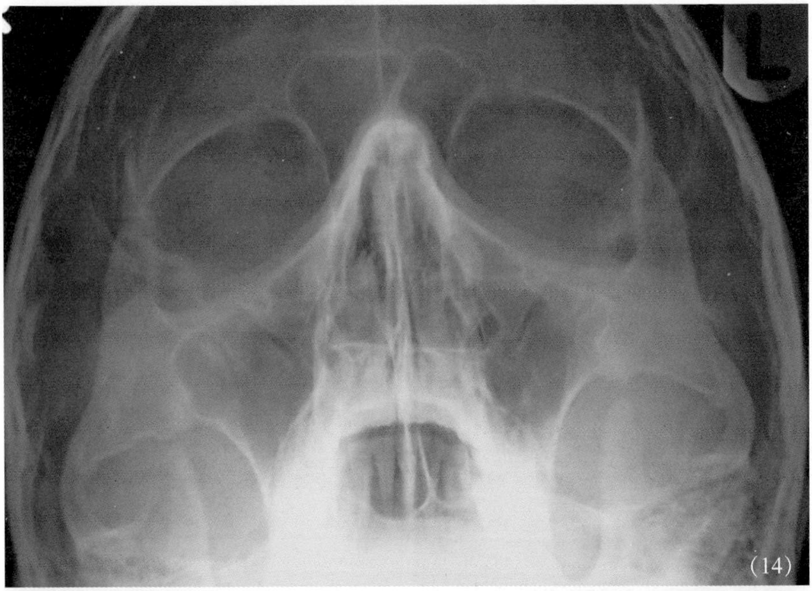

(14)

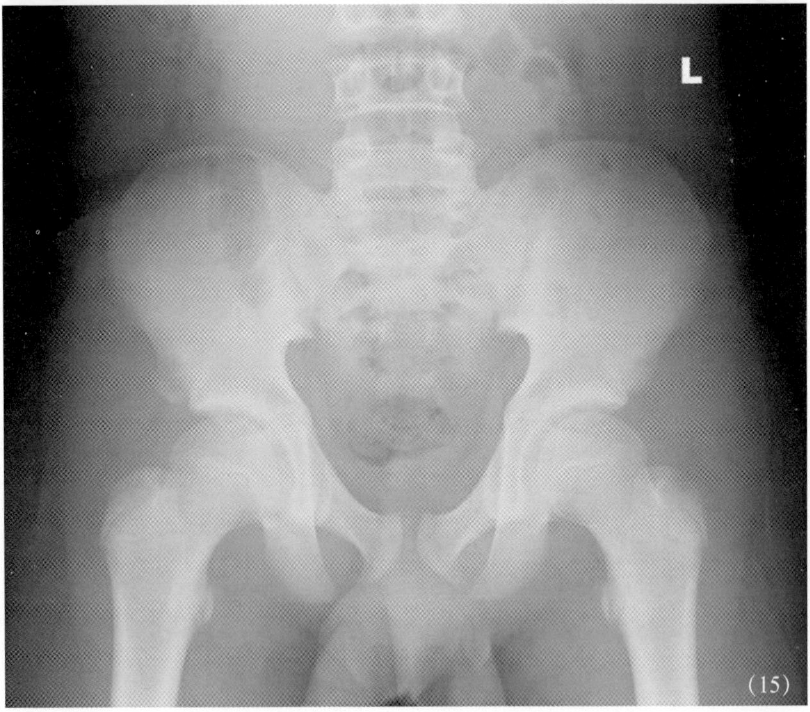

(15)

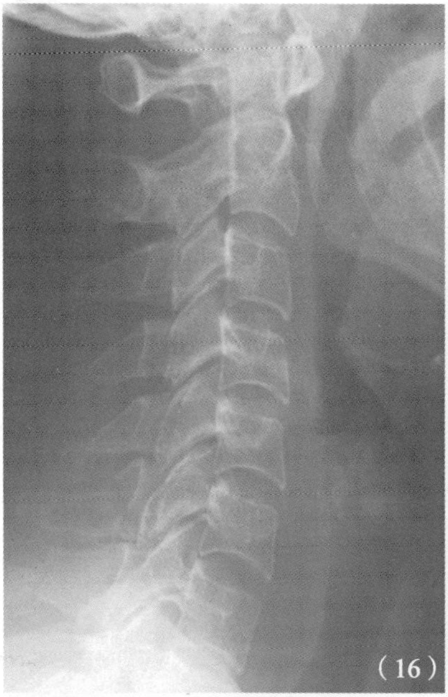
（16）

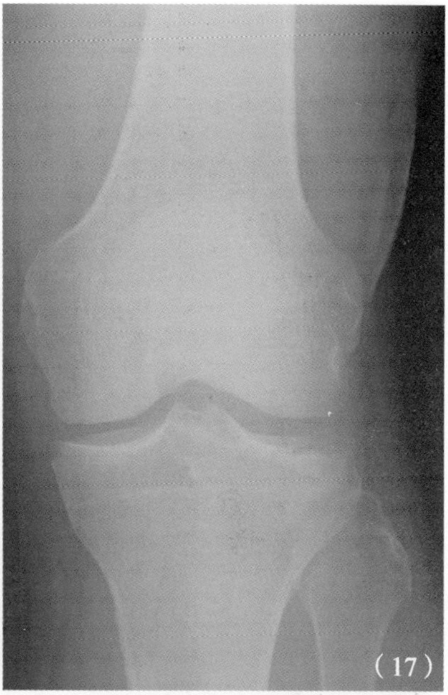
（17）

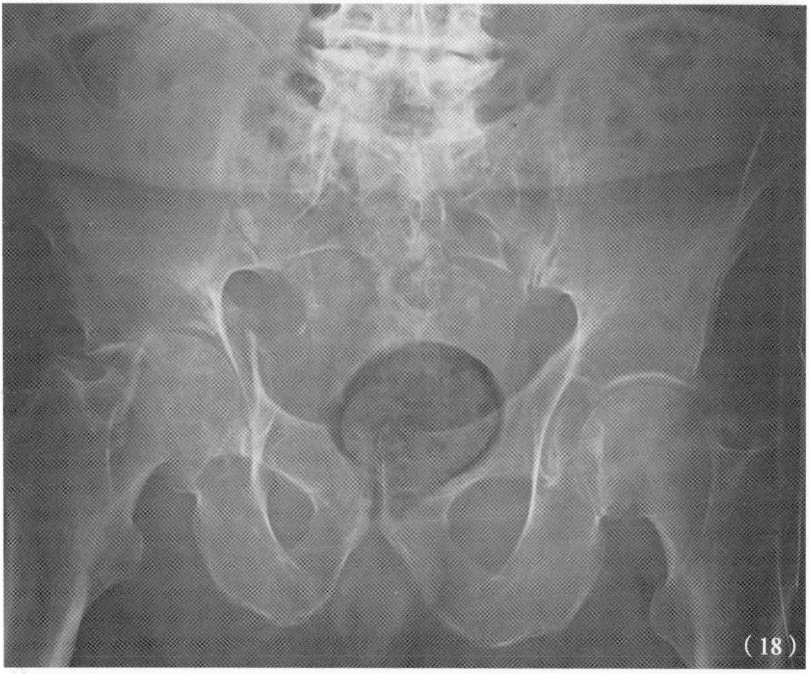
（18）

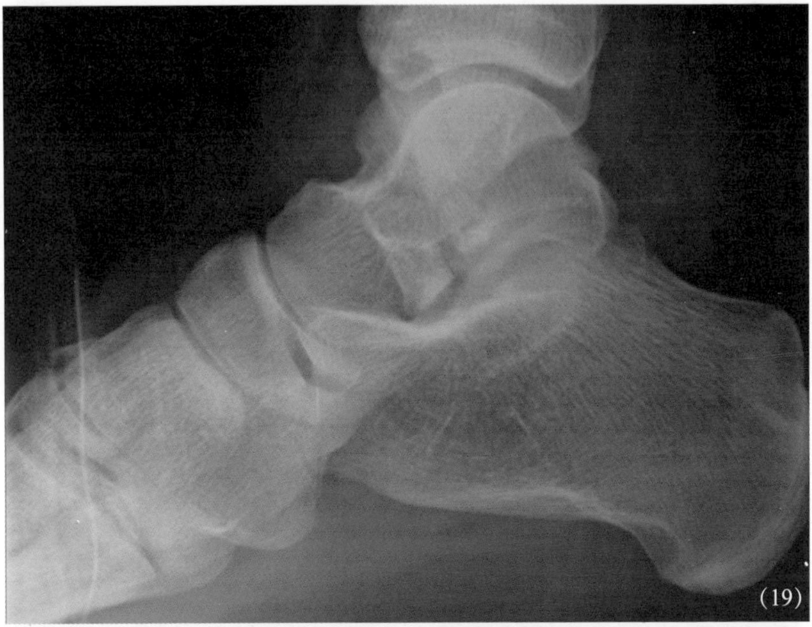
(19)

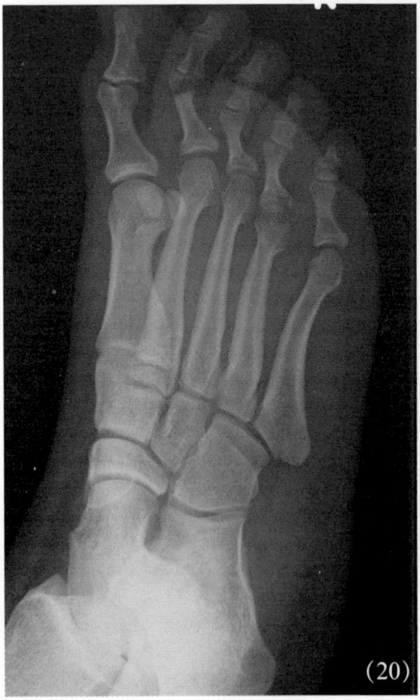
(20)

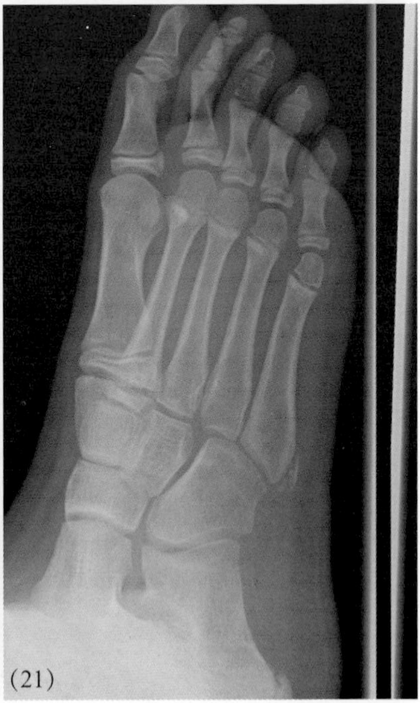
(21)

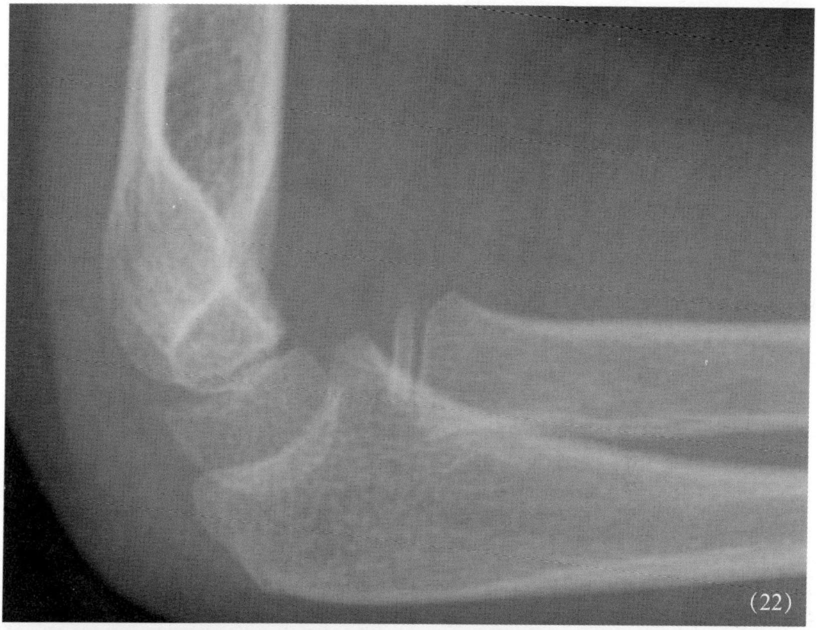

(22)

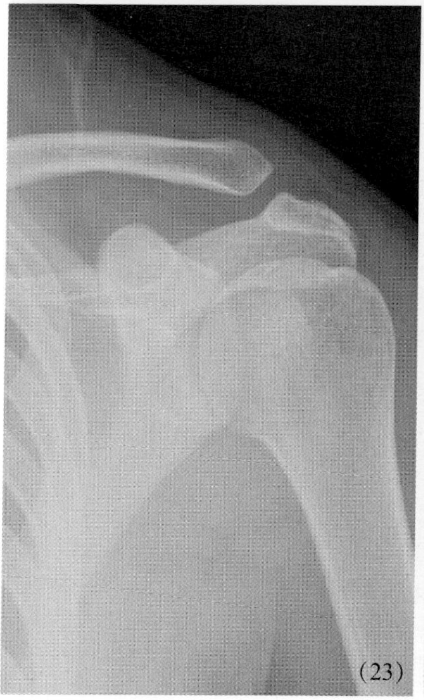

(23)

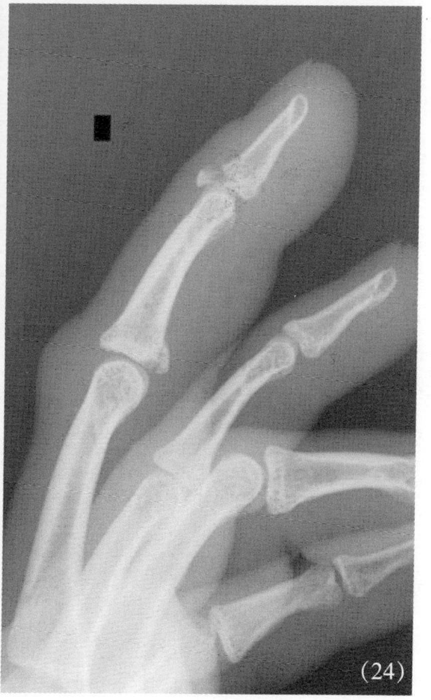

(24)

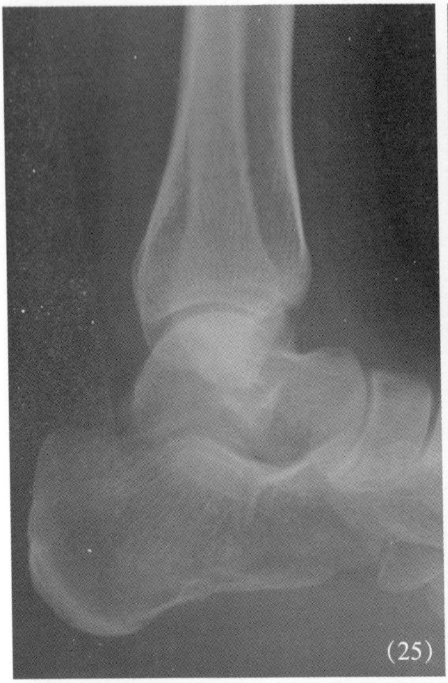
(25)

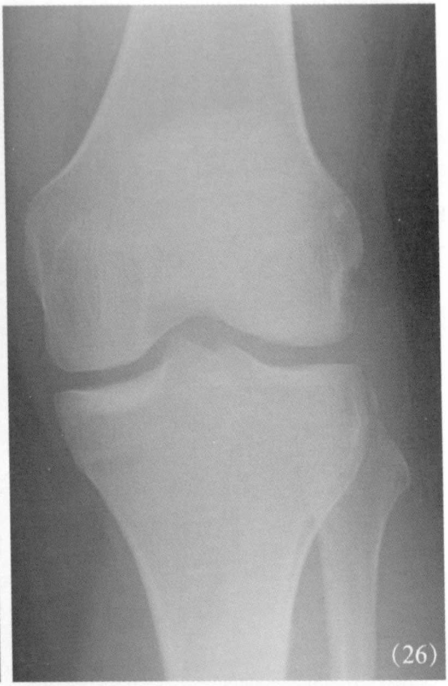
(26)

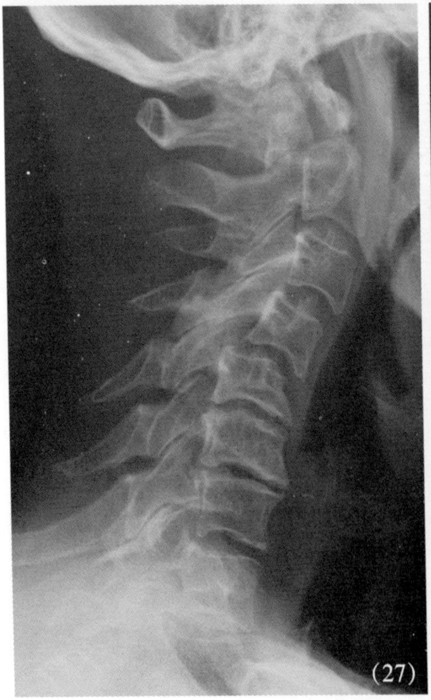
(27)

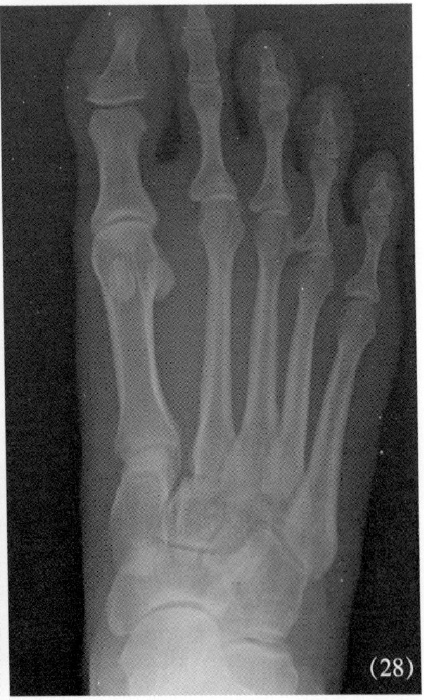
(28)

23 词汇表

咖啡豆影 / 反 D 影：在颈椎侧位片 C1 椎前弓结节的影像，这个阴影在所有颈椎侧位片均清晰可见，非常酷似咖啡豆。通过咖啡豆影可以以帮助经验不足的医生来确定 C1/C2 关节的解剖关系。

骨筋膜室综合征：筋膜组织包绕分离胳膊和腿的肌肉形成的筋膜间室。筋膜间室是由固有筋膜、肌间隔和骨三部分组成的骨纤维鞘，内含肌肉、血管、神经等组织。当组织压升高（如水肿或出血）时，由于筋膜间室在组织上是封闭的，间室容量受筋膜限制，压力不能扩散而不断升高，导致血管受压，血液循环受阻，供应肌肉、神经组织的血流量减少，造成永久性肌肉和神经损伤，最终瘢痕组织完全替换肌肉导致肌肉组织功能损害。

心胸比率：是表明心脏是否增大的一种测量指标。

侧卧位：在 X 线照像中，患者侧卧，得到一张 X 线水平投照的照片，此技术用于显示腹腔内游离气体或胸腔积液。

骨干：它与两侧的干骺断融合在一起见：骨骺、干骺端和骺线。

骨骺闭合：骨骺完全骨化后与长骨干骺端融合。不同骨的骨骺闭合的年龄不同，男女间亦有差别。

骨骺：骨骺位于骨端，通过软骨的生长而增大，这些软骨包括第二次骨化中心及相邻的生长线，骨骺骨化，生长线消失，骨骺与干骺端融合。见：骨骺闭合，干骺端。

水平投照：代表 X 线的方向平行于地面，这种技术用来显示液平面（如膝关节膝盖骨上部的关节囊或颅骨楔形窦道），或应用于患者只能仰卧不能移动（例如颈部外伤侧位片）。

应力性骨折：发生在异常骨正常压力所致的骨折，例如在没有外伤或者骨质疏松的老年人所发生的椎体骨折，这些骨折与压缩骨折的病理不同。

日光现象：手后前位 X 线片上第 4 和第 5 腕掌关节的正常表现。在手掌撞击墙面导致外伤的患者，日光现象消失提示受累腕掌关节脱位的可能性很大。

关节积脂血病：关节的脂肪和血液在水平投照片上显示时，当脂肪通过与关节相同的骨折进入膝关节时常常出现并形成脂 - 液平面，有时在肩关节损伤时也可见到，有时称作脂 - 血平面。

棒球指：即末端指间关节屈曲畸形伴或不伴有末端指骨基底部背侧骨折，说明手指伸肌腱的撕裂。

行军骨折：即疲劳骨折，行军骨折主要表现为跖骨应力性骨折，常见于新入伍士兵。

非意外损伤：指对儿童和幼儿的故意伤害所造成的损伤。

华氏位：将X线束的中心线垂直射入于枕骨和下颌骨之间可以获得一幅颜面骨的X线图像，图像上或许还标记着数字（例如OM30或OM15），这些数字表示X线束与听眦线之间的夹角。

颌骨曲面体层摄影：进行体层摄影的设备经过专门的设计以显示下颌骨和部分上颌骨。

骨化（化骨）：骨化即骨形成的过程。绝大多数骨的成骨过程都是软骨化骨（以长骨为例）；还有少数骨的成骨过程为膜内化骨（以颅盖骨为例）。骨化也可以在软组织中出现，一般是由外伤后出血机化或慢性炎症所致。

骨软骨骨折：骨折累及关节表面和骨折碎片中包括小片的骨和软骨，平片中软骨部分不易显示。例如：距骨穹窿的骨软骨骨折。

骨膜反应：骨膜下新生骨膜的形成。在图像中表现为沿长骨骨干分布的一条细白线，与骨皮质之间存在一小的间隙。骨膜在平片中是不显影的，反应骨（或新生骨）就是在不显影的深层骨膜骨化作用下形成的。骨皮质与白线之间小的空隙是因为骨膜被其下方的血肿、脓肿或肿瘤撑起所致。外伤所致的骨膜反应是一个正常的愈合过程。

青枝骨折：即弓形骨折，是发生于儿童长骨骨折的一种类型。作用力主要来源于纵向应力，且发生在不成熟的骨骼上。发生一系列微小的骨折，导致骨骼发生弯曲、呈光滑曲线状，骨皮质无明显中断。最常见于前臂骨骼，也见于胫骨、腓骨和锁骨。

硬化：即意味着在X线片上的致密（白）线或密度增高区。可以出现在骨的皮质或其末端（如：骨折愈合过程中出现在其周围的成熟骨痂的硬化表现）或者是骨干的断面处（如：嵌插骨折）。

疲劳骨折、行军骨折：是一种由微小但反复的损伤所导致的骨折。

半脱位：关节与骨之间仍有部分联系，虽然不能进行正常协调性的活动，但它们之间并没有完全分离。

游泳投照法：用来显示颈胸结合处的X线侧位片投影体位。这一名称是根据患者的体位命名的：一侧手臂完全伸展的同时，另一侧手臂仍然保持原位。此体位是模仿仰泳或自由泳的游泳者的动作。

微动关节：为相邻骨与骨之间的连接方式，彼此间借透明软骨链接，借纤维软骨和韧带增加其稳定性，如耻骨联合。

不动关节：相邻骨之间结合处永存片状软骨，此处没有或有微小的活动，如颧额关节。

外翻：关节或骨折处的成角畸形，远侧骨（骨碎片）向中线远侧偏离。

内翻：关节或骨折处的成角畸形，远侧骨（骨碎片）向中线内侧偏离。

垂直投照：表示X线的方向与地面的方向关系，X线与地面成正确的角度。

体位：在X线摄像中，表示曝光时患者位置或X线球管的位置，如正位片、侧位片。

皮质完整：是用来描述骨周围皮质的术语，常表现为密度高的光滑边缘，这与骨折皮质不完整相对立。

缝间骨：出现在颅骨骨缝间的不规则小骨，多见于人字缝。在不到一岁的正常婴儿常常出现，可以是一个也可以是多个。

拓展阅读：

Lee P，Hunter TB，Taljanovic M. Musculoskeletal Colloquialisms：How Did We Come Up with These Names? Radiographics，2004，24：1009-1027.

自我测试答案

1．盖氏骨折脱位 p. 146
2．第三跖骨应力性（疲劳性）骨折 p. 299
3．正常。齿突左侧间距增宽及与右侧枢椎侧块不对称是由于颈部旋转所致 p. 182
4．单侧眼眶爆裂性骨折呈泪滴状，伴上颌窦内出血（液平）pp. 64-67
5．肩关节顶斜位 p. 76；肱骨头后脱位 p. 89
6．齿突骨折 p. 188
7．肩关节顶斜位 p. 76：(1) 肱骨头前脱位 p. 84；(2) 肱骨头内侧的骨折片；(3) Hills-Sachs 骨折 p. 85
8．贝尼特骨折——拇指脱位 p. 165
9．桡骨远端无移位骨折 p. 136
10．髌上囊脂－液平面 p. 249；关节内的骨折碎片在此单一图像上不能显示，但也应怀疑骨折的存在
11．肱骨髁上骨折，远侧骨折端轻度向后移位 pp. 106-108
12．第四、五腕掌关节脱位 pp. 156-157，168
13．桡骨远端青枝骨折 pp. 18-19
14．正常颅骨 X 线片 pp. 55，60-61
15．右髂前下棘的隆起撕脱伤 pp. 223，236-237
16．C6 和 C7 棘突骨折 pp. 192
17．外侧胫骨平台骨折 pp. 250-253
18．右股骨头中心性脱位。髋臼骨折 pp. 219，240
19．重要征象：距骨颈骨折 p. 282
20．正常跖跗关节和正常跗骨 pp. 294-297，303
21．正常第五跖骨粗隆 p. 298；正常的多骨化中心 p. 305
22．桡骨小头脱位 pp. 104，112
23．肩锁关节半脱位，可疑喙锁韧带撕裂 pp. 86-87
24．累及掌骨的骨折，呈槌状指骨折 pp. 154，159，161
25．跟骨骨折：Bohler 角异常 pp. 277-279
26．Segond 骨折 p. 259
27．(1) C4 和 C5 向前滑脱 p. 193；(2) 齿突骨折 pp. 188-189
28．第二跖骨基底部利斯弗朗半脱位 pp. 295-297，302-303